Zahnarztpraxis als "Center of Excellence"

Neue Wertschöpfungen für
Zahnärzte und Labors

Entschlüsselung der Qualitätswünsche für zukunftsweisende
Marketingstrategien im Dentalbereich auf der Basis von 30.000
Evaluationen

von
Prof. Dr. rer. pol. Gerhard F. Riegl

Die Deutsche Bibliothek-CIP-Einheitsaufnahme
Ein Titeldatensatz für diese Publikation ist bei
Der Deutschen Bibliothek erhältlich

Riegl, Gerhard F.
Zahnarztpraxis als Center of Excellence
Neue Wertschöpfungen für Zahnärzte und Labors
ISBN 3-926047-15-1

Band 8 aus der PR.&P.-Reihe Gesundheitsmanagement

Impressum

Prof. Dr. rer. pol. Gerhard F. Riegl
86153 Augsburg, Provinostraße 11
Tel. 00 49 (0)8 21 / 56 71 44 - 0
Fax 00 49 (0)8 21 / 56 71 44 -15
Web: www.prof-riegl.de

Konzeption, Inhalt, Koordination und Durchführung:
Prof. Riegl & Partner GmbH (PR. & P.)

Gestaltung und Satz:
Institut Prof. Riegl, Edith Krammer,
Detlef Gohn, Michael Lichtenstern

Einbandgestaltung:
Detlef Gohn

1. Auflage 2001
2. Auflage 2001
3. Auflage 2003

ISBN 3-92 60 47-15 -1

Inhalt

3.0   58

Benchmarking-Methode und Studien-Design

4.0   106

Patientenerwartungen als strategische Marketing-Chancen für Zahnärzte

"Center of Excellence" durch marketinggestützte Best Practice

Vorwort

Mit dieser großen Untersuchung legen wir eine umfassende, anwendungsbezogene Bestandsaufnahme zur Qualitätsbeurteilung von Zahnarztpraxen, zum Image der Zahnärzte in Deutschland und zur Kooperation der Praxen mit ihren zahntechnischen Labors vor.

Rund 30.000 Patienten, haben jeweils einen 12-seitigen Fragebogen zur Evaluation zahnärztlicher Praxen ausgefüllt. 950 weitere Fragebögen von Zahnärzten und Praxismitarbeiterinnen liefern ein Spiegelbild zur Selbsteinschätzung zahnmedizinischer Leistungen.

Gestartet wurde das Dental-Benchmarking 1998 mit Unterstützung der Firma Degussa Dental. Inzwischen ist diese Patientenbefragung und Qualitätsbeurteilung von zahnärztlichen Praxen eine Dauereinrichtung geworden, an der weiterhin unbegrenzt viele Zahnärzte teilnehmen können.

Bei dieser Initiative beraten Patienten ausnahmsweise Zahnärzte, nicht umgekehrt. Die Umfrageaktion soll mehr Aufschluss über das für den Praxiserfolg wichtige Urteil der Patienten geben (zm 88. Nr. 21, 1.11.98 (2746), S. 112-113).

Vorläufer zu dieser Studie sind folgende Praxis-Forschungsprojekte und Studien des Instituts Prof. Riegl:

1. Die repräsentative Imagestudie der Zahnarztpraxen in Bayern im Auftrag der Bayerischen Zahnärzte aus BLZK und KZV aus dem Jahr 1990

2. Die bundesweite Benchmarking-Analyse "Sag's Deiner Zahnarztpraxis" aus dem Jahr 1996, an der sich bereits über 7600 Patienten mit ihren Antwortbögen beteiligt haben.

Visionäre Idee dieser Erhebung und Beratung ist die Weiterentwicklung der "Zahnarztpraxis als Center of Excellence" unter den sich ändernden Rahmenbedingungen des Gesundheitswesens. Jede zahnärztliche Praxis, ob Stadt- oder Landpraxis, ob Einzelkämpfer oder in Kooperation, ob Neugründung oder seit vielen Jahren etabliert, ist von dieser Idee des seriösen Leistungswettbewerbs angesprochen.

Interessanterweise gibt es den Begriff "Exzellenz" im deutschen Sprachgebrauch hauptsächlich nur als Titel oder Anrede für Würdenträger und nicht als Ausdruck für besondere Leistungen kompetenter Art. Wir möchten mit dem heute international gängigen Term der "Excellence" die leidenschaftliche Suche nach Spitzenleistungen positiv beleben und unterstützen. Wir erwarten, dass die Menschen in der zahnmedizinischen Welt davon profitieren.

Zweifellos sind mit dieser Qualitätsidee Zahnärzte und ihre Laborpartner wegen der Besonderheiten des Dentalfachgebiets wieder einmal in einer Schicksalsgemeinschaft als Trendsetter. Es geht um die positive Ausgestaltung direkter partnerschaftlicher Patientenbeziehungen im Rahmen der solidarischen Sozialversicherung und darüber hinaus.

Das wichtige Zukunfts- und Chancenkapital aller Dentalanbieter schlummert in den Patienten. Deshalb lauten die elementaren Schlüsselfragen:
"Wie sehen die Patienten heute ihren Zahnarzt und seine Praxis?"
"Wie sieht die ideale zahnärztliche Praxis für Patienten aus und was muss sich dazu bei den heutigen Praxen ändern?"
"Welche Beiträge können die zahntechnischen Laborpartner zur Unterstützung ihrer zahnärztlichen Kunden und zum Patientenumgang sinnvoll beisteuern?"

Erste Gewinner dieser Umfrage sind die Patienten, denn ihre Vorschläge, Meinungen und Wünsche bewirken Veränderungen. Zahnärzte und Labors, die sich nach diesen entschlüsselten Qualitätswünschen steigern, profitieren aus dem Erfolg mit Patienten.

Das Besondere an dieser Studie ist eine bundesweite, unbürokratische Qualitätsinitiative, die von Zahnärzten freiwillig, ohne Auflagen, begonnen wurde. Teilnehmende Zahnärzte können sich von ihren eigenen Patienten quasi "qualitätszertifizieren" lassen und dazu noch mit Kollegen aus der Region vergleichen (Benchmarking = Messen an den Besten oder sich selbst als Besten erkennen).

Für viele Zahnärzte war diese Teilnahme der bequeme Einstieg oder ein wichtiger Baustein für eine Qualitäts-Zertifizierung der gesamten Praxis. Die Rückmeldungen aus den teilnehmenden Praxen belegen, dass sich nach den praxisindividuellen Befragungsergebnissen sehr viel in der Organisation, in der Ausstattung der Praxis, beim Umgang mit Patienten und den Laborpartnern, in der Kommunikation und beim Ergebnis der zahnärztlichen Tätigkeiten geändert hat.

Jetzt können diese zusammengefassten Erkenntnisse des erfolgreichen Patientenumganges in diesem Werk allen Zahnärzten und Labors zugute kommen.

Zahnärzte dürfen sich allein aufgrund ihrer fachlich guten Leistungen nicht für unbesiegbar erfolgreich halten. Das Unternehmen Zahnarztpraxis soll in Zukunft trotz der generellen Ökonomisierungstrends im Gesundheitswesen nicht kommerzialisiert werden, sondern es soll als patientenfreundlicher Dienstleistungsbetrieb mit dem idealen Leistungsspektrum und professionellen Partnern höchste Wertschätzung genießen und damit berechtigte Wertschöpfungen verdienen.

Patientenzufriedenheit, zahnärztlicher Leistungserfolg und professionelles Marketing sind eine untrennbare Symbiose. Seriöses Marketing kann nur dann auf Dauer bei Patienten wirken, wenn das zahnärztliche Endergebnis stimmt. Aber zahnärztliche Spitzenleistung und Qualitätsmanagement brauchen, wie die Ergebnisse dieser Enquete belegen, geniales Marketing, damit die zahnärztliche Praxis dafür ihre verdienten Erfolge auch wirklich ernten kann. Letztendlich soll jede zahnärztliche Praxis mit maßgeschneidertem Marketing auf der Basis echter Patientenwünsche ihren individuellen, marktintelligenten Weg zum "Center of Excellence" finden.

Dieses Werk enthält eine Fülle wichtiger Fakten und Zahlen durch Tausende von Antworten. Mindestens genauso reizvoll ist die aus den Antwortbogen zusammengetragene Auswahl von Originalzitaten der Patienten. Die Patientenworte im O-Ton stellen subjektive Meinungen dar und bringen manche Statistiken erst richtig "auf den Punkt". Genießen Sie die (graphisch hervorgehobenen) Zitate sozusagen als Würze zur Studie.

Wir sprechen allen Förderern und Mitwirkenden an dieser großen Qualitätsbewegung unseren großen Dank aus. Vor allem möchte ich mich bei Degussa Dental und allen Mitarbeitern des Unternehmens für ihren missionarischen Qualitätseinsatz bei dieser Initiative sehr herzlich bedanken. Mein besonderer Dank gilt unserem Institutsteam und den unmittelbar Beteiligten an dieser außergewöhnlichen Studie für ihren begeisternden und kompetenten Einsatz.

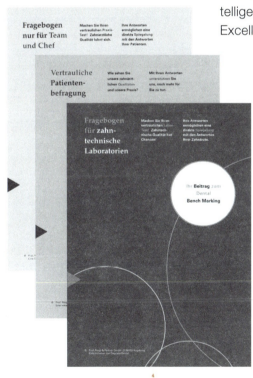

Die Fragebögen als Herzstück des Benchmarking-Forschungsprojekts

Prof. Dr. Gerhard F. Riegl
Institut für Management im Gesundheitsdienst

Augsburg, im August 2001

1.0

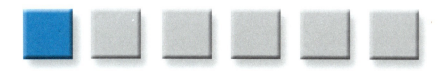

Die Mega-Trends und
Strategien im Dentalmarkt

1.1
Die Entdeckung des informierten Patienten als Erfolgsfaktor in der Zahnheilkunde

Kommunikation ist der Schlüssel zur Entdeckung von Patienten. Noch wird unter Zahnärzten kontrovers diskutiert, ob es sinnvoll ist, Patienten systematisch nach ihren Zufriedenheiten, Wünschen und Verbesserungsvorschlägen zu befragen und sie zu Wort kommen zu lassen.

Ablehner von Patientenbefragungen wollen sich nicht von den Wünschen ihrer Patienten verrückt machen lassen, befürchten Unerfüllbares, scheuen Kritik oder wollen keine schlummernden Wünsche wecken. Andere sehen sogar einen Statusverlust in der Befragung ihrer Patienten.

Befürworter von Patientenbefragungen erwarten detaillierte Auskünfte zur Akzeptanz ihrer Praxis, wollen konkrete Verbesserungspotenziale entdecken, sehen werbliche Vorteile durch die Befragung ihrer Patienten, wollen von ihren Patienten etwas lernen und erhoffen sich auch motivierende Bestätigungen für ihre verdienstvollen zahnärztlichen Einsätze.

Sicher kann ein Zahnarzt* unabhängig von seiner Einstellung zur Befragung der Patienten ein guter Zahnmediziner sein. Wenn jedoch Patienten professionell gefragt werden, fühlen sie sich erfahrungsgemäß noch ernster genommen, und die am Zahnarzt wirklich interessierten Patienten geben auch gerne konstruktive Vorschläge ab.

Zahnärztliche Teams und Patienten sind künftig mehr denn je Dienstleistungspartner, d. h., nicht nur der Patient bedankt sich für gute zahnärztliche Leistungen, auch die Praxis respektiert das entgegengebrachte Vertrauen des Patienten.

*Hinweis:

In diesem Werk wird der Begriff "Zahnarzt" synonym zur "Zahnärztin" verwendet, außer es treten konkrete Forschungsunterschiede auf.

Win-Win-Prinzip der zahnärztlichen Praxis

Patient als Gewinner

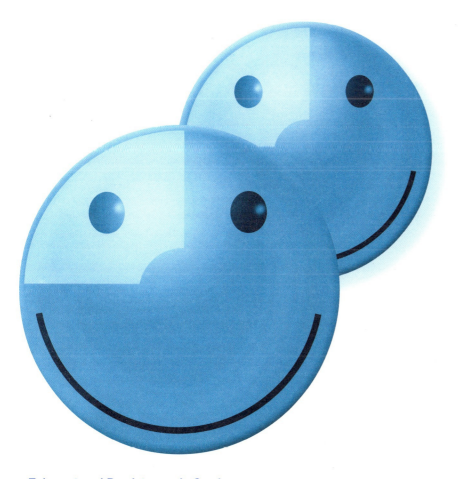

Zahnarzt und Praxisteam als Gewinner

1.   **Quelle:** Institut Prof. Riegl & Partner GmbH, Augsburg

In fortschrittlichen Praxen ist der Patient ein willkommener Gast, er wird als der eigentliche Arbeitgeber, Brötchengeber und als einzig wahre Energiequelle der Praxis betrachtet. Zufriedene Patienten sind das Elixier, aus dem sich die Wünsche von Zahnärzten und Praxisteams erfüllen lassen.

G. F. Riegl

Wichtig ist, dass die Zahnarzt-Praxis
für den Patienten auf natürliche und
seriöse Art

- einzigartig
- unverzichtbar und
- unaustauschbar

ist und bleibt. Durch pure Gefälligkeitserfüllungen oder Amigo-Marke-
ting kann keine Praxis auf Dauer
dieses entscheidende Erfolgsprinzip
verwirklichen.

G. F. Riegl

Wünsche und Erwartungen von Patienten können nicht immer und müssen nicht vollständig erfüllt werden. Es gibt irrationale, unlogische und widersprüchliche Wünsche. Deren Kenntnisse helfen jedoch dem Zahnarzt zu erkennen, wo seine Patienten heute stehen und wie sie reagieren oder was sie auch bei kleinen Dingen fasziniert.

Dies ist die Basis für die künftige "Führung" gut informierter, selbst-ständiger, eigenverantwortlicher, überzeugungsbedürftiger Patienten, die sich nicht autoritär geführt fühlen wollen. Gute Partnerschaft in der Zahnmedizin beinhaltet nicht nur vermehrte Patientenautonomie, sondern auch die Sehnsucht der Patienten, sich vertrauensvoll auf den Zahnarzt ihrer Wahl in zahnmedizinischen Grenzfragen verlassen zu können. Nach dem Motto: "Wie würden Sie persönlich an meiner Stelle in dieser Situation entscheiden?" oder "Was würden Sie mir empfehlen?", sucht der Patient in der Person des Behandlers auch einen objektiven Ratgeber, einen Anwalt seiner Belange.

Der umworbene Patient

Wer sich um den Patienten bemüht

Wer hat das Sagen bei Patienten, wenn es um entscheidende Zahngesundheitsfragen geht?

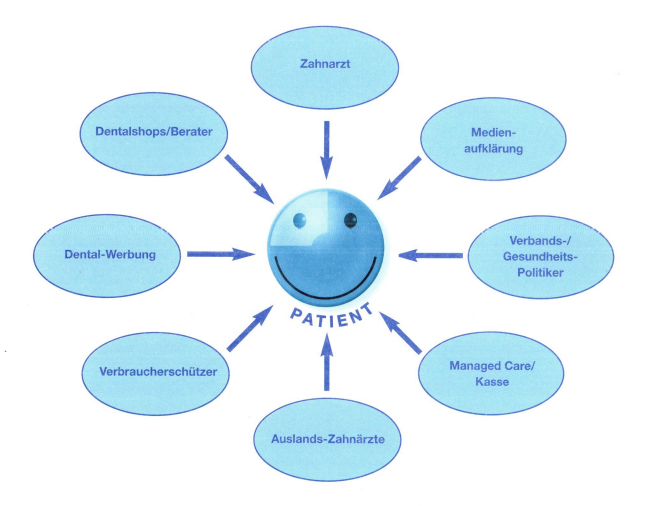

Der "Besitz" von Patienten wird wichtiger als der Besitz einer Zahnarztpraxis.

2.   **Quelle:** Institut Prof. Riegl & Partner GmbH, Augsburg

Diese ideale Vertrauensposition des Zahnarztes bedingt jedoch eine vorausgegangene positive Beeindruckung des Patienten. Es geht dabei um mehr als um die fachliche Kompetenz, die der Patient in der Regel erst im Nachhinein – manchmal erst nach Jahren – richtig beurteilen und anerkennen kann.

Im Medien- und Internet-Zeitalter hat der informierte Patient theoretisch umfangreicheres Wissen als jemals zuvor, was jedoch nicht automatisch bedeutet, dass er besser entscheiden kann. Im Gegenteil: Die inflationäre Informationsausweitung führt zur Verunsicherung, Irritation und Entscheidungsunschlüssigkeit ("Information Overkill"), und in dieser Situation sehnen sich viele Patienten nach einer Bezugsperson, einem Lotsen und vertrauenswürdigem Opinion Leader.

Zahnärztliche Entscheidungen der Patienten werden noch immer sehr emotional getroffen, aber rational gerechtfertigt.

Für die Zahnheilkunde in der Praxis bedeutet das Entscheidungsverhalten der Patienten einen Wandel von der mehr handwerklich geprägten Kunst zur zahnärztlichen Zuwendungsmedizin (Medizinisierung der Zahnheilkunde).

Kurative Zahnmedizin wird veredelt durch Prophylaxe oder generell durch "Anti-Aging-Zahnheilkunde". Die wachsende Zuwendung hat mit mehr Dienstleistungsprofessionalität in der zahnärztlichen Praxis zu tun. Allerdings: die Wachstumschancen der Zahnheilkunde liegen immer weniger im vertragszahnärztlichen als im privatzahnärztlichen Sektor.

Bewusster als bisher hat jeder Vertragszahnarzt künftig ein Pflichtprogramm (Kasse) und ein Kürprogramm (privat) bei all seinen Patienten, unabhängig von deren Versicherungsstatus. Das Pflichtprogramm ist die wichtige Einstiegs- und Basisversorgung mit abnehmender Gewinnrelevanz.

Durch das Kürprogramm mit privatzahnärztlichen Abrechnungen, auch bei gesetzlich Versicherten, bewirkt der Zahnarzt einen praxisinternen "Risiko-Strukturausgleich". D. h., Privatleistungen subventionieren Kassenleistungen in der Mischkalkulation. Beides ist jedoch nicht generell trennbar. Auch in anderen Branchen können Betriebe nicht nur die lukrativen, gewinnträchtigen Artikel aus dem Luxussegment anbieten. Erst die Mischkalkulation macht den seriösen Gesamterfolg.

Modellrechnung zum individuellen Risiko-strukturausgleich einer zahnärzlichen Praxis

Patienten-Anteile	Praxisum-sätze der A- und B-Fälle	Anteile am Gesamt-umsatz	Praxis-Über-schuss mit A- und B-Fällen	Erfolgsbei-träge der Pat.fälle
A-Fälle = 75 %	250.000 €	83 %	150.000 €	111 %
B-Fälle = 25 %	50.000 €	17 %	(-15.000 €)	-11 %
Gesamt = 100 %	300.000 €	100 %	135.000 €	100 %

3.

Praxisbeispiel: 75 % der Patienten machen 83 % des Gesamtumsatzes und 111 % Überschuss. 25 % der Patienten machen nur 17 % des Gesamt-umsatzes und verursachen 11 % Defizit. Alle Patienten zusammen ergeben wieder 100 % Praxis-überschuss.

Die A-Fälle (z.B. Privat oder höherwertige Zahnmedizin) sub-ventionieren in der Praxis die weniger gut bezahlten B-Fälle.

Wachstumsfelder der zahnärzt-lichen Leistungen und der rezes-siven vertragsärztlichen Leistun-gen zeigt das folgende Bild.

Trendaussage zur Dentalnachfrage 2010

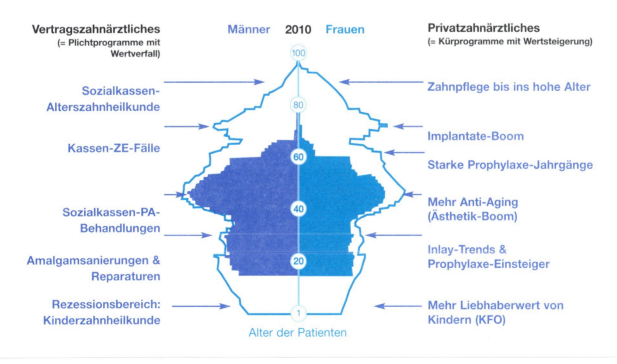

Vertragszahnärztliches
(= Plichtprogramme mit Wertverfall)

Männer 2010 Frauen

Privatzahnärztliches
(= Kürprogramme mit Wertsteigerung)

Sozialkassen-Alterszahnheilkunde

Zahnpflege bis ins hohe Alter

Kassen-ZE-Fälle

Implantate-Boom

Starke Prophylaxe-Jahrgänge

Sozialkassen-PA-Behandlungen

Mehr Anti-Aging (Ästhetik-Boom)

Amalgamsanierungen & Reparaturen

Inlay-Trends & Prophylaxe-Einsteiger

Rezessionsbereich: Kinderzahnheilkunde

Mehr Liebhaberwert von Kindern (KFO)

Alter der Patienten

4. Quelle: Statistisches Bundesamt und eigene Ergänzungen
Institut Prof. Riegl & Partner GmbH, Augsburg

> Das
> Dienstleistungs-
> unternehmen
> Zahnarztpraxis
> entwickelt sich
> von der Old
> Economy zur
> New Economy
> mit andersartigen
> Erfolgsregeln.
>
> G. F. Riegl

Patienten als Erfolgsfaktoren

▶ Der Patient von morgen muss zwischen privaten Ausgaben abwägen und entscheiden, z. B. zwischen Mallorca-Urlaub, Golfsport, Pkw und komfortabler, höherwertiger Zahnmedizin.

▶ Der Patient von morgen darf nicht nur vom Sachleistungsprinzip der Kasse ausgehen, sondern muss zusätzlich als Privatpatient mit gesetzlicher Basisversorgung denken.

▶ Der Patient von morgen muss auch ohne den Leidensdruck bei Zahnschmerzen oder in Notfällen von der zahnärztlichen Leistung begeistert sein.

▶ Der Wettbewerb um den Patienten von morgen beginnt mit ganzheitlicher Dentalfaszination beim Zahnarzt.

▶ Die bisherige Ausgabenbereitschaft der Patienten für Zahngesundheit ist nicht nur abhängig von der Höhe der Kaufkraft und dem Haushaltseinkommen, sondern auch von der Priorität schöner, gesunder, vollkommener Zähne im Leben eines Patienten.

▶ Faszination des Patienten für Zähne entsteht nicht allein durch zahnärztliche Behandlung, sondern auch durch zahnärztliches Marketing.

1.2
Old Economy & New Economy für Zahnärzte

Unter einnahmengesteuerter Ausgabenpolitik werden die Krankenversicherungen auch in den kommenden Jahren in Abhängigkeit vom Beitragsaufkommen und der Beschäftigungssituation nicht weniger, sondern tendenziell etwas mehr Mittel für die Versorgung der Patienten bereitstellen.

Da jedoch das medizinisch Machbare und das von der alternden Bevölkerung Wünschenswerte schneller steigen als das Bezahlbare, kommt es zu Finanzierungsengpässen.

Ein nahe liegender Lösungsansatz ist, die Leistungs- und Effizienzreserven des Systems im Rahmen notwendiger, wirtschaftlicher und ausreichender Versorgung zu erschließen.

Vorfahrt haben dabei sicher die unverzichtbaren, lebensrettenden Behandlungen und die Absicherung existenzbedrohlicher Gesundheitsrisiken durch die Solidargemeinschaft der Versicherten. Diese Leistungen mit allerhöchster Versorgungspriorität liegen zum großen Teil außerhalb der Zahnmedizin.

Eine budgetähnliche Limitierung, wirkungsvolle Kosten-Kontrollen oder Gegensteuerungen wird es jedoch im solidarisch finanzierten Gesundheitssystem immer geben müssen. Schließlich existiert in jeder vertragszahnärztlichen Praxis die so genannte anbieterinduzierte Nachfrage.

Während in der privatzahnärztlichen Abrechnung der Patient durch seine Eigenleistungen mäßigend mitwirken kann, ist diese Regulierung beim Kostenerstattungsprinzip durch die bekannten bürokratischen Mechanismen gesteuert.

Bisher - in der Old Economy - war der Zahnarzt in seinem Unternehmen Praxis nach dem ehernen Prinzip der "Leistungsethik" groß und erfolgreich geworden. Der Leitspruch der Erfolgreichen lautete:
"Mach´ mehr – verdien´ mehr".

Anbieterinduzierte Nachfrage: "Zahngesund" und ohne Bedarf sind nur Patienten, die nicht genügend zahnärztlich untersucht oder beraten wurden.

G. F. Riegl

»Ich bin mit meiner Praxis und den zahntechnischen Leistungen meines Zahnarztes voll und ganz zufrieden.
Das Einzige, was mich heutzutage traurig stimmt, ist, dass man für sämtliche soziale und andere Dienstleistungen zahlen muss.
So kann ich es mir nicht leisten, meine alten Amalgamfüllungen sowie zwei alte Kunststofffüllungen durch bessere Ersatzstoffe auswechseln zu lassen.«

»Es erschreckt mich schon, wenn ich am Nachmittag einen Termin hatte und am Abend liegt schon die Rechnung im Briefkasten.«

»Generell möchte ich gute medizinische Versorgung und wenn wirklich erforderlich, auch mit Eigenbeteiligung. Für Nichtmediziner ist es schwer zu beurteilen, was medizinisch notwendig ist oder der Einkommensverbesserung des Arztes dient.«

»Obwohl ich das Gefühl habe, dass die Zahnpraxis ... preislich eher hoch liegt, bin ich doch mit der Leistung bisher sehr zufrieden.
Glücklicherweise hatte ich bisher keine teuren Behandlungen. Ob ich in solch einem Falle mir evtl. ein zweites Angebot von einem anderen Zahnarzt einholen würde, möchte ich nicht ausschließen.«

Quelle: Dental Benchmarking

In Zukunft - in der New Economy der Zahnärzte - lautet der Wahlspruch der erfolgreichen Zahnärzte im Bereich der Kassenzahnmedizin:
"Mach´ weniger – behalt´ mehr."
Gemeint ist hier vor allem die Budgetleistung. Dies ist das Prinzip der neuen "Verzichtsethik".

Der Begriff dieser modischen Verzichtsethik stammt aus der Versicherungswirtschaft. Hier kann nur erfolgreich sein, wer mehr Beiträge einnimmt als er ausgibt.

Durch die auf die Selbstverwaltung der Zahnärzte übertragenen versicherungswirtschaftlichen Uraufgaben sind Zahnärzte so etwas wie Verwalter von Versicherungsmitteln geworden.

In der Praxis geht es darum, wie bei einer Schadensregulierung, die knappen Budgetleistungen auf die wirklich bedürftigen Patienten zu verteilen.

Den Unterschied zwischen Old und New Economy zeigt folgendes Bild.

Kassen-Zahnmedizin im Paradigmenwechsel

Old Economy	New Economy
Mach´ mehr – verdien´ mehr = »Leistungsethik«	Mach´ weniger – behalt´ mehr – »Verzichtsethik«
Humanität durch feudale Zahnheilkunde	Humanität durch effiziente Zahnheilkunde
Qualität durch mehr innovative Zahnmedizin	Qualität durch mehr begeisternde Zahnmedizin
Verdienst durch praxis-interne Erfolgsoptimierungen	Verdienst durch praxis-externe Erfolgsoptimierungen
Zahnärztlicher Idealismus (perfekt ohne Ökonomie)	Zahnärztlicher Realismus (perfekt i. V. m. Ökonomie)

Budgetengpass & Patientenloyalität

5. **Quelle:** Institut Prof. Riegl & Partner GmbH, Augsburg

Während früher Humanität durch tendenziell feudale Qualitätszahnheilkunde mit immer mehr Innovationen möglich war, ist jetzt effiziente, kostenschonende Qualitätszahnheilkunde mit der nötigen Selbstbeschränkung des Zahnarztes erforderlich. Die Patienten überzeugende Selbstbeschränkung im Rahmen der Kassenzahnmedizin verlangt vom Zahnarzt so etwas wie eine "Lizenz zum positiven Neinsagen" beim Patienten. D. h., es geht darum, Patientenansprüche im Rahmen der Kassenerstattungen verletzungs- und verärgerungsfrei zu mäßigen.

New Economy erfordert eine verstärkte Praxis-Außenorientierung des Zahnarztes. Gewinn macht der Zahnarzt nicht mehr allein durch praxisinterne Erfolgsoptimierungen mit Patienten, die ihn zufällig oder notgedrungen aus Gewohnheit aufsuchen, sondern durch ein selbstbestimmtes Patienten-Mix.

Die Qualitäts- und Erfolgsanbahnung beginnt beim Gewinnen der richtigen Patienten, die ergänzend zu den Pflichtpatienten aus dem Sicherstellungsauftrag der kassenzahnärztlichen Versorgung gewonnen werden müssen. Günstige und effiziente Patienten sind der inoffizielle praxisinterne Risikostrukturausgleich im Gegensatz zu den weniger günstigen Kassenbehandlungen, die ein sozial verantwortlicher erfolgreicher Zahnarzt auch übernimmt.

Netzwerk-Management im Praxisumfeld der zahnärztlichen Praxis wird zu einer strategischen Kernkompetenz des Zahnarztes und seines Praxisteams. Die Kooperation mit marktorientierten Laborpartnern kann dazu einen wertvollen Kompetenz fördernden Beitrag zur gemeinsamen Bearbeitung des lokalen Dentalmarktes bieten.

Im Resümee bedeutet dies, der Zahnarzt muss trotz seiner Budgetbarrieren noch mehr Patientenloyalität aufbauen und pflegen als bisher. Die Praxis muss "besser" sein als jede andere, ohne mehr zu kosten. Das ist das Stichwort für Qualitätswettbewerb und Kundenorientierung.

1.3
Qualitätswettbewerb mit Kundenorientierung

Unter Budgetzwängen droht permanent, dass die zahnärztliche Qualität zu einer "Knautschzone" wird. Andererseits kann im Leistungswettbewerb nur überleben, wer seriöse und beständige Qualitätsleistungen liefert. Deshalb stellen sich für Zahnärzte heute mehr als je zuvor zwei brennend aktuelle Fragen:

1. Was ist die wirklich entscheidende Qualität?

2. Wie entsteht überlegene Qualität?

Qualität im richtigen Praxisleben ist mehr als die durchaus anerkennenswerte Zertifizierungsqualität (ISO, EFQM). Echte Dentalqualität macht Patienten beim Zahnarzt bewusst zu "Gewinnern" und erlaubt damit dem Praxisteam mitzugewinnen. Die menschlichen Behandlungsqualitäten beim Umgang mit Patienten, die auch von Laien sofort beurteilbar sind, müssen mindestens genauso gut sein wie die fachliche Dentalqualität, die den Patienten erst im Nachhinein bewusst wird.

Und noch ein Verständnisproblem hat seriöse, aufwändigere zahnmedizinische Qualität beim Patienten: Sie kann unangenehmer, belastender, unbequemer und teurer sein als weniger gute, oberflächliche Leistung.

Die Herausforderung für den Zahnarzt lautet deshalb: Wie kommt seriöse Topqualität beim Patienten besser an, obwohl sie den Patienten mehr Mühen zumuten kann als einfachste Behandlung? Hierbei hilft in Ergänzung zur Qualitätsleistung nur ein faszinierendes Marketing, das bereits vor der Behandlung, während der Behandlungsprozesse und nach der Behandlung vertrauensbildend bzw. -bestärkend wirkt.

Der Vertrauensvorschuss wirkt somit Effizienz steigernd und Kosten senkend, denn es muss nur das Nötige, aber nicht wieder gutmachend mehr beim Patienten geleistet werden.

> Wer seine Patienten belasten muss (ihnen eventuell sogar weh tun muss), um gute Qualität zu erzielen und trotzdem faszinieren will, braucht zahnärztliches Marketing
>
> G. F. Riegl

Marketing hilft, die Qualitäten des Zahnarztes zu veredeln, aber Marketing setzt auch Qualitätsleistungen voraus, denn ohne Qualität gibt es keine dauerhafte Reputation.

Eine weitere Dienstleistungs- und Zahnarzt-Besonderheit, die bisher in den Qualitätsdiskussionen noch kaum beachtet wurde, ist die Tatsache, dass zahnärztliche Leistungen ein Gemeinschafts-"Produkt" darstellen (s. Bild Zahnmedizinische Qualität als Gemeinschaftsprodukt).

Zahnmedizinische Qualität als Gemeinschaftsprodukt

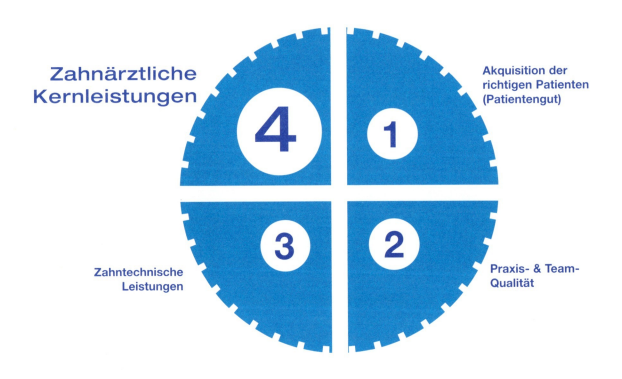

Zahnärztliche Kernleistungen

4

Akquisition der richtigen Patienten (Patientengut)

1

Zahntechnische Leistungen

3

2

Praxis- & Team-Qualität

6.   **Quelle:** Institut Prof. Riegl & Partner GmbH, Augsburg

Während im industriellen Bereich die Qualitätsdimensionen

▶ Strukturqualität (z. B. die Einrichtung)

▶ Prozessqualität (der Ablauf) und

▶ Ergebnisqualität (die Behandlungsergebnisse)

unterschieden werden, kommt beim Zahnarzt auch noch die wichtige Qualitätsdimension "Patientengut" hinzu.

Das Patientengut beeinflusst auf drei Arten das Qualitätsergebnis des Zahnarztes:

1. durch die Harmonie-Qualität zwischen Patient, Zahnarzt und Praxis, d. h., inwieweit der Patient den für sich passenden richtigen Zahnarzt gefunden hat. Kein Zahnarzt kann es allen Menschen hundertprozentig recht machen;

2. durch die dentale Ausgangssituation (Dentalstatus) und die Prognose des Patienten bis hin zur möglichen genetischen Veranlagung;

3. durch die akzeptanz- und sympathiegetragene Zusammenarbeit von Patient und Zahnarzt.

Praxis- und Team-Qualitäten verkörpern in dieser Darstellung zum Teil die traditionellen Struktur- und Prozessqualitäten.

Zahntechnische Meisterleistungen sind eine ergebnisbezogene Qualitätskomponente zur Ergänzung und Aufwertung der wichtigen zahnärztlichen Kernleistungen.

Überlegene Dental-Qualität entsteht folglich nicht autonom auf dem Behandlungsstuhl durch den Zahnarzt, sondern die Qualität wird bei genereller Anwendung des State of the Art in der Behandlung mitentscheidend von der Auswahl und Steuerung der Patienten beeinflusst.

Ein Überblick zu den fünf Schritten der Qualitätsentstehung in der zahnärztlichen Praxis zeigt nachfolgendes Bild.

Fünf Schritte zur Genesis der Qualität in der zahnärztlichen Praxis

1	**Vertrauensvorschuss/Ruf /Selbsterfüllende Prophezeiung/Placebo**
2	**Ansprache und Gewinnung praxisgeeigneter Qualitätsfälle**
3	**Abmilderung der Qualitäts-Überansprüche**
4	**Qualität der Patienten-Kooperation bei Diagnose + Behandlung + Zahnpflege**
5	**Interpretation der Ergebnisqualität (Qualitätsprobleme von Koryphäen)**

7.   **Quelle:** Institut Prof. Riegl & Partner GmbH, Augsburg

Entstehung von überlegenen Qualitätsergebnissen

1. Erste Voraussetzung für die Entstehung von Qualität ist, dass möglichst viele Patienten und Bürger der Praxis eine hohe Bestleistung zutrauen und Gutes erwarten (= selbsterfüllende Prophezeiung).

2. Ansprache und Gewinnung praxisgeeigneter Qualitätsfälle heißt nicht nur Vermehrung der Klientel um jeden Preis, sondern ermutigt auch zum berechtigten Neinsagen der Praxis. Der gute Zahnarzt muss trotz Wettbewerb um Patienten die Vertrauensfrage stellen dürfen.

3. Der mündige, medieninformierte Patient kommt immer häufiger mit sehr hohen, teilweise unrealistischen Übererwartungen. Überspitzte Ansprüche zu mäßigen, ist ein wichtiger Schritt auf dem Weg zum partnerschaftlichen Qualitätsprozess in der Praxis.

4. Während der Untersuchung und bei der Behandlung, vom Präparieren, Provisorium bis zur Implementierung sowie bei der Gewöhnung an die neuen Zähne und schließlich bei der Zahnpflege, hängt sehr viel von der Kooperationsbereitschaft des Patienten ab.

5. Glücklich und zufrieden ist der Patient erst, wenn er auch vom Endergebnis überzeugt wurde. Allein was er mit der Zunge spürt oder im Spiegel sieht, reicht noch nicht zur Begeisterung.

Zahnärztliche Spezialisten und Koryphäen haben bei der Schlussüberzeugung besondere Herausforderungen, denn sie behandeln erfahrungsgemäß schwierige, aussichtslose und weniger Erfolg versprechende Fälle als normale Zahnärzte. Die damit verbundene geringere Erfolgswahrscheinlichkeit aufgrund der komplizierten Fälle muss positiv interpretiert werden.

Der hier dargestellte Qualitätswettbewerb und die Kundenorientierung haben sehr viel zu tun mit der strategischen Positionierung der Zahnärzte im Dentalmarkt der Zukunft.

1.4
Zahnärztliche Positionierung für den Dentalmarkt der Zukunft

Als Zahnarzt und Unternehmer muss man seine berufliche Zukunft möglichst klug, scharfsinnig und illusionsfrei voraussehen.

Daraus ergeben sich die strategischen Positionierungen im praxisrelevanten regionalen Dentalmarkt der Zukunft.

Positionierung der künftigen zahnärztlichen Praxis

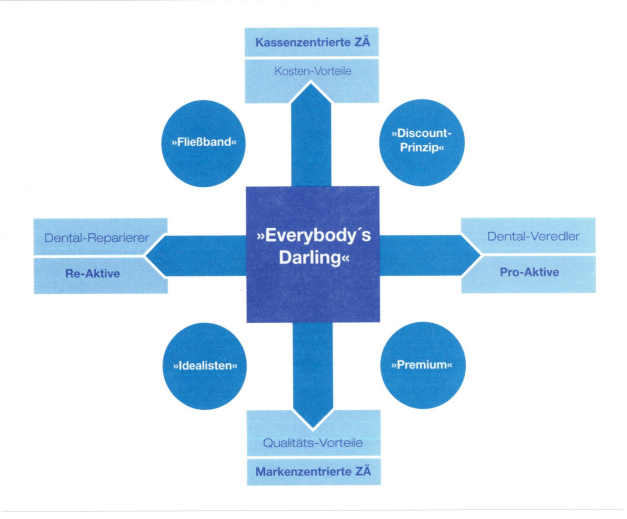

8.   **Quelle:** Institut Prof. Riegl & Partner GmbH, Augsburg

Die erste Strategiefrage hierzu lautet:

"Für welche Patienten und welche Indikationen kann und will die Praxis künftig absolut herausragend sein?" Wer bei dieser Frage den omnipotenten Anspruch erhebt, für alle Patienten und Fälle in seinem Fachgebiet herausragend gut sein zu wollen, unterliegt einem Trugschluss oder einer Utopie. Allen Menschen gerecht zu werden, bedeutet nämlich Anpassung, Anpassung, Anpassung .... Wer sich jedoch derart angepasst hat, ist nicht mehr herausragend profiliert, sondern mittelmäßig, durchschnittlich und austauschbar. Die "Everybody's-Darling-Position" könnte beim Wettbewerb mit profilierten Kollegen eine strategisch gefährliche Mittellagenposition werden.

Die zweite Strategiefrage lautet:

"Will die Praxis auf den durchaus positiven Zustrom von Patienten reagieren oder will die Praxis proaktiv auf Patienten zugehen, die noch ohne akuten Zahn-Reparaturbedarf leben (= Aufbau selbstbestimmter Patienten)?"

Die reaktive Praxis lebt, vereinfacht ausgedrückt, überwiegend von Zahnerkrankungen.
Die proaktive Praxis erschließt zusätzlich die Zahngesunderhal-tung und die Aesthetic Dentistry. Mit dieser strategischen Unterscheidung sind nicht nur zahnärztliche Tätigkeitsfelder definiert, sondern auch die zusätzlichen Einkunftsquellen (Kasse oder Privat).

Die dritte Strategiefrage lautet:

"Welche grundsätzlichen Vorteile bietet die Praxis, um den Wettbewerb zu bestehen?"

Hier gibt es die zwei grundsätzlichen Profilierungsmöglichkeiten durch "Kostenvorteile" oder durch "Qualitätsvorteile".

Kostenvorteile entstehen durch preiswerte, kostengünstige, sparsame und Budget schonende Leistungen nach dem Discount-Prinzip. Dies bedeutet, Erfolge der Zahnarztpraxis entstehen u. a. durch Weglassen, Minimalisierung und Selbstbeschränkung. Diese Vorteile wirken besonders positiv auf Krankenkassen oder auf Patienten, die mit reiner Basisversorgung der Kasse glücklich sind. Zwangsläufig ist dadurch auch die Art des Praxisbetriebsablaufes vorprogrammiert.
Kostenvorteile setzen mehr Massenbetrieb mit Patienten voraus.

Bei Qualitätsvorteilen wird dagegen mehr auf Klasse statt auf Masse gesetzt.

Es gibt nicht nur einen Weg oder eine strategische Positionierung für den zahnärztlichen Erfolg, sondern insgesamt vier grundlegende Felder. Man muss jedoch in jedem Feld sehr konsequent seine jeweiligen Chancen wahrnehmen und ausspielen.

In Ergänzung zu diesen wichtigen strategischen Schachzügen stellt sich die Frage: "Wie sieht die Zahnarztpraxis der Zukunft aus?"

Die Konsequenzen aus dem vorher beschriebenen Paradigmenwechsel, den Rahmenbedingungen und dem realistischen Ausblick verheißen, dass aus dem historisch traditionellen Praxismodell einer "Zahnarztpraxis aus Stein & Mörtel" in der New Economy eine vernetzte Praxis als "Center of Excellence in Dental Care" das Erfolgsmodell wird.

Die grundsätzlichen Unterschiede sind in den beiden Abbildungen gekennzeichnet.

Zahnarztpraxis aus Stein & Mörtel

Historisch-traditionelles Praxismodell

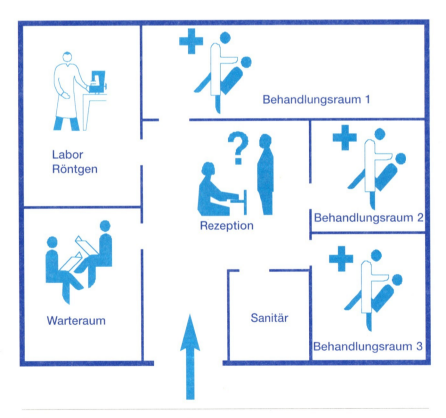

9.   Quelle: Institut Prof. Riegl & Partner GmbH, Augsburg

Die traditionelle Praxis ist im Prinzip introvertiert, produktionsorientiert, handwerklich sowie in ihrem Behandlungsspektrum krankheitsbezogen (kurativ) mit mehr fremdbestimmten Patientenfällen. D.h. mit Patienten, die nicht aus Überzeugung freiwillig kommen, sondern notgedrungen wegen Schmerzen oder wegen eines Zahnschadens.

Das Center of Excellence ist dagegen extrovertiert, ganzheitlich, patientenorientiert, bietet zuwendungsbezogene Zahnheilkunde und besitzt zunehmend selbstbestimmte "praxis-gelernte" Patientenfälle (Kenner und Fans der Praxis).

Die Vernetzung mit zahlreichen Außenkontakten ist eine neuartige Kernkompetenz für Praxen und Labors. Nicht alles wird bei diesem Zukunftsbild vom Zahnarzt selbst unternommen, aber er sollte zumindest Zugriff auf ein Netzwerk mit bewährten Partnern haben.

Die auffällige Außenorientierung der Praxis ist zugleich die Geburtsstunde für ein zahnarzt- und laborspezifisches Marketing. Marketing ist künftig kein Luxus oder Hobby, sondern eine elementare Disziplin und Kernkompetenz, damit aus guten zahnärztlichen Praxisteams sehr erfolgreiche Teams werden können.

Vernetzte Dentalpraxis der Zukunft

"Center of Exellence in Dental Care"

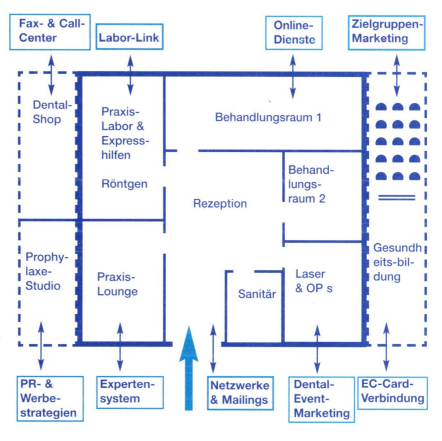

10.   **Quelle:** Institut Prof. Riegl & Partner GmbH, Augsburg

2.0

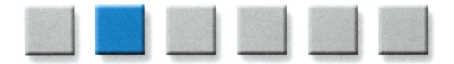

Der Patienten- und Kundenfokus im Dentalmarkt gewinnt an Bedeutung

Der Kunde, der in der Praxis Patient heißt, ist eben kein übergeordneter König. Zahnarzt und Teammitglieder sollten, wenn sie kompetent und glaubwürdig sein wollen, nicht den Patienten nach dem Munde reden. Zahnärzte bzw. Zahnärztinnen müssen so exzellent sein, dass sie auch Unangenehmes, aber Richtiges und Notwendiges dem Patienten sagen und veranlassen dürfen.

2.1
Zahnärztliches Marketing nach dem Prinzip der Best Practice

Marketing wird im Gesundheitswesen nötig, wenn man Budgetmittel sparen muss und dennoch im Leistungswettbewerb mit einer positiven Patienten-Akzeptanz gewinnen will. Wer nicht sparen muss und im Prinzip Patienten fast grenzenlos verwöhnen kann, braucht kein Marketing.

Seriöses, professionelles Marketing hat nichts mit Anbiederung zu tun. Im Gegenteil: Es vermeidet Gefälligkeitserfüllungen oder Unterwürfigkeiten. Marketing lediglich zum Gewinnen von Patienten ist relativ einfach. Anspruchsvolleres Marketing ist dagegen nötig, um Überansprüche oder unrealistische Erwartungen der Patienten verärgerungsfrei zu mäßigen und dennoch die beliebteste zahnärztliche Praxis zu bleiben sowie die Patienten trotz unvermeidbarer Belastungen zu binden. Dies gilt insbesondere auch bei der Reduzierung oder Limitierung der Patientenzahl in der vertragszahnärztlichen Praxis (Patientenstopp).

Eine Kernidee des Marketing in der zahnärztlichen Praxis ist der Aufbau von außerordentlich belastbaren Beziehungen zu Patienten. Belastet werden die Patienten-Zahnarzt-Beziehungen u. a. durch Angst, Terminmühen, Anfahrtsmühen, Wartezeitmühen, Untersuchungs- und Behandlungsmühen sowie durch finanzielle Zuzahlungsmühen. Gute qualitätsorientierte Zahnärzte dürfen sich entgegen der Vermutung nicht nur an die Wünsche ihrer Patienten anpassen, sie müssen auch patientenüberzeugend führen, ohne dass sich Patienten gegängelt fühlen.

Marketing-fähige Zahnärzte haben bessere Prognosen

Durch moderne Marketing-Methoden wird aus einem fachlich qualifizierten Zahnarzt auch ein wirtschaftlich noch erfolgreicherer Zahnarzt. Unqualifizierte Berufsmitglieder haben mit ihren raffinierten Marketing-Tricks nur dann eine Chance, wenn die guten Zahnärzte kein seriöses Marketing machen, etwa weil sie sich allein durch Fachkompetenz für unbesiegbar erfolgreich halten.

Mit Marketing wird unter ständig wechselnden Vorschriften und laufend geänderten Rahmenbedingungen der Erfolg des Unternehmens Zahnarztpraxis selbstbestimmbarer und planbarer als allein durch den fachlichen Mehreinsatz und durch reine Mehrleistungen.

Der Grund:
"Mit Marketing gelingt es Zahnärzten und Praxisteams in hohem Maße, dass ihre Patienten das wollen, was sie wollen, dass sie wollen sollen."

Gemeint ist, mit verantwortungsbewusstem Marketing werden Patienten nicht überrumpelt oder überredet. Es wird den Patienten geholfen, dass sie sich relativ schnell im Do-it-yourself-Stil selbst von den Vorteilen empfehlenswerter Behandlungen und von finanziellen Eigenleistungen überzeugen.

Für diese zahnarztgestützte Selbstüberzeugung der Patienten gibt es keine Wunderwaffen, aber eine geniale universelle Erfolgssystematik.

Jede Praxis kann mit dieser Systematik ihren ureigenen Weg finden, denn allgemein gültige Lösungen von der Stange für alle oder Rezepte aus der Schublade sind wegen ihrer Imitationsanfälligkeit und wegen fehlender Authentizität weniger wert.

Best Dental Practice heißt, einerseits von den Besten zu lernen und von den Erfahrungen oder Fehlern der anderen zu profitieren. Zusätzlich braucht die Best Practice in der eigenen zahnärztlichen Praxis eine einzigartige, maßgeschneiderte Strategie zur Wettbewerbsüberlegenheit.

Best Dental Practice zu Qualität und Wertschöpfung bedeutet also, mindestens genauso gut wie die anderen zu sein und dazu eine marktintelligente Strategie zu verwirklichen.
In der Forschung, Beratung, Fortbildung und Praxis-Anwendung hat sich für Zahnärzte die abgebildete Erfolgssystematik bewährt.

Die Erfolgssystematik des Zahnärzte-Marketing

"Best Dental Practice zu Qualität & Wertschöpfung"

Marketing-Vision als Urgedanke.	
Beste Team-Arbeit	1 **Beste Praxis-Diagnose = Benchmarking**
	2 **Beste Praxis-Strategie vor Ort**
	3 **Beste Praxis-Promotion**
	4 **Beste Qualitäts-»Behandlung«**

11.   Quelle: Institut Prof. Riegl & Partner GmbH, Augsburg

2.1.1
Visionen zur eigenen zahnärztlichen Praxis
■

Ganz zu Beginn der Marketing-Anwendung in der eigenen Praxis steht als Keimzelle und als gedanklicher Urknall eine Vision. Es handelt sich um einen realitätsbezogenen unternehmerischen Traum und Leitgedanken des Praxis-Inhabers, -gründers oder -partners. Ideen, aus denen Visionen geboren werden, liefern u. a. die vorausgegangenen Kapitel in diesem Werk, insbesondere die Hinweise zur Ausgestaltung eines individuellen "Center of Excellence".

Visionäre zahnärztliche Perspektiven werden in folgenden Feldern geortet:

▶ Ausrichtung hauptsächlich auf vertragszahnärztliche Tätigkeiten oder Ausrichtung hauptsächlich auf privatzahnärztliche Tätigkeiten;

▶ Verwirklichung einer hauszahnärztlichen Praxis mit starken Prophylaxe-Angeboten oder Verwirklichung einer subspezialisierten, z.B. implantologischen Praxis;

▶ Aufbau einer Zentrumspraxis für größeres Einzugsgebiet und Pendler oder Aufbau einer wohnlagennahen Praxis mit Familienclans als Patienten und Stammklientel;

▶ Erfolgskonzept mit einer auf den Hauptbehandler zugeschnittenen Einzelpraxis oder Erfolgskonzept mit einer Gruppenpraxis im Verbund mit mehreren Kolleginnen oder Kollegen unter entsprechender Corporate Identity;

▶ Innenorientierte zahnärztliche Praxis (Old Economy) oder außenorientierte Zahnarztpraxis (New Economy) mit Netzwerk;

▶ Konzentration auf zahnärztliches Praxis-Engagement oder zusätzliches Engagement in der zahnärztlichen Berufspolitik und Standesvertretung.

Vgl. hierzu auch die Ausführungen zur zahnärztlichen Positionierung für den Dentalmarkt der Zukunft unten unter Kapitel 1.4.

Die reizvollsten Visionen von Zahnärzten werden in der Praxis durch Betriebs- und Marktanalysen (Diagnosen) mit Realitätsgehalt gefüllt.

2.1.2
Beste Praxis-Diagnose für Zahnärzte

■

Wer für seine Patienten etwas Besonderes bieten will, muss wissen, was Patienten beim Besuch der zahnärztlichen Praxis bislang tatsächlich erleben (sehen, hören, riechen, fühlen, schmecken), wie zufrieden sie sind, worüber sich Patienten besonders freuen und was ihnen wichtig ist. D. h., wie sich der Besuch der Praxis bei Gästen positiver aufladen lässt.

Geleitet durch das positive Entdecker-Interesse an Patienten und durch die zahnärztliche Vision beginnt jedes systematische Marketing für Zahnärzte mit einer professionellen Bestands-aufnahme, Analyse und Patientenbefragung zu den wahren Stärken und Verbesserungs-Chancen des Betriebes.

Eine Übersicht zu den möglichen systematischen zahnärztlichen Praxis-Diagnosen zeigt das folgende Bild:

Beste systematische Bestandsaufnahme für treffsicheres Marketing

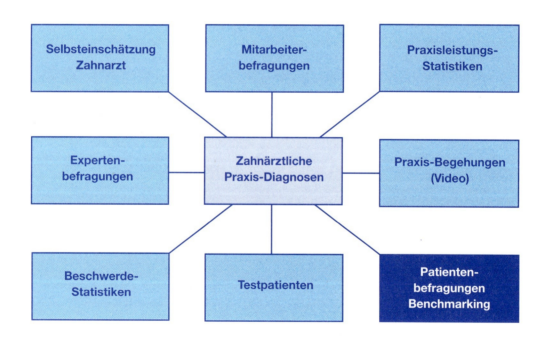

12.   **Quelle:** Institut Prof. Riegl & Partner GmbH, Augsburg

Was bei dieser Diagnose auf Basis von rd. 30.000 Patienten-Evaluationen in zahnärztlichen Praxen ermittelt wurde, ist im Teil 3 - 5 dieses Werkes detailliert dargestellt.

Mit den wichtigen Ergebnissen aus der Praxis-Diagnose lassen sich bei der Weiterentwicklung der zahnärztlichen Praxis kluge strategische Entscheidungen treffen.

Einen Überblick zum Strategie-baukasten für Zahnärzte bietet folgendes Bild mit folgendem Kapitel

Regeln für die besten Marketing-Strategien

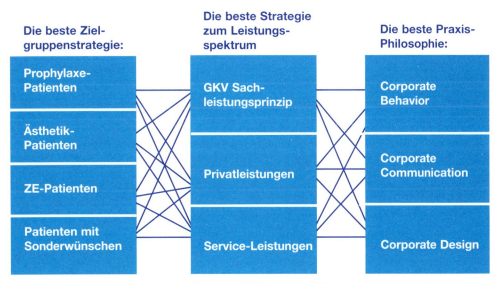

Die beste Ziel-gruppenstrategie:

- Prophylaxe-Patienten
- Ästhetik-Patienten
- ZE-Patienten
- Patienten mit Sonderwünschen

Die beste Strategie zum Leistungs-spektrum

- GKV Sach-leistungsprinzip
- Privatleistungen
- Service-Leistungen

Die beste Praxis-Philosophie:

- Corporate Behavior
- Corporate Communication
- Corporate Design

Der harmonische Weg zu höherwertiger Zahnmedizin

13.   **Quelle:** Institut Prof. Riegl & Partner GmbH, Augsburg

2.1.3
Beste Praxis-Strategien für Zahnärzte

■

Jeder Zahnarzt braucht für seine Praxis eine individuelle standort- und typgerechte Strategie, entsprechend den Besonderheiten seiner Vision, passend zu seiner Ausgangslage (seinen Stärken und Schwächen) und im Hinblick auf die generellen Patiententrends und Wettbewerbsherausforderungen in der Region sowie den künftigen Rahmenbedingungen.

Eine geniale Praxis-Strategie mit anspruchsvollen Zielsetzungen, Planungen und Positionierungsentscheidungen ist das Herzstück jedes zahnärztlichen Marketing. Damit die Strategie nicht zum Marketing-Kunstfehler wird, ist vorab eine solide Bestandsaufnahme vonnöten.

Die drei elementaren Bestandteile von besten Praxis-Strategien sind:

1.   Die optimale Zielgruppenstrategie

Patienten, die am meisten zur Praxis passen, einschließlich deren Vermittler, sind das langfristig Wichtigste und das am schwierigsten zu beeinflussende Erfolgspotenzial von Zahnärzten.

Keine Praxis kann für alle Patienten die beste sein. Zur Profilierung der zahnärztlichen Praxis und zum besonderen zahnärztlichen Erfolg bei Patienten gehören folglich immer auch der Mut zum Verzicht auf unzumutbare, weniger geeignete Fälle, die zu anderen Praxen besser passen.

Wichtige Hinweise zu den idealen Patienten für privatzahnärztliche Leistungen und höherwertige Zahnheilkunde folgen in Kapitel 4.

Bei den Zielgruppen sind zwei grundsätzliche Arten zu unterscheiden:

a   Bürger- und Patienten-Zielgruppen (Laien)
    = Dental Communities of Choice

b   Patienten-Bringer und -Vermittler (Profis)
    = Professional Dental Communities of Choice

Im Zeitalter des Internet sind Patienten-Zielgruppen in ihrer Abgrenzung untereinander fließender als jemals zuvor und damit nicht mehr so einfach abgrenzbar. Man spricht von Communities oder von Szenen im Sinne von Wahlgemeinschaften und interessensgleichartigen Bevölkerungsgruppen. In diesen Kreisen außerhalb der Praxis wachsen Zahnärzte als Geheimtipps, dort läuft die Mundpropaganda und es fällt die Entscheidung zur überzeugten Wahl eines Zahnarztes.

Jeder Zahnarzt muss seine relevanten, erreichbaren und geeigneten Communities aus den Gesprächen mit neuen Patienten, mit Stammpatienten und mit Teammitgliedern entschlüsseln.

Hier liegt das wahre Geheimnis der selbstbestimmten Klientel eines Zahnarztes. Einen Überblick zu diesen Auswahlentscheidungen und Strategien der Selbstbestimmung liefern die folgenden Bilder. Es ist keinesfalls daran gedacht, dass jeder Zahnarzt alle diese Gruppen kennt, betreut und letztendlich begeistert. Jede Zahnarztpraxis muss ihre eigenen Schwerpunktgruppen entschlüssen.

Dental Communities of Choice

= Wahlgemeinschaften interessens-
gleichartiger Patientengruppen

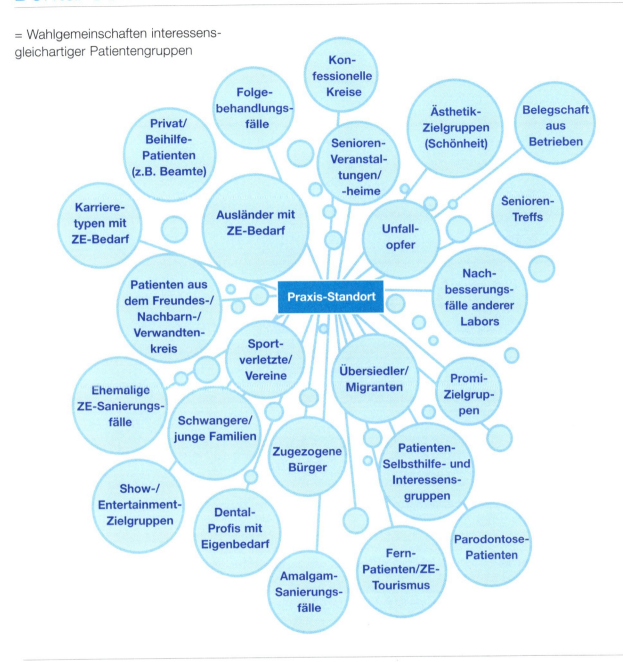

14.   **Quelle:** Institut Prof. Riegl & Partner GmbH, Augsburg

In noch größerem Stil mit stärke-
rem Multiplikatoreffekt als im
Laienbereich läuft die Sortierung,
Steuerung und Generierung der
Klientel eines Zahnarztes bei den
Profi-Vermittlerstellen im Umfeld
der Praxis. Dies sind Anlaufstatio-
nen, Berufsgruppen, Betriebe
und Dienstleister, die regelmäßig
in ihrem eigenen Betätigungsfeld
auch mit potenziellen Zahnarzt-
fällen zu tun haben. Es handelt
sich um die inoffiziellen "Groß-
händler" für Patienten. Im Gegensatz zu einzelnen Patienten hat
die Zahnarztpraxis mit diesen
Professional Communities of
Choice berufslänglich zu tun, also
ca. 360 Berufsmonate.

Professional Dental Communities of Choice

Die Profi-Zahnarzt-Vermittler als Zielgruppen

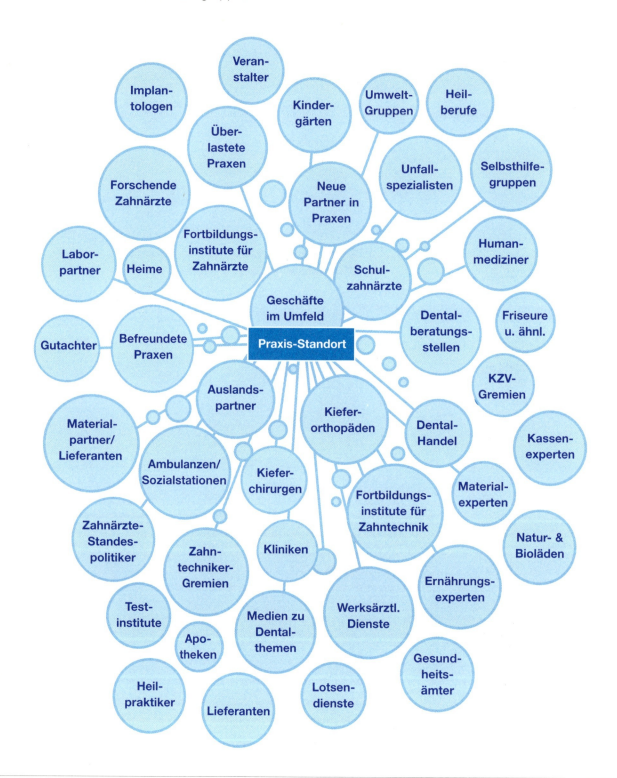

15. Quelle: Institut Prof. Riegl & Partner GmbH, Augsburg

46 © Prof. Riegl & Partner

2. Strategien zum zielgruppengerechten Leistungsspektrum und zum Service der zahnärztlichen Praxis

Beste fachliche Leistungen gehen weit über vertragszahnärztliche Pflichtprogramme (ausreichende Versorgung) nach dem GKV-Sachleistungsprinzip hinaus.

Eine bedarfsgerechte und bezahlbare Steigerung des Leistungsspektrums ist vor allem dann möglich, wenn es auf die zuvor bestimmten idealen Zielgruppen ausgerichtet ist. Wichtige Hinweise auf die bei Dental Patienten beliebten zahnärztlichen Leistungen folgen in Kapitel 4 und 5.

Service-Attraktivitäten aus dem Außerfachlichen, z. B. Termine, Sprechzeiten, Organisation, Informationen, sind für Laien besser beurteilbar als zahnärztliche Kernleistungen und beinhalten die sprichwörtlich kleinen Dinge, die besondere Freude stiften.

3. Positionierung und Corporate-Identity-Strategie der Praxis

Dieser Strategie-Baustein beinhaltet die Praxis-Philosophie für interne und öffentliche Auftritte des gesamten Teams.

Die Corporate Identity kann mit der relativ einfach zu lösenden sichtbaren Einheitlichkeit beim Erscheinungsbild eines Praxisteams (dem Corporate Design) begonnen werden. Beispiele: Praxis-Logo, Farbklima, Kleiderordnung, Briefpapier, Homepage.

Etwas anspruchsvoller ist die praxis- und patientengerechte Einheitlichkeit bei den Sprachregelungen des Teams, insbesondere bei mehreren grundlegend unterschiedlichen Behandlern oder Behandlerinnen (= Corporate Communication). Beispiele: Praxis-Slogan, Patienten-Aufklärungen, Beratungen, "Verkaufsargumente". Dies sind die Regeln, wer was, wann, wie sagen sollte.

Höchste Ansprüche stellt die Einheitlichkeit bei den gemeinsam verabredeten Verhaltensweisen an Praxisteams insbesondere auch bei Praxen mit mehreren Behandlern (= Corporate Behavior). Beispiele: Behandlungsleitlinien, zertifizierte Abläufe, grundsätzlich abgelehnte oder weiter vermittelte Behandlungen, Selbstbeschränkungen und Laborzusammenarbeits-Grundsätze, Prinzipien bei Zahlungsverzug von Patienten, Garantieregelungen usw.

Wenn es gelingt, alle drei Strategiebereiche (Zielgruppen, Leistung und Corporate Identity) harmonisch zu kombinieren, entsteht eine wertvolle, wettbewerbsvorteilhafte Profilierung der Praxis.

Zur Anbahnung der richtigen Patienten-Zielgruppen, der richtigen Leistungsnachfrage und zur günstigen Wirkung der Coporate Identity ist eine effiziente Promotion nötig (Werbung und PR).

Original-Patientenzitat

»Ich bin mit den fachlichen Leistungen des Herrn Doktor ... sehr zufrieden und halte ihn für einen sehr guten Zahnarzt. Er macht das Notwendigste und erklärt, was man noch machen könnte. Bei anderen Zahnärzten hatte ich oftmals das Gefühl, als würden sie "zu viel" machen«

Quelle: Dental Benchmarking

2.1.4
Beste Praxis-Promotion
für Zahnärzte
■

"Tue Gutes und sprich darüber"
heißt ein berühmter PR-Spruch,
der besonders für Zahnärzte gilt.
Sprachlose Zahnärzte sind in der
heutigen Medienwelt die großen
Verlierer. Auch ein "Center of
Excellence" braucht im Rahmen
des Erlaubten zahnärztliche
Werbung und PR. Zahnärztlicher
Vertrauensvorschuss, Ruf, Image,
Akzeptanz entstehen nicht erst
auf dem Behandlungsstuhl, sondern bereits im Vorfeld durch
schriftliche, mündliche und elek-
tronische (Internet) Kommunikation.

Beste Promotion heißt bei Zahnärzten nicht Massenwerbung,
sondern gezielte, wirkungsvolle,
unanstößige Kosten-Nutzen-gün-
stige Kommunikation.

Diese permanente Informations-
und Selbstvorstellungsaufgabe
lässt sich am besten lösen, wenn
man weiß, was die Patienten
erwarten, suchen, vermissen und
akzeptieren. Genau dies wird in
Kapitel 5 anhand von Praxis-
Forschungsergebnissen vorgestellt.

Die beste Promotion hilft, damit
selbstbestimmte geeignete
Patienten mit Überzeugung zur
Praxis finden, und dann beginnt
die beste zahnärztliche Qualitätsbehandlung.

2.1.5
Beste Qualitätsbehandlung in der zahnärztlichen Praxis

■

Höhepunkt für ein professionelles zahnärztliches Dienstleistungs-Marketing nach den Regeln der "Best Practice" ist die beste Qualitätsbehandlung der Patienten.

Bei dieser Prozess- und Erlebnisqualität geht es um herausragende fachliche Bestleistungen und – genauso wichtig – um menschliche zuwendungsorientierte Bestleistungen.

Qualitätsorientiert, effizient, positiv beeindruckend und kostengünstig muss die ideale Behandlung des Patienten künftig sein.

Die ersten Eindrücke und die abschließenden Eindrücke haben bei dieser Patienten-Interaktion einen besonders hohen Stellenwert. Was zuerst erlebt wird, initiiert im günstigen Fall Vertrauensvorschuss, Angstabbau und selbsterfüllende Prophezeiungen.

Was zuletzt erlebt wird, bleibt lange in Erinnerung und überstrahlt vorangegangene Leistungen der Praxis.

Für die beste Qualitätsbehandlung müssen folglich die "Augenblicke der Wahrheit " vom ersten Telefonanruf bis zur Langzeitbetreuung des Patienten optimiert werden. Hier kommt es darauf an, was Patienten bei Zahnärzten heute erwarten. Praxis-Forschungserkenntnisse für das Sammeln von Pluspunkten beim Umgang mit Patienten während dieses Dienstleistungsprozesses folgen in Kapitel 5.

Pluspunkte für zahnärztliche "Excellence"

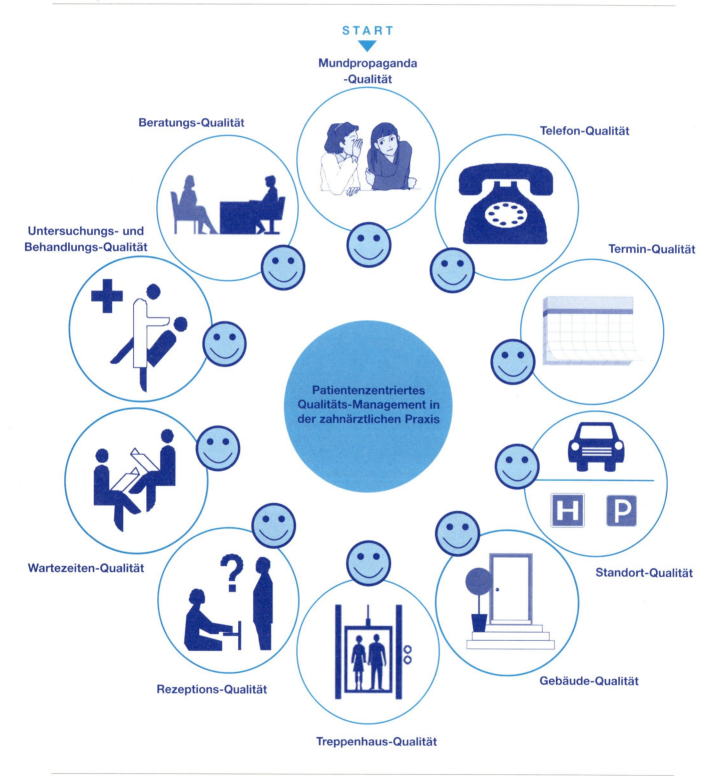

Das Bild zeigt, "Excellence" beginnt im Privaten mit der Wahrnehmung eines zahnärztlichen Behandlungsbedarfs und der positiven Mundpropaganda über nahe stehende Informationskreise (Beispiel Friseur, Arbeitskollegen, Freizeitbekannte).

Anschließend folgen Ersteindrücke am Telefon bei der Verabredung eines Termines mit der Zahnarztpraxis.

Die Vergabe der Termine wirkt positiv oder negativ. Lange Fristen bis zum Termin sind einerseits ein Zeichen der Auslastung und der Attraktivität. Andererseits sind lange Fristen eine Hürde für Patienten. Am besten ist die "Excellence" wenn die Patienten ihren Termin als Gewinn erleben.

Die Anfahrtsbedingungen, die Erklärung des Weges, kann wiederum positiv oder negativ vermittelt werden.

Der erste Eindruck beim Eintreffen am Ort der Praxis vor der Hauseingangstür vermittelt ebenfalls Qualitäts-Impressionen.

Danach folgt der Weg durch das Innere des Gebäudes, Treppenhaus, Lift usw. mit positiven oder kritischen Erlebnissen.

Schließlich steht der Patient in der Empfangszone "face to face" vor der ersten sichtbaren Mitarbeiterin der zahnärztlichen Praxis. Dieses Erlebnis hat besonders nachhaltige Bedeutung für die "Excellence".

In einem weiteren Qualitäts- und Erlebnisabschnitt tritt der Patient in den Wartezonen der Praxis ein, die ebenfalls zur positiven Einstimmung auf die zahnärztliche Vertrauensbeziehung dienen sollten.

Bis zu diesem Zeitpunkt besteht noch keine persönliche direkte Beziehung mit dem zahnärztlichen Behandler. Dennoch hat der Patient bereits sehr viele Qualitätseindrücke oder Assoziationen.

Krönender Höhepunkt jedes Zahnarztbesuchs ist das Zusammentreffen mit dem Behandler im Untersuchungs- und Behandlungsraum. Es kommt jedoch darauf an, dass diese Begegnung möglichst positiv vorbereitet und eingestimmt wurde.

In einem weiteren Schritt kann der Patient am Schreibtisch bei Beratungsgesprächen mit dem Zahnarzt überzeugt werden.

Bereits bei dieser Darstellung zeigt sich: Bei der besten Qualitätsbehandlung und damit bei der "Excellence" spielt nicht nur der Zahnarzt, sondern das gesamte Team eine wichtige Rolle.

2.1.6

Beste Teamarbeit in der zahnärztlichen Praxis

■

Mitarbeiterinnen stiften in der zahnärztlichen Praxis den ersten, den zeitlich längsten und den abschließenden Eindruck beim Patienten. Dies ist ein Indiz dafür, dass die "Excellence" einer zahnärztlichen Praxis bei Patienten in hohem Maße bewusst oder unbewusst durch das Team assoziiert wird. Mitarbeiterinnen sind die wertvollsten, aber auch teuersten Kostenfaktoren einer Praxis. Die Mitarbeiterinnen sind die Zeremonienmeister des Zeit- und Qualitäts-Management jeder zahnärztlichen Praxis. Deshalb lohnt es sich, ihre Wirkung auf die Patienten und ihre Beiträge für das zahnärztliche Marketing genauer zu analysieren.

Ihren vollen Wirkungsgrad entfalten Praxisteams nicht nur, wenn sie betriebsintern gut assistieren, sondern wenn sie auch gut auf Patienten wirken und wenn sie vor allem das Marketing der Praxis mit innerlicher Überzeugung unterstützen.

Nachdem jeden Tag in der Praxis ein "Tag der offenen Tür" ist und der Patient praktisch als teilnehmender Augenzeuge alles miterlebt, ist es spannend, welche Wichtigkeiten, Zufriedenheiten und Verbesserungswünsche von den Patienten zum Praxisteam geäußert werden (vgl. dazu die Forschungsergebnisse Kapitel 5).

Insgesamt ist mit dieser Erfolgssystematik des zahnärztlichen Marketing eine leidenschaftliche Aufwertung der Patienten, aber keine Anbiederung oder Überbewertung der Patienten-Beziehungen um jeden Preis beabsichtigt.

2.2
Hohes Patienten-Know-how als Kernkompetenz

Wer als guter Zahnarzt genau weiß - nicht nur ahnt oder vermutet - was seine Patienten im Einzelfall wollen, wovon sie träumen, wovor sie tatsächlich Angst haben oder worüber sie sich besondere Sorgen machen, kann ein noch erfolgreicherer Behandler werden.

Höchstes Know-how über Patienten besitzen Zahnärzte, die bereits wissen, was ihre Patienten wollen, was ihnen Freude bereitet und die ihren Patienten begeisternde Wahlvorschläge bieten können, noch bevor sie diese selbst artikulieren können.

Typisch ist jedoch, dass der Zahnarzt, auch wenn er sich für einen guten Menschenkenner hält, behandlungsbedingt unter einer chronischen Kommunikationsarmut bei seinen Patienten leidet. Der Patienten-Zahnarzt-Dialog in der Praxis ist nicht ausgewogen, denn Zahnärzte sind im übertragenen Sinn "erfolgreiche, aber einsame Bohrer auf einer kommunikationsarmen Insel" (zitiert nach Dr. med. dent. Mühlbauer).

Obwohl permanent auf Atemnähe am Patienten arbeitend, weiß der Zahnarzt mehr über die Zähne als über den Menschen vor ihm. Zahnärzte kennen mehr Zahnkrankheitsbilder als Menschenbilder. Umgekehrt wissen heute aufgeklärte Patienten mehr über Zahnärzte, als Zahnärzte über ihre Klientel. Im Trend müssen sich künftig Zahnärzte mehr bei Patienten bewerben als umgekehrt.

Original-Patientenzitate

»Wichtig ist mir ein Vertrauensverhältnis zwischen dem Zahnarzt, seinen Mitarbeitern und mir. Dieses besteht und deshalb werde ich den Zahnarzt nicht wechseln.«

»Man hat das Gefühl, ein Mensch zu sein und als solcher auch behandelt zu werden und nicht als ein Patient mit einer Nummer, der die Kasse füllt. Das persönliche Interesse ist ebenso wichtig wie die Behandlung selbst. Das macht einen sehr guten Arzt aus und schafft Vertrauen – egal, wie hoch dann auch die Rechnung ist.«

Quelle: Dental Benchmarking

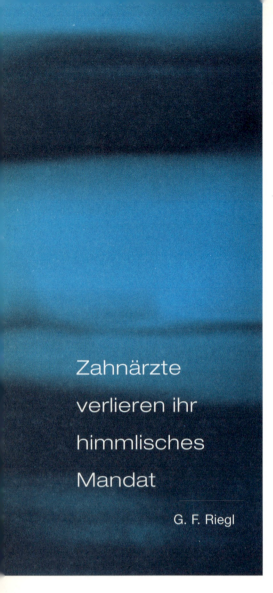

Zahnärzte verlieren ihr himmlisches Mandat

G. F. Riegl

Bei einer von Patienten und selbst von Experten schwer beurteilbaren Qualitätsleistung, die schonungslos als perfekt vorausgesetzt wird, und so nach und nach überall zertifiziert sein muss, entscheidet über den zahnärztlichen Erfolg letztendlich das bessere Patienten-Know-how.

Die Kunst des Patienten-Verdienens entscheidet

"Excellence" beginnt mit dem systematischen Gewinnen, Aufbauen, Weiterentwickeln und der Bildungsaufgabe der richtigen Patienten-Klientel.

Richtig dosierte partnerschaftliche Patienten-Zentrierung bringt für Zahnärzte Attraktivitätssteigerungen, trotz zunehmender Kassenrestriktionen. Der positive Umgang mit Patienten hilft auf diplomatische Art, vermeidbare Kosten ohne Verärgerung und ohne Risiko von Unzufriedenheiten einzusparen. Beruhigtere, geduldigere, überzeugtere, kooperativere Patienten sind bequemer, steuerbarer und leichter behandelbar sowie besser für

höherwertige Zahnmedizin begeisterungsfähig als angstbeladene, unzufriedene und misstrauische Patienten.

Geniales Patienten-Know-how ist eine zusätzliche Kernkompetenz und ein entscheidender Wettbewerbsfaktor für die zahnärztliche Zukunft.

Mit dem Praxis-Forschungsprojekt des Dental-Benchmarking und mit den Ergebnissen in diesem Werk soll dieses wettbewerbsüberlegene Patienten-Know-how angereichert werden.

In der modernen Patientenforschung und Imagemessung können wir feststellen, wie weit Zahnärzte vom patientenzentrierten Idealzustand entfernt sind und wo konkrete Verbesserungen ansetzen müssen.

2.3
Gutes zahnärztliches Image als Produktiv- und Veredelungsfaktor

Eine Zahnarztpraxis ist für Patienten nicht so, wie sie objektiv wirkt oder wie sie vom Praxisteam tatsächlich gesehen wird, sondern so, wie die Patienten glauben, dass sie ist. Subjektive und emotionale Wahrnehmungen in großer Zahl, von unterschiedlichen Patienten, schaffen objektive Tatsachen für den Zahnarzt. Diese Tatsache heißt Image.

Aus den Gesetzmäßigkeiten bei der zwischenmenschlichen Qualitätswahrnehmung resultieren viele folgenschwere Konsequenzen für die Beurteilung von zahnärztlichen Praxen. Das wahre Fremdbild der Praxis kann man nur kennen lernen, wenn man die Patienten selbst systematisch befragt.

Imageanalysen sind wertvolle Gehirnbestandsaufnahmen bei Patienten. Der positive Goodwill im Kopf von möglichst vielen Menschen ist wie ein Schutzschild und eine unternehmerische Lebensversicherung für den jeweiligen Zahnarzt.

Praxisimage statt Zahnarztimage

Alles was den Patienten zu ihrem Zahnarzt einfällt, formt das Image. Die Imageanalyse in diesem Werk ist auf die patientenrelevanten Bereiche und Episoden ausgerichtet. Es wird minutiös der Weg des Patienten zur Praxis und während des Aufenthalts in der zahnärztlichen Praxis mit allen Stolpersteinen, Zufriedenheiten und Wünschen analysiert. Der Patient entpuppt sich als wertvoller teilnehmender Augenzeuge bei der Wahrheitsfindung über Praxen.

Der Ruf des Zahnarztes ist so gesehen ein Mosaik aus vielen, kleinen, aber manchmal sehr wichtigen Einzelerlebnissen und Eindrücken.

Dies schließt nicht aus, dass der Zahnarzt selbst als die Leitfigur der Praxis höchste Imagepriorität besitzt.

Original-Patientenzitate

»Ich habe das Gefühl, dass Zahnarzt und Schwester nur für mich da sind, solange ich mich in der Behandlung befinde. Wenn ich diese Behandlung bei Hausärzten oder Fachärzten erhalten würde, könnte ich sehr zufrieden sein mit der sozialen Versorgung unseres Staates.«

»Dr. A. und sein Team nehmen den Berufseid ernst. Die Motivation scheint mir nicht auf das Geld ausgerichtet zu sein, sondern auf das Wohl des Patienten.«

Quelle: Dental Benchmarking

So entsteht der Ruf einer Zahnarztpraxis

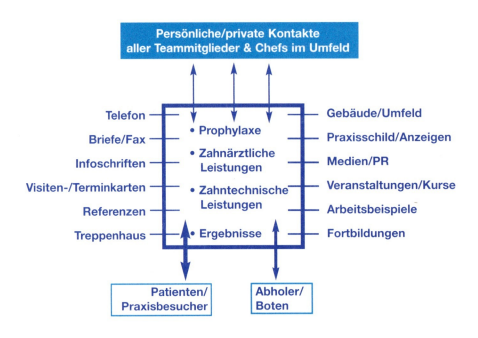

Persönliche/private Kontakte aller Teammitglieder & Chefs im Umfeld

Telefon	• Prophylaxe	Gebäude/Umfeld
Briefe/Fax	• Zahnärztliche Leistungen	Praxisschild/Anzeigen
Infoschriften	• Zahntechnische Leistungen	Medien/PR
Visiten-/Terminkarten		Veranstaltungen/Kurse
Referenzen		Arbeitsbeispiele
Treppenhaus	• Ergebnisse	Fortbildungen

Patienten/Praxisbesucher   **Abholer/Boten**

17.   **Quelle:** Institut Prof. Riegl & Partner GmbH, Augsburg

Wichtige zwischenmenschliche Eindrücke zahnärztlicher Praxen entstehen durch das Personal sowohl innerhalb der Praxis, als auch außerhalb im privaten Bereich. Jeder Beschäftigte (auch als Teilzeit-Reinigungskraft) ist ein inoffizieller, aber wirkungsvoller Qualitätsbeauftragter und PR-Repräsentant des Zahnarztes.

Die Gespräche der Team-Mitglieder mit Verwandten, Freunden, Meinungsbildnern, Zuweisern oder künftigen Zahnarzt-Interessenten sind in ihrer Wirkung für den Ruf nachhaltiger als jeder Prospekt und jede Internet-Seite.

Eine hohe Priorität für die Entstehung des Rufes haben die allerersten Eindrücke von einer Praxis. Hierzu zählen Erlebnisse am Telefon, Schriftstücke, Referenzen, Internet, Homepages und alles, was nach außen im Vorhinein wirkt.

Später im Ernstfall, in den Behandlungsräumen, geht es zwar um die allerwichtigste fachliche Qualität, aber diese wird – wie schon erwähnt – vorausgesetzt oder nach den ersten Eindrücken erahnt.

Der gute Ruf einer Zahnarztpraxis und die hohe Zufriedenheiten der Patienten sind so viel wie eine Verdienstquelle. Ergebnisse aus der bislang größten Evaluation durch Patienten mit Befragung von zahnärztlichen Teams in Deutschland werden in den folgenden Abschnitten dargestellt. Vorab werden Methode und Messinstrumente erläutert.

Spiegelung von Selbstbild und Fremdbild der Zahnarztpraxis

Im Vergleich zum tatsächlichen Image (= Fremdbild) können die Praxisteam-Mitglieder ihr vermutetes Image bei Patienten (= Selbstbild) dokumentieren. Der Unterschied zwischen Selbst- und Fremdbild zeigt den Realitätsbezug der Berufsgruppe, das Selbstwertgefühl, die Überschätzung oder die überhöhte Selbstkritik.

Image des eigenen Zahnarztes statt Urteil über Zahnärzte allgemein

Viel Verwirrung hat in der Vergangenheit die Diskrepanz zwischen dem "Image des eigenen Zahnarztes" und dem "Image der Zahnärzte allgemein" gestiftet. Wenn der Patient über seinen eigenen Zahnarzt urteilt, ist er ein Experte. Dagegen ist das Bild über Zahnärzte allgemein gefärbt durch Klischees, Medienberichte, Spekulationen, Gerüchte und Tendenziöses. Je mehr sich der Patient mit seinem Zahnarzt identifiziert, desto mehr lehnt er die anderen, abgewählten Zahnärzte ab. Ein Imagegefälle zwischen dem eigenen Zahnarzt und Zahnärzten allgemein ist damit vorprogrammiert. Was ca. 30.000 Patienten von ihrem Zahnarzt halten, lässt jedoch erkennen, welches Image Zahnärzte heute besitzen.

In dieser Benchmarkingstudie ist das Fremdbild der Zahnärzte bei ihren Patienten sowie das Selbstbild der Berufsgruppe und das Image der Zahnärzte insgesamt anhand von Tausenden von Patientenbefragungen und 950 Selbsteinschätzungen von Praxisteam-Mitgliedern einzigartig zusammengefasst.

3.0

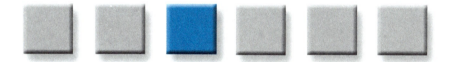

Benchmarking-Methode und Studien-Desgin

3.1
Idee des Dental-Benchmarking

Benchmarking gilt als die hohe Kunst des Vergleichens. Abgeleitet aus der Landvermessung in England wird das Setzen von Peilgrößen zunehmend im Management und auch im Gesundheitssektor genutzt. Beim Benchmarking geht es normalerweise um das Vergleichen mit den Besten (Best-Case-Methode) oder darum, sich selbst als Besten zu erkennen. Man lernt aus den Erfahrungen und Erfolgsbeispielen der anderen. Wer sich intelligent mit Kollegen vergleicht, lernt schnell, sehr effizient und dazu mit weniger Versuch und Irrtum.

Original-Patientenzitate

»Zum Abschluss möchte ich noch sagen, dass ich so eine Befragung sehr gut finde und dass es mir Spaß gemacht hat, die Fragen zu beantworten. Man sollte solche Befragungen öfters machen, auch bei anderen Ärzten.«

»Diese Meinungsumfrage hat mich sehr begeistert, da ich denke, dass sich zu viele Menschen keine Gedanken über diese Themen machen. Ich hoffe, dass ich mit meiner Meinung etwas weiterhelfen konnte.«

»Dieser Patienten-Befragungsbogen sollte in regelmäßigen Abständen eingeführt werden.«

»Ich finde die Umfrage gut, und es ist mutig von den betroffenen Ärzten, sich dem Ergebnis zu stellen. Ich wünsche viel Erfolg!«

Quelle: Dental Benchmarking

Teilnehmer an einem Benchmarking werden zunächst durch
die Methode selbst und später
durch die Ergebnisse auf positive
Art zu aktivem patienten- und
kundenzentriertem Lernen ange-
regt. Benchmarking weckt die
unerschlossenen Lernpotenziale
im zahnärztlichen Praxisteam und
in den Labors.

Dental-Benchmarking

Bausteine für die lernende Zahnarztpraxis

Über 500 Benchmarks = Qualitäts-,
Erfolgs- und Lernkriterien

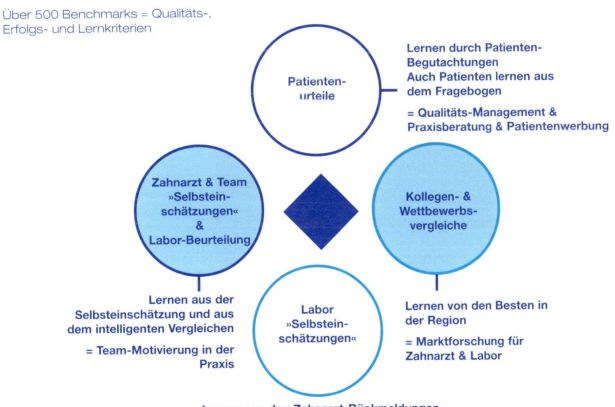

Patienten-
urteile

Lernen durch Patienten-
Begutachtungen
Auch Patienten lernen aus
dem Fragebogen

= Qualitäts-Management &
Praxisberatung & Patientenwerbung

Zahnarzt & Team
»Selbstein-
schätzungen«
&
Labor-Beurteilung

Kollegen- &
Wettbewerbs-
vergleiche

Labor
»Selbstein-
schätzungen«

Lernen aus der
Selbsteinschätzung und aus
dem intelligenten Vergleichen

= Team-Motivierung in der
Praxis

Lernen von den Besten in
der Region

= Marktforschung für
Zahnarzt & Labor

Lernen aus den Zahnarzt-Rückmeldungen
und aus den Patientenerwartungen
= Kooperationsoptimierung

1. Praxis-externes Benchmarking (lokale Besonderheiten) oder Kollegen-Vergleich

2. Praxis-internes Benchmarking (Vorher-nachher-Vergleich)

18.   **Quelle:** Institut Prof. Riegl & Partner GmbH, Augsburg

Begutachtung und Vergleiche bei zahnärztlichen Patienten erfolgen in diesem Dental-Forschungsprojekt auf der Basis von ca. 500 Schlüssel-kriterien (Benchmarks). Diese Schlüssel-Kennzahlen wurden mit Experten aus der Zahnheilkunde, aus zahntechnischen Laboratorien, mit Meinungsforschern, Psychologen und Experten des Instituts Prof. Riegl entwickelt und getestet. Die Bench-marks stellen die von Patienten wahrnehmbaren Kernkompetenzen dar, und sie wurden nach den generell gültigen Prozessabläufen ausgerichtet.

G. F. Riegl

Entstehung der Ergebnisse

Dem Dental-Benchmarking, an dem sich bislang 400 zahnärztliche Praxen freiwillig und auf eigene Kosten beteiligten, liegen professionelle Patienten-Evaluationen zugrunde.

Jede Praxis erhält ein komplettes Benchmarking-Startpaket mit 150 Selbstausfüllerfragebögen für Patienten. Jeder Fragebögen enthält mehr als 50 Einzelfragen zur wahrheitsgemäßen Praxis- und Zahnarzt-Begutachtung durch Patienten. Dazu gibt es drei Fragebögen für Team und Chef zur spiegelbildlichen Selbsteinschätzung der Patienten-Beurteilungen und zur Einstufung der Praxis. Instruktionen für den Gebrauch und die methodische korrekte Durchführung werden mitgeliefert. Abschließend wird für jede Praxis ein 150-seitiges individuelles Gutachten mit Computergrafiken, einer Bewertung der Praxis-Kernkompetenzen, den Stärken und Schwächen, den Patientenkommentaren und Institutsempfehlungen erstellt.

Die hauptsächlichen Bausteine des Benchmarking für die lernende Zahnarztpraxis sind:

1. **die Begutachtung** durch Patienten,

2. **Selbsteinschätzung** durch Team und Chef,

3. **anonymer Wettbewerbsvergleich** mit teilnehmenden zahnärztlichen Nachbarpraxen (mehrere Praxen anonym für den Vergleich zuammengefasst).

Die Begutachtung durch Patienten

Die Patienten erhalten beim Zahnarzt nach dem Besuch der Praxis einen detaillierten Fragebogen zur Ermittlung ihrer Zufriedenheiten und Wünsche. Mit den Aussagen der Patienten entsteht quasi die "patientengeprüfte" zahnärztliche Praxis. Patienten sind somit wertvolle Mitwirkende beim Qualitätsmanagement und eine Art von Unternehmensberater für den Zahnarzt. Jeder Fragebogen ist zugleich ein patientenzentriertes Werbemittel, denn beim Ankreuzen wird bewusst, was die Praxis alles leistet.

»Ich bin gelernte Arzthelferin und habe den Bogen sehr gerne ausgefüllt, denn nur so kann man etwas verändern!«

»Die Anonymität stelle ich in Frage (wg. Nummerierung des Fragebogens), trotzdem habe ich gerne ausgefüllt!«

»Neben der Patientenbefragung sollten auch die Mitarbeiter befragt werden, ob Zufriedenheit besteht und ob Verbesserungen durchgeführt werden sollten.«

Quelle: Dental Benchmarking

Die Selbsteinschätzung durch Team und Chef(s)

Team-Mitglieder können Fragebögen zum vermuteten Urteil ihrer Patienten ausfüllen. Durch diese spiegelbildliche Selbsteinschätzung (= Selbstbild) der Praxis-Insider im Vergleich mit dem Fremdbild bei den Patienten wird die Analyse auf Praxisebene und insgesamt noch reizvoller.

Der Praxis-Wettbewerbsvergleich

Jede Praxis wird anhand ihrer bis zu 150 Patienten-Beurteilungen mit drei bis vier teilnehmenden Nachbar-Praxen anonym verglichen, nicht mit allen 30.000 Beurteilungen aus allen Praxen. D. h., es stehen die Aussagen von 100 bis 150 eigenen Patienten, den Vergleichsbeurteilungen von ca. 400 Patienten aus anderen teilnehmenden Praxen der Region gegenüber.

Dieser Wettbewerbsvergleich ist praktische Marktforschung für Zahnärzte mit dem erforderlichen Datenschutz. Aus dem Gutachten erkennt jeder Praxis-Chef auf einen Blick und treffsicher:

1. wo seine Praxis besser beurteilt wird als andere in der Region,

2. wo seine Praxis nicht so gut beurteilt wird wie andere in der Region,

3. wo seine Praxis genauso gut beurteilt wird wie andere in der Region.

Spezialauswertung zur Kooperation von zahnärztlichen Praxen mit Zahntechnikern

In Ergänzung zur Patienten-Befragung gibt es eine kleine Analyse der Kooperationen zwischen Labors und Zahnarztpraxen. Auch hier werden spiegelbildlich die Zahnärzte zu ihrer Zufriedenheit mit den Labors befragt und umgekehrt die Labors mit ihren Vermutungen zur Beurteilung gespiegelt.

Daraus lassen sich gute Ansätze für das gemeinsame Marketing von Zahnärzten und Labors im Patientenbereich sowie für das partnerschaftliche Marketing zwischen Labor und Praxis ableiten.

Die goldenen Regeln für das Benchmarking und das Vergleichen

1.   Wer aufhört, täglich ein wenig besser zu werden, ist bald nicht mehr richtig gut.

2.   Nichts ist ineffizienter als etwas zu verbessern, was überhaupt nicht gefragt ist.

3.   Wer aus intelligentem Vergleichen mit anderen Praxen lernt, gewinnt wesentlich zielgerichtetere, schnellere und bessere Erkenntnisse als bei Versuch und Irrtum.

G. F. Riegl

Der Mehrfachnutzen des Benchmarking liegt zusammenfassend für die Teilnehmerinnen und Teilnehmer aus zahnärztlichen Praxen und Laboratorien in einer praktischen Fortbildung, im hausindividuellen Qualitätsmanagement, in der PR-Wirksamkeit, in der Team-Motivierung, in der Marktforschung und in der wirkungsvollen Imagepolitik der zahnärztlichen Praxis.

Image- und Qualitätsprofil zahnärztlicher Praxen

Auf der Basis von mehreren Vorstudien des Instituts Prof. Riegl wird das Image und das Qualitätsprofil der Zahnärzte in dieser Forschungsarbeit anhand folgender wichtiger Wettbewerbsfaktoren durchleuchtet:

1. Qualitätssterne als Gütesigel von Patienten

2. Werbequalitäten der Zahnärzte beim Gewinnen von Patienten

3. Kernkompetenzbereiche von Zahnärzten (vom Service bis zum Preis-Leistungs-Verhältnis)

4. Verbesserungswünsche und –vorschläge zu den 14 Kernkompetenzbereichen und zum Patienten-Prozessablauf in der zahnärztlichen Praxis

5. Wünsche und Vorschläge der Patienten zu höherwertiger Zahnmedizin

6. Kooperation von Zahnarzt und Labor

Dieses prozessuale Beurteilungsschema entspricht auch dem weiteren Aufbau des vorliegenden Werkes.

Auszeichnung für Teilnehmer am Dental Benchmarking

Qualität in der Zahnarztpraxis

PR.&P.

Zertifikat Best Practice Oktober 2003

Dr. med. dent. Michael Mustermann

Diese Praxis hat an einer bundesweiten Patienten-Beurteilung mit Praxisvergleich (Benchmarking) teilgenommen.

Wissenschaftlicher Gutachter: *Prof. Dr. rer. pol. Gerhard F. Riegl*

Institut Prof. Riegl & Partner GmbH · 86153 Augsburg · Provinostraße 11

19.   **Quelle:** Institut Prof. Riegl & Partner GmbH, Augsburg

3.2
Studien-Design

Im Grunde handelt es sich beim Dental-Benchmarking um eine Gemeinschaftsstudie von bislang 400 zahnärztlichen Praxen, die 1998 begonnen wurde und seitdem zeitlich und für neue Teilnehmer unlimitiert fortgesetzt wird. Jede teilnehmende Praxis hat ihre Patienten nach einheitlichen, vom Institut empfohlenen Leitlinien ausgewählt und befragt. Nach der eigenen Umfrageaktion erhielt jede teilnehmende Praxis eine vertrauliche, individuelle Auswertung mit lokalem Wettbewerbsvergleich.

Hinweis: Soweit die Zwischensummen nicht 100 % ergeben, haben Antwortende Angaben verweigert.

Steckbrief der Studie

Zusammengefasste Gesamtauswertung aller praxisindividuellen Ergebnisse

Gesamtbasis	alle Antwortbogen 30.389	
Ausgewertete Patienten-Fragebögen	29.344	
Ausgewertete Team- und Chef-Fragebögen	950	
Ausgewertete Labor-Fragebögen	95	
Merkmale der Patienten		
Männliche Patienten	11.341	39 %
Weibliche Patienten	17.619	60 %
Alter der Patienten bis 29 Jahre	3.764	13 %
30 bis 39 Jahre	7.585	26 %
40 bis 49 Jahre	6.051	21 %
50 bis 59 Jahre	5.297	18 %
60 + Jahre	6.290	21 %
GKV-Versicherte (AOK, BKK, IKK usw.)	11.469	39 %
Ersatzkassen-Patienten	12.260	42 %
Privat / Beihilfe-Patienten	6.038	21 %
Alte Bundesländer	26.635	91 %
Neue Bundesländer	2.551	9 %

20. **Quelle:** Dental Benchmarking | Eine Initiative von Degussa
Institut Prof. Riegl & Partner GmbH, Augsburg

Fortsetzung:
Steckbrief der Studie

Behandlungsfälle		
Zahnstein / Routinefälle	18.734	64 %
Kronen, Inlayfälle	6.031	21 %
Kariesfälle / Füllungen	7.844	27 %
Parodontosefälle	3.984	14 %
Zahnersatzfälle	5.425	18 %

Aufteilung der Patienten auf Praxis-Typen		
Patienten in Einzelpraxen	14.509	49 %
Patienten in Gruppenpraxen	14.056	48 %
(Praxisgemeinschaften und Gemeinschaftspraxen)		
Patienten bei Zahnärzten	21.179	72 %
Patienten bei Zahnärztinnen	5.467	19 %
Patienten in Praxen mit 1 + 2 Plätzen	7.329	25 %
Patienten in Praxen mit 3 + 4 Plätzen	16.037	55 %
Patienten in Praxen mit 4 + Behandlungsplätzen	5.112	17 %
Patienten in Praxen mit eigenem Labor	12.194	42 %
Patienten in Praxen ohne Labor	17.150	58 %
Patienten in Zentrumspraxen	14.851	51 %
Patienten in Stadtrand- / Vorortpraxen	11.376	39 %
Patienten in Landpraxen	4.909	17 %

Definitionslexikon zu den Tabellenabkürzungen:

Zur näheren Erklärung der in diesem Steckbrief, im Tabellenteil und sonst in der Studie verwendeten Merkmale und Abgrenzungen wird auf das Definitionslexikon im Anhang verwiesen (vor dem Tabellenteil im Anhang).

20. **Quelle:** Dental Benchmarking I Eine Initiative von Degussa
Institut Prof. Riegl & Partner GmbH, Augsburg

3.3.
Merkmale der studienbeteiligten Dental-Patienten

Besonderheiten von männlichen und weiblichen Patienten
(Frage 23)

Von den 29.344 ausgewerteten Patienten-Evaluationen stammen 39 % von männlichen Patienten (11.341) und 60 % von weiblichen Patientinnen (17.619). 1 % der Antwortenden, hauptsächlich Rentner, machten keine Angaben zum Geschlecht.

Männer sind beim Zahnarzt insgesamt, vor allem in jüngeren Jahren, in Relation zu Frauen weniger vertreten.

Mit zunehmendem Alter der Patienten erhöht sich der Anteil der Männer in Relation zu den Frauen. Ab 60 Jahre entsprechen Männer- und Frauenanteile in etwa dem Bevölkerungsquerschnitt.

Die Männer-Frauen-Relationen

	Männlich	Weiblich
insgesamt alle Patienten	39 %	60 %
Relation	2	3
Jüngere Patienten (bis 29 Jahre)	34 %	66 %
Ältere Patienten (60 + Jahre)	46 %	54 %

21. **Basis:** 29.344 Patientenantworten
Quelle: Dental Benchmarking I Eine Initiative von Degussa
Institut Prof. Riegl & Partner GmbH, Augsburg

Resümee:

In dieser Umfrage haben 53 % mehr Frauen als Männer aus Zahnarztpraxen geantwortet. Die Ergebnisse sind ein Indiz dafür, dass bei den männlichen Patienten insbesondere in jungen Jahren noch ein Nachholbedarf in der zahnärztlichen Betreuung (in Relation zur Betreuung von weiblichen Patientinnen) besteht.

Besonderheiten bei der
Altersstruktur der zahnärztichen
Patienten
(Frage 24)

Altersgruppen in der zahnärztlichen Praxis:			
Altersgruppen	Alle Patienten	Männliche Patienten	Weibliche Patientinnen
Bis 18 Jahre	1%	1 %	1 %
19 bis 29 Jahre	12 %	10 %	13 %
30 bis 39 Jahre	26 %	24 %	29 %
40 bis 49 Jahre	21 %	20 %	21 %
50 bis 59 Jahre	18 %	20 %	17 %
60 + Jahre	21 %	25 %	19 %
Keine Angaben	1 %	-	-
Gesamt	100 %	100 %	100 %

22.   Basis: 29.344 Patientenantworten
        Quelle: Dental Benchmarking I Eine Initiative von Degussa
                Institut Prof. Riegl & Partner GmbH, Augsburg

Nach der Anzahl der Patienten ist damit die zahnarzt-aktivste Altersgruppe die 30- bis 39- Jährigen.

Diese Patienten kommen relativ häufig aus folgenden Gründen:

▶ Kronen / Inlays:
  23 % häufiger als Patienten-durchschnitt

▶ Karies / Füllungen:
  23 % häufiger als Patientendurchschnitt

Diese Gruppe kommt dagegen relativ selten aus folgenden Gründen zur Zahnarztpraxis:

▶ Zahnersatz:
  58 % seltener als Patienten-durchschnitt

▶ Parodontose:
  23 % seltener als Patienten-durchschnitt

Einen weiteren, relativ hohen Anteil an der zahnärztlichen Klientel haben die über 60-Jährigen mit 21 %.

Die Alters-Patienten 60+ Jahre kommen zum Zahnarzt relativ häufig aus folgenden Gründen:

▶ Zahnersatz:
   100 % häufiger als Patientendurchschnitt

▶ Parodontose:
   33 % häufiger als Patientendurchschnitt

Frauen sind vor allem in jungen Jahren stark beim Zahnarzt vertreten: 43 % aller weiblichen Patientinnen sind bis zu 39 Jahre, während nur 35 % aller männlichen Patienten bis zu 39 Jahre alt sind.

Die Männer holen im Alter in ihren Zahnarzt-Aktivitäten etwas auf. 45 % aller männlichen Patienten sind über 50 Jahre. Dagegen sind nur 36 % aller weiblichen Patienten über 50 Jahre.

Nach der Statistik der KZBV (Jahrbuch 1999) fallen beim Zahnarzt in der Altersgruppe 45 bis 54 Jahre die höchsten Pro-Kopf-Ausgaben pro Patient und Jahr an.

Konservierende und chirurgische Behandlungen haben dagegen in den Altersgruppen 15 bis 24 Jahre und in den Altersgruppen 45 bis 54 Jahre einen hohen Anteil.

Der Zahnersatz erreicht seinen höchsten Behandlungsanteil bei den 45- bis 54-Jährigen.

Resümee

Die zahnarzt-aktivsten Altersgruppen sind die 30- bis 39-Jährigen und die 60+-Jährigen.

Die 30- bis 39-Jährigen machen zwar nur 26 % der Klientel aus, bekommen jedoch 32 % aller Inlay-Behandlungen.

Die über 60-Jährigen machen zwar nur 21 % der Klientel aus, aber bekommen 42 % aller Zahnersatzbehandlungen.

Besonderheiten nach der
Schulbildung der zahnärztlichen
Patienten
(Fage 38)

Häufig werden in Verbindung mit
der Schulbildung von Verbrau-
chern deren Beurteilungs- oder
Verhaltensunterschiede analysiert.
Man unterstellt mit oder ohne

Begründung, dass sich Patienten
bei höherem Schulabschluss
ebenbürtiger, mit mehr Mitspra-
cherecht oder mit mehr Ansprüchen dem akademisch ausgebil-
deten Zahnarzt präsentieren.

Folgende grundsätzliche Verteilung der Schulbildung wurde bei
den Patienten dieser Umfrage
ermittelt:

Patienten-Merkmale nach dem letzten Schulabschluss			
Letzter Schulabschluss	Alle Patienten	Hochzufriedene (Note 1 Beurteiler)	Weniger Zufriedene (Note 3 - 5 Beurteiler)
Volksschule / Hauptschule	30 %	39 %	34 %
Mittlere Reife / Realschule, Handels- und Wirtschaftsschule	35 %	32 %	35 %
Abitur / Fachabitur	11 %	8 %	11 %
Studium	22 %	18 %	17 %
Keine Angaben	2 %	3 %	3 %
Summe	100 %	100 %	100 %

23.   **Basis:** 29.344 Patientenantworten
       Quelle: Dental Benchmarking I Eine Initiative von Degussa
       Institut Prof. Riegl & Partner GmbH, Augsburg

Während Patienten mit einfacherem Schulabschluss einen herausragenden Anteil bei den Hochzufriedenen von 39 % stellen (Anteil einfacher Schulabschluss bei allen Patienten 30 %) haben die akademischen Bildungsbürger (Abitur und Studium) nur einem Anteil von 26 % bei den Hochzufriedenen (Akademiker-Anteil bei allen Patienten 33 %).

Aber auch bei den weniger Zufriedenen sind die so genannten Bildungsbürger (Abitur und Studium) nicht überrepräsentiert. Sie haben einen Anteil von 28 %.

Das Gros der Patienten mit Abitur und Studium liegt im Mittelfeld der Zufriedenheiten.

Die Auswertung zeigt deutlich das Heranwachsen der akademischen Bildungsbürger auch beim Zahnarzt.

Anteil Abitur / Studium:

Bei - 29-Jährigen	45 %
Bei 60+-Jährigen	22 %

Erwartungsgemäß ist der Abitur-/Studiumsanteil bei den Privatversicherten (auch wegen der Beitragsbemessungsgrenzen) mit 55 % überdurchschnittlich hoch.

Die so genannten Bildungsbürger sind typisch für die Klientel der Großstadt-Zahnarztpraxis, denn sie haben dort einen Anteil von 50 % (Praxen in Gemeinden bis 20.000 Einwohner nur 26 %).

Bildungsbürger sind so etwas wie eine Edelzielgruppe für Kronen und Inlays, denn sie haben bei dieser Behandlung einen überdurchschnittlichen Anteil von 39 %.

Überraschenderweise sind die Bildungsbürger in der Gruppe der Zahngleichgültigen ("Zähne sind mir nicht sehr wichtig") sogar mit 38 % vertreten und bei den Zähne Ernstnehmenden ("Zähne sind mir sehr wichtig") mit 32 %.

Patienten mit höherer Bildung haben weniger Bonushefte beim Zahnarzt als Patienten mit einfacher Bildung.

Mit Bonusheft beträgt der Anteil der Patienten mit Abitur / Studium 27 %, ohne Bonusheft-Anteil der Patienten mit Abitur / Studium 49 %.
D. h., der Bildungsgrad trägt nicht zur Führung eines Bonusheftes bei. Dies kann auch mit dem höheren Privatversicherten-Status der Bildungsbürger zusammenhängen.

Patienten mit Studium / Abitur zeigen deutlich mehr Zahnarzt-Fluktuation:
Bei den bis 5 Jahre zur Praxis Zugehörigen haben Patienten mit Abitur / Studium einen Anteil von 39 %.
Bei den 5 und mehr Jahre zur Praxis Zugehörigen haben Patienten mit Abitur / Studium einen Anteil von 29 %.

Resümee

Das Klischee einfachere Schulbildung = bequemerer Patient,
höhere Schulbildung = unbeque-
merer Patient trifft nicht ganz zu.

Patienten mit höherem Bildungs-
stand sind keineswegs nur die
Vernünftigeren (z. B. weniger
Bonusheft und weniger Zahn-
Prioritäten).

Durch die Wahl des Praxis-
Standorts (z. B. Großstadt) ist die
Zielgruppenstrategie nach dem
Bildungsgrad der Patienten sehr
stark vorgezeichnet.

Akademische Bildungsbürger
informieren sich in zahnmedizinischen Fragestellungen mehr bei
ihrem Zahnarzt als bei ihrer
Kasse, während Patienten ohne
Abitur mehr auf ihre Krankenkasse als auf ihren Zahnarzt hören.

Besonderheiten aus den beruf-
lichen Tätigkeiten der zahnärztlichen Patienten
(Frage 25)

Tätigkeiten oder Ausbildungen der befragten Patienten:	
Berufstätige (ganztags, halbtags, Aushilfen)	57 %
Rente / Pension	20 %
Hausfrau / Erziehungsurlaub	13 %
In Ausbildung (Schüler, Student, Auszubildende)	5 %
z. Z. ohne Arbeit	3 %
Keine Angaben	2 %
Gesamt	100 %

24.   Basis: 29.344 Patientenantworten
       Quelle: Dental Benchmarking I Eine Initiative von Degussa
               Institut Prof. Riegl & Partner GmbH, Augsburg

Im Rahmen künftiger Selbstbeteiligung der Patienten, aber auch hinsichtlich der Praxis-Organisation, z.B. Sprechstunden für Berufstätige, spielt die berufliche Tätigkeit der zahnärztlichen Klientel eine Rolle.

Weibliche Patientinnen, die ja häufiger zum Zahnarzt gehen als Männer, sind erwartungsgemäß noch deutlich weniger berufstätig als männliche Patienten.
Mit der zunehmenden Erwerbstätigkeit der Frauen werden sich auch die Anforderungen der zahnärztlichen Praxen hinsichtlich Termin und Sprechstundenangebot für berufstätige Frauen deutlich ändern.

Berufstätige haben noch nicht so lange Praxiszugehörigkeiten; ihr Anteil der unter 5 Jahre Zugehörigen ist 9 % größer als der Anteil über 5 Jahre Zugehörigkeit.

Bei der Gruppe der Rentner / Ruheständler sieht es umgekehrt aus: ihr Anteil der über 5 Jahre Zugehörigen ist 71 % größer als der Anteil der unter 5 Jahre Zugehörigen.

Berufstätige sind bei den intensiv zähneputzenden Patienten 21 % weniger vertreten als Patienten im Durchschnitt.

Rentner sind dagegen bei Intensiv-Zähneputzern 50 % stärker vertreten als Patienten im Durchschnitt.

Berufstätige sind bei den Patienten ohne Bonusheft 13 % stärker vertreten als bei den Patienten mit Bonusheft.

Anteile der Berufstätigen nach Patienten-Altersgruppen:		
Patienten	Bis 49 Jahre	50 + Jahre
Frauen	65 %	28 %
Männer	87 %	42 %

25. Basis: 29.344 Patientenantworten
Quelle: Dental Benchmarking I Eine Initiative von Degussa
Institut Prof. Riegl & Partner GmbH, Augsburg

Resümee

Die mit der Berufstätigkeit eng zusammenhängende Altersverteilung zeigt: Die Zahnarztpraxis der Zukunft muss neben der Attraktivität für 60+-Jährige (Rentner) im Hinblick auf Zahnersatz, vor allem auch für die Berufstätigen (30- bis 49-Jährige), hoch attraktiv bleiben. Hier liegen die intensiv beanspruchten Tätigkeitsfelder für Kronen / Inlay-Behandlungen sowie die Behandlungen bei Karies und Füllungen.

Das Management und Marketing bei Berufstätigen ist die zukunftsweisende umsatzwichtige Herausforderung für das Dienstleistungsunternehmen Zahnarztpraxis.

Besonderheiten der Patienten
nach ihrem Krankenversiche-
rungsstatus
(Frage 26)

Krankenversicherung der Patienten in den zahnärztlichen Praxen:			
Versicherungsstatus	Alle Patienten	Männliche Patienten	Weibliche Patientinnen
Gesetzliche Krankenkassen (Betriebs-, Innungs- Krankenkasse, AOK o. ä.)	39 %	41 %	39 %
Ersatzkassen, z. B. Barmer, DAK, TKK	42 %	34 %	48 %
Privatversicherte mit Selbstbeteiligung bei Zahnbehandlung	10 %	13 %	7 %
Privatversicherte ohne Selbstbeteiligung bei Zahnbehandlung	6 %	9 %	5 %
Beihilfe-Berechtigte	12 %	14 %	10 %
Mit Zusatzversicherungen für Zahnersatz	6 %	7 %	6 %
Anerkannte Härtefälle	1 %	1 %	1 %
Keine Angaben	2 %	1 %	1 %
Summe	118 %	120 %	117 %

26. **Basis:** 29.344 Patientenantworten
Quelle: Dental Benchmarking I Eine Initiative von Degussa
Institut Prof. Riegl & Partner GmbH, Augsburg

Frauen haben einen auffällig hohen Anteil bei den Ersatzkassen-Versicherten, und Männer haben einen fast doppelt so hohen Privatversichertenanteil als Frauen.

GKV-Versicherte sind wesentlich praxistreuer als Privatversicherte: GKV-Patienten haben bei über 5-jähriger Praxiszugehörigkeit einen 11 % höheren Anteil als bei unter 5-jähriger Zugehörigkeit.

Dagegen haben Privatpatienten (mit Selbstbeteiligung bei Zahnbehandlung) bei über 5-jähriger Praxis Zugehörigkeit einen 18 % geringeren Anteil als unter 5 Jahre.

Der Versicherungsstatus in der Zahnarzt-Klientel ist stark standortabhängig:
In Wohnorten bis 20.000 Einwohner treten beim Zahnarzt 47 % mehr GKV-Patienten auf als in Großstädten unter 500.000 Einwohner.

In Großstädten treten umgekehrt 75 % mehr Privatpatienten (mit Selbstbeteiligung bei Zahnbehandlung) auf als in kleineren Gemeinden bis 20.000 Einwohner.

In den neuen Bundesländern existieren erst ca. 1/3 so viele Privatpatienten wie in den alten Bundesländern.

Männliche Zahnärzte haben im Durchschnitt ca. 42 % höhere Privatpatienten-Anteile als ihre weiblichen Kolleginnen.

Resümee

Zahnärzte mit Privatpatienten haben nach diesen Erkenntnissen mehr Aufwand für die ständige Neugewinnung von Patienten, denn die Fluktuation ist ca. 30 % höher als bei GKV-Patienten.

Mehr als alle anderen Praxismerkmale prägen das Geschlecht des Behandlers und der Praxisstandort die Anteile der Privatpatienten.

Männliche Zahnärzte haben deutlich mehr Private als ihre weiblichen Kolleginnen.

Praxen im Westen und in Großstädten haben wesentlich mehr Private als Zahnärzte im Osten und in kleineren Gemeinden.

Besonderheiten nach dem
Wohnort der zahnärztlichen
Patienten
(Frage 27)

Die Patienten in dieser Erhebung wohnen in folgenden Gemeindegrößen:	
Unter 20.000 Einwohner	40 %
20.000 bis unter 100.000	21 %
100.000 bis unter 500.000	13 %
500.000 und mehr Einwohner	17 %
Schwer zu sagen & keine Angaben	9 %

27.   **Basis:** 29.344 Patientenantworten
       Quelle: Dental Benchmarking I Eine Initiative von Degussa
                   Institut Prof. Riegl & Partner GmbH, Augsburg

In den kleinen Gemeinden (bis 20.000 Einwohner) gibt es 15 % mehr Zahnarztkritiker als im Durchschnitt (Zahnarztkritiker hier definiert als 1- und 2-Sterne-Beurteiler für minimale Qualität).

Männliche Zahnärzte sind anteilig stärker auf kleinere Gemeinden spezialisiert und weibliche Zahnärztinnen anteilig mehr auf Großstädte.

Patienten sind in kleineren Gemeinden mehr in Einzelpraxen und in Großstädten mehr in Gruppenpraxen.

Resümee

Patienten in kleineren Gemeinden geben ihren Zahnärzten im Durchschnitt etwas kritischere Zensuren.

Ein besseres Ergebnis erhielten Zentrumspraxen, Praxen in größeren Städten bis 500.000 Einwohnern und Praxen in Süddeutschland (58 - 59 % 4 - 5-Sterne-Beurteiler).

Patienten-Besonderheiten nach der Häufigkeit des Zahnarztwechsels am Ort
(Frage 32)

Für den Wechsel eines Zahnarztes gibt es zahlreiche, von den Praxen selbst nur teilweise beeinflussbare Gründe.
Beispiele: Umzug der Patienten, Arbeitsplatzwechsel, Verkehrsfluss-Änderungen, Inhaberwechsel oder Ruhestand sowie Unzufriedenheiten der Patienten.

Bei dieser Auswertung können wir sehen, wie viele Patienten noch beim allerersten Zahnarzt sind und welche Trends zum Wechseln nach Patientenmerkmalen auffallen.

Zahnarzt-Wechselverhalten (Patienten-Anteile)	
Patienten beim ersten Zahnarzt	39 %
Ein- bis zweimal Zahnarzt gewechselt	46 %
Mehr als zweimal Zahnarzt gewechselt	13 %
Keine Angaben	2 %

28. **Basis:** 29.344 Patientenantworten
Quelle: Dental Benchmarking | Eine Initiative von Degussa
Institut Prof. Riegl & Partner GmbH, Augsburg

Bei den Patienten mit über 5 Jahren Praxis-Zugehörigkeit sind sogar 46 % noch bei ihrem ersten Zahnarzt.

Bei den im Grunde wenig zufriedenen Patienten (1- und 2-Sterne-Beurteiler) sind 42 % noch beim ersten Zahnarzt (8 % mehr als beim Durchschnitt aller Patienten). Erstaunlich, dass relativ wenig Zufriedenheit so lange bindet. Oder schürt die geringe Erfahrung mit anderen Zahnärzten ein Unbehagen bei der Zufriedenheit in der eigenen Praxis?

Weibliche Zahnärztinnen haben 5 % weniger Erstpatienten als ihre männlichen Kollegen. D. h., Patienten bei Zahnärztinnen haben mehr Erfahrungen mit anderen Praxen als Patienten bei Zahnärzten.

Landpraxen haben 42 % mehr Erstpatienten als Stadtpraxen, was auf eine geringere Fluktuation auf dem Land hindeutet.

Zahnärzte in Süddeutschland haben 14 % mehr treue Erstpatienten als Zahnärzte in Deutschland Mitte (NRW usw.).

Häufig-Wechsler, die mehr als zweimal eine neue Zahnarztpraxis ausprobiert haben, zeigen folgende Auffälligkeiten:

Anteil bei Patienten in Großstädten	24 %
Anteil bei den Patienten mit bislang schlechtem Zahnstatus	18 %
Anteil bei den jetzt Hochzufriedenen	15 %
Anteil im Osten dagegen nur	8 %
Alle Patienten	13 %

29.   Basis: 29.344 Patientenantworten
      Quelle: Dental Benchmarking I Eine Initiative von Degussa
              Institut Prof. Riegl & Partner GmbH, Augsburg

Resümee

Erstaunlich: Nicht die älteren Patienten haben die größte Wechselerfahrung bei Zahnärzten, wie man aufgrund ihrer Lebensjahre annehmen könnte, sondern die relativ Zufriedenen (5-Sterne-Beurteiler).

Wenn Patienten ihren Zahnarzt wechseln, können sie sich anscheinend auch – zumindest in den ersten fünf Jahren ihrer neuen Praxiszugehörigkeit – in ihrer Zufriedenheit steigern.

Häufiger Wechsel kann Folge oder Ursache eines schlechten Zahnstatus sein. Wer keine Vertrauensbeziehung zu seinem Haus-Zahnarzt aufbaut, geht als Patient selbst auch Zahngesundheitsrisiken ein.

Original-Patientenzitate

»Mein Zahnarzt hatte in einer Gemeinschaftspraxis an meinem Wohnort gearbeitet. Als er dann in xy... eine eigene Praxis eröffnet hat, bin ich erstmal in der alten Praxis geblieben. Nach weniger guten Erfahrungen dort nehme ich jetzt doch die längere Fahrzeit in Kauf, um mich von meinem "alten" Zahnarzt behandeln zu lassen.«

»Wenn man sehr selten den Arzt wechselt, kann man nicht beurteilen, welche Zahnarztpraxis die bessere ist. Da ist dann sicher das persönliche Verhältnis entscheidend.«

»Ich bin sehr beunruhigt, dass Zahnärzte Kostenvoranschläge überhöhen. Ich habe deshalb den Arzt gewechselt.«

»Als Patient habe ich nach wie vor große Vorbehalte vor der Zahnsteinentfernung. Es will mir einfach nicht einleuchten, dass diese immer mit relativ großem Schmerz verbunden ist. Wenn ich eine Praxis finden sollte, wo dies schmerzfrei geht, wäre dies für mich ein Grund, die Praxis zu wechseln.
Ich denke, in meiner Praxis wird dieser Punkt nicht mit der nötigen Dringlichkeit erkannt!«

Quelle: Dental Benchmarking

Besonderheiten nach der Länge der Praxis-Zugehörigkeit von Patienten
(Frage 28)

Diese Auswertung ist ein Indikator für die Praxistreue von zahnärztlichen Patienten. Im Allgemeinen wird die Praxistreue auch im Zusammenhang mit der Zufriedenheit gesehen. Man erwartet: Wer zufrieden ist, bleibt länger bei seinem Zahnarzt.

Generell geben die Patienten folgende Längen ihrer Praxis-Zugehörigkeiten an

Unter 1 Jahr	10 %
1 bis unter 2 Jahre	11 %
3 bis unter 5 Jahre	18 %
Länger als 5 Jahre	59 %
Keine Angaben	2 %
Gesamt	100 %

Folgende Phänomene und Resümees können registriert werden:

Männliche Patienten sind zahnarzttreuer als weibliche Patienten. Der Männeranteil bei über 5-jähriger Praxiszugehörigkeit ist 7 % höher als bei Frauen.

Junge Patienten sind erwartungsgemäß weniger an Zahnärzte gebunden als ältere Patienten.

▶ 30- bis 39-Jährige: nur 53 % über 5 Jahre Zugehörigkeit

▶ 60+-Jährige: 73 % über 5 Jahre Zugehörigkeit

GKV-versicherte Patienten sind praxistreuer als Privatversicherte. Der GKV-Versichertenanteil mit über 5 Jahre Praxiszugehörigkeit ist 9 % höher als bei Privatversicherten.

Große Praxen haben mehr langjährige Patienten als kleine Praxen. Der Anteil der Patienten mit über 5 Jahre Praxiszugehörigkeit ist in Praxen mit 4+ Behandlungsplätzen 21 % höher als in Praxen mit 1 + 2 Behandlungsplätzen.

Langjährige Patienten sind erstaunlicherweise unzufriedener als "Neueinsteiger" in die Praxis. Bei den relativ unzufriedenen Patienten (1- und 2-Sterne-Beurteiler) gibt es 12 % mehr mit über 5-jähriger Praxis-Zugehörigkeit als bei den Hochzufriedenen (5-Sterne-Beurteiler).

Auf dieses ungewöhnliche Zufriedenheits- und Bindungsphänomen wird weiter unten nochmals Bezug genommen.

Original-Patientenzitate

»Vor über 20 Jahren habe ich meine Zahnärztin durch einen Notfall zum Jahreswechsel kennen gelernt. Bis zum heutigen Tag habe ich meine Wahl nicht bereut und auch weitere Patienten an meine Ärztin verwiesen.«

»Seit etwa 15 Jahren gehe ich ausgesprochen gern zum Zahnarzt, weil sehr viel getan wird, meine eigenen Zähne zu erhalten. Ich musste erst in den letzten zwei Jahren Zahnersatz erhalten.«

»Ich finde, es kann keine bessere Werbung geben als langjährige Patienten!«

»Ich bin vor ungefähr 40 Jahren zu Herrn ...gekommen. Habe immer Vertrauen zu ihm gehabt. Er hat meine schlechten Zähne erhalten, was für mich sehr wichtig war. Ziehen kann man schnell!«

Quelle: Dental Benchmarking

3.4
Patienten-Typologien in der Studie

In diesem Abschnitt analysieren wir, welche praxisrelevanten Patientenunterschiede durch die spezifischen Zahngewohnheiten, Verhaltensweisen und Einstellungen der Menschen ableitbar sind.

Patientenmerkmale nach dem Zahn-Gesundheitszustand
(Frage 37)

Wenn man Patienten heute fragt, wie gesund sie ihre Zähne, ihr Zahnfleisch und ihren Kiefer alles in allem einstufen, stellen sich erstaunliche Ergebnisse heraus.

Nur jeder 5. Patient ist subjektiv absolut zahngesund.

Zahngesundheit nach dem Patientenalter:

Die subjektive Gesundheitsein-schätzung der Patienten sinkt von 30 % "sehr gesund" bei unter 30-Jährigen auf nur noch 18 % "sehr gesund" bei 60+-Jährigen. Dies entspricht einer Gesund-heitseinschränkung um 40 %.

Hochzufriedene Patienten (5-Sterne-Beurteiler) fühlen sich 59 % zahngesünder als Unzufrie-dene (1- und 2-Sterne-Beurteiler).

25 % der Patienten in Routine-behandlung oder in der Zahn-steinbehandlung fühlen sich sehr gesund (alle Patienten 20 %), dagegen geben nur 9 % der Parodontose-Patienten oder ZE-Fälle sehr gute Zahngesund-heit an.

Männer gehen zwar weniger zum Zahnarzt und tun weniger für ihre Zähne, glauben aber, gesündere Zähne zu haben als Frauen.

Die über 5 Jahre zur einer Praxis gehörigen Patienten fühlen sich um 22 % zahngesünder als die erst vor kurzem dazu gestoßenen

Zahngesundheit der Patienten aus eigener Sicht	
Sehr gesund	20 %
Nur teilweise gesund	54 %
Nicht so gesund	19 %
Weiß nicht / keine Angaben	7 %
	= 100 %

30. **Basis:** 29.344 Patientenantworten
Quelle: Dental Benchmarking | Eine Initiative von Degussa
Institut Prof. Riegl & Partner GmbH, Augsburg

neueren Patienten. Dies kann natürlich auch mit "Enthüllungen" beim Einstieg in eine neue Praxis zusammenhängen.

Häufig-Zähneputzer (dreimal und öfter pro Tag) erleben einen 11 % besseren Gesundheitszustand ihrer Zähne als Selten-Putzer.

Patienten bei männlichen Zahnärzten geben insgesamt einen 17 % besseren Zahngesundheitszustand ihrer Zähne an als Patienten bei weiblichen Zahnärztinnen.

Am zahngesündesten fühlen sich die Patienten in Nord- und Süddeutschland: insgesamt 31 % gesünder als im Osten.

Resümee

Bei der Befragung von Patienten zum Gesundheitszustand ihrer Zähne darf man nur eine subjektive Beurteilung erwarten. Genau diese Beurteilung ist jedoch für die Zeit der Selbst- und Mitverantwortung der Patienten im Bereich ihrer Zahngesundheit von höchster Bedeutung. Offensichtlich steuert das Bewusstsein um die Zahngesundheit oder die Zahnbehandlungsbedürftigkeit sehr stark die Einstellung, Beurteilung und das Verhalten rund um die Zahnarztpraxis.

Der subjektive Zahngesundheitszustand entsteht nicht nur durch die zahnärztlichen Behandlungen, sondern auch durch die Aufklärung, Beratung und Untersuchung.

Anders ist es nicht zu erklären, dass Männer, die insgesamt weniger für ihre Zähne tun, sich gesünder fühlen als Frauen.

Besonderheiten von Patienten-Typologien in den jeweiligen Behandlungsphasen
(Frage 30)

Diese Auswertung zeigt, anlässlich welcher Behandlung die Antwortenden befragt wurden. Im Durchschnitt befindet sich der Patient beim Zahnarzt gleichzeitig in 1,6 verschiedenen Behandlungen. Die Behandlungen verteilen sich wie folgt nach ihren Häufigkeiten.

Übersicht zu den aktuellen Zahnbehandlungen der antwortenden Patienten	
Routinekontrolle, Zahnsteinentfernung usw.	64 %
Füllungen, Kariesfälle	27 %
Krone / Inlay	21 %
Dritte Zähne / Brücken	18 %
Parodontose-Behandlung	14 %
Andere Behandlungen	12 %
Summe	156 % (= durchschnittlich 1,6 Behandlungen)

31. **Basis:** 29.344 Patientenantworten
Quelle: Dental Benchmarking I Eine Initiative von Degussa
Institut Prof. Riegl & Partner GmbH, Augsburg

Interessant ist, wie sich die zusätzlichen Behandlungen neben einer bestimmten zahnärztlichen Behandlung verteilen, d. h., was wird derzeit noch alles bei einem Patienten gemacht, der z. B. zu einer Routinekontrolle oder Zahnsteinentfernung zum Zahnarzt kommt (eine Übersicht dazu gibt die folgende Tabelle).

Verknüpfung von Behandlungen bei der jeweiligen zahnärztlichen Betreuung in der Praxis							
	Derzeitige Behandlungen beim Zahnarzt	Zusätzliche Behandlungen					
		Routine / Zahnstein	Karies / Füllungen	Krone / Inlay	Dritte Zähne / Brücke	Zahnfleisch PA	Andere Behandlur
Routine / Zahnstein	64 %	-	26 %	15 %	12 %	18 %	8 %
Karies / Füllungen	27 %	62 %	-	27 %	13 %	15 %	10 %
Krone / Inlay	21 %	45 %	35 %	-	19 %	17 %	8 %
Dritte Zähne / Brücke	18 %	40 %	18 %	21 %	-	18 %	9 %
Zahnfleisch / PA	14 %	62 %	30 %	25 %	24 %	-	10 %
Andere Behandlungen	12 %	-	-	-	-	-	-
Summe	156 %						

32.   Basis: 29.344 Patientenantworten
       Quelle: Dental Benchmarking I Eine Initiative von Degussa
              Institut Prof. Riegl & Partner GmbH, Augsburg

Lesebeispiel:

Patienten, die wegen einer Routinekontrolle oder wegen Zahnstein beim Zahnarzt sind (64 %) erhalten derzeit zu 26 % noch Füllungen, zu 15 % Kronen / Inlays, zu 12 % Dritte Zähne / Brücken, zu 18 % Zahnfleischbehandlung und zu 8 % andere Behandlungen.

Auffälligkeiten bei den Behandlungsfällen

▶ **Bei Privatversicherten**
werden Routinekontrollen
und Zahnsteinentfernungen
6 % weniger gemacht als
beim Durchschnitt aller
Patienten.

▶ **Füllungen / Karies**
sind bei 30- bis 39-Jährigen
und bei Patienten bis 5 Jahre
Zugehörigkeit am stärksten
anzutreffen: 22 % häufiger
als bei Patienten im Durchschnitt.

▶ **Krone- / Inlay-Behandlungen**
sind am stärksten vertreten
bei Privatversicherten: 29 %
mehr als beim Durchschnitt
aller Patienten.

Ebenfalls überproportional
vertreten sind Krone-/Inlay-
Behandlungen bei 30- bis
39-Jährigen: 19 % mehr als
beim Durchschnitt aller
Patienten.

▶ **Dritte Zähne / Brücken werden bevorzugt gemacht:**
Bei Patienten 60+:
100 % mehr als bei Patienten 40 bis 49 Jahre und
38 % mehr als bei Patienten
50 bis 59 Jahre.

Bei Intensiv-Zähnereinigern
(dreimal und öfter Reinigung
pro Tag)
33 % mehr als beim
Durchschnitt aller Patienten.

Bei Patienten mit Zahnstatus
"nicht gesund"
244 % mehr als bei
Patienten mit Zahnstatus
"sehr gesund".

Bei Patienten im Osten
28 % mehr als bei Patienten
im Westen

▶ **Parodontose-Behandlungen
werden bevorzugt gemacht
bei:**

50- bis 59-Jährigen: 29 %
mehr als beim Durchschnitt
aller Patienten,

intensiven Zähneputzern
(dreimal und öfter pro Tag):
80 % mehr als bei Selten-
Zähneputzern,

Patienten mit Zahnstatus
"nicht gesund": 267 % mehr
als bei Patienten mit
Zahnstatus "sehr gesund".

Resümee

Für das zahnärztliche Marketing und Zielgruppen-Management zeigt diese Auswertung, welche Behandlungen mit hoher Wahrscheinlichkeit anstehen, wenn ein bestimmter Patient auf dem Behandlungsstuhl sitzt.

Die Ergebnisse sind zugleich auch zielführend für die Anspra-che und Gewinnung von Patien-ten bezüglich bestimmter zahn-ärztlicher Spezialisierungen. So haben Patienten 30 bis 39 Jahre noch starken Bedarf aufgrund Karies und Füllungen. Außerdem besteht bei dieser Klientel ein hohes Bedarfspotenzial zu Inlays.

50- bis 59-jährige Patienten haben die höchste Wahrschein-lichkeit zu Parodontose-Behandlung.

60+-jährige Patienten zeigen den größten Bedarf an dritten Zähnen / Zahnersatz und Brücken.

Privatversicherte Patienten sind hoch interessant für Kronen, Inlays, vor allem wenn sie zwi-schen 30 und 39 Jahren alt sind.

Privatversicherte sind jedoch noch "unterentwickelt" hinsicht-lich Routinekontrollen und Zahn-steinentfernung.

Wer Routinekontrollen und Zahn-steinentfernungen anbietet (Pro-phylaxe-Programme), entdeckt auch anderen Behandlungsbedarf bei Patienten.

Quelle: Dental Benchmarking

Patienten-Typologien nach der Wichtigkeit der Mundgesundheit (Frage 29)

Die Mundgesundheit hat für 98 % der Patienten beim Zahnarzt Wichtigkeit, davon für 81 % sogar höchste Wichtigkeit, 2 % machen keine Angaben.

In der höchsten Wichtigkeit der Mundgesundheit gibt es folgende Patienten-Unterscheidungen.

Mundgesundheit mit "höchster Wichtigkeit"

...ist bei Frauen 12 % mehr ausgeprägter als bei Männern.

...ist bei jungen Frauen (bis 49 Jahre) 17 % bedeutender als bei jungen Männern (bis 49 Jahre).

...hat steigende Wichtigkeit mit zunehmendem Alter und ist bei 60+-jährigen um 14 % bedeutender als bei 30- bis 39-jährigen Patienten.

...ist bei Intensiv-Zähneputzern (dreimal täglich und öfter) um 45 % bedeutender als bei Selten-Zähneputzern (1 x und seltener).

... ist bei Patienten mit gesundem Zahnstatus um 21 % bedeutender als bei Patienten mit nicht gesundem Zahnstatus.

Resümee

In der Wichtigkeit der Mundgesundheit für Patienten liegt der Schlüssel für eine Sensibilisierung und Faszination zur Prophylaxe, Pflege und Ästhetik von Zähnen in Verbindung mit dem Zahnarzt.

Die Typologien zeigen den Reifegrad von Patienten zur Selbstverantwortung und sind Indikatoren für Investitionsbereitschaften von Patienten. Je häufiger und bewusster ein Patient seine Zähne putzt, desto aufgeschlossener ist er für alles, was die moderne Zahnmedizin zu bieten hat, denn für "Häufigputzer" ist beste Mundgesundheit 45 % wichtiger als für "Seltenputzer".

Bedeutsame Patienten-
Unterscheidungen nach der
Häufigkeit des Zähneputzens
(Frage 35)

Die Frage lautet hier: Was sind
das für Menschen, die häufiger
oder seltener ihre Zähne putzen,
und welche Bedeutung hat dies
für den Umgang beim Zahnarzt?

Das Zahnputz-Verhalten der Patienten			
Häufigkeit Zähneputzen	Alle Patienten	Männer	Frauen
3 x und öfter am Tag	14 %	10 %	17 %
2 x am Tag	69 %	67 %	74 %
1 x am Tag	14 %	20 %	9 %
nicht jeden Tag	1 %	2 %	-
keine Angaben	2 %	1 %	-
Gesamt	100 %	100 %	100 %

33.　**Basis:** 29.344 Patientenantworten
　　Quelle: Dental Benchmarking I Eine Initiative von Degussa
　　Institut Prof. Riegl & Partner GmbH, Augsburg

Frauen putzen deutlich öfter ihre
Zähne als Männer.

Die typischen Intensiv-Zähneputzer (dreimal und öfter am
Tag) haben folgende Merkmale:

▶ Frauen 70 % mehr als
Männer

▶ über 60-Jährige 133 % mehr
als bis 29-Jährige

▶ Privatversicherte 33 % mehr
als GKV-Versicherte

▶ Hochzufriedene beim Zahnarzt 42 % mehr als unzufriedene Patienten

▶ Patienten, die ihre Zähne
sehr wichtig nehmen, 220 %
mehr als solche, die ihre
Zähne nicht wichtig nehmen

▶ Großstädter 33 % mehr als
Bevölkerung in Gemeinden
bis 20.000 Einwohner

Merkmale der Selten-Zähneputzer (1x am Tag und seltener)

Patienten mit hohen Anteilen bei den Seltenputzern		Patienten mit geringen Anteilen bei den Seltenputzern	
Alle Patienten	15 %	NBL	13 %
Männer	22 %	Frauen	9 %
GKV	17 %	Privat	14 %
Patienten ohne ZE	18 %	mit ZE	14 %
Zähne nicht sehr wichtig	29 %	sehr wichtig	11 %
Karies-Behandlungsfälle	17 %	PA-Fälle	11 %
in Stadtrand-Praxen	35 %	in Zentrums-Praxen	14 %
in Süddeutschland	15 %	in Norddeutschlad	11 %

34. Basis: 29.344 Patientenantworten
Quelle: Dental Benchmarking I Eine Initiative von Degussa
Institut Prof. Riegl & Partner GmbH, Augsburg

Resümee

Die Häufigkeit des Zähneputzens ist mehr als ein reiner Indikator für Mundhygiene. Je häufiger die Menschen ihre Zähne putzen, desto mehr sind sie "gelernte" Patienten, echte Zähnekenner oder "Zähneliebhaber".

Zähneliebhaber sind die idealen Gesprächs- und Verhandlungspartner für Zahnärzte, wenn es um höherwertige Zahnmedizin und um die Veredelung der Dentalbehandlung geht. Es lohnt sich für Zahnärzte nicht nur aus Imagegründen, sondern auch wegen der Umsatzbedeutung bewusst auf systematisches und regelmäßiges Zähnereinigen der Patienten erzieherisch einzuwirken.

Den ersten Beleg für diese Zusammenhänge liefert bereits der positive Zusammenhang von Häufigkeit des Zähnereinigens und Häufigkeit des Zahnarztbesuchs.

Besondere Patientengruppen nach der Häufigkeit des Zahnarzt-Besuches
(Frage 36)

Der Durchschnittspatient geht 2 x pro Jahr zum Zahnarzt.

Im einzelnen zeigt sich folgende Zahnarzt-Besuchshäufigkeit der Patienten:

Seltener als 1 x p. a.	4 %
1 x p. a.	24 %
2 x p. a.	46 %
öfter als 2 x p. a.	24 %
keine Angaben	2 %
Gesamt	100 %

Im Osten gehen die Patienten 16 % häufiger zum Zahnarzt als im Westen (jeweils bezogen auf die Gruppe der 2 x- und Öfterbesucher p. a.).

Besuchshäufigkeit der Praxis und Zufriedenheit der Patienten stehen in engem Zusammenhang: Hochzufriedene (5-Sterne-Beurteiler) sind 10 % öfter beim Zahnarzt als Unzufriedene (1- und 2-Sterne-Beurteiler), jeweils bezogen auf die 2 x- und Öfterbesucher p. a.

Je häufiger ein Patient täglich seine Zähne putzt, desto häufiger geht er auch zum Zahnarzt: Intensiv-Zähneputzer (3 x und öfter pro Tag) kommen zu 79 % 2 x und öfter p. a. zum Zahnarzt (Seltenzähneputzer nur 61 % 2 x und öfter).

D. h., Häufigzähneputzer kommen umgerechnet 30 % häufiger zum Zahnarzt als Seltenzähneputzer.

Frauen sind 9 % häufiger beim Zahnarzt als Männer (bezogen auf die Gruppe der 2 x und Öfterbesucher p. a.).

Der Besitz eines Bonusheftes bewirkt eine Besuchssteigerung von rund 6 % (bezogen auf die Gruppe der 2 x- und Öfterbesucher p. a.).

Resümee

Regelmäßiger und häufiger Zahnarztbesuch hat nicht nur etwas mit den praktizierten Recall-Maßnahmen zu tun, sondern auch

▶ mit dem höheren Zufriedenheitseffekt: plus 10 % gegenüber Unzufriedenen

▶ mit der Putzhäufigkeit der Zähne: Häufigputzer plus 30 % gegenüber Seltenputzern;

▶ mit dem Geschlecht der Patienten: Frauen plus 9 % gegenüber Männern;

▶ mit dem Bonusheft: Besitzer plus 6 % gegenüber Patienten ohne Bonusheft.

Häufiges Zähneputzen vermeidet demnach nicht den Besuch von Zahnarztpraxen, sondern steigert zahnärztliche Aktivitäten von Patienten mehr als andere Patientenmerkmale.

Besondere Merkmale von Zahnersatz-Patienten
(Frage 31)

Als Zahnersatz-Patienten werden in diesem Fall definiert: Patienten mit Inlays oder Kronen oder Implantaten oder Brücken oder Zahnprothesen. Dies sind 81 % aller Patienten.

Der Zahnersatz-Ausstattungsgrad der Patienten steigert sich erwartungsgemäß mit zunehmendem Lebensalter:

Bis 29 Jahre	47 %
30 bis 39 Jahre	78 %
40 bis 49 Jahre	88 %
50 bis 59 Jahre	91 %
60 + Jahre	95 %

Patienten in Einzelpraxen sind 4 % weniger mit Zahnersatz versorgt als Patienten in Gruppenpraxen.

Ähnlich sind Patienten in kleineren Praxen 7 % weniger mit Zahnersatz versorgt als in größeren Praxen.

Patienten im Osten sind 6 % weniger mit Zahnersatz versorgt als im Westen.

Patienten in Praxen mit eigenem Labor sind 5 % mehr mit Zahnersatz versorgt als Patienten in Praxen ohne Praxislabor.

Patienten in Landpraxen haben einen 6 % geringeren ZE-Versorgungsgrad als in Zentrumspraxen.

Resümee

Diese Auswertung zeigt den quantitativen ZE-Versorgungsgrad und zugleich den Nachholbedarf oder die Wachstumspotenziale. Unter dem durchschnittlichen Versorgungsgrad liegen insbesondere Patienten in Landpraxen, kleineren Praxen, Einzelpraxen und in Praxen ohne Praxislabor.

Besonderheiten von Patienten mit oder ohne Bonusheft
(Frage 34)

69 % der Patienten (Frauen 74 %, Männer 64 %) haben ein Bonusheft zur Eintragung ihrer regelmäßigen Zahnkontrollen für späteren höheren Zuschuss bei Zahnarbeiten.

Überblick zum Bonushefte-Einsatz	
Patienten mit Bonusheft und regelmäßigem Eintrag	57 %
Patienten mit Bonusheft und nicht ganz regelmäßigem Eintrag	12 %
Patienten ohne Bonusheft	27 %
Keine Angaben	4 %
Gesamt	100 %

35. **Basis:** 29.344 Patientenantworten
     Quelle: Dental Benchmarking I Eine Initiative von Degussa
     Institut Prof. Riegl & Partner GmbH, Augsburg

Die Bonusheft-aktivsten Altersgruppen sind die 30- bis 39-Jährigen und die 60+-Jährigen mit 73 % bzw. 74 % Bonusheft-Ausstattung.

Patienten mit Hauptschulabschluss haben 17 % Punkte häufiger ein Bonusheft als Patienten mit Abitur.

Patienten, die Zähne sehr wichtig nehmen, haben 8 % mehr Bonushefte als Patienten, die Zähne nicht wichtig nehmen.

Am konsequentesten werden Bonushefte im Osten von 89 % aller Patienten geführt.

Privatpatienten haben nur zu 21 % ein Bonusheft.

Resümee

Das Bonusheft ist mehr als ein finanzielles Sparinstrument der Patienten. Es trägt zur Praxisbindung bei, denn Patienten mit über 5 Jahre Praxiszugehörigkeit haben 11 % häufiger ein Bonusheft als Patienten, die in den letzten 5 Jahren gewechselt haben.

3.5.
Merkmale der studienbeteiligten zahnärztlichen Praxen

Aus den beteiligten (400) Praxen liegen 950 Selbsteinschätzungen von Teammitgliedern (Zahnärzten / Zahnärztinnen und Mitarbeiterinnen) vor. Jede Praxis konnte bis zu 3 Selbsteinschätzungsbögen einreichen.

63 % (600) der Teamantwortbogen kommen von Mitarbeiterinnen und 37 % (341 Bogen) von Zahnärzten bzw. Zahnärztinnen (sh. Übersicht Merkmale der Teams).

Nach Angaben der antwortenden Zahnärzte sind Einzelpraxen zu 43 % und Gruppenpraxen (Praxisgemeinschaften und Gemeinschaftspraxen) zu 57 % beteiligt (computergestützte Tabellenauswertung).

Laut Angaben der Zahnärzte haben 40 % ein Praxislabor.

Der Anteil der befragten Zahnärztinnen beträgt insgesamt 24 % gegenüber 76 % Zahnärzten.

Merkmale der Teams		
Teammitglieder insgesamt (mit Zahnärzten)	950	
Teammitglieder aus Einzelpraxen	462	(49 %)
Teammitglieder aus Gruppenpraxen	480	(51 %)
Alle mit Teamangaben zur Praxis-Organisation	942	(100 %)
West-Teammitglieder	868	(91 %)
Ost-Teammitglieder	79	(9 %)
Nicht zuordenbar	3	
Teammitglieder aus 1- + 2-Platz-Praxen	242	(26 %)
Teammitglieder aus 3- + 4-Platz-Praxen	529	(56 %)
Teammitglieder aus 4+-Platz-Praxen	170	(18 %)
Summe der Nennungen mit Praxisgrößenangabe	941	(100 %)
Teammitglieder mit Praxislabor	471	(50 %)
Teammitglieder ohne Praxislabor	479	(50 %)
Gesamt mit Nennungen zu Praxislabor	950	(100 %)
Zahnärzte und Zahnärztinnen	341	(100 %)
Zahnärzte	260	(76 %)
davon 93 % Praxisinhaber, 7 % angestellte Zahnärzte		
Zahnärztinnen	81	(24 %)
davon 78 % Praxisinhaberinnen, 22 % Angestellte		
Praxismitarbeiter/innen (ohne Zahnärzte)	600	

36.   **Basis:** 950 Teammitglieder
      Quelle: Dental Benchmarking I Eine Initiative von Degussa
      Institut Prof. Riegl & Partner GmbH, Augsburg

Altersstruktur der Teammitglieder
(Frage 40)

Insgesamt ist die Mehrzahl (50 %) der an dieser Studie beteiligten Zahnärzte und Zahnärztinnen über 40 Jahre. Speziell bei den Zahnärztinnen ist dagegen die Mehrzahl (58 %) unter 40 Jahre. Dies deutet auf das Nachrücken von mehr Zahnärztinnen hin, sofern sie nicht bei Familiengründung aussteigen, und hat damit zu tun, dass 22 % der Zahnärztinnen angestellt sind, während die Zahnärzte nur zu 7 % angestellt sind.

Altersstruktur der antwortenden Behandler(innen)	Alle Zahnärzte und Zahnärztinnen	Zahnärzte	Zahnärztinnen
Unter 30 Jahre	3 %	1 %	10 %
30 bis 39 Jahre	37 %	34 %	48 %
40 bis 49 Jahre	40 %	44 %	27 %
50 bis 59 Jahre	17 %	18 %	14 %
60 plus Jahre	3 %	3 %	1 %
Gesamt	100 %	100 %	100 %

37. **Basis:** 341 Zahnärzte / Zahnärztinnen
Quelle: Dental Benchmarking I Eine Initiative von Degussa
Institut Prof. Riegl & Partner GmbH, Augsburg

Altersstruktur der antwortenden Mitarbeiterinnen aus den zahnärztlichen Praxen	
Altersstruktur	Anteile der Mitarbeiterinnen
Bis 18 Jahre	3 %
19 bis 29 Jahre	47 %
30 bis 39 Jahre	32 %
40 bis 49 Jahre	15 %
50 plus Jahre	3 %
Gesamt	100 %

38.   **Basis:** **600** Praxismitarbeiterinnen
      Quelle: Dental Benchmarking I Eine Initiative von Degussa
      Institut Prof. Riegl & Partner GmbH, Augsburg

Beim Personal ist die Hälfte
(50 %) der Antwortenden unter
30 Jahre, davon nur 3 % unter
18 Jahre. Kleinere Praxen haben
deutlich jüngere Antwortende
als größere Praxen. Weil je Praxis
nur drei Antwortbögen zur Verfügung standen, repräsentiert die
Altersstruktur der Mitarbeiterinnen
sicher nicht den üblichen Querschnitt.

Praxisgröße und Praxisorganisation

(Frage 42, 43, 48)

In der Studie sind mehr Team-antworten aus Gruppenpraxen (51 %) als aus Einzelpraxen (48 %) eingeschlossen.

Praxisstruktur nach Angaben der Zahnärzte / Zahnärztinnen

Einzelpraxen	43 %
2 Behandler	41 %
3 + Behandler	16 %
Gesamt	100 %

(Frage 42)

In den neuen Bundesländern sind deutlich mehr Einzelpraxen als in den alten Bundesländern beteiligt (75 %).

Auffallend ist, dass sich Teams von Einzelpraxen bei ihren selbst-ernannten Team-Spitzenqualitä-ten 14 % besser und Praxisteams mit 2 Behandlern 14 % selbstkri-tischer als der Durchschnitt aller Praxen einstufen.

Anzahl der Behandlungsplätze je Praxis nach Angaben der Zahnärzte / Zahnärztinnen

1 + 2 Behandlungsplätze	25 %
3 + 4 Behandlungsplätze	56 %
4 + Behandlungsplätze	18 %
ohne Angabe	1 %
Gesamt	100 %

(Frage 43)

Beschäftigtenzahlen je Praxis nach Angaben der Zahnärzte / Zahnärztinnen

2 Mitarbeiterinnen	6 %
3 bis 4 Mitarbeiterinnen	37 %
5+ Mitarbeiterinnen	56 %
Ohne Angaben	1 %
Gesamt	100 %

(Frage 48)

Teilzeitkräfte wurden bei dieser Einordnung auf 40-Stunden-Wochen umgerechnet.

Erwartungsgemäß hängt die Mitarbeiteranzahl sehr eng mit der Anzahl der Behandlungsplätze zusammen:

Praxen mit 4+-Behandlungsplätzen haben zu 99 % 5 und mehr Mitarbeiterinnen; Praxen mit 1 + 2 Behandlungsplätzen haben zu 92 % weniger als 5 Mitarbeiterinnen.

Gemeindegröße (Einwohnerzahlen) am Praxisstandort

Unter 20.000 Einwohner	38 %
20.000 bis unter 100.000	27 %
100.000 bis unter 500.000	15 %
500.000 plus Einwohner	20 %
Gesamt	100 %

39. **Basis:** 341 Zahnärzte / Zahnärztinnen
Quelle: Dental Benchmarking I Eine Initiative von Degussa
Institut Prof. Riegl & Partner GmbH, Augsburg

Frage 44

Auffälligkeiten zur Gemeindegröße der Praxisstandorte:

Größere Praxen sind nach den Antworten der Praxischefs eher in kleineren Gemeinden und kleinere Praxen eher in größeren Gemeinden.

Lage der Praxen

Stadtzentrumspraxen	53 %
Stadtrandpraxen	28 %
Vorortpraxen	17 %
Landpraxen, Praxen in Ärztehäusern	8 %

40. **Basis:** 341 Zahnärzte / Zahnärztinnen
Quelle: Dental Benchmarking I Eine Initiative von Degussa
Institut Prof. Riegl & Partner GmbH, Augsburg

Frage 45

Auffälligkeiten zur Lage der Praxen:

Zentrumslagen haben auffällig hohe Anteile bei der Praxisgröße mit mehr als 4 Behandlungsplätzen.

Stadtrandlagen kommen häufig in den neuen Bundesländern vor.

Zahnärztinnen sind überdurchschnittlich oft in Landpraxen vertreten.

Spezielle Ausstattungen der zahnärztlichen Praxen			
Einrichtungen in den Praxen	Alle Zahnärzte/ Zahnärztinnen	Männliche Zahnärzte	Weibliche Zahnärztinnen
Internet / Homepage	30 %	32 %	22 %
Prophylaxe-Raum	63 %	64 %	60 %
Cerec	14 %	15 %	12 %
Patienten-Beratungsraum	22 %	22 %	23 %
Intraorale Kamera	44 %	45 %	41 %
Patienten-Imaging	7 %	8 %	5 %
Panorama-Röntgen	82 %	84 %	75 %
Digitales Röntgen	12 %	12 %	14 %
Praxislabor	44 %	48 %	32 %
Patienten-Aufklärungsprogramm	48 %	48 %	49 %
Andere Einrichtungen	19 %	20 %	15 %
Anzahl von Einrichtungen je Praxis	3,9	4,0	3,5

41. Basis: 341 Zahnärzte / Zahnärztinnen   Frage 46
     Quelle: Dental Benchmarking I Eine Initiative von Degussa
             Institut Prof. Riegl & Partner GmbH, Augsburg

Männliche Zahnärzte haben im Durchschnitt 0,5 mehr der aufgezählten zusätzlichen Einrichtungen als weibliche.

Etwa 2/3 der Praxen (63 %) sind mit einem Prophylaxe-Raum auf dieses Zukunftsgebiet eingerichtet.

Auffällige Unterschiede zwischen Praxen mit Zahnärzten und Zahnärztinnen:

▶ Männliche Zahnärzte haben mehr als doppelt so viel Internet-Homepages als weibliche.

▶ Männliche Zahnärzte haben etwa 10 % mehr Intraoral-Kameras als weibliche.

▶ Zahnärztinnen haben 17 % mehr digitales Röntgen als männliche Zahnärzte.

▶ Männliche Zahnärzte haben rd. 50 % mehr Praxislabors als weibliche.

▶ Zahnärztinnen haben mehr Patienten-Aufklärungsprogramme als männliche Zahnärzte.

Spezialgebiete der zahnärztlichen Praxen			
Spezialgebiete der Antwortenden	Alle Zahnärzte/ Zahnärztinnen	Zahnärzte männlich	Zahnärzte weiblich
Naturheilverfahren	20 %	20 %	20 %
Implantologie	52 %	60 %	28 %
Kosmetische Zahnheilkunde	77 %	78 %	75 %
Parodontologie	94 %	95 %	90 %
Kieferchirurgie	45 %	48 %	36 %
Prothetik	98 %	98 %	93 %
Konservierende Zahnheilkunde	95 %	95 %	97 %
Kinderzahnheilkunde	78 %	75 %	86 %
Kieferorthopädie	18 %	19 %	15 %
Prophylaxe-Programm	88 %	90 %	81 %
Andere Programme	13 %	13 %	14 %
Durchschnittliche Programm-anzahl je Praxis	6,8	6,9	6,3

42.   Basis: 341 Zahnärzte / Zahnärztinnen
       Quelle: Dental Benchmarking I Eine Initiative von Degussa
              Institut Prof. Riegl & Partner GmbH, Augsburg

Frage 47

Im Durchschnitt haben Zahnärzte 6,9 und Zahnärztinnen 6,3 der vorgegebenen Spezialgebiete angekreuzt.

Es fällt auf, dass die Praxismitarbeiterinnen im Allgemeinen weniger Programme kennen oder ankreuzen als ihre Zahnärzte und Zahnärztinnen. Das bedeutet: Das Personal kann unter Umständen bei den Patienten die Subspezialisierungen der Praxis nicht so gut ankündigen wie die Chefs.

Zwischen Zahnärzten und Zahnärztinnen zeigen sich vor allem folgende Auffälligkeiten bei den Spezialgebieten:

▶ Männliche Zahnärzte machen 114 % mehr Implantologie als weibliche Zahnärzte.

▶ Männliche Zahnärzte machen 6 % mehr Parodontologie als weibliche.

▶ Männliche Zahnärzte machen 27 % mehr Prophylaxe-Programme als weibliche.

▶ Zahnärztinnen machen 15 % mehr Kinderzahnheilkunde als männliche Kollegen.

Informationsdefizit beim Personal zu den Subspezialisierungen der Praxen :

Naturheilkundeverfahren	-25 %
Kieferchirurgie	-13 %
Kosmetischer Zahnheilkunde	-10 %
Kinderzahnheilkunde	-14 %

43.   **Basis:** 950 Teammitglieder aus zahnärztlichen Praxen
      Quelle: Dental Benchmarking I Eine Initiative von Degussa
      Institut Prof. Riegl & Partner GmbH, Augsburg

3.6
Merkmale der studienbeteiligten Labors

Insgesamt sind an diesem Projekt 38 Labors mit ihren Zahnärzten beteiligt. Es konnten sich jedoch auch Zahnärzte ohne Labors anmelden.

Jedes Labor kann bis zu 3 Antwortbögen zur Kennzeichnung des Betriebes und zur Einschätzung der Kooperationsqualität mit seinen Zahnärzten einreichen.

Die Auswertung von 95 Labor-Antwortbögen gibt Aufschluss über die Charakteristika der teilnehmenden zahntechnischen Laboratorien.

Nach der Rechtsform sind 3/4 aller beteiligten Labors GmbHs.

Rechtsformen der beteiligten zahntechnische Labors	
GmbHs	75 %
Einzelfirmen	19 %
Personengesellschaften	3 %
Anderes	2 %

44. **Basis:** 95 Laborantworten   Frage 56
     Quelle: Dental Benchmarking I Eine Initiative von Degussa
     Institut Prof. Riegl & Partner GmbH, Augsburg

Laborgrößen nach Mitarbeiterzahl	
5 bis 10 Mitarbeiter	8 %
11 bis 15 Mitarbeiter	20 %
16 bis 20 Mitarbeiter	32 %
21 bis 30 Mitarbeiter	13 %
31 bis 50 Mitarbeiter	10 %
51+ Mitarbeiter	16 %

60 % der Labors haben weniger als 20 Mitarbeiter. 16 % der Antworten kommen von großen Betrieben mit über 50 Mitarbeitern.

45. **Basis:** 95 Laborantworten   Frage 55
     Quelle: Dental Benchmarking I Eine Initiative von Degussa
     Institut Prof. Riegl & Partner GmbH, Augsburg

Labor-Beteiligte bei den Antwortbögen
(Frage 54)

Firmeninhaber	28 %
Geschäftsführer	25 %
Kundenbetreuer	45 %
Andere Stellung	59 %

Die Befragung war, wie empfohlen, vorwiegend eine Chefsache, denn 53 % der Antworten stammen von Inhabern und Geschäftsführern

Ausstattung bei der Labortechnik

Laser	83 %
Vollkeramische Systeme	99 %
Galvanotechnik	53 %
Titantechnik	40 %
Implantat-Technik	98 %
Individuelle Zahnfarbenbestimmung	100 %
Golden-Gate-System	84 %

46.   **Basis:** 95 Laborantworten   Frage 58
        Quelle: Dental Benchmarking I Eine Initiative von Degussa
                Institut Prof. Riegl & Partner GmbH, Augsburg

Spezielle Labor-Management-Aktivitäten

Labors mit eigenem Logo	63 %
Patientenberatungsraum	67 %
Bildübertragung Labor-Praxis	25 %
Telefax	97 %
Internet / Homepage	48 %
Eigener Botendienst	100 %
Fremder Botendienst	24 %

47.   **Basis:** 95 Laborantworten   Frage 57
        Quelle: Dental Benchmarking I Eine Initiative von Degussa
                Institut Prof. Riegl & Partner GmbH, Augsburg

Etwas überraschend wirkt, dass 37 % der Labors noch kein Logo und damit auch kein "Markenzeichen" besitzen.

Internet-Homepages sind in den Labors 60 % mehr verbreitet als bei den gleichzeitig befragten Zahnarztpraxen (s. oben).

Praktisch alle Labors verfügen über einen eigenen Botendienst, und 24 % haben zusätzlich externe Botendienste im Einsatz.

**Kundeneinzugsgebiet der Labors
(Entfernung der hauptsächlichen
Zahnarztkunden)**
(Frage 59)

Bis 5 km	6 %
5 bis 10 km	26 %
10 bis 25 km	53 %
Über 25 km	15 %

Der Kundenaktionsradius von Labors zeigt, dass in der Zone 10 bis 25 km mehr als die Hälfte der Zahnarztkunden sitzen (53 %). Näher am Labor sind 32 % und weiter entfernt vom Labor (über 25 km) sind 15 % der Zahnarztkunden. Anscheinend gilt auch hier der "Prophet im eigenen Land" weniger als in der Ferne.

Die Analyse des Einzugsgebietes bzw. der Kundennähe hat Bedeutung für das Marketing bei Zahnärzten als Kunden und mit Zahnärzten bei gemeinsamen Patienten, z.B. zum Besuch des Labors zwecks Farbbestimmung.

3.7
Repräsentativität der Studienergebnisse

Untersuchungsdesign und -methodik lassen eine hohe Repräsentativität der Untersuchung erwarten, soweit die befragten Patienten deutschsprachig sind. Patienten ohne jegliche Deutschkenntnisse wurden bewusst nicht einbezogen, weil sie relativ heterogene kulturelle Beurteilungsunterschiede haben können, die für eine Mittelwertauswertung ungeeignet sind. Hierfür sollten separate Auswertungen gewählt werden.

Alle Antwortenden geben nur Auskünfte zu Selbsterlebtem in der zahnärztlichen Praxis. Sie sind Experten, bezogen auf Wahrnehmungen in ihrem eigenen Fall.

Für die hohe Repräsentativität der Untersuchung sprechen folgende Fakten:

- Jede teilnehmende Praxis erhielt eine klare Empfehlung zur Verteilung der jeweils 150 Bögen an die eigene Klientel. Die relativ einheitliche Streuung der Qualitätszufriedenheiten belegt, dass die Zahnärzte nicht mit gezieltem Verteilen ihrer Bögen Ergebnisse schönen konnten oder wollten.

- Die Rücklaufquoten der verteilten Fragebögen erzielten bei den aktiven Teilnehmern beachtliche 60 bis 80 %.

- Mit speziellen Plausibilitätskontrollen kann die wahrheitsgemäße Aussage der Antwortenden zusätzlich überpüft werden.

- Die statistischen Werte der Erhebungsergebnisse stabilisierten sich bereits ab einer Auswertung von 5.000 Fragebögen. 30.000 antwortende Patienten können sich nicht irren!

4.0

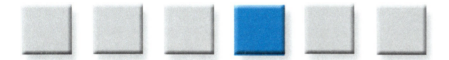

Patientenerwartungen als strategische Marketing-Chancen für Zahnärzte

4.1
Erfolgsfaktoren, Kernkompetenzen und Schlüsselqualitäten zur zahnärztlichen Wertschöpfung

Marktintelligentes Zufriedenheitsmanagement ist künftig ein eigener Wettbewerbsfaktor und eine Verdienstquelle für Zahnärzte. Voraussetzung für systematische und professionelle Zufriedenheitsstiftung ist die Entschlüsselung der Patientenerwartungen in der zahnärztlichen Praxis.

Ohne unbefriedigte Sehnsüchte oder Wünsche der Patienten und ohne Erwartungen an den Zahnarzt gibt es keine Erfolgschancen.

Es kann jedoch nicht das Ziel eines ethisch verantwortlichen Patientenumganges sein, um jeden Preis, womöglich oberflächlich oder populistisch Zufriedenheiten herbeizuführen. Erst das zahnärztliche Marketing macht aus dem Erfüllen berechtigter und dem Abwehren unberechtigter Erwartungen ein richtiges Erfolgskonzept.

Beim zahnärztlichen Marketing geht es um die Mäßigung von unrealistischen oder sogar schädlichen Überansprüchen der Patienten sowie um das Übertreffen der Patientenerwartungen durch geniale Ideen. Der Zahnarzt und das Praxisteam lernen aus den Erwartungen der Patienten, aber umgekehrt schulen und lenken auch Praxisteams die Erwartungen ihrer Patienten mit Hilfe des Marketing.

Das große Erfolgsziel ist der in der eigenen Praxis "angelernte Patient" mit realistischen Ansprüchen und mit überdurchschnittlicher Zufriedenheit als Basis für belastbare partnerschaftliche zahnärztliche Erfolgsbehandlungen.

Zahnärztliche Kernkompetenz als Verdienstquelle

Für die Zukunftssicherung der Praxis und für das Erschließen neuer Tätigkeits- und Einkunftsquellen brauchen Zahnärzte patienten- und öffentlichkeitswirksame Kernkompetenzen.

Kernkompetenzen werden mit folgenden fünf Eigenschaften umschrieben: [1]

1. Zahnärztliche Wertschöpfungen durch Bestleistungen

Dies sind reale, wichtige Nutzenstiftungen für Patienten, und zwar nicht nur unter Schmerz- und Leidensdruck, sondern auch bei freier Entscheidung und Planung, wenn es um Prophylaxe, schöne Zähne oder höherwertige Zahnmedizin geht (z. B. auch bei der Planung eines Implantats).

2. Dauerhaftigkeit (Langfristigkeit) bei zahnärztlichen Bestleistungen

Es muss sich um planbare Fähigkeiten und Nachfragen handeln, damit sich Zukunftsinvestitionen in Ausbildung, Geräte und Marketing lohnen. Abrechnungen aus vertragszahnärztlichen Leistungen sind keine absolut dauerhaften Absicherungen.

3. Kontinuierlichkeit bei zahnärztlichen Bestleistungen

Es geht um systematische, jederzeit reproduzierbare Wertschöpfungen und Erfolge, die nicht nur sporadisch, vorübergehend, saisonal oder zufällig eintreten.

4. Zahnärztliche Bestleistungen mit Wettbewerbsvorteilen

Es muss sich um nachhaltige Vorteile gegenüber vergleichbaren Anbietern oder gegenüber Substitutionsangeboten (z. B. Weißmacher in Zahncremes) handeln, die schwer einholbare Vorsprünge darstellen. Außerdem müssen diese Kernkompetenzleistungen langfristig verteidigbar sein.

5. Wahrnehmbarkeit der zahnärztlichen Bestleistungen durch Laien und Experten

Patienten als Mitentscheider müssen die herausragenden Vorteile von zahnärztlichen Leistungen

a. registrieren können,
b. beurteilen können und
c. bevorzugen können.

Neben den Patienten sollten auch zahnmedizinische Experten seriöse Bestleistungen wahrnehmen und bestätigen können.

Zahnärztliche Leistungen, die diese fünf Anforderungen erfüllen, sind Kernkompetenzen oder, anders ausgedrückt, legitime Lizenzen zum Geldverdienen.

1] **Quelle:** Deutsch, K. J.: Diedrichs, E. P.; Raster, M.; Westphal, J.: Gewinnen mit Kernkompetenzen, Die Spielregeln des Marktes neu definieren, München und Wien 1997.

»Herr ... ist ein fachlich sowie menschlich sehr guter Zahnarzt. Er nimmt einem die Angst auf dem Behandlungsstuhl durch seine ganze Art, so dass man fast schon gerne zu den vereinbarten Terminen geht. Auch bei Kindern und Jugendlichen ist er durch seine unkomplizierte und fröhliche Art beliebt. Vor allen Dingen empfiehlt er nicht die teuerste und für ihn verdienstreichste Behandlung, sondern die optimalste und zahnerhaltendste.«

Quelle: Dental Benchmarking

Der Patienten zertifiziert täglich inoffiziell solche Leistungen in der Praxis durch seine freie Zahnarztwahl, seine Praxistreue, seinen Vertrauensvorschuss, seine bedingungslose Zusammenarbeit mit dem zahnärztlichen Team und seine Zuzahlungsbereitschaften.

Kernkompetenzen in der täglichen zahnärztlichen Praxis

In dieser Studie werden die zahnärztlichen Kernkomptenzen dem gesamten fachlichen und außerfachlichen Patientenumgang in einer Praxis nachempfunden. Der Qualitätsablauf entspricht damit dem, was Patienten tatsächlich ganzheitlich erleben, wenn sie mit dem Zahnarzt zu tun haben, was sie wahrnehmen und beurteilen können. Vorweg: Kein Zahnarzt kann auf Dauer allein durch begnadete oder göttliche zahnärztliche Behandlung seinen Qualitätsvorsprung bei Laien demonstrieren, halten oder ausbauen. Auch eine hochoffizielle Zertifizierung bringt keine Wettbewerbsimmunität, wenn die Menschen den Vorteil nicht auf Anhieb positiv und dauerhaft spüren.

Prozessmodell zu den Qualitäten einer zahnärztlichen Praxis

(Nummern = Fragen im Fragebogen und im Tabellenteil)

Gesamt-Zufriedenheit mit Zahnärzten (3.1.)	Dies ist das spontane Gesamtqualitätsurteil von Patienten über ihren Zahnarzt ohne gestützte Abfrage, so wie auch Beurteilungen bei der Mundpropaganda ad hoc ablaufen
Qualität des Praxisservice (3.2.)	Dies ist z. B. die Flexibilität bei Terminvergabe, Wartezeit, Behandlungsablauf
Qualität der Patientenfreundlichkeit (3.3.)	Dies betrifft den Empfang, die Aufnahme und die Verabschiedung von Patienten in der Praxis
Qualität von Technik und Ausstattung (3.4.)	Dies betrifft die High-Tech-Qualität der Praxis, z. B. bei Apparaten und bei der Ausstattung
Hygiene-Qualität (3.5.)	Dies betrifft z. B. den Mundschutz, Schutzhandschuhe und die Sauberkeit in der zahnärztlichen Praxis
Untersuchungs-Qualität (3.6.)	Dies betrifft z. B. das Erkennung von Ursachen bei Schmerzen oder Druckstellen oder die Besprechung der Untersuchungsergebnisse
Beratungs-Qualität (3.7.)	Dies betrifft das Erklären der Abläufe, Hinweise auf künftig Notwendiges bei der Zahnbehandlung, Erklärungen zum Zahnersatz oder zu den Heilungschancen
Fachliche Behandlungs-Qualität (3.8.)	Dies betrifft z. B. die Behandlung bei Karies, im Schmerzfall, bei Füllungen, Zahnersatz, chirurgische Eingriffe
Dental-Care-Qualität (3.9.)	Dies betrifft das Kümmern um die Mundgesundheit der Patienten, z. B. durch Vorsorge-Tipps, Putzempfehlungen, Hilfestellungen, Wiedereinbestellung (Recall)
Material- und Füllungs-Qualitäten (3.10.)	Dies betrifft z. B. die Haltbarkeiten, das Aussehen, die Verträglichkeiten und den Überblick, was es alles gibt
Qualität der individuellen Informationsmittel der Praxis und des Labors (3.11.)	Dies betrifft z. B. Broschüren über Zahnersatz, Videos, Zahnmodelle, Heil- und Kostenpläne
Qualität der zahntechnischen Laborpartner (3.12.)	Dies betrifft z. B. Beurteilungen von gewerblichen Labors bezüglich Qualität, Erreichbarkeit, Termintreue, Schnelligkeit
Qualität der menschlich-psychologischen Zahnarzt-Stärken (3.13.)	Dies betrifft die Beurteilung des behandelnden Zahnarztes oder der behandelnden Zahnärztin rein menschlich, nicht fachlich
Mitarbeiterinnen-Qualität (3.14.)	Dies betrifft z. B. die Qualität der Betreuung, der Aufmerksamkeit und der Freundlichkeit durch das Personal
Qualität des Preis-Leistungs-Verhältnisses in der zahnärztlichen Praxis (3.15.)	Dies betrifft z. B. die Beurteilung von gutem Preis für gute Leistungen, die Nachfragemöglichkeit und die Klarheit von Rechnungen
Qualität von hausärztlichen Praxen (3.16.)	Mit dieser Auswertung kann gezeigt werden, inwieweit sich die Beurteilung des Zahnarztes von anderen wichtigen Ärzten, nämlich dem Hausarzt, bei Patienten unterscheidet (Vergleich zwischen 3.1. und 3.16.)

48.   **Quelle:** Institut Prof. Riegl & Partner GmbH, Augsburg

4.0 Patientenerwartungen als strategische Marketing-Chancen | 111

Dieser zahnärztliche Prozessablauf wurde mit Experten aus dem Dentalbereich, aus der Marktforschung, aus dem Qualitätsmanagement und aus dem Marketing gemeinsam entwickelt. Inzwischen ist dieses zahnärztliche Erfolgsschema bei Evaluationen in der Praxis tausendfach validiert worden. Es eignet sich zur Abbildung der zahnärztlichen Kernkompetenzen. Patienten können anhand dieses Schemas in Selbstausfüllerbögen ohne größere Probleme die Stärken und Schwächen von zahnärztlichen Praxen beurteilen. Die Auswertung dieser Befragungsergebnisse zeigt wichtige Chancen und Risiken von Zahnärzten im Markt der Zukunft.

G. F. Riegl

Die Analyse der Kernkompetenzen hat für die einzelne Praxis wie auch für die Zahnärzte in Deutschland insgesamt eine strategische Bedeutung, denn sie dokumentiert den Nutzen für die gesundheitliche Versorgung.

4.2.
Strategisches Qualitätsprofil der Zahnärzte in Deutschland

(Fragen 3.1. bis 3.16.)

Jede zahnärztliche Praxis hat ein ureigenes, individuelles Qualitätsprofil aus der Sicht ihrer Patienten. Das wahre marktwirtschaftlich wirksame Qualitätsprofil entsteht durch rein subjektive Einzelbeurteilungen von Patienten. Die einzelne Meinung eines Patienten kann ein Ausreißer im Positiven oder Negativen sein. Wenn sich jedoch mehrere Patienten, z. B. 20, 40, 60 oder sogar 100 Patienten in einer Praxis übereinstimmend subjektiv äußern, schafft dies objektive Stärken und Schwächen als Tatsachen. Gleiches gilt, wenn sich Tausende über Zahnärzte generell übereinstimmend äußern.

Entstehung der Qualitätsmatrix für Zahnärzte

Jede einzelne Kernkompetenz wurde von den Patienten nach ihren eigenen Erlebnissen in der zahnärztlichen Praxis zweifach bewertet:

1.   Mit einer Schulnote von 1 bis 5 = Zufriedenheit oder mit einer Null = unbekannt bzw. weiß nicht

Note 1 = sehr gut

Note 2 = gut

Note 3 = befriedigend

Note 4 = ausreichend

Note 5 = mangelhaft

0 = unbekannt / weiß nicht

2.   Mit einer Gewichtung von 1 bis 3 = Wichtigkeit

1 = weniger wichtig

2 = wichtig

3 = sehr wichtig

Stärken-Schwächen-Matrix der zahnärztlichen Praxis bei Patienten

"Strategischer Fingerabdruck der zahnärztlichen Praxis"

	Für Patienten sehr Wichtiges	**Für Patienten weniger Wichtiges**
Patienten sind weniger zufrieden »Wo Zahnärzte konkret etwas tun können, um noch besser zu werden«	**Feld 1** »Strategische Nachteile von Zahnärzten« Erzeugen nachteilige Unzufriedenheit	**Feld 2** »Standardfähigkeiten von Zahnärzten« Erzeugen bedeutungslose Unzufriedenheit
Patienten sind sehr zufrieden »Was Zahnärzte so erfolgreich werden ließ«	**Feld 3** »Strategische Vorteile von Zahnärzten« Erzeugen vorteilhafte Zufriedenheit	**Feld 4** »Verkannte Fähigkeiten von Zahnärzten« Erzeugen bedeutungslose Zufriedenheit

49.   **Quelle:** Institut Prof. Riegl & Partner GmbH, Augsburg

Bringt man die Gesamtbeurteilungen aller Patienten mit diesen beiden Bewertungen in eine Matrix, so erhält man 4 Strategiefelder mit folgenden Schwerpunkten:

In Feld 3 fallen alle entscheidenden zahnärztlichen Praxisfähigkeiten (Kernkompetenzen), die den Patienten wichtig sind und mit denen sie sehr zufrieden sind.

Wohl dem Praxisteam, das im Feld 3 bei seiner Teilnahme am praxisindividuellen Benchmarking eine große Anzahl von Bewertungen vorfindet. Das ist das Zukunftskapital eines Zahnarztes, das es zu bewahren und zu nutzen gilt.

In Feld 1 fallen alle zahnärztlichen Praxisfähigkeiten, die den Patienten sehr wichtig sind, aber mit denen sie nicht zufrieden sind. Hier ist abzulesen, wo Praxisteams konkret etwas tun können, um noch besser zu werden oder um Wettbewerbsrisiken und Arbeitsplatzverlust zu vermeiden.

In Feld 2 und 4 fallen Praxisfähigkeiten, die geringe Zufriedenheit (Feld 2) bis hohe Zufriedenheit (Feld 4) erzielen, die aber den Patienten bislang weniger wichtig erschienen. Es handelt sich einerseits um Standardfähigkeiten (sind den Patienten noch nicht so wichtig), andererseits um unerschlossene Fähigkeiten (worden von den Patienten noch nicht wichtig genug eingestuft).

In den Kernkompetenzen stecken noch ungeahnte Profilierungsreserven für zahnärztliche Praxisteams (s. unten).

Die Abgrenzung der 4 Felder mit besserer oder schlechterer Zufriedenheit (ab Note 1,75) und bei sehr wichtig oder weniger wichtig (ab 2,5) entstand nach einer Voranalyse der Zufriedenheitsstreuung und der Verteilung der Wichtigkeiten bei zahnärztlichen Praxisleistungen.

"Strategische Fingerabdrücke" zum Management von zahnärztlichen Praxen

Im übertragenen Sinn kann man in dieser Matrix abgebildete Werte, die ja grundsätzlich Praxisveranlagungen darstellen und akute oder latente unternehmerische Prognosen von zahnärztlichen Praxen repräsentieren, als strategische Fingerabdrücke bezeichnen. Dies ist auch das Image der Zahnärzte in Deutschland.

Mit manchen unternehmerischen Schwachstellen müssen Zahnärzte leben. Andere können nach dieser Analyse durch rechtzeitige Management-Prophylaxe, also durch Entscheidungen, Neuerungen, Organisationen, Fortbildungen, Renovierungen usw. abgeschwächt oder verhindert werden.

Bei Teilnahme am Dental-Benchmarking erhält jedes Praxisteam von seinen Patienten (= Praxis-Kenner) zu jedem Punkt Tipps und praxisbezogene Empfehlungen, was zur konkreten Verbesserung beiträgt.

Zahnarztpraxen in Deutschland

Stärken und Schwächen der zahnärztlichen Praxis aus Sicht von Patienten

( ) = Nummer der Fragen 3.1 -3.16

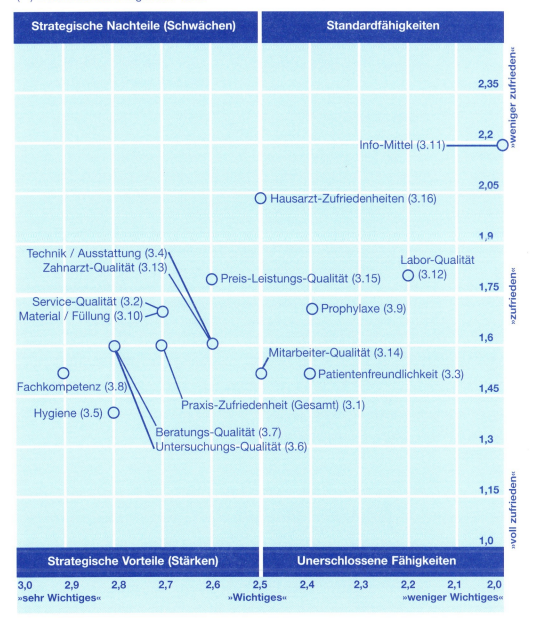

Strategische Nachteile (Schwächen)	Standardfähigkeiten

»weniger zufrieden«

2,35

Info-Mittel (3.11)———O 2,2

O Hausarzt-Zufriedenheiten (3.16) 2,05

1,9

»zufrieden«

Technik / Ausstattung (3.4)
Zahnarzt-Qualität (3.13) Labor-Qualität
O Preis-Leistungs-Qualität (3.15) O (3.12) 1,75

Service-Qualität (3.2) O Prophylaxe (3.9)
Material / Füllung (3.10) 1,6

Mitarbeiter-Qualität (3.14)
O O Patientenfreundlichkeit (3.3) 1,45
Fachkompetenz (3.8)

Hygiene (3.5) O Praxis-Zufriedenheit (Gesamt) (3.1)

Beratungs-Qualität (3.7)
Untersuchungs-Qualität (3.6) 1,3

»voll zufrieden«

1,15

1,0

Strategische Vorteile (Stärken)	Unerschlossene Fähigkeiten

3,0	2,9	2,8	2,7	2,6	2,5	2,4	2,3	2,2	2,1	2,0
»sehr Wichtiges«					»Wichtiges«				»weniger Wichtiges«	

50. Basis: 29.344 Patientenantworten
     Quelle: Dental Benchmarking I Eine Initiative von Degussa
             Institut Prof. Riegl & Partner GmbH, Augsburg

Frage 3.1 - 3.16

Globale Ergebnisse aus der Stärken-Schwächen-Analyse von zahnärztlichen Praxen

Im linken unteren Feld der Matrix sind die entscheidend wichtigen strategischen Vorteile von zahnärztlichen Praxen platziert. Jeder einzelne Punkt in diesem Feld ist fixiert durch den Grad der Zufriedenheit (= horizontal ablesbare Skala) und dem Grad der Wichtigkeit (= vertikal ablesbare Skala). Je weiter links unten etwas platziert ist, desto günstiger für die Stärken.

Was bei weniger günstig positionierten zahnärztlichen Praxen zu tun ist, folgt in den nächsten Kapiteln. Die Patienten haben nämlich nicht nur Beurteilungen zu den Kernkompetenzen der zahnärztlichen Praxen abgegeben, sie wurden auch nach konkreten Verbesserungsmöglichkeiten und Empfehlungen befragt. Diese Anregungen und Ideen folgen in den nächsten Kapiteln. Zuvor jedoch eine Detailanalyse der einzelnen strategischen Stärken und Schwächen nach dieser Matrix.

Extreme Ergebnisse auf einen Blick

Die **Hygiene-Qualitäten**, z. B. Mundschutz, Schutzhandschuhe und Sauberkeit, sind in deutschen Zahnarztpraxen für Patienten die beste Qualität, wenn auch nicht die absolut wichtigste.

Die **Fachkompetenz**, z. B. bei Karies, im Schmerzfall, bei Füllungen, Zahnersatz oder chirurgischen Eingriffen, ist mit Abstand die wichtigste Qualität für Patienten, aber bei weitem nicht die beste Qualität. Sie rangiert bei der Zufriedenheit auf gleicher Höhe wie Mitarbeiterqualität und Patientenfreundlichkeit.

Individuelle Informationsmittel der Praxis und des Labors, z. B. Broschüren über Zahnersatz, Video, Zahnmodelle, Heil- und Kostenpläne, stellen Patienten in der zahnärztlichen Praxis heute am wenigsten zufrieden. Sie werden in ihrem derzeitigen Zustand zum Teil noch als relativ unwichtig eingestuft.

Labor-Qualitäten und die **individuellen Informationsmittel** werden von den Patienten bislang gleichrangig als weniger wichtig eingestuft, wobei die externen Labor-Qualitäten deutlich mehr Zufriedenheit stiften als die bisherigen Informationsmaterialen.

Interessant ist, dass die **Mitarbeiterqualität**, z. B. bezüglich Betreuung, Aufmerksamkeit und Freundlichkeit, sogar etwas besser beurteilt wird als die **Zahnarztqualität** in Form der menschlichen, psychologischen Zahnarztstärken. Allerdings ist die Zahnarztqualität den Patienten wichtiger als die Mitarbeiterqualität.

Ingesamt liegen folgende Kernkompetenzen zahnärztlicher Praxen im kritischen Bereich:

Die **Preis-Leistungs-Qualität** der Zahnarztpraxis, z. B. gekennzeichnet durch gute Preise für gute Leistung, Nachfragemöglichkeit, Klarheit von Rechnungen, die Qualitäten zahntechnischer Laborpartner und die Qualitäten der individuellen Informationsmittel von Praxis und von Labors.

Um die **Gesamtzufriedenheit** der zahnärztlichen Praxis mit der Gesamtzufriedenheit bei anderen ärztlichen Fachrichtungen vergleichen zu können, wurde exemplarisch nach der Zufriedenheit mit dem Hausarzt gefragt. Jeder Patient hat mit großer Wahrscheinlichkeit einen Hausarzt neben seinem Haus-Zahnarzt. Die Auswertung zeigt, dass die Patienten beim Zahnarzt mit der Praxiszufriedenheit deutlich positiver liegen als mit der **Gesamtzufriedenheit bei Hausärzten.**

Schwachstellen in der Selbstdarstellung der Zahnärzte

Voraussetzung für die positive, wertschöpfende Wirkung von zahnärztlichen Kernkompetenzen bei Patienten ist, dass sie den Menschen bekannt, für sie beurteilbar und wertvoll sind.

Die unbekanntesten Kernkompetenzen und Qualitäten von Zahnarztpraxen sind:

1.   die zahntechnischen Laborpartner: für 43 % der Patienten unbekannt (Zahnärzte mit Praxislabor 41 % Unbekanntheit, Zahnärzte ohne Praxislabor 43 % Unbekanntheit),

2.   das Preis-Leistungs-Verhältnis als Qualität: für 20 % der Patienten unbekannt.

Etwas was man nicht kennt, kann auch nicht positiv wirken.

Die großen unbekannten Qualitäten von Zahnarztpraxen

= Schwachstellen der Selbstdarstellung

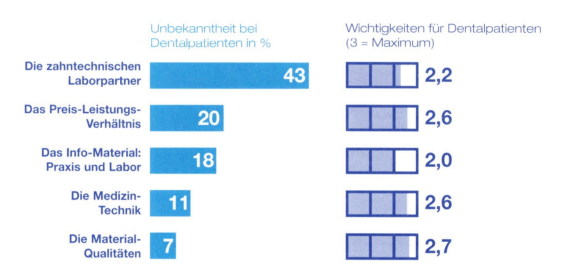

	Unbekanntheit bei Dentalpatienten in %	Wichtigkeiten für Dentalpatienten (3 = Maximum)
Die zahntechnischen Laborpartner	43	2,2
Das Preis-Leistungs-Verhältnis	20	2,6
Das Info-Material: Praxis und Labor	18	2,0
Die Medizin-Technik	11	2,6
Die Material-Qualitäten	7	2,7

51.   **Basis:** 29.344 Patientenantworten
      Quelle: Dental Benchmarking I Eine Initiative von Degussa
      Institut Prof. Riegl & Partner GmbH, Augsburg

Frage 3.2 - 3.15

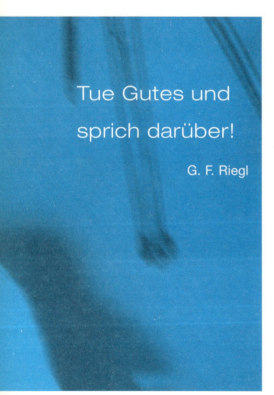

Tue Gutes und sprich darüber!

G. F. Riegl

Beachtlich in dieser Darstellung ist: Die Materialqualitäten haben eine außerordentlich hohe Wichtigkeit für Patienten von 2,7 (max. = 3,0), aber 7 % der Patienten wissen nichts über die Materialen in ihrem Mund oder für ihren Mund.

Diese Gesamtauswertungen sind für Zahnärzte insgesamt und für die Imagepolitik des Berufsstandes äußerst reizvoll.

Spannend ist jedoch bei dieser Initiative für jedes betroffene Praxis-Team, wenn man die der Gesamtauswertung zugrunde liegende Einzelpraxis im Detail analysiert.

Wie unterschiedlich die strategischen Veranlagungen einzelner zahnärztlicher Praxen ausfallen können, zeigt die Gegenüberstellung von zwei extremen Fallbeispielen im Positiven und im Negativen.

Zum Bild Positiv-Fallbeispiel 1: In dieser Praxis gibt es keine einzige Beurteilung im kritischem Bereich. Das Fachliche wird in jeder Hinsicht am besten beurteilt. Eine Besonderheit: die Mitarbeiter werden gleich gut wie der Zahnarzt beurteilt und sind wichtiger als der Behandler.

Positiv-Fallbeispiel 1:
Extrem gut beurteilte zahnärztliche Praxis

( ) = Nummer der Fragen 3.1 -3.16

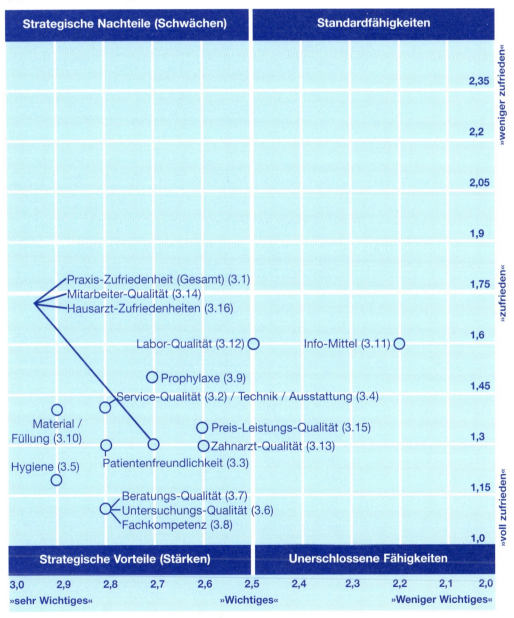

Strategische Nachteile (Schwächen)	Standardfähigkeiten	

»weniger zufrieden«

2,35

2,2

2,05

1,9

Praxis-Zufriedenheit (Gesamt) (3.1)   1,75 »zufrieden«
Mitarbeiter-Qualität (3.14)
Hausarzt-Zufriedenheiten (3.16)

1,6

Labor-Qualität (3.12) ○   Info-Mittel (3.11) ○

○ Prophylaxe (3.9)   1,45
Service-Qualität (3.2) / Technik / Ausstattung (3.4)

○   ○   Preis-Leistungs-Qualität (3.15)
Material /
Füllung (3.10)   ○   ○ Zahnarzt-Qualität (3.13)   1,3
○   Patientenfreundlichkeit (3.3)
Hygiene (3.5)
○   1,15

Beratungs-Qualität (3.7)
○—Untersuchungs-Qualität (3.6)   »voll zufrieden«
Fachkompetenz (3.8)
1,0

Strategische Vorteile (Stärken)	Unerschlossene Fähigkeiten

3,0	2,9	2,8	2,7	2,6	2,5	2,4	2,3	2,2	2,1	2,0
»sehr Wichtiges«					»Wichtiges«				»Weniger Wichtiges«	

52.   **Basis:** 57 Patientenantworten einer einzelnen Praxis
Quelle: Dental Benchmarking I Eine Initiative von Degussa
Institut Prof. Riegl & Partner GmbH, Augsburg

Frage 3.2 - 3.15

Negativ-Fallbeispiel 2:
Extrem kritisch beurteilte zahnärztliche Praxis

( ) = Nummer der Fragen 3.1 -3.16

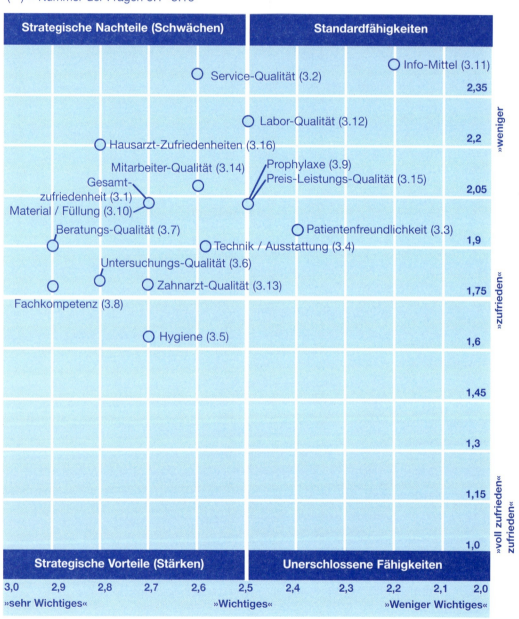

Basis: 69 Patientenantworten einer einzelnen Praxis
Quelle: Dental Benchmarking I Eine Initiative von Degussa
Institut Prof. Riegl & Partner GmbH, Augsburg

Zum Bild Negativ-Fallbeispiel 2: Hier stellt sich die Grundsatzfrage: wie kann diese Praxis mit so wenig Zufriedenheiten bei Patienten überleben? Die Praxis wird durch schlechte Service- und Mitarbeiter-Qualitäten heruntergezogen. Für diesen Zahnarzt müsste die Auswertung ein heilsamer Schock sein.

Falls sich in der Nachbarschaft dieser Praxis ein junger aktiver Kollege oder eine Kollegin ansiedelt, könnten die angestauten Nachteile zum abrupten Verlust und zur Abwanderung zahlreicher Stammpatienten tuhren.

Auffällige Gesamtergebnisse bei den zahnärztlichen Kernkompetenzen

Die Praxisteams haben sich bei ihren Selbsteinschätzungen oder Vermutungen teilweise gravierend getäuscht.

Die Gegenüberstellung der Selbsteinschätzungen von Praxisteams (= Selbstbild) und der tatsächlichen Beurteilungen durch die Patienten (= Fremdbild) ergibt: Zähnärzte und ihre Mitarbeiterinnen sind in allen Kernkompetenzbereichen selbstkritischer, als die Patienten sie elnstufen. Am meisten verschätzten sich die Praxisteams durch überkritische Beurteilungen bei folgenden Qualitätsbereichen:

Besonders überkritische Selbsteinschätzungen der Praxisteams		
Zahnärztliche Kernkompetenzbereiche	Noten von Patienten	Noten der Praxisteams (Vermutungen)
Hygiene-Qualitäten	1,4	1,8
Menschlich psychologische Zahnarztstärken	1,6	2,0
Technik-Ausstattung	1,6	2,0
Service-Qualitäten	1,7	2,0

54. Basis: 29.344 Patientenantworten I 950 Teammitglieder   Frage 3.1 - 3.16
     Quelle: Dental Benchmarking I Eine Initiative von Degussa
     Institut Prof. Riegl & Partner GmbH, Augsburg

1 = sehr gut,

2 = gut,

3 = befriedigend

Zahnärztliche Praxen sind folglich besser als sie selbst vermuten.

G. F. Riegl

Andererseits ist jedoch in den zahnärztlichen Praxen für Patienten vieles wichtiger, als die Praxisteams ahnen.

Von Praxisteams unterschätzte Wichtigkeiten der Kernkompetenz-Bereiche		
Kernkompetenz-bereiche	Wichtigkeit bei Patienten	Wichtigkeits-vermutungen im Praxisteam
Fachliche Behandlungsqualität	2,9	2,7
Beratungsqualität	2,8	2,7
Hygienequalität	2,8	2,6
Material- und Füllungsqualitäten	2,7	2,4 !
Preis-Leistungs-Verhältnis-Qualität	2,6	2,5
Qualität der Technik und Apparate-Ausstattung	2,6	2,0 !
Qualität beim Kümmern um Mundgesundheit "Dental Care"	2,4	2,2
Qualität der Laborpartner von Praxen	2,2	2,0
Qualität individueller Informationsmaterialien	2,0	1,9

»Möchte die Probleme nicht vorab mit der Zahnarzthelferin, sondern direkt mit der Zahnärztin besprechen!«

»Auszubildende sollen nicht ohne Aufsicht beim Patienten Zahnersatz entfernen (sehr schmerzvoll + Krone landete auf Boden)«.

»Das Röntgengerät ist wohl aus dem Antiquariat!«

»Ich schätze es nicht, dass von einer Sprechstundenhilfe am Telefon Ratschläge erteilt werden, als wäre sie der Zahnarzt selbst.«

»Bei der Behandlung erklären, was gerade gemacht wird. Ich musste nachfragen, was als Füllung verwendet wird.«

Quelle: Dental Benchmarking

55.   Basis: 29.344 Patientenantworten I 950 Teammitglieder
      Quelle: Dental Benchmarking I Eine Initiative von Degussa
      Institut Prof. Riegl & Partner GmbH, Augsburg

Frage 3.1 - 3.16

3 = Wichtigstes

2 = Wichtiges

1 = Unwichtigstes

Erste Trendaussagen zu den zahnärztlichen Kernkompetenzen sind in der folgenden Übersicht in Anlehnung an den Erlebnisablauf und das Prozessmodell der zahnärztlichen Patienten zusammengefasst.

4.3
Highlights zu den Kernkompetenzen und zum Image von zahnärztlichen Praxen

In dieser Übersicht werden die 14 Eigenschaften oder Kardinaltugenden von zahnäztlichen Praxen, die das Image der Zahnärzte prägen, zusammengefasst. Ergänzend wird zuerst die Gesamtzufriedenheit mit Zahnarztpraxen und zum Abschluss der Zufriedenheitsvergleich zwischen Hausärzten und Zahnärzten als Standardbestimmung analysiert.

(zu Frage 3.1.)

Insgesamt erzielen Zahnärzte bei den rund 30.000 Patienten-Evaluationen einen durchschnittlichen "Numerus clausus" mit der Note 1,6, während sich die Praxisteams nur 1,9 zutrauten.

▶ Bei dieser "Rundum-Zufriedenheit" schneiden die Praxen bei Frauen mit 53 % "Sehr-gut-Anteil" besser ab als bei Männern mit 47 %.

▶ Am meisten sehr gute Noten erzielen Zahnärzte bei Senioren (60+ Jahre) mit 59 %.

▶ Privatversicherte sind nur geringfügig zufriedener als GKV-Patienten, werden also nicht sehr verwöhnt.

▶ Patienten mit Hauptschulabschluss sind geringfügig zufriedener als Patienten mit Abitur / Studium.

▶ Nichtberufstätige sind geringfügig zufriedener als Berufstätige.

▶ Patienten, die Zähne sehr wichtig nehmen, haben mit 53 % "sehr gut" Spitzenzufriedenheit gegenüber Patienten, die Zähne nicht sehr wichtig nehmen mit nur 38%.

▶ Je gesünder die Zähne sind und je öfter der Patient seine Zähne pflegt, desto zufriedener ist er mit seinem Zahnarzt. Umgekehrt heißt dies: Je schlechter der Zahnstatus und je weniger er putzt, desto unzufriedener ist er.

Dieses Phänomen erklärt sich auf sozial-psychologischer Ebene mittels der Attributionstheorie: Der Patient sucht Gründe für seine Zahngesundheit. Bei positivem Resultat lässt er den Zahnarzt am Erfolg teilhaben und vergibt höhere Zufriedenheitswerte. Beim Negativen verhält er sich umgekehrt: Der Zahnarzt wird als mitschuldig für mangelnde Zahngesundheit angesehen. Entsprechend sinkt die Zufriedenheit. Das bedeutet, Patienten zur Zahngesundheit anzuhalten, zahlt sich auch bei deren Gesamtzufriedenheit aus.

▶ Bemerkenswert ist, dass große Praxen (4 und mehr Behandlungsplätze) geringere Zufriedenheitswerte erzielen als kleinere Praxen. Die Ursachen hierfür können in Organisationsmängeln, wahrgenommener Massenabfertigung oder einem hektischen Ablauf begründet sein. Es ist jedoch auch möglich, dass die Patienten in größeren Praxen anspruchsvoller als in kleinen Praxen sind.

▶ Die zufriedensten Patienten gibt es in den neuen Bundesländern. Sie geben im Durchschnitt Note 1,4 (alte Bundesländer Note 1,6).

▶ Patienten bei Zahnärztinnen sind mit Gesamtnote 1,5 mehr zufrieden als Patienten bei Zahnärzten (Note 1,6).

Beurteilung der Service-qualitäten von Zahnärzten

Patientenfreundlichkeit in zahnärztlichen Praxen

Technik und Ausstattung zahnärztlicher Praxen

(zu Frage 3.2.)

Diese Schlüsselbereiche der Dienstleistungsqualität können von Patienten sehr gut beurteilt werden. Sie werden vor der eigentlichen Behandlungs-geschehen erlebt. Service-qualitäten erreichen relativ hohe Wichtigkeiten, z. B. noch wichti-ger als Zahnarztqualität oder Mitarbeiterqualität oder als die Preis-Leistungs-Qualität.

▶ Mit der Durchschnittsnote 1,7 liegen Zahnarztpraxen beim Serviceruf besser, als sie mit ihrer Selbsteinschät-zung von 2,0 vermuten.

▶ Frauen im Alter von 50+ Jah-ren (Note 1,5) oder Senioren generell im Alter 60+ Jahre (Note 1,5) finden die Service-qualitäten heute am besten.

▶ Am schwersten tun sich zahnärztliche Praxen mit fol-genden Zielgruppen (sie hat-ten nicht so viele "Service-Hochzufriedene"):

Jüngere Männer bis
49 Jahre   55 %*

Patienten bis 29 Jahre 53 %*

Patienten, die nur einmal oder seltener pro Tag die Zähne reinigen   55 %*

Patienten in größeren Praxen (4+ Behandlungspl.)   54 %*

Alle Patienten
(zum Vergleich)   51 %*

*] % = Anteil aller "Nicht-sehr gut"-Beurteiler

(zu Frage 3.3.)

Von der Softqualität Patienten-freundlichkeit hängt in der angst-beladenen Situation der Zahn-arztpraxis sehr viel ab. Insgesamt erzielen die Praxen eine Note 1,5 und einen Anteil der Sehr-gut-Beurteiler von 61 %.

▶ Zur relativ kritischen Alters-gruppe zählen die 40- bis 49-Jährigen, während die im Alter darüber sowie darunter Liegenden sich wieder freundlicher aufgenommen fühlen.

▶ Parodontose-Fälle und Zahnersatz-Fälle sind mit der Patientenfreundlichkeit rund 6 % zufriedener als z. B. Routinefälle oder Zahnstein-behandlungsfälle.

▶ Zahnärztinnen schneiden rd. 2 % günstiger in der Patientenfreundlichkeit ab als ihre männlichen Kollegen.

▶ Stadtrandpraxen bieten rd. 5 % mehr Patienten-freundlichkeit in der Spitzenbeurteilung als Landpraxen.

(zu Frage 3.4.)

Dies ist die Beurteilung der High-Tech-Qualitäten von Zahnärzten. Sie wird sowohl hinsichtlich der Zufriedenheit als auch hinsichtlich der Wichtigkeit absolut identisch zur fachlichen Behandlungs-qualität eingestuft (Notendurch-schnitt 1,6 und 44 % Sehr-gut-Beurteilungsanteil).

Am meisten beeindruckt von der Medizintechnik-Qualität der zahn-ärztlichen Praxis sind:

▶ Ältere Frauen 50+ Jahre Spitzenzufriedenheit ("sehr gut") 54 %

▶ Generell Senioren 60+ Jahre Spitzenzufriedenheit 54 %

▶ Männer vergeben insgesamt etwas schlechtere Noten für die Technikqualität als Frauen.

▶ Gruppenpraxen schneiden bei der Technik-Qualität günstiger ab als Einzel-praxen. Praxen mit 4 und mehr Behandlungsplätzen erzielen rd. 5 % günstigere Spitzenbeurteilungen als Praxen mit nur 1 bis 2 Behandlungsplätzen.

Hygiene in zahnärztlichen Praxen

(zu Frage 3.5.)

Diese Bestqualität der zahnärztlichen Praxis (Notendurchschnitt 1,4) wird speziell von Frauen (1,3) herausragend gut beurteilt.

▶ Gruppenpraxen können in der Spitzenbeurteilung bei "sehr gut" mehr überzeugen als Einzelpraxen.

▶ Die Praxen von Zahnärztinnen überzeugen bei Hygiene in der Spitzenzufriedenheit 3 % mehr als Praxen von männlichen Kollegen.

▶ Stadtpraxen stiften bei der Hygiene rd. 6 % mehr Spitzenzufriedenheit (Sehr-gut-Anteil) als Landpraxen.

▶ Auffällig ist, dass Patienten mit zunehmendem Alter immer bessere Hygiene-noten vergeben. Nachdem die Hygiene sicher nicht nach Alter unterschieden wird, kann man großzügigere Hygienebeurteilungen im Alter erkennen.

▶ Mehr als doppelt so viele Patienten (68 %) vergeben die Spitzennote 1 für Hygiene, als von den Teams vermutet wurde (33 %). Zahnärzte und Praxisteams unterschätzen die Patienten-zufriedenheit auf dem Hygienegebiet.

Qualität der zahnärztlichen Untersuchungen

(zu Frage 3.6.)

Die Patienten vergeben für die zahnärztlichen Untersuchungen im Durchschnitt Note 1,6 (wobei 53 % mit "sehr gut" höchst zufrieden sind).

▶ Frauen fühlen sich auch hier mit Note 1,5 noch besser versorgt als Männer (1,6).

▶ Bei kleineren Praxen mit 1 bis 2 Behandlungsplätzen ist eine selbstkritische Einstufung der Teams feststellbar, nur 33 % sehen sich "sehr gut" bei Patienten. Dementgegen erleben Patienten kleinere Praxen mit 1 bis 2 Behandlungsplätzen (55 % sehr gut-Anteil) bei den zahnärztlichen Untersuchungen besser als Praxen mit mehr Behandlungsplätzen. (52 % sehr gut-Anteil)

▶ Die Gesamtunzufriedenheit mit Zahnärzten hängt extrem stark mit der Untersuchungs-zufriedenheit zusammen: Bei den insgesamt Hochzufriedenen erzielen Zahnärzte in der Untersuchung Note 1,2; dagegen bei den insgesamt Unzufriedenen nur Note 3,1.

Beratungsqualität bei Zahnärzten

(zu Frage 3.7.)

Die zahnärztlichen Beratungsqualitäten erzielen insgesamt gleich gute Wertungen wie die Untersuchungsqualitäten von Zahnärzten. Anders ausgedrückt: Die Patienten fühlen sich genauso gut untersucht wie beraten. Ein Großteil der hier angesprochenen Beratung dürfte ohnedies während der Untersuchung stattfinden.

▶ Patienten geben dieser Kernkompetenz im Durchschnitt die Note 1,6 (Sehr-gut-Anteil 53 %).

▶ Bei der Beratung sprechen Zahnärzte offensichtlich mehr die "Sprache" der älteren Menschen als der jüngeren Patienten. Die Zufriedenheit der Älteren mit 60+ Jahren beträgt Note 1,5 und die der Jüngeren bis 30 Jahre nur Note 1,7.

▶ Privatpatienten sind in der Spitzenzufriedenheit (Sehr-gut-Anteil) rd. 8 % positivere Beurteiler als Kassenpatienten.

▶ Patienten, die Zähne sehr wichtig nehmen, vergeben etwa 31 % häufiger die Note 1 bei der zahnärztlichen Beratung als Personen, denen Zähne nicht so wichtig sind.

▶ Patienten mit Zahnersatz fühlen sich in der Spitzenzufriedenheit 20 % besser beraten als Patienten ohne Zahnersatz.

Fachliche Behandlungsqualität

(zu Frage 3.8.)
Diese Kernkompetenz erzielt einen Notendurchschnitt von 1,5 (Sehr-gut-Anteil 57 %).

▶ Für Patienten hat diese zahnärztliche Qualität die höchste Wichtigkeit (94 % wichtig bis sehr wichtig).

▶ In der Altersgruppe 30- bis 39-jährige Patienten erzielen Zahnärzte beste Behandlungsnoten: Note 1,4 und 56 % sehr Zufriedene.

▶ Dies wird noch übertroffen in der Altersgruppe 60+ Jahre: Note 1,4 und 61 % sehr Zufriedene.

▶ Hier ist wieder auffällig, dass Menschen, die Zähne sehr wichtig nehmen, bei der fachlichen Behandlungsqualität deutlich besser zufrieden gestellt werden können (Notendurchschnitt 1,5) als Menschen, die Zähne nicht sehr wichtig nehmen (Notendurchschnitt 1,6). Menschen, die Zähne sehr wichtig nehmen, haben ein Drittel (33 %) höheren Anteil bei den Hochzufriedenen als Menschen, die Zähne nicht sehr wichtig nehmen.

▶ Mit steigendem Bildungsniveau nimmt die Wichtigkeit der Behandlungsqualität zu. Dagegen verändert sich die Zufriedenheit kaum.

Kümmern um die Mundgesundheit der Patienten

(zu Frage 3.9.)
Diese unter dem Begriff Dental Care zusammengefasste Kernkompetenz schneidet ungünstiger ab als die Gesamtzufriedenheit mit der zahnärztlichen Praxis.

▶ Dental Care und die dazu gehörige Prophylaxe-Qualität sind den Menschen noch nicht so wichtig wie z. B. Servicequalität oder Materialqualitäten für Füllungen. Insgesamt handelt es sich zweifellos um ein relevantes Zukunftsthema für die zahnärztliche Tätigkeit, und deshalb wollen wir herausfinden, wo Dental Care / Prophylaxe besonders gut klappt und wo sie noch besonders verbesserungsbedürftig ist.

▶ Die Patienten geben insgesamt die Note 1,7, wobei die sehr Zufriedenen einen Anteil von 43 % ausmachen.

▶ Bei den jüngeren Patienten gibt es weniger Zufriedenheit als bei den Älteren. Vor allem jüngere Männer bis 49 Jahre geben 16 % weniger die Note 1 als alle Patienten.

▶ Zahnarztpraxen mit eigenem Prophylaxe-Raum haben keine günstigere Durchschnittsnote als Zahnarztpraxen insgesamt.

▶ Überraschenderweise sind Patienten mit Bonusheft etwas weniger zufrieden mit der Betreuung rund um die Mundgesundheit als Patienten ohne Bonusheft (Note 1,8 gegenüber Note 1,7).

Materialien und Füllungen

(zu Frage 3.10.)
Die Auswertung der Kernkompetenz Materialien und Füllungen ist für die Mitverantwortung und Mitentscheidung der Patienten in der künftigen Zahnheilkunde sehr wichtig, denn es ist ausgeschlossen, dass im Rahmen der Sozialversicherung eine bessere als ausreichende Versorgung mit höherwertigen Materialien zum Kassentarif angeboten werden darf.

▶ Patienten ohne Zahnersatz oder Patienten, die noch nicht so lange in der Praxis sind (unter 5 Jahre) haben nach eigenen Angaben zu 13 % bzw. 12 % totale Unkenntnis auf diesem Gebiet.

▶ Die best aufgeklärtesten Patienten gehören über 5 Jahre zu ihrer Stammpraxis. Sie wissen zu 96 % mehr oder weniger über Materialien und Füllungen Bescheid.

▶ Am meisten zufrieden sind mit der Materialaufklärung Patienten, für die ihr Zahnarzt die Hauptinformationsquelle darstellt, wenn es um Zähne geht (Anteil der sehr Zufriedenen 46 %),

Individuelles Informations-material von Praxis und Labor

(zu Frage 3.11.)
Hinsichtlich der Wichtigkeit für Patienten erscheint dieser Punkt zusammen mit der Labor-Qualität als der unwichtigste.

▶ Für Frauen ist die Versorgung mit Informationsmaterialien jedoch 47 % wichtiger als für Männer.

▶ Im Durchschnitt ist für 18 % der Patienten das Informationsmaterial völlig unbekannt, weil es dies noch nicht gibt oder weil sie es nicht kennen gelernt haben.

▶ Patienten ohne Zahnersatz haben sogar zu 29 % Informationslücken.

▶ Derzeit sind vor allem Senioren und Rentner von den Informationsmitteln relativ zufrieden gestellt (Note 2).

▶ Ungünstig wirken die Praxis-Informationsmittel auf Patienten unter 30 Jahre: 34 % Unzufriedene, 30- bis 39-jährige: 30 % Unzufriedene

Zahntechnische Laborpartner außerhalb der Praxis

(zu Frage 3.12.)
Diese Zusatzkernkompetenz für zahnärztliche Praxen durch gute gewerbliche Laborpartner ist 43 % der Patienten überhaupt nicht bekannt.

▶ Zahnersatz-Kenner beurteilen diese Leistung mit Note 1,8, während Patienten ohne eigenen Zahnersatz nur Note 2,0 geben.

▶ Parallel zur Steigerung des Bekanntheitsgrades von gewerblichen Laborpartnern kommt mit zunehmendem Alter bei den Kennern eine permanente Verbesserung der Zufriedenheitsnoten von 1,9 in jungen Jahren bis 1,7 ab 60 Jahre.

▶ Entgegen der Vermutung gibt es in Praxen mit eigenem Labor und in Praxen ohne eigenes Labor kaum Unterschiede zum Bekanntheitsgrad der zahntechnischen Laborpartner (41 % bei Praxislabors, 43 % bei externen gewerblichen Laborpartnern).

▶ Insgesamt liegen die Teams bei der Einschätzung des Labor-Bekanntheitsgrades falsch, denn sie schätzen, dass zu 6 % der Patienten nichts zum Labor sagen können, es sind jedoch 43 %.

Menschliche, psychologische Zahnarztstärken

(zu Frage 3.13.)
Der wichtigste Wettbewerbsfaktor für jede Zahnarztpraxis ist die Leitfigur des Behandlers. Um so interessanter ist das Registrieren dieser Qualität und der Zufriedenheit von seiten der Patienten.

▶ Insgesamt geben die Patienten der menschlichen Seite ihrer Zahnärzte die Note 1,6 (52 % sind sehr zufrieden) und 7 % sind eher kritisch (Note 3 – 5).

▶ Die größten Fans haben Zahnärztinnen und Zahnärzte bei älteren Frauen 50+ Jahre: 56 % sehr Zufriedene.

▶ Für Frauen sind die menschlichen Zahnarztstärken 19 % wichtiger als für Männer.

▶ Patienten bei Zahnärztinnen geben 10 % häufiger die Note sehr gut für das Menschliche Ihrer Behandlerin als Patienten bei Zahnärzten.

▶ Die menschliche Zahnarztqualität ist den Patienten zwar noch wichtiger als die Mitarbeiterqualität. Die Mitarbeiterqualität kommt jedoch in der Gesamtbeurteilung besser weg als die Zahnarztqualität.

Qualität der Mitarbeiterinnen

(zu Frage 3.14.)

Die Mitarbeiterinnen der Praxis schneiden in der Gesamtbeurteilung durch Patienten beim Note-1-Anteil günstiger ab als ihre Chefs. Nur bei Zahnärztinnen erhalten sowohl Chefin als auch Mitarbeiterinnen mit 56 % Sehrgut-Anteil gleich gute Spitzenzufriedenheiten.

▸ Zahnärzte (Note 1,9) wie auch Mitarbeiterinnen (Note 1,8) sehen die Beurteilung des Personals in ihrer Selbsteinschätzung kritischer als die Patienten. Die Patienten vergeben für das Praxis-Personal die positive Gesamtnote 1,5.

▸ Besonders kritisch sind 8 % der jüngeren Patienten bis 29 Jahre beim Personal.

▸ Wenn Patienten insgesamt mit der Praxis nicht zufrieden sind, steigern sich die Kritikanteile am Personal bei diesen Patienten auf 50 %. Dies deutet darauf hin, dass Mitarbeiterinnen eine sehr wichtige Funktion zur Assoziation der Gesamtzufriedenheiten in der Praxis haben.

Das Preis-Leistungs-Verhältnis

(zu Frage 3.15.)

Hier handelt es sich um eine zentrale Nutzen-Kompetenz der zahnärztlichen Praxen.

Diese Nutzen-Beurteilung ist ein maßgeblicher Indikator für das Empfinden der Ausgewogenheit von Leistung und Gegenleistung aus Sicht der Patienten.

▸ Eine erschreckend hohe Anzahl von 20 % der Patienten kann das Preis-Leistungs-Verhältnis überhaupt nicht beurteilen, weil es ihnen unbekannt ist.

▸ Der größte Nachholbedarf besteht bei Patienten in jungen Jahren; mit zunehmendem Alter sinkt der Grad der Unbekanntheit des Preis-Leistungs-Verhältnisses von 36 % auf nur noch 12 % bei 60+-Jährigen.

▸ Ersatzkassen-Patienten und GKV-Patienten haben mit 22 % und 21 % deutlich höhere Unkenntnis zum Preis-Leistungs-Verhältnis als Privat-Patienten mit nur 13 % Unkenntnis.

▸ Insgesamt liegt die Preis-Leistungs-Qualität in der Gesamtübersicht eher im kritischen Bereich. Deshalb müssen Zahnärzte in der Praxis und in der Solidargemeinschaft proaktiv kommunizieren, was sie leisten und was sie wert sind.

Vergleichsnoten und Wichtigkeit der hausärztlichen Praxis für Patienten beim Zahnarzt

(zu Frage 3.16.)

Diese ungewöhnliche Abfrage der Zufriedenheit mit dem Hausarzt bei Patienten von Zahnärzten soll deutlich machen, welche Zufriedenheiten üblich sind und wie eine gute Beurteilung der Zahnärzte im Vergleich zur Beurteilung der humanmedizinischen Betreuung bei Hausärzten zu bewerten ist.

▸ Bereits aus der Gesamtübersicht ist bekannt, dass die Insgesamtzufriedenheit mit der Zahnarztpraxis deutlich günstiger ausfällt als die Insgesamtzufriedenheit mit der hausärztlichen Praxis.

▸ Bei der hausärztlichen Betreuung sind Frauen etwas mehr zufrieden als Männer. Insgesamt geben jedoch die Frauen dem Zahnarzt zu 53 % die Note 1, dagegen dem Hausarzt nur zu 25 %.

▸ 60+-Jahre-Patienten sind sowohl beim Hausarzt als auch beim Zahnarzt deutlich zufriedener als junge Patienten (Hausarzt 33 %, Zahnarzt 59 %).

4.4
Zufriedenheitsmanagement in zahnärztlichen Praxen

Abnehmende Langzeit-Zufriedenheit von Patienten in der zahnärztlichen Praxis

59 % aller Patienten sind bereits länger als 5 Jahre bei ihrem "Haus-Zahnarzt". Bei diesen Langzeit-Stammpatienten sind überdurchschnittlich viele Senioren, Patienten mit einfacher Schulbildung und relativ Zahngesunde.

Privatpatienten dagegen wechseln in den ersten 2 Jahren bei einem Zahnarzt um 20 % stärker als GKV-Patienten:

Fluktuation bei
Privat-Patienten   24 %,

Fluktuation bei
GKV-Patienten   20 %.

Große Praxen (mit 4 und mehr Behandlungsplätzen) haben 21 % mehr Stammpatienten über 5 Jahre als kleine Praxen (mit 1 + 2 Plätzen).

Eine herausragende Freundlichkeit ihres Zahnarztes nehmen die Patienten in den ersten 5 Jahren 27 % stärker wahr als danach.

Die Wertschätzung von komplikationsfreier und schonender Behandlung in der Stammpraxis verliert bei über 5-jähriger Praxiszugehörigkeit 24 % von ihrer Bedeutung für Patienten.

Während in den ersten 5 Jahren nur 12 % der Patienten überhaupt nichts bei ihrem Zahnarzt besser finden als anderswo, sind es bei den Stammpatienten über 5 Jahren entgegen der allgemeinen Erwartung und dem vermuteten Lernprozess bereits 30 %, die überhaupt nichts besser finden.

Langzeit-Stammpatienten mit über 5 Jahren Praxiszugehörigkeit sind 6 % weniger bereit, privatzahnärztliche Leistungen zu akzeptieren als Patienten in den ersten 5 Jahren.

Resümee

Je länger Patienten zu einer bestimmten Zahnarztpraxis gehören, desto weniger ist ihnen der Vorteil ihres Zahnarztes bewusst. Offensichtlich gelingt es bisher noch nicht, die Anfangsbegeisterung und die anfänglich hohe Identifikation von Patienten mit ihrem Zahnarzt in den ersten 5 Jahren auch in den Jahren danach fortzusetzen.

Zahnärzte können mit neuen Patienten mehr Zusatzleistungen abrechnen als mit langjährigen Patienten.

Diese erstaunlichen und bei "Stammkunden" unüblichen Ergebnisse deuten darauf hin, dass es beim zahnärztlichen Dauerbeziehungs-Marketing und dem zugehörigen patientenzentrierten Langzeit-Qualitätsmanagement Nachholbedarf gibt.

Abkühlung der Zahnarzt-Patienten-Beziehung bei längerer Praxiszugehörigkeit

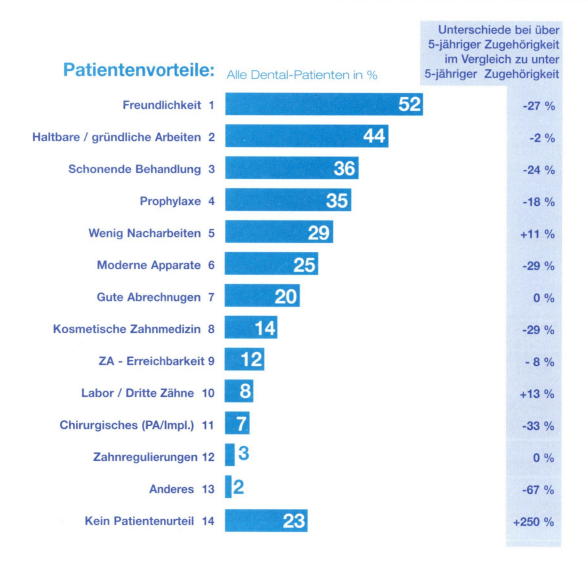

Patientenvorteile: Alle Dental-Patienten in %

Unterschiede bei über 5-jähriger Zugehörigkeit im Vergleich zu unter 5-jähriger Zugehörigkeit

Patientenvorteile	%	Unterschiede
Freundlichkeit 1	52	-27 %
Haltbare / gründliche Arbeiten 2	44	-2 %
Schonende Behandlung 3	36	-24 %
Prophylaxe 4	35	-18 %
Wenig Nacharbeiten 5	29	+11 %
Moderne Apparate 6	25	-29 %
Gute Abrechnugen 7	20	0 %
Kosmetische Zahnmedizin 8	14	-29 %
ZA - Erreichbarkeit 9	12	- 8 %
Labor / Dritte Zähne 10	8	+13 %
Chirurgisches (PA/Impl.) 11	7	-33 %
Zahnregulierungen 12	3	0 %
Anderes 13	2	-67 %
Kein Patientenurteil 14	23	+250 %

56. **Basis:** 29.344 Patientenantworten
Quelle: Dental Benchmarking I Eine Initiative von Degussa
Institut Prof. Riegl & Partner GmbH, Augsburg

Frage 22

Zufriedenheitsgeneratoren bei Patienten in der zahnärztlichen Praxis

Nach der Analyse der Kernkompetenzen stellt sich die Frage, wie man diese zahnärztlichen Qualitäten mit System und in der richtigen Dosierung oder Mischung einsetzt.

Wenn man die einzelnen Wichtigkeiten der Kernkompetenzen zusammenfasst, ergeben sich anhand des hier verwendeten Kernkompetenzen-Modells folgende Einflussfaktoren auf die Gesamtzufriedenheiten von Patienten in der zahnärztlichen Praxis.

Modell zur jeweiligen Gesamtzufriedenheit der Dental-Patienten

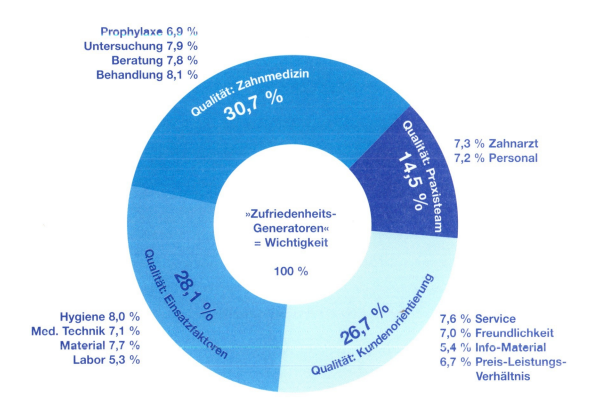

57.   Basis: 29.344 Patientenantworten
      Quelle: Dental Benchmarking I Eine Initiative von Degussa
              Institut Prof. Riegl & Partner GmbH, Augsburg

Frage 3.2 - 3.15

> Herausragend sind diejenigen, die Erwartungen nicht erfüllen, sondern übertreffen
>
> G. F. Riegl

Über den Qualitätsoptimierungen der Praxis steht künftig der Leitspruch: "Besser sein als andere, ohne mehr Kosten zu produzieren." Damit sind wir bei der Frage: Was wirkt am besten auf Patienten und welche Investitionen in Kernkompetenzen bringen günstigste Wertschöpfungschancen?

Mit Abstand die wichtigste, aber damit auch selbstverständlichste Kompetenzerwartung ist für Patienten beim Zahnarzt die gute "fachliche Behandlungsqualität". 94 % der Patienten stufen diese Erwartung als wichtig ein, davon 81 % als sehr wichtig, d. h. aus ihrer Sicht muss sie exzellent sein, sonst wechseln sie.

Am wenigsten wichtig ist dagegen nach den vorliegenden Forschungsergebnissen die Kompetenzerwartung bei individuellem Informationsmaterial der Praxis und des Labors. Nur 22 % der Patienten stufen diese Erwartung als "sehr wichtig" ein, d. h. erwarten hier zwingend "Excellence". Etwas besonders Herausragendes bei den Informationsmitteln hat somit höchste Chancen, positive Beeindruckungs- und Überraschungseffekte bei Patienten auszulösen.

Nach diesen beiden Extrem-Beispielen lassen sich zwei Arten von Kompetenzerwartungen bei Patienten unterscheiden.

Grundsatzunterscheidung bei zahnärztlichen Kernkompetenzen

1. Für Patienten hoch wichtige zahnärztliche Kernkompetenzen

Wichtige Qualitätserwartungen von Patienten stecken in den so genannten Mindest- oder Pflichtqualitäten von Zahnärzten. Wenn eine dieser Erwartungen nicht erfüllt wird, verursacht dies Verärgerungen und den Patientenverlust mit negativer Mundpropaganda. Umgekehrt haben diese Qualitäten nur noch wenig Restpotenzial für zusätzliche Patienten-Zufriedenheitssteigerung und wenig Chancen zur Profilierung einer Praxis, denn sie werden bereits als exzellent vorausgesetzt. Ein Großteil der Patienten sieht darin kategorische selbstverständliche Erwartungen, die schonungslos eingefordert werden. Für den Zahnarzt bieten die hoch wichtigen Erwartungen der Patienten damit nur noch wenig Vorteile beim Anbieten überraschend guter, unerwarteter Qualitäten.

2. Für Patienten weniger wichtige zahnärztliche Kernkompetenzen

Diese am wenigsten erwarteten Qualitäten erzeugen, wenn sie fehlen, in der Zahnarztpraxis kaum Kritik oder Verärgerung bei Patienten. Bei einer herausragenden Verwirklichung bieten sie dagegen ideale Beeindruckungschancen und Aha-Effekte bei Patienten, denn sie werden zunächst wenig erwartet. Dies sind die heimlichen Zufriedenheitsgeneratoren (Satisfaction Drivers) auf der Basis einer als exzellent vorausgesetzten zahnärztlichen Grund- und Mindestqualität.

Ordnet man die hier erforschten Kernkompetenzen von Zahnarztpraxen nach den von Patienten gewichteten Erwartungen, ergeben sich zwei Kategorien von Qualitätskriterien.

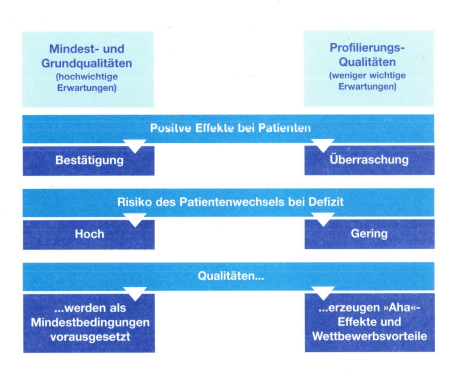

Grundsatzunterscheidung bei zahnärztlichen Kernkompetenzen

Mindest- und Grundqualitäten (hochwichtige Erwartungen)	Profilierungs-Qualitäten (weniger wichtige Erwartungen)
Positive Effekte bei Patienten	
Bestätigung	Überraschung
Risiko des Patientenwechsels bei Defizit	
Hoch	Gering
Qualitäten...	
...werden als Mindestbedingungen vorausgesetzt	...erzeugen »Aha«-Effekte und Wettbewerbsvorteile

58. Quelle: Institut Prof. Riegl & Partner GmbH, Augsburg

Zufriedenheits- und Beeindruckungs-Faktoren

Mit wenig Zusatzeinsatz mehr bei Patienten erreichen

Pflicht-Qualitäten bei Patienten	Kür-Qualitäten bei Patienten
Praxisqualitäten...	
... zur Bestätigung von Patienten-Erwartungen (Mindestqualitäten)	... zum Übertreffen von Patienten-Erwartungen (Profilierungsqualitäten)
1. Zahnärztl. Fachkomp. 19 %	1. Individ. Infomaterial 78 %
2. Untersuchungsqualität 23 %	2. Labor-Qualität 69 %
3. Hygiene-Qualität 25 %	3. Prophylaxe-Qualität 53 %
4. Beratungs-Qualität 27 %	4. Patienten-Freundlichkeit 53 %
5. Material- & Füllungs-Q. 31 %	5. Mitarbeiter-Qualität 49 %
6. Service-Qualität 37 %	6. Preis-Leistungs-Qualität 48 %
7. Menschl.-psych. ZA-Q. 40 %	7. Technik- & Ausstattungs-Qualität 45 %

59. **Basis:** 29.344 Patientenantworten **Frage 3.2 - 3.15**
Quelle: Dental Benchmarking I Eine Initiative von Degussa
Institut Prof. Riegl & Partner GmbH, Augsburg

Wehe, wenn die zahnärztliche Fachkompetenz nicht die Mindesterwartungen der Patienten erzielt; dies kann dann kurzfristig den Verlust von bis zu 81 % der Klientel bedeuten.

Mit herausragenden Informationsmitteln dagegen können in der zahnärztlichen Praxis bis zu 78 % der Patienten positiv überrascht und in ihrer Praxiszufriedenheit gesteigert werden. Weniger als 22 % der Patienten nehmen es der Praxis übel, wenn sie keine guten individuellen Informationsmittel vorweist.

Mit herausragenden Laborqualitäten können nach der gleichen Logik bis zu 69 % und mit exzellenter Prophylaxe-Qualität bis zu 53 % aller Patienten durch Unerwartetes zusätzlich beeindruckt werden.

Diese Forschungsergebnisse bedeuten für die zahnärztliche Praxis:

Mit herausragender zahnärztlicher Fachkompetenz können bis zu 19 % der Patienten mit Unerwartetem positiv überrascht und damit in ihrer Praxiszufriedenheit gesteigert werden. 81 % setzen diese Qualität als selbstverständlich sehr wichtig und exzellent voraus.

Dies zeigt: Ohne seine kardinalen Qualitätstugenden zu vernachlässigen, kann die zahnärztliche Praxis durch Einsätze an der richtigen Stelle mit der richtigen Zielsetzung mehr erreichen, als wenn man ausschließlich das Bekannte, Traditionelle und Übliche verbessert. Das nennt man dann marktintelligente Qualitätsstrategien.

4.5
Ideale Patienten für die zahnärztliche Praxis

4.5.1
Erfolgsrezept "Excellence" in der Patienten-Harmonie

■

"Jeder bekommt die Patienten, die er verdient." Dieser zweideutige Wahlspruch beinhaltet die Erkenntnis, dass Patienten nur selten rein zufällig ihren Zahnarzt finden und dass die Patienten zugleich auch eine Referenz für die zahnärztliche Praxis darstellen. Aktivitäten zur Präsenz, Begegnung und Gewinnung der passenden Patienten sollten von der Praxis ausgehen. Selbstbestimmte Patienten werden nicht in der Praxis, sondern außerhalb "verdient". In der Praxis können sie nur noch in der richtigen Wahl ihres Zahnarztes immer wieder aufs Neue bestätigt und gegenüber einem Zahnarztwechsel immunisiert werden.

Die Gewinnung der passenden Patienten ist eine Chefentscheidung, denn es geht nicht nur um die Auslastung der Praxis, sondern um wesentlich mehr:

▶ die Verbesserung der Qualitätschancen der zahnärztlichen Arbeit (s. oben "Zahnärztliche Qualität als Gemeinschaftswerk")

▶ die Steigerung der Arbeitsmotivation und Berufsqualität im Praxisteam

▶ die Veredelung der zahnärztlichen Einsatzfelder und die Umsatzstrukturen der Praxis

▶ den Ruf und die Mundpropaganda durch zufriedene Patienten sowie

▶ die Wettbewerbsimmunität der Praxis.

*»Positiv und besonders hervor-
zuheben:
intensive Zusammenarbeit mit
Hausarzt und Fachärzten,
"alternative" Medizin (Naturheilverfahren, Mora, Akupunktur,
Psychosomatik) wird einbezogen;
enge Patientenorientierung und
-zuwendung.
Mein persönlicher Eindruck:
Ärzte aus Berufung!«*

Quelle: Dental Benchmarking

Auch die perfekt geführte quali-
tätszertifizierte zahnärztliche
Praxis kann auf Dauer nicht so
viel durch professionelle und
hingebungsvolle fachliche Leistung ausgleichen, wie nötig wäre,
um völlig disharmonische
Patientenfälle zu kompensieren.

Ein entscheidender Erfolgsschlüs-
sel liegt somit in der Ortung,
der Anbahnung, der Gewinnung
und Pflege der Patienten mit
größtmöglicher natürlicher, unver-
krampfter Stimmigkeit zur jeweiligen zahnärztlichen Praxis.

Wenn der passende Patient zu
seinem idealen Zahnarzt findet,
ist beiden geholfen. "Sie haben
sich gesucht und gefunden."

Zahnärzte, die eine solche Er-
folgslogik ignorieren und behaup-
ten, es gibt keine unpassenden
Fälle, müssen sich zumindest
menschlich anpassen oder
im Extrem persönlich verbiegen,
um es allen recht zu machen.
Tragischerweise bekommen sie
dafür nicht zwangsläufig Spitzen-
anerkennung. Anpassung an alle
erdenklichen Patientenwünsche
schafft jedenfalls keine Profilierung. Die für eine bestimmte
Praxis unpassenden Fälle müssen
nicht für alle Zahnärzte unpas-
send sein. Erstaunlicherweise
spielen Patienten bei einem für
sie richtigen Zahnarzt in unge-
ahnter Weise mit.

Natürlich kann sich jede Zahnarztpraxis auch einen Anteil
unpassender Patienten mit Ge-
duld und Aufopferung, z. B. aus
sozialen Erwägungen leisten,
vorausgesetzt, sie hat genügend
selbstbestimmte "Praxis-Fans",
die insgesamt den Erfolg und
die Gesamtbegeisterung sicher-
stellen.

Beispiele zur Entstehung der Praxis-Klientel

Fallbeispiel 1: Passende Patienten bei Neugründung

Bei Neueröffnungen ist es üblich, dass sich zunächst die relativ Unzufriedenen der Nachbarpraxen, die mutigen Neuausprobierer, die trivialen Zahnarztentscheider (Telefonbuch als Auswahlkriterium) und die schwierigen oder hyperanspruchsvollen Patienten zuerst anmelden. Ein Antrittspräsent der neuen Patienten kann der sinngemäße Ausspruch sein: "Ein Glück, dass Sie sich hier niedergelassen haben! Wenn Sie mal Zeit haben, zeige ich Ihnen die Prozessakten mit Ihren Kollegen."
Erst wenn der neue Zahnarzt über die vordergründigen, spontanen Patienten hinaus seine ureigene Klientel im Umfeld aufbaut, kommt es zur selbst verdienten Patientenschaft.

Fallbeispiel 2: Kinder als passende Patienten

Junge Zahnärzte werden mit ihrer anfangs relativ altersgleichen, ebenfalls typisch jungen Klientel allmählich älter. Die Art der Kinderbehandlung spielt in der Praxis eine bedeutsame Rolle, die weit über den Umsatz mit Kindern hinausgeht. Über die Kinder kommen die Mütter zur Praxis. Über die Mütter kommen die Männer zur Praxis. Und schließlich kommen die Familien-Clans. Bei der Behandlung von Kindern kommt hinzu, dass alle 10 Jahre eine völlig neue Klientel aufgebaut werden muss, sonst wird aus dem Kinder-Zahnarzt allmählich ein "Geriatrie"-Zahnarzt

Dentistry for Children

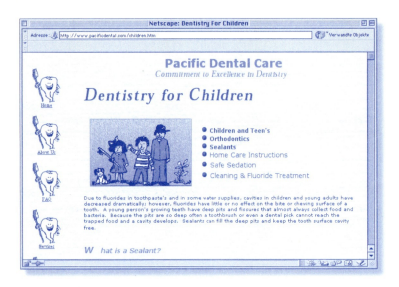

60.   www.pacificdental.com

Nachdem der Kinderzahnarzt alle 12 Monate um 1 Jahr älter wird als seine kleinen Patienten, muss das Praxis-Management und -Marketing die unaufhaltsam zunehmende Altersdiskrepanz zumindest äußerlich kompensieren. Das bedeutet u. a. Entwicklung von kindgerechten Event-Programmen und bewusste Kontaktpflege entgegen dem eigenen Alterstrend, kinder- und familienfreundliche Sprechstunden, kindgeschultes Personal, kindgerechte Informationsmittel, kindgerechte Wartezimmer- und Unterhaltungs- oder Ablenkungs-Programme, kindgerechte Zahnputzmittel (z. B. Zahnseide mit Erdbeer-Geschmack), kindgerechte Prophylaxe, Untersuchungs- und Behandlungsprogramme.

Die Kinderfreundlichkeit kann, wenn sie gut organisiert ist, z. B. auch auf Inlay- und Zahnersatz-Patienten positive Signal- und Imageauswirkungen haben. Wer Kinder behandelt, hat generell sozialen Charme und gilt als weniger profitorientiert.

Bei unvorbereiteter Organisation können Kinder jedoch zum Störfall oder zur Beeinträchtigung der wartezeit-empfindlichen kinderlosen Klientel, der Berufstätigen oder von Senioren führen.

Im folgenden Abschnitt wird nun gezeigt, wie die Zufriedenheitsmessung bei Patienten auch der zahnärztlichen Praxis helfen kann, die für sie speziell am besten passenden Patienten zu finden.

»Man sollte vor einer Behandlung gerade bei Kindern detailliert erklären, was gemacht wird. Auch sollte man bei Kindern z. B. Kleinigkeiten nicht ins Lächerliche ziehen, da es z.B. bei Kindern oft dazu kommt, dass sie sagen, "da gehe ich nicht mehr hin", die lachen mich aus (ist bei meiner Tochter passiert, als ein Milchzahn nur noch "am Faden" hing).«

»Bei Kindern mehr Zeit nehmen, um den Putzstand der Zähne besser und für Kinder verständlich erklären zu können (z. B. jeden Zahn putztechnisch benoten).«

»Die Wartezone ist für kleine, aber auch schon ältere Kinder überhaupt nicht ansprechend! Es fehlt an Spielsachen (z. B. Bücher, Bausteine....etc.) um evtl. Wartezeiten zu verkürzen!«

»Die Sitzgelegenheiten mögen für Erwachsene bequem sein, für Kinder (gerade für kleinere Kinder) sind die im Moment dort verwendeten Stühle sogar gefährlich, weil sie beim Auf- und Absteigen kippen. Es sollten speziell für kleine Kinder Sitzgelegenheiten aufgestellt werden!«.

»Schön wären auch bunte Bilder für Kinder, die noch nicht lesen können!«

»Spielecke für Kinder ist vorhanden, aber etwas spärlich ausgestattet. Zahnarzthelferinnen kümmern sich rührend um mitgebrachte Kinder und haben ein offenes Ohr für die Kleinen.«

»Bei einer meiner letzten Besuche fiel mir der fehlende Steckdosenschutz für Kleinkinder auf, da ich selbst einen 5-jährigen Sohn habe. Vorschlag: Den Putzvorgang in Bilddarstellung, oder zur Überraschung oder Belohnung mal eine Zahnbürste oder Becher. Das Kind durch Lob oder Tadel auf richtige Zahnpflege hinweisen, am Modell evtl. zeigen.«

»Der Umgang mit Kindern ist einfühlsam. Jeder Schritt wird dem Kind erklärt. Das Kind kann eine gute Beziehung zu Arzt und Personal aufbauen, da diese auch in Stress-Situationen (z. B. Geschrei oder sich weigern, den Mund aufzumachen) ruhig und freundlich bleiben. Für die Arbeit und den Umgang mit Kindern bekommt diese Praxis die Note 1*!«

»Was ich persönlich ganz wichtig finde, sind die Kinder! Es sollte ein Behandlungsraum nur für Kinder da sein. Der müsste auf Kinder, speziell kleine Kinder, zugeschnitten sein . Z. B. Wände mit Märchenfiguren bemalen oder auch nur originell bunt, oder z.B. farbige Stofftücher (die Tücher vorn um den Hals). Es gibt so viele Möglichkeiten, kleinen Kindern die Scheu oder Angst (und davon gibt es viele), zu nehmen.«

»Umgang mit Kindern ist super! Sehr gute Aufklärung vor jeder Behandlung durch Anschauung; sowie Ruhe u. Freundlichkeit während der ganzen Behandlungszeit. Seitdem gehen unsere Kinder ohne Angst zum Zahnarzt (ich selber auch)!«

»Insgesamt finde ich die Behandlung von Kindern in kindgerechter Art und Weise sehr wichtig, denn dies sorgt für Vertrauen und lässt keine Angst aufkommen, auch für spätere Zeiten.«

»Beim Umgang mit Kindern findet eine Zahnärztin ohne eigene Kinder schwer die richtige Sprache.«

Quelle: Dental Benchmarking

4.5.2
Qualitätssterne für zahnärztliche Praxis-"Excellence"

■

Es ist etwas ungewöhnlich, die aus der Hotellerie bekannten Qualitäts- und Gütesignale anhand von 1- bis 5-Sterne-Beurteilungen auf Zahnarztpraxen zu übertragen. Die Patienten haben jedoch dieses Bewertungsinstrument hervorragend angenommen. 92 % der rund 30.000 antwortenden Patienten nutzten die Chance, ihrer Zahnarztpraxis individuelle Qualitätssterne zu verleihen.

Um es vorwegzunehmen: Bei dieser Messung wurden keine 5-Sterne-Zahnarztpraxen gekürt, sondern es wurden zugleich die beurteilenden Patienten "mitgemessen". Schließlich erhielt jede beteiligte Praxis eine abgestufte Mischung aus 2-, 3-, 4- und 5-Sterne-Beurteilungen von ihren Patienten.

Minimale 1-Sterne-Beurteilungen wurden von den ca. 30.000 Patienten praktisch nicht vergeben. Bei so minimaler Zufriedenheit wechseln anscheinend die Patienten lieber vorher die Praxis. Patienten mit 5-Sterne-Beurteilungen haben eine für sie herausragend gute zahnärztliche Praxis gefunden. Wenn diese Patienten wirklich ganzheitlich zufrieden sind, dann sollten sie auch ausreichend belastbare

Beziehungen zu ihrem Zahnarzt besitzen, außer die Zufriedenheit ist künstlich, z.B. "erkauft" durch zahnärztliche Vergünstigungen. Belastbarkeit ist wichtig für gute, manchmal durchaus strapaziöse Behandlungsprozeduren. Belastbare Beziehungen werden aber auch für künftige finanzielle Belastungen der Patienten bei höherwertiger Zahnmedizin wichtig.

Insgesamt stammen die 2- bis 3-Sterne-Beurteiler aus den gleichen Praxen wie die hoch zufriedenen 4- und 5-Sterne-Beurteiler. Patienten, die nicht die volle Anzahl von Qualitätssternen vergeben haben, sind jedoch anscheinend noch nicht sicher, beim richtigen Zahnarzt gelandet zu sein.

Qualitätssterne, verliehen von souveränen Patienten, sind der Einstieg zu einem unbürokratischen, aber marktwirtschaftlich relevanten Qualitätsmanagement in der zahnärztlichen Praxis. Patienten sind die besten Qualitätszertifizierer. Falls man den Patienten eine Qualitätsbeurteilung der erlebten Leistung nicht zutraut, stellt sich die Frage: Wem muss dann die Qualität gerecht werden?

Eine grundlegende Verfälschung durch Auswahl der zu befragenden Patienten in den zahnärztlichen Praxen ist auszuschließen, denn keine einzige Praxis hat von maximal 150 Patienten durchweg nur positiv selektierte 5-Sterne-Beurteilungen erhalten. Zugleich ist es ja gerade erwünscht, dass jede zahnärztliche Praxis die zu ihr am besten passenden Positiv-Beurteiler vermehrt. Wohl der Praxis, die tatsächlich sehr viele 5-Sterne-Beurteiler auf Anhieb findet!

Anwendung der Qualitätssterne

Drei Fragestellungen und Auswertungen lassen sich aus diesen Sterne-Qualitätsbeurteilungen ableiten:

1. Was sind die Merkmale der anscheinend passenden Patienten, die sich durch maximal 4- und 5-Sterne-Beurteilungen zu erkennen geben?
Wie lassen sich diese Patienten pflegen und ausweiten?

2. Was kann eine zahnärztliche Praxis tun, um aus 2- bis 3-Sterne-Beurteilern noch mehr begeisterte Patienten zu machen?
Was sind die zumutbaren, sinnvollen und effizientesten Mittel zur Steigerung der Praxis-Akzeptanz bei begrenzten Ressourcen?

3. Welche zahnärztlichen Praxis-Typen erzielen die meisten 5-Sterne-Beurteilungen bei Patienten?
Was können alle anderen Zahnärzte für ihr künftiges Center of Excellence daraus lernen?

Original-Patientenzitate

»Eine super Zahnarztpraxis! Sie strahlt eine gewisse Ruhe aus.«

»Ich habe diese Praxis ausgewählt, weil es dort ausgesprochen freundlich und menschlich zugeht und man nicht das Gefühl hat, das nächste Bauherrenmodell des Zahnarztes mitzufinanzieren.«

»In "meiner" Praxis gibt es die ganzheitliche Zahnmedizin.«

»Ich bin mit meinem Zahnarzt sehr zufrieden und danke ihm für die damalige sofortige Zusage, meiner alten Mutter die Prothese in meiner Wohnung zu richten.«

»Für mich ist augenfällig, dass es in "meiner" Praxis eine positive Entwicklung gegeben hat, im Umgang mit ängstlichen Patienten«

Quelle: Dental Benchmarking

Skalierung der Qualitätssterne in dieser Studie

Qualitätssterne werden zur Insgesamt-Beurteilung zahnärztlicher Praxis-"Excellence" vergeben. Da die Sterne-Frage als erste Eingangs- und Eisbrecher-Frage im Fragebogen gestellt wird, muss von einer spontanen Beantwortung ausgegangen werden. Dies entspricht am besten der echten Mundpropaganda-Situation von Patienten.

Folgende Frage- und Antwortalternativen mit Sterne-Definitionen standen zur Wahl:

Wieviele Qualitätssterne verdient unsere Zahnarztpraxis nach dem, was wir insgesamt für Sie leisten? (nur 1 Kreuz möglich)

★	1 Stern	für einfache und ausreichende Praxis-Leistungen
★★	2 Sterne	für solide, normale Praxis-Leistungen
★★★	3 Sterne	für überdurchschnittliche Praxis-Leistungen
★★★★	4 Sterne	für herausragende, besonders gute Praxis-Leistungen
★★★★★	5 Sterne	für einzigartige Spitzenleistungen der Praxis

5-Sterne-Beurteilungen sind kein Ausdruck für Deluxe-Programme, sondern kennzeichnen eine günstige Harmonie zwischen Patienten-Erwartungen und Praxis-Leistungen.

Vergleich der Sterne-Berteilungen mit Schulnoten zur Gesamtzufriedenheit

Durch Vergleichsmessungen und Kontrollfragen wurde herausgefunden, dass beste Sterne-Beurteilungen als Qualitätsmaßstab kritischer, zurückhaltender und damit wahrheitsgemäßer vergeben werden als Schulnoten. Qualitätssterne (von 1 bis 5) erlauben somit eine bessere Qualitätsdifferenzierung als Schulnoten (von 5 bis 1).

So geben z. B. 50 % der Patienten beste Gesamtnoten 1, aber nur 14 % der Patienten beste und maximale 5 Sterne.

Folgende Gesamt-Bewertungen erzielen deutsche Zahnärzte im Durchschnitt:

Beim Notendurchschnitt 1,6 (d. h., es fehlen noch 0,6 zur Bestnote 1,0).

Beim Sterne-Durchschnitt 3,7 (d. h., es fehlen noch 1,3 zu den maximal besten 5 Sternen).

Bilanz der zahnärztlichen Qualitätssterne

Die Qualitätssterne haben Bedeutung in Bezug auf Beurteilungen vonseiten unterschiedlicher Patienten sowie in Bezug auf die Einordnung einer Praxis im Vergleich zu anderen. Nach den vorliegenden Forschungsprojekten im Gesundheitssektor liegen Zahnarztpraxen bei ihrer Qualitätssterne-Bilanz im Vergleich zu anderen ärztlichen Fachrichtungen relativ günstig.

Qualitätssterne und "Zertifizierungen" durch Patienten

Benchmarking der Heilberufe mit Zufriedenheitsmessungen

Vergleichs-Studien	*Note Zufriedenheit	**Sterne (Durchschnitt)	4 Sterne	5 Sterne	N = Basis Patientenantworten
Zahnarzt-Praxen	1,6	3,7	44 %	14 %	N = 29.400
Diabetes-Praxen	1,5	3,9	33 %	29 %	N = 3.000
Reproduktionsmedizinische Zentren (IVF)	1,8	3,5	44 %	7 %	N = 2.400
Hausarzt-Praxen	1,5	3,1	23 %	7 %	N = 22.000
Gynäkologische Praxen	1,6	3,4	34 %	12 %	N = 27.000
Dermatologische Praxen	1,7	3,3	32 %	6 %	N = 900

*) Note 1 = sehr gut   **) 5 Sterne = Spitze   **) 4 Sterne = herausragend

61.   **Quelle:** Institut Prof. Riegl & Partner GmbH, Augsburg

Während eine Großzahl der Teammitglieder (49 %) die Praxis mit 3 Sternen als durchschnittlich vermuten, sieht die Mehrzahl der Patienten (58 %) ihre Zahnarztpraxis besser als Durchschnitt (= 4- und 5-Sterne-Beurteilungen).

14 % der Patienten - die 5-Sterne-Beurteiler - sind in einer für sie exzellenten Praxis.

Qualitätssterne für Zahnärzte in Deutschland

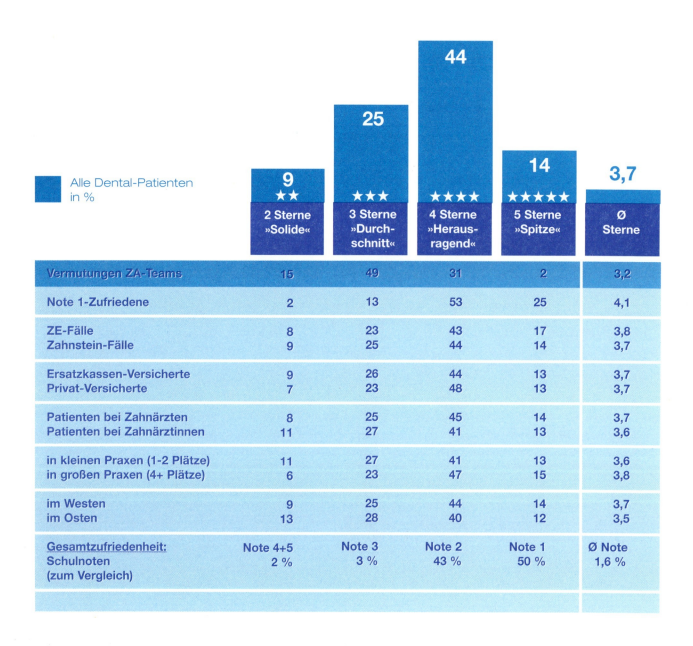

	2 Sterne »Solide«	3 Sterne »Durch-schnitt«	4 Sterne »Heraus-ragend«	5 Sterne »Spitze«	Ø Sterne
Alle Dental-Patienten in %	9 ★★	25 ★★★	44 ★★★★	14 ★★★★★	3,7
Vermutungen ZA-Teams	15	49	31	2	3,2
Note 1-Zufriedene	2	13	53	25	4,1
ZE-Fälle	8	23	43	17	3,8
Zahnstein-Fälle	9	25	44	14	3,7
Ersatzkassen-Versicherte	9	26	44	13	3,7
Privat-Versicherte	7	23	48	13	3,7
Patienten bei Zahnärzten	8	25	45	14	3,7
Patienten bei Zahnärztinnen	11	27	41	13	3,6
in kleinen Praxen (1-2 Plätze)	11	27	41	13	3,6
in großen Praxen (4+ Plätze)	6	23	47	15	3,8
im Westen	9	25	44	14	3,7
im Osten	13	28	40	12	3,5

Gesamtzufriedenheit: Schulnoten (zum Vergleich)	Note 4+5 2 %	Note 3 3 %	Note 2 43 %	Note 1 50 %	Ø Note 1,6 %

62. Basis: 29.344 Patientenantworten | 950 Teammitglieder
Quelle: Dental Benchmarking | Eine Initiative von Degussa
Institut Prof. Riegl & Partner GmbH, Augsburg

Frage 1

Patienten in anspruchsvoller Zahnersatzbehandlung geben bessere Beurteilungen als Patienten bei Zahnsteinbehandlungen.

Privatpatienten sind nach dieser Sterne-Beurteilung stärker von ihrer Praxis überzeugt als Ersatzkassen- oder Primärkassen-Patienten.

Patienten mit gesundem Zahnstatus vergeben im Mittel 3,8 Qualitätssterne, dagegen Patienten mit nicht gesundem Zahnstatus 3,6 Sterne.

Patienten mit Abitur / Studium vergeben eher selten die Top-Leistung mit 5 Sternen (11 %) als Patienten mit Hauptschulabschluss (18 %).

Größere Praxen (mit 4 und mehr Behandlungsplätzen) kommen auf bessere Sterne-Beurteilungen als kleine Praxen (mit 1 bis 2 Behandlungsplätzen).

4- und 5-Sterne-Beurteiler treten vor allem bei folgenden Patienten-Merkmalen auf:

Patienten, die dreimal täglich Zähne putzen	62 %

(Seltenputzer nur 52 %)

Zahnersatzfälle	60 %

Patienten, die noch weniger als 5 Jahre zur Praxis gehören	59 %

Zum Vergleich: Durchschnitt aller Patienten	58 %

Erklärungen zur Entstehung von 5-Sterne-Beurteilungen (versus 2-Sterne-Beurteilungen)

Wenn man 2-Sterne-Beurteiler (= relativ unzufriedene Patienten) und 5-Sterne-Beurteiler (= hoch zufriedene Patienten) bei ihrer besonderen Wertschätzung zur derzeitigen Zahnarztpraxis gegenüberstellt, fällt folgendes auf:

Original-Patientenzitate

»Leistungen kann nur eine qualifizierte Person objektiv beurteilen, der gebildete Laie ist auf das Können des Arztes angewiesen; meine Sterne sind ein Vertrauensbeweis in die Leistungsfähigkeit der Praxis.«

Eine Schülerin:
»Ich bin von klein auf in dieser Praxis und hatte noch bei keinem Eingriff bisher Probleme. Es ist immer alles super gemacht worden und dabei hatte ich auch kaum Schmerzen. Meinem Zahnarzt würde ich also die Schulnote 1 geben.«
(red. Anmerkung: die Schülerin vergab 3 Sterne)

Quelle: Dental Benchmarking

Unterschiede von 2-Sterne- und 5-Sterne-Beurteilern

5-Sterne-Beurteilungen durch die richtigen zahnärztlichen Mehrleistungen

Was Patienten in der eigenen Praxis besser als bei anderen Zahnärzten empfinden

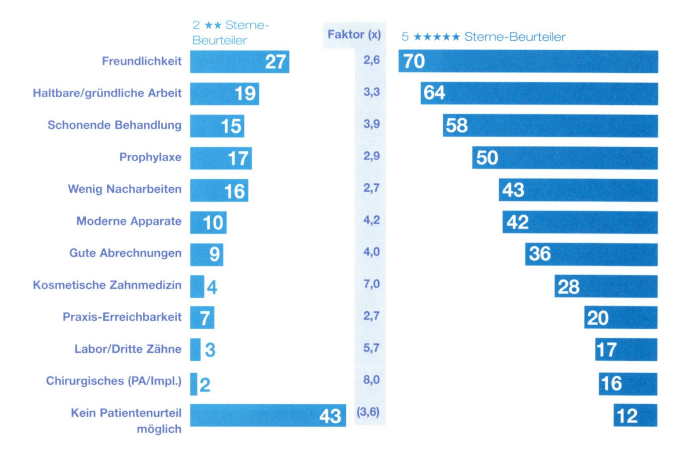

	2 ★★ Sterne-Beurteiler	Faktor (x)	5 ★★★★★ Sterne-Beurteiler
Freundlichkeit	27	2,6	70
Haltbare/gründliche Arbeit	19	3,3	64
Schonende Behandlung	15	3,9	58
Prophylaxe	17	2,9	50
Wenig Nacharbeiten	16	2,7	43
Moderne Apparate	10	4,2	42
Gute Abrechnungen	9	4,0	36
Kosmetische Zahnmedizin	4	7,0	28
Praxis-Erreichbarkeit	7	2,7	20
Labor/Dritte Zähne	3	5,7	17
Chirurgisches (PA/Impl.)	2	8,0	16
Kein Patientenurteil möglich	43	(3,6)	12

63.   Basis: 29.344 Patientenantworten   Frage 1 + 22
        Quelle: Dental Benchmarking I Eine Initiative von Degussa
                 Institut Prof. Riegl & Partner GmbH, Augsburg

Die Unzufriedenen können zu 43 % nicht ankreuzen, was an ihrer Praxis besonders gut ist; dies sind bei den Zufriedenen nur 12 %.

5-Sterne-Beurteiler können im Durchschnitt 4,5 Kriterien der 11 vorgegebenen Vorteile ihrer Praxis ankreuzen. Dagegen können aus dem gleichen Katalog 2-Sterne-Beurteiler nur 1,3 Vorteile ihrer Praxis ankreuzen.

Was die 5-Sterne-Beurteiler am meisten begeistert, ist mit 70 % die herausragende Freundlichkeit der Praxis (2-Sterne-Beurteiler empfinden dagegen nur zu 27 % die Freundlichkeit als herausragend).

Interessant ist jedoch nicht nur die absolute Höhe der begeisternden Elemente, sondern auch die so genannte Hebelwirkung oder der Faktor zur Steigerung der Faszination bei den einzelnen 11 Qualitätskriterien.

Lesebeispiel:
"Chirurgisches (PA/Implantat)"

D. h., 1 Euro effizienter Mehraufwand für die Verbesserung der chirurgischen Leistungen (PA/Implantologie) bringt rechnerisch 8 Euro positive Wirkung bei Patienten (= Faktor 8).
Allerdings lassen sich damit maximal nur ca. 16 % der Patienten begeistern.

Wenn ein Patient eine für ihn exzellente Zahnarztpraxis gefunden hat, würde er bei einem Praxiswechsel mehr verlieren als jemand, der ohne Begeisterung in eine Praxis geht und nur mangels Gelegenheiten oder aus Trägheit noch nicht gewechselt hat.

Insoweit sind Patienten, die ihre zahnärztliche Praxis herausragend gut finden, ein gutes Startkapital für belastbare Zahnarzt-Patienten-Beziehungen.

4.5.3

Privatzahnärztliche Leistungen und höherwertige Zahnmedizin für die richtigen Patienten

■

Nun stellt sich die Frage, welche Patienten sind heute spontan an einer besseren Zahnmedizin als im Sozialgesetzbuch und in den Richtlinien vorgeschrieben (= max. ausreichende Qualität) interessiert und wie zahlt sich die höhere Patientenzufriedenheit in der Praxis aus?

Grundsätzlich kann man drei Einstellungstypen von Patienten zu privatzahnärztlicher und höherwertiger Zahnmedizin feststellen.

1.   Patienten, die nur das unbedingt medizinisch Notwendige, die billigste Lösung wünschen

= Sozial-Patienten

2.   Patienten, die nicht genau wissen, wozu sie sich entschließen sollen, bei denen es im Einzelfall darauf ankommt, wofür sie sich entscheiden

= Smarte Patienten

3   Patienten, die haltbarere Lösungen und dazu kosmetisch schönere Lösungen mit Eigenbeteiligung wünschen

= Komfort-Patienten

Die Zuordnung der Patienten zu dieser Typologie hängt vom "Reifegrad" für privatzahnärztliche Leistungen ab, wird bestimmt von der individuellen Wertschätzung gesunder Zähne und ist zum Teil (aber nicht ausschließlich) von der Kaufkraft des Patienten abhängig.

In Kapitel 5.3.7 gehen wir noch einmal auf die Typologie in Bezug auf die Zuzahlungsbereitschaften der Patienten ein.

Typologie der Patienten & Gesundheitskunden

Sozial-Patienten	Smarte Patienten	Komfort-Patienten
Nur Kassenleistung	Zuzahlungsunentschlossene/ Wechsler	Zuzahlungsbereite
• Vollkasko-Mentalität • »Ungelernte« Patienten • Arme Bürger	• Clevere Bescheidenheit • »Rabattniks« • Sparen = Intelligenz, nicht Armut	• Marken- und Komfortansprüche • Kenner • Hohe Gesundheitsansprüche
»Das Billigste ist das Beste«	»Qualität, aber nicht um jeden Preis« (Rabattniks)	»Bei Qualität auf Nummer Sicher«
Patientenanteile:	Patientenanteile:	Patientenanteile:
Zahnarzt-Patient: 6 %	Zahnarzt-Patient: 62 %	Zahnarzt-Patient: 32 %
Apotheken-Kunde: 12 % Hausarzt-Patient: 19 % Diabetiker: 15 % IVF-Ehemänner: 8 %	Apotheken-Kunde: 43 % Hausarzt-Patient: 62 % Diabetiker: 55 % IVF-Ehemänner: 56 %	Apotheken-Kunde: 30 % Hausarzt-Patient: 16 % Diabetiker: 23 % IVF-Ehemänner: 36 %

64. **Quelle:** Institut Prof. Riegl & Partner GmbH, Augsburg

»Mein Zahnarzt ist super – ein "Danke" ihm und seinem Team! Der Zahnarzt hat zwei offene Ohren für die Kostenabwicklung – sehr entgegenkommend! Man muss nur selber auch den Mund aufmachen.«

*»Und das Angebot der Individualprophylaxe ist wunderbar, nur schade, dass diese Behandlungen alle privat zu bezahlen sind.
Bin Kassenpatient und lege nur drauf, bzw bezahle fast alles selbst.
Das ist auch der Grund warum nicht 5 Sterne.«*

»Ich schätze an meiner Praxis die präzise Erläuterung des Notwendigen mit den erforderlichen Hinweisen auf den Behandlungsablauf.«

Quelle: Dental Benchmarking

Smarte Patienten sparen z. B. nicht aus Armut, sondern suchen den marktintelligenten Verbraucheransatz: Beste Qualität, aber nicht zum höchsten Preis.

Die Patientenanteile zeigen, dass die Bürger in verschiedenen Gesundheitssektoren heute zu unterschiedlichen Eigenleistungen bereit sind. In der Zahnmedizin ist die Zuzahlungsbereitschaft bei 32 % der Patienten. Die hohe Quote wird nur noch im Bereich der Reproduktionsmediziner (IVF) mit 36 % Finanzbereitschaft der Ehemänner übertroffen. Das bedeutet, Patienten der Zahnärzte sind schon besonders gut auf höherwertige zahnärztliche Leistungen vorbereitet.

Auch die hoch zufriedenen Patienten stellen keineswegs einen Blanko-Scheck für zahnärztliche Zusatzleistungen aus.

Hoch zufriedene 5-Sterne-Beurteiler sind sogar zurückhaltender bei privatzahnärztlichen Leistungen als die im Mittelfeld zufriedenen Patienten.

Dies ist ein erstaunliches Ergebnis für das Zufriedenheitsmanagement. Zahlt sich Zufriedenheit in der zahnärztlichen Praxis etwa nicht aus? Oder ist Zufriedenheit bei vielen Patienten das Produkt zahnärztlicher Vergünstigungen?

Bei einem Vergleich von Spitzenzufriedenheiten (= Anteil der
Patienten, die ihren Zahnarzt
"sehr gut" beurteilen) mit der
gleichzeitigen Bereitschaft
der Patienten zur Zuzahlung bei
höherwertigen zahnärztlichen
Leistungen, zeigt folgendes
Phänomen:

1. Frauen sind 12 % zufriedener
   als Männer
   aber
   Männer sind 20 % mehr
   zuzahlungsbereit als Frauen

2. Hauptschulabsolventen
   sind 8 % zufriedener als
   Akademiker (Abitur /
   Studium)
   aber
   Akademiker sind 50 %
   mehr zuzahlungsbereit als
   Hauptschulabsolventen

3. Rentner sind 23 % zufriedener als Berufstätige
   aber
   Berufstätige sind 3 % mehr
   zuzahlungsbereit als Rentner

Das bedeutet, die am meisten
zufriedenen Patienten sind auf
Anhieb nicht automatisch am
meisten zuzahlungsbereit.

Dagegen: Relativ schwierige oder
hoch anspruchsvolle Patienten
sind realistisch eingestellt und
geben relativ hohe Zuzahlungsbereitschaften an.

Anteile der nicht absolut
zufriedenen Patienten bei den
2- bis 5-Sternebeurteilern

Jeweils Anteile der nicht sehr Zufriedenen
(= Anteile der Patienten ohne Beurteilung und Note 2-5-Beurteiler)

	Nicht absolut Zufriedene durch Fachliches	Nicht absolut Zufriedene hinsicht- lich Preis-Leistungs- Verhältnis
5-Sterne-Beurteiler	11 %	39 %
4-Sterne-Beurteiler	34 %	70 %
3-Sterne-Beurteiler	62 %	86 %
2-Sterne-Beurteiler	78 %	90 %

65.   Basis: 29.344 Patientenantworten I 950 Teammitglieder   Frage 3.2 - 3.15
       Quelle: Dental Benchmarking I Eine Initiative von Degussa
               Institut Prof. Riegl & Partner GmbH, Augsburg

»Dass die Kosten für Kronen, Inlays usw., bei gleichem Material, bis zu 400 % von Praxis zu Praxis abweichen können, weiß ich von Bekannten und aus der Presse. Das hat nichts mit der Praxis ursächlich zu tun, aber ich finde es ganz generell unzumutbar, dass ich in diesen Fällen von Praxis zu Praxis rennen soll, um die kostengünstigste Leistung zu erfragen.«

»Arzt und Arzthelferinnen sind stets freundlich und nicht hektisch. Ich fühle mich nicht über den Tisch gezogen wie bei anderen Zahnärzten, die mir stets Brücken und Zahnersatz fertigen wollen.«

»Probleme der Zahnärzte mit der Politik wegen Geldmangels im Gesundheitssystem interessieren mich in der Behandlung wenig. Jeder Berufstätige oder Selbstständige muss für sein Geld arbeiten! Wenn er jammern muss, nicht gegenüber mir!«

Quelle: Dental Benchmarking

Bei den 5-Sterne-Beurteilern sind 11 % nicht mit der fachlichen Leistung voll zufrieden.

Wenn es um das liebe Geld geht, hört bei 39 % der 5-Sterne-Beurteiler der Spaß auf. Sie wollen "Value for Money" und diesen "Value" muss die Praxis ganzheitlich, nicht nur durch Behandlung oder Beratungsrhetorik belegen.

Diese Erkenntnisse sind das Operationsfeld für ein neuartiges zahnärztliches Marketing, das den Zufriedenheitsvorschuss aufbaut, pflegt, nutzt und die generell hohe Zuzahlungsbereitschaft nicht durch allzu forsches Zuzahlungsgebaren in der Praxis gefährdet.

Sobald ein Patient, auch der relativ Zufriedene in der Praxis, das Gefühl hat, sein Zahnarzt hat mehr ein finanzielles als ein patientenzentriertes Interesse, beginnt das Imagerisiko und der Vertrauensverlust. Die Praxis der Zukunft muss deshalb ihr Preis-Leistungs-Verhältnis patientengerecht systematisch zugunsten der Mehrleistung besser darstellen.

Der Königsweg, der Patienten einen spürbaren und beurteilbaren Praxis-Mehrwert bietet, ist die Weiterentwicklung der zahnärztlichen Praxis zu einem Center of Excellence. Zu diesem anspruchsvollen Weg zur Best Practice braucht die Praxis die am besten passenden Kooperationsbetriebe sowie aufgeschlossene, lernwillige und praxistreue Patienten.

5.0

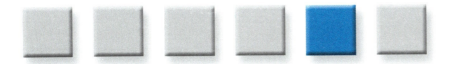

"Center of Excellence" durch marketinggestützte Best Practice

5.1
Definition eines Centers of Excellence

"In Search of Excellence" im zahnärztlichen Bereich (auf der Suche nach Spitzenleistungen) ist der Schwerpunkt dieses Kapitels. Es geht also um die zentralen Fragen des Erfolgs von Zahnärzten als Mediziner und als Unternehmer, wie etwa:

1. Was macht meine Zahnarztpraxis in Zukunft wirklich erfolgreich?

2. Wie kann ich als Zahnarzt meine unternehmerische Immunität bei vorhersehbaren erschwerten Rahmenbedingungen wirkungsvoll verbessern?

3. Was erwarten Patienten und wie kann man diese Erwartungen nicht nur erfüllen, sondern übertreffen?

In einem visionären Erfolgsmodell wird hierzu die Zahnarztpraxis als Center of Excellence auf der Basis von konkreten Marktforschungsergebnissen beschrieben.

Vorweg: Keine Praxis kann auf allen Gebieten 100%ig perfekt sein. Wer jedoch strategisch vorausdenkt, sehr vieles intelligent gestaltet und operativ perfekt ausführt, ist auf dem Weg, für seine Patienten ein inoffizielles "Center of Excellence" zu werden.

"Center of Excellence" ist eine Bündelung wichtiger Kompetenzfelder für den Leistungswettbewerb von Zahnärzten. Diese Leistungen beinhalten vertragszahnärztliche Tätigkeitsgebiete und gehen weit darüber hinaus.

Jede zahnärztliche Praxis sollte **auf ihre Art** für ihre Patienten in ihrem Einzugsgebiet exzellent sein.

Es handelt sich also nicht um hochgestochene, abgehobene Leistungsmehrungen, sondern um eine Erfolgsinitiative für möglichst viele Zahnärzte, egal ob Einzel- oder Gruppenpraxis, egal ob aus Stadtregionen oder Landpraxen.

Nachdem der Erfolg und die Zukunftssicherheit einer Zahnarztpraxis vor allem vom Bestehen des Leistungswettbewerbs und von der Akzeptanz bei Patienten abhängen, wird in diesem Marketingbuch speziell die "marktwirtschaftliche Seite" der Excellence beleuchtet.

Das "Center" wird nicht als exklusive, dominante und womöglich andere Zahnärzte abwertende Einrichtung betrachtet, sondern als der Knotenpunkt einer individuellen, marktintelligenten, kooperativen zahnärztlichen vernetzten Versorgung. Das Center ist Anziehungspunkt für Patienten, aber auch für kooperationswillige Partner sowie für andere Heilberufe und Kollegen.

In einem Center muss nicht alles selbst gemacht werden, aber die Zahnarztpraxis sollte auf ihren Kompetenz- und Spezialgebieten einen möglichst umfassenden und aktuellen Überblick für Patienten zur abgestuften, bestmöglichen bedarfsgerechten Versorgung bieten.

Hierzu gehört auch die realistische Erkenntnis, welche Behandlung weitergeleitet oder abgelehnt werden sollte. Ein "Center" gewinnt durch gute Allianzen, Kooperationen, Netzwerke und Überweisungsbeziehungen zusätzliche Anerkennung bei Patienten und in Fachkreisen.

Als "Excellence" werden in dieser Forschungsarbeit ganzheitliche zahnärztliche Leistungen definiert, die für Patienten besonders bedarfsgerecht, erwünscht und in ihrer Gesamtheit möglichst einzigartig sind. Diese Excellence ist wettbewerbsorientiert, und sie ist wertschöpfungsrelevant für Zahnärzte.

Für die Zahnarztpraxis der Zukunft als "Center of Excellence" gibt es die Betrachtungsebenen von Kompetenzfeldern (= Geschäftsfelder) oder die Betrachtungsebene von Kompetenzabläufen (= prozessuale Betrachtung der Umsetzung von zahnärztlicher Kompetenz).

Die zahnärztlichen Praxisfelder der Zukunft

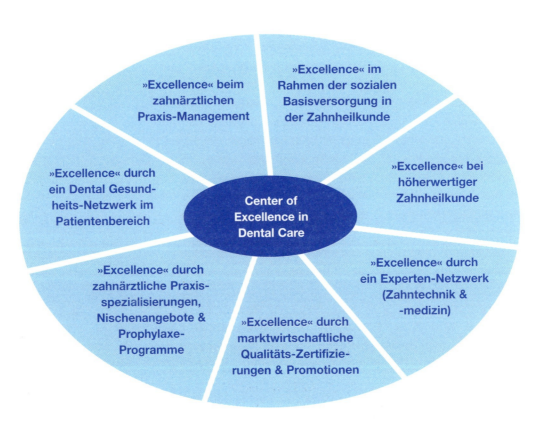

Center of Excellence in Dental Care

»Excellence« beim zahnärztlichen Praxis-Management

»Excellence« im Rahmen der sozialen Basisversorgung in der Zahnheilkunde

»Excellence« durch ein Dental Gesundheits-Netzwerk im Patientenbereich

»Excellence« bei höherwertiger Zahnheilkunde

»Excellence« durch zahnärztliche Praxisspezialisierungen, Nischenangebote & Prophylaxe-Programme

»Excellence« durch marktwirtschaftliche Qualitäts-Zertifizierungen & Promotionen

»Excellence« durch ein Experten-Netzwerk (Zahntechnik & -medizin)

66.   **Quelle:** Institut Prof. Riegl & Partner GmbH, Augsburg

Das Bild zeigt sieben mögliche Kompetenzfelder.

1. "Excellence" im Rahmen der sozialen Basisversorgung in der Zahnheilkunde

Dies ist für die Mehrzahl aller Zahnärzte der ideale Einstieg in eine umfassende und lang andauernde erfolgreiche Patientenbeziehung. Es handelt sich um eine kompetente Grundversorgung, die auch solche Patienten nicht zu Verlierern macht, die sich nicht mehr leisten können oder wollen.

2. "Excellence" bei höherwertiger Zahnheilkunde

In diesem Bereich werden auch für Kassenpatienten im Rahmen der Vorschriften, soweit es gewünscht wird, zusätzliche Leistungen privatzahnärztlich angeboten, z. B. ästhetische Zahnheilkunde.

3. "Excellence" durch Experten-Netzwerke der zahnärztlichen Praxis

Dieser Bereich deckt die Kooperation mit Zahntechnikern und überregionalen Koryphäen oder sogar internationalen Experten (Subspezialisten) ab. Die moderne Informationstechnologie und das Internet erlauben Tele-Medizin, Video-Konferenzen, Austausch digitaler Untersuchungsdaten und ein dentales Wissensmanagement aus mehreren Ländern.

4. "Excellence" durch marktwirtschaftliche Qualitätszertifizierungen und Promotionen

"Excellence" in der Außenwirkung ist für das zahnärztliche Image, die Gewinnung der passenden Fälle und der Aufbau belastbarer Beziehungen ein neuartiger Kernkompetenzbereich. Qualitäten und Zertifizierungen sind auch marktwirtschaftlich relevant, wenn sie belegbare, zusätzliche Wertschöpfungen für Zahnärzte bringen, z. B. überdurchschnittlich hohe Privatpatienten-Anteile (= erwerbswirtschaftliche Strukturverbesserung in der Patientenklientel).

5. "Excellence" bei zahnärztlichen Praxisspezialisierungen und Nischenangeboten

Idealerweise sollte jede Praxis eine monopolartige, fachliche Nische durch Subspezialisierungen besetzen und ausbauen. Dies bringt eine günstige Wettbewerbsprofilierung und steigert die Berufsqualität. Häufig sind Nischen ursprünglich fachliche Hobbys mit hoher zahnärztlicher Kompetenz.

6. "Excellence" durch das eigene Dental-Gesundheits-Netzwerk

In diesem Kompetenzbereich geht es um die Gewinnung von Patienten und die Pflege von Stammpatienten. Es handelt sich um das Pendant zum Experten-Netzwerk, nun auf der Seite der Laien. Dieser virtuelle Patientenverbund wird gepflegt durch Recalls, Informationsmaterial, externe Zielgruppenprogramme und die Öffentlichkeitsarbeit der Praxis.

Beispiele für ganzheitliche Zielgruppenprogramme in der Zahnmedizin sind, z. B. Kinderprogramme, Schwangerenprogramme, Seniorenprogramme, Anti-Stress-Programme, Dentalprogramme für Manager, Touristenprogramme, Migrantenprogramme, Prophylaxe-Zielgruppen-Programme.

7. "Excellence" beim zahnärztlichen Praxis-Management

Dieser Bereich kennzeichnet die herausragende Arbeit der Praxis im administrativen und abrechnungstechnischen Bereich, wie z. B. Beschaffung, Kostenkontrolle, Investitionen, Finanzierung, Verbesserungsvorschläge, Personaleinsatz, Verträge.

In diesem Werk wird die Excellence auf der Basis von Umfrageergebnissen anhand der prozessualen Betrachtung der Umsetzung vertieft.

Der Behandlungsablauf von Patienten hat folgende Stufen zur "Excellence":

1. "Excellence" in der zahnärztlichen Promotion (PR & Selbstdarstellung)

2. "Exellence" der Praxis im Vorfeld zur zahnärztlichen Behandlung

3. "Excellence" in der zahnärztlichen Betreuung

4. "Excellence" in der zahnärztlichen Teamarbeit

5. "Excellence" in der Kooperation von Zahnarzt und Labor

Der Weg ist das Ziel

Ein "Center of Excellence" ist ein kontinuierlicher Entwicklungs- und Verbesserungsprozess in der Praxis.

Die Ansprüche der Patienten beim Zahnarzt steigen, somit müssen auch zahnärztliche Praxen permanent und parallel besser werden.

Die zahnärztlichen Wettbewerber werden besser, oder es rücken junge, aktive Niederlassungswillige nach, der eigene Praxisvorsprung schmilzt. Deshalb gibt es eine permanente "Olympiade" zum Besserwerden der Praxis für Patienten, die allen "fitnessorientierten" Praxisteilnehmern dazu noch Freude durch Erfolgserlebnisse vermittelt.

Aus der entscheidungsrelevanten Sicht der Patienten beginnt die "Excellence" von Zahnärzten mit Informationen, mit Selbstdarstellungen, mit Imagepolitik und mit dem Ruf von einzelnen zahnärztlichen Praxen. "Besser sein" als andere, ohne mehr zu kosten, setzt zuallererst exzellente Kommunikation voraus.

Dental Netzwerk

Orte der Selbstdarstellung und des "Patientenverdienens"

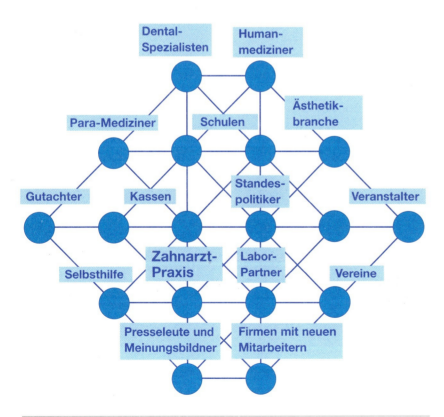

67.   **Quelle:** Institut Prof. Riegl & Partner GmbH, Augsburg

5.2
"Excellence" in der dentalen Kommunikationspolitik (Dental Promotion)

Zahnärztliche Werbung ist einerseits durch das Standesrecht und die Regeln der Wettbewerbsgesetze sowie andererseits durch die Grundproblematik der "Nichtvorzeigbarkeit" der individuellen zahnärztlichen Ergebnisqualitäten erschwert.

Um so wichtiger ist für den Aufbau und die Pflege eines überdurchschnittlich hohen Vertrauens die Entschlüsselung der Informationsgewohnheiten und -wünsche von Patienten.

Bei der Dental-Promotion können sich die Labor-Partner der Zahnärzte sowie anderer Geschäftspartner des Dentalmarktes an der gemeinsamen Öffentlichkeitsarbeit und an werblichen Aktivitäten anhand dieser Patientenforschungsergebnisse in idealer Weise beteiligen.

Bei der Entwicklung und beim Einsatz legitimer wirkungsvoller Informations- und Werbemittel für Patienten ist abzuwägen zwischen nicht zu hohen werblichen Versprechungen, die u. U. unübertreffbare hohe Erwartungen produzieren könnten. Auf der anderen Seite besteht die Notwendigkeit, beim Ersteindruck möglichst sofort gut zu wirken. Spätere Gegenbeweise, dass die Praxis gar nicht so negativ ist, wie sie zuerst wirkte, könnte zu kostenaufwändig werden.

Der Einstieg in das praxisindividuelle Kommunikationskonzept und in eine Imagekampagne für Zahnärzte beginnt mit der Analyse der Hauptinformationsquellen der Bürger bei Dentalthemen.

5.2.1
Hauptinformationsquellen der Patienten zur Zahngesundheit

■

Diese Auswertung ist interessant für die Informations- und Kommunikationspolitik aller Zahnärzte, z. B. in Gemeinschaftsaktionen. Es wird ermittelt, wer für die Bürger die wichtigen Dentalinformanten und Auskunftsquellen sind.

Jeder einzelne Zahnarzt kann von dieser Auswertung ebenfalls profitieren, wenn er weiß, wer außer ihm selbst auf den Patienten rund um Zähne Einfluss nimmt.

Für Dentallabors, die bislang im Allgemeinen nicht direkt mit den Patienten zu tun haben, aber gerne ihre Qualitätswerke patientenorientiert bekannt und wünschenswert machen wollen, ist diese Analyse besonders spannend. Die Zahntechniker erhalten einen Überblick zu den sinnvollsten Medien bei Kampagnen und zur Unterstützung ihrer zahnärztlichen Partner auf der Basis von informativen Verbrauchergewohnheiten und –akzeptanzen.

Fragt man Patienten, woher sie wichtige Informationen zu ihren Zähnen und ihrer Zahngesundheit erhalten, steht ihr Zahnarzt mit großem Abstand bei 72 % an der Spitze. Privatpatienten setzen noch 10 % häufiger als gesetzlich Versicherte auf ihren Zahnarzt, wenn es um Dentalinformationen geht.

Einen besonders hohen Informationseinfluss hat der Zahnarzt auf 80 % der Parodontose-Patienten. Auf insgesamt unzufriedene Patienten (Note 3 - 5) hat der Zahnarzt dagegen nur bei 56 % Informationseinfluss.

Die wichtigsten Informationsquellen über Zähne und Zahngesundheit aus Patientensicht

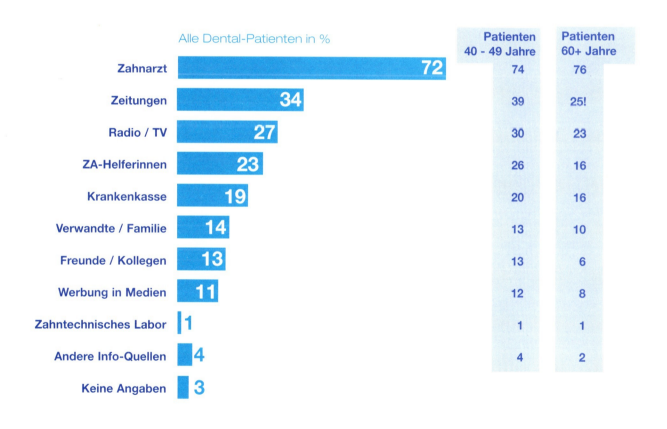

Alle Dental-Patienten in %	Patienten 40 - 49 Jahre	Patienten 60+ Jahre
Zahnarzt 72	74	76
Zeitungen 34	39	25!
Radio / TV 27	30	23
ZA-Helferinnen 23	26	16
Krankenkasse 19	20	16
Verwandte / Familie 14	13	10
Freunde / Kollegen 13	13	6
Werbung in Medien 11	12	8
Zahntechnisches Labor 1	1	1
Andere Info-Quellen 4	4	2
Keine Angaben 3		

68.   Basis: 29.344 Patientenantworten I 950 Teammitglieder
      Quelle: Dental Benchmarking I Eine Initiative von Degussa
               Institut Prof. Riegl & Partner GmbH, Augsburg

Frage 33

»Ärgerlich-arrogante Zahnpflege-Werbung im Fernsehen, z.B. "Zahnärzte fordern ..."«

»Der gute Geschmack motiviert viel mehr zum Zähneputzen als das Diktat der Eltern.
Mein psychosomatisch orientiertes Motto als Vater, Opa und Pädagoge: "Wenn's schmeckt, ist's gesund".
Lustappell also statt Zeigefinger!«

Quelle: Dental Benchmarking

Im Durchschnitt nutzt jeder Patient genau 2,2 für ihn wichtige Informationsquellen rund um Zähne und Zahngesundheit. Jüngere Patienten sind vielfältiger in ihren genutzten Infoquellen als ältere Patienten. So haben 30- bis 39-Jährige 2,4 Informationsquellen, 60+-Jährige nur noch 1,8 Informationsquellen.

An zweiter Stelle, deutlich hinter dem Zahnarzt als Auskunftsquelle, folgen die Informationsmedien, wie Beiträge in der Zeitungspresse, bei nur noch 34 % der Patienten, Beiträge im Radio und TV bei nur noch 27 % der Patienten.

Beiträge in Print-Medien sind somit für Patienten 26 % häufiger genutzt als Radio- und TV-Beiträge zusammen.

Die Nutzung der Zeitung bei Patienten nimmt ab einem Alter von 30 Jahren von 41 % auf nur noch 25 % bei den 60+Jährigen ab.

Unbedeutender als Zahnärzte, Medien und Zahnarzthelferinnen sind die Krankenkassen mit nur 19 % Informationsnutzung der Patienten.

Am stärksten nutzen die Ersatzkassen-Patienten mit 23 % ihr Versicherungsunternehmen, während nur 9 % der Privatversicherten Infos ihres Versicherungsunternehmens beachten.

Die von der Krankenkasse informierten Patienten nutzen mit 67 % relativ wenig Informationen des Zahnarztes, aber zu 43 % Informationen aus der Zeitungspresse. Diese so genannten "kassenhörigen" Patienten nutzen die unterschiedlichsten Infoquellen (3,0 statt durchschittlich nur 2,2 Infoquellen).

Bei generellen Dental-Informationen (nicht bei der Auswahl eines guten persönlichen Zahnarztes) wird die persönliche Informationsbörse oder Mundpropaganda über Laien aus dem Bereich der Verwandten, Familien sowie von Freunden, Kollegen vergleichsweise wenig von nur 14 % bzw. 13 % genutzt. Lediglich die jüngeren Patienten bis 29 Jahre profitieren bei ihren Gesundheitsinformationen noch stärker von der Verwandtschaft mit überdurchschnittlichen 22 %.

In Ergänzung zum Zahnarzt als Infoquelle spielen auch die Zahnarzthelferinnen eine bedeutsame Rolle, allerdings mit 23 % nur etwa 1/3 so viel wie Zahnärzte selbst. Jüngere Patienten bis 29 Jahre hören zu 28 % auf Zahnarzthelferinnen. Es wäre wünschenswert, dass die Informationsquelle Zahnarzthelferinnen bei Patienten noch mehr ausgebaut wird. Damit könnten Mitarbeiterinnen ihre Zahnärzte Zahnärztinnen mehr entlasten oder ergänzen.

Prinzipiell kann man nach der dominanten Informationsquelle für Patienten drei Informations-Typen von Patienten definieren, die sich allerdings überschneiden, weil jeder Patient mehrere Informationsquellen nutzt:

1. Zahnarzthörige Patienten

2. Kassenhörige Patienten

3. Medienhörige Patienten

Patienten-Typen nach der Hauptinformationsquelle bei Dentalfragen			
Zusätzliche Info-Quellen (Mehrfachnutzungen)	Typ 1 Zahnarzthörige (75 %)	Typ 2 Kassenhörige (19 %)	Typ 3 Medienhörige (47 %)
Persönliche Info-Börse	25 %	24 %	30 %
Informationsbörse von Zahnarzt und Zahnarzthelferinnen	128 %	87 %	83 %
Kassen-Informationsbörse	17 %	99 %	22 %
Medien- und Informationsbörse	63 %	88 %	153 %
Durchschnittliche Informationsquellen	2,3 Quellen	3,0 Quellen	2,9 Quellen

69. **Basis:** 29.344 Patientenantworten
Quelle: Dental Benchmarking I Eine Initiative von Degussa
Institut Prof. Riegl & Partner GmbH, Augsburg

Frage 33

Patienten, die hauptsächlich vom Zahnarzt informiert werden, nutzen insgesamt 23 % weniger unterschiedliche Informationsquellen als Patienten, die hauptsächlich von ihrer Kasse informiert werden.

Patienten, die sich hauptsächlich über Medien informieren, hören auch am meisten (30 %) auf Verwandte und Bekannte (= persönliche Informationsbörse).

Wichtigkeit von Medien und Informationsquellen

(nach der Anzahl der Nennungen,
jedoch umgerechnet auf 100 %)

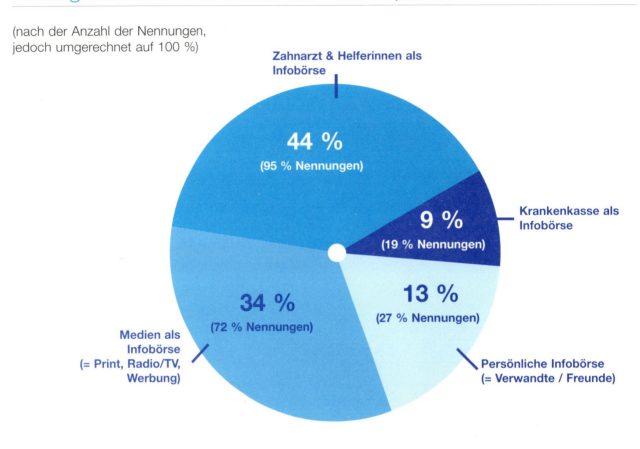

**Zahnarzt & Helferinnen als
Infobörse**

44 %
(95 % Nennungen)

**Krankenkasse als
Infobörse**

9 %
(19 % Nennungen)

13 %
(27 % Nennungen)

34 %
(72 % Nennungen)

**Medien als
Infobörse
(= Print, Radio/TV,
Werbung)**

**Persönliche Infobörse
(= Verwandte / Freunde)**

70. **Basis:** 29.344 Patientenantworten
     Quelle: Dental Benchmarking I Eine Initiative von Degussa
              Institut Prof. Riegl & Partner GmbH, Augsburg

Frage 33

Resümee zur den Dental-Informationsquellen von Patienten

Jede wirkungsvolle Image- und Promotions-Kampagne im Dentalbereich muss die zahnärztlichen Berufsmitglieder vollständig integrieren, denn sie repräsentieren zusammen mit ihren Zahnarzthelferinnen 44 % der dentalen Informations-Power. (alle Mehrfachnennungen umgerechnet auf 100 %)

Letztendlich werden auch die Freunde und Verwandten der Patienten (= persönliche Informationsbörse) ebenfalls anteilig über ihre Zahnarztpraxis informiert.

5.2.2

Wirkungsvolle Werbung zur Patientengewinnung

■

"Wie sind Sie auf unsere Zahnarztpraxis gekommen?"
Mit dieser Auswertung wird deutlich, wie bestimmte Bevölkerungsgruppen heute einen Zahnarzt finden. Umgekehrt wird daraus ableitbar, was Zahnärzte unternehmen können, um an ihrem Standort, in ihrem Einzugsgebiet die für sie passendsten Patienten-Zielgruppen zu gewinnen. Dies ist also vor allem ein Beitrag zur Werbewirkungsforschung bei Zahnärzten.

"Werbe-Wegweiser" zur zahnärztlichen Praxis

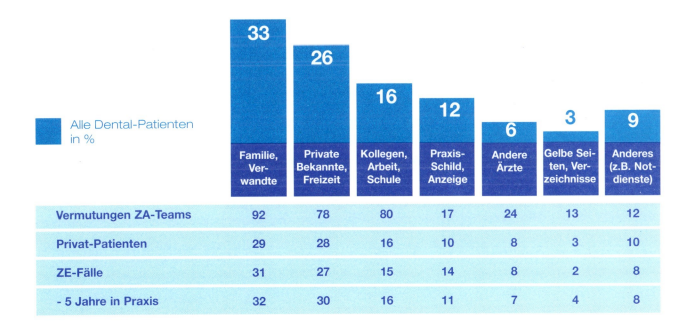

■ Alle Dental-Patienten in %

	Familie, Verwandte	Private Bekannte, Freizeit	Kollegen, Arbeit, Schule	Praxis-Schild, Anzeige	Andere Ärzte	Gelbe Seiten, Verzeichnisse	Anderes (z.B. Notdienste)
	33	26	16	12	6	3	9
Vermutungen ZA-Teams	92	78	80	17	24	13	12
Privat-Patienten	29	28	16	10	8	3	10
ZE-Fälle	31	27	15	14	8	2	8
- 5 Jahre in Praxis	32	30	16	11	7	4	8

71.   Basis: 29.344 Patientenantworten I 950 Teammitglieder
       Quelle: Dental Benchmarking I Eine Initiative von Degussa
              Institut Prof. Riegl & Partner GmbH, Augsburg

Frage 2

Es gibt 4 Hauptunterscheidungsbereiche für Werbung und Patientengewinnung in der zahnärztlichen Praxis:

1. **Mundpropaganda und persönliche Kontaktpflege des Praxisteams**
   durch Familienangehörige, Verwandte, private Bekannte, Freizeit, Kollegen, Arbeit, Schule
   = 75 % der Nennungen

2. **Werbemittel der Praxis:**
   Praxisschild oder Anzeige, Gelbe Seiten, Telefonbuch, Zahnarztverzeichnisse
   = 15 % der Nennungen

3. **Empfehlungen oder Zuweisungen durch andere Ärzte**
   = 6 % der Nennungen

4. **Andere Gründe und Wege zur Zahnarztpraxis**
   z. B. Notdienste, Internet
   = 9 % der Nennungen

Nur 6 % der Patienten können nicht exakt angeben, wie sie zu ihrer Zahnarztpraxis gefunden haben. Dies sind hauptsächlich Patienten, die schon länger als 5 Jahre in ein und derselben Zahnarztpraxis sind.

Obwohl mehrere Empfehler und Informationsquellen bei Patienten wirken können, wurde dennoch im Durchschnitt meistens nur ein werblicher Auslöser genannt.

Überschätzt werden vonseiten der Praxisteams die Vermittlung von Patienten durch andere Ärzte. Anteilig unterschätzt werden die Werbewirkungen von Praxisschild oder von Anzeigen der Praxis auf die Patienten sowie die anderen Gründe für das Auffinden einer Zahnarztpraxis, vor allem z. B. Notdienst.

Auch im Zeitalter der Medienvielfalt und des Internet ist die Mundpropaganda bzw. die persönliche Vermittlung eines Zahnarztes das Informationsoder Werbemittel Nr. 1.

Am deutlichsten ist die Empfehlung durch Familienangehörige und Verwandte mit 33 %. Danach folgen private Bekannte und Freizeit- oder Sportfreunde mit 26 %. Arbeitskollegen, Bekannte von der Ausbildung oder Schule bringen 16 % der Patienten.

Die Dominanz der Frauen für die Wahl des Zahnarztes zeigt sich u. a. an der Auswertung der familiären Vermittler: Junge Frauen bis 49 Jahre finden zu 35 % über Familienangehörige, Verwandte den Zahnarzt. Junge Männer bis 49 Jahre finden dagegen zu 42 % durch Familienangehörige und Verwandte ihren Zahnarzt.

Bei den "praxis-einsteigenden" Patienten unter 29 Jahre ist generell die Vermittlung über Familienangehörige mit 51 % herausragend hoch.

Bei den 60+Jährigen machen die Familienangehörigen nur noch 29 % Vermittlungsaktivitäten aus. Während die Familienempfehlungen von 51 % auf 29 % im Alter zurückgehen, steigen Praxisschild und Anzeigenwirkung von 8 % bei den unter 30-Jährigen auf 16 % bei den60+-Jährigen. D. h., Praxisschild und Anzeigen sind – leger ausgedrückt – Werbemedien für Seniorengewinnung.

In ländlichen Regionen spielt die Mundpropaganda durch Familienangehörige eine wesentlich bedeutsamere Rolle als in großen Städten.

Praxiszubringer für Zahnärzte in ländlichen Regionen und in Großstädten			
Patienten-Wohnorte	Familienangehörige als Patientenbringer	Arbeitskollegen als Patientenbringer	Private Bekannte als Patientenbringer
Ländliche Regionen bis 20.000 Einwohner	37 %	14 %	25 %
Großstädte 500.000 + Einwohner	28 %	18 %	28 %

72. **Basis:** 29.344 Patientenantworten
     Quelle: Dental Benchmarking I Eine Initiative von Degussa
     Institut Prof. Riegl & Partner GmbH, Augsburg

Frage 2

Die Empfehlerrolle der Familien und Verwandten wird in Großstädten durch mehr Empfehlungen vonseiten der Arbeitskollegen und Freizeitbekannten kompensiert.

Interessant ist, wie bestimmte, besonders begehrte Patientengruppen, wie z. B. Privatversicherte oder Zahnersatz-Patienten, den Zahnarzt ihrer Wahl finden.

Der eher individualistisch eingestellte **Privatpatient** sucht vor allem über Bekannte, Freizeit- und Sportfreunde seinen Zahnarzt (28 %), während z. B. GKV-Patienten nur zu 23 % auf diese persönlichen Praxisempfehler im Bekanntenkreis hören. Privatklientel erfordert folglich gezielte Kontaktpflege durch alle Mitglieder des Praxisteams und durch meinungsbildende zufriedene Patienten.

Auf **Zahnersatzfälle** wirkt das Praxisschild mit 14 % stärker als auf den Durchschnit aller Patienten (12 %).

Exkurs Privatpatienten

Diese Klientel ist wegen ihrer besonderen Fähigkeit zur Qualitätsbegeisterung und wegen ihrer Akzeptanz bei höherwertiger Zahnmedizin eine sehr interessante Zielgruppe. Außerdem sind Privatpatienten das Übungsfeld für den generell künftig gültigen Patientenumgang, denn alle Versicherten werden immer stärker für privatzahnärztliche Leistungen erschlossen.

Wer Privatpatienten gewinnen und begeistern will, muss sich ohne Anbiederung um eine persönliche Kontaktpflege in den hier ermittelten Kreisen der Zubringer bemühen. Voraussetzung ist, dass den Privatpatienten auch herausgehobene Leistungen in der Praxis geboten werden können. Exzellente, zugkräftige Leistungen bei Privatpatienten sind vor allem die in den nachfolgenden Kapiteln folgenden Zusatzleistungen:

❱ Besondere Serviceleistungen, wie z. B. Informationsdienste;

❱ Flexibilität bei der Terminplanung, die besonders in Großpraxen noch mehr gefördert werden sollte;

▶ Technikqualität, die besonders in kleinen Praxen besser hervorgehoben werden muss;

▶ Termintreue, kurze Wartezeiten und ein effizientes Recall-Management als entscheidende Zufriedenheitsgeneratoren;

▶ Persönliche Beratungskompetenz des Behandlers nicht nur auf Anforderung bieten, sondern proaktiv praktizieren;

▶ Kostentransparenz bei den zahnärztlichen Leistungen schaffen;

▶ Sonderleistungen (Nischen), die eine andere Praxis in dieser Art kaum bieten kann, schaffen Einzigartigkeit und Unvergleichbarkeit. Sie stellen entscheidende Trümpfe im Wettbewerb um die Patientengunst dar. Dazu gehört auch das Transparentmachen von hochkompetenten Laborleistungen, das Angebot von kosmetischen Beratungen.

In den neuen Bundesländern ist die Vermittlung eines Zahnarztes durch Arbeitskollegen, Bekannte von der Ausbildung oder Schule mit 22 % auffällig höher als im Westen mit 15 %.

Mediale Werbemittel wie Praxisschild und Anzeige haben folgende unterschiedlichen Wirkungen auf Patienten:

Wirkung medialer Werbemittel wie Praxisschild und Anzeige	
Jüngere Männer bis 49 Jahre	9 %
Jüngere Frauen bis 49 Jahre	11 %
Ältere Männer 50 Jahre +	14 %
Ältere Frauen 50 Jahre +	15 %
Senioren 60+ Jahre	16 %
Alle Patienten	12 %

73.   Basis: 29.344 Patientenantworten
       Quelle: Dental Benchmarking I Eine Initiative von Degussa
              Institut Prof. Riegl & Partner GmbH, Augsburg

Zahnärztinnen setzen sich über Praxisschild und Anzeigen stärker durch als ihre männlichen Kollegen (16 % gegenüber 11 %).

Am wenigsten Bedeutung haben Praxisschild oder Anzeigen bei Patienten

im Süden Deutschlands   10 %

dagegen
Patienten im Norden   15 %

Über Gelbe Seiten, Telefonbuch und Verzeichnisse finden nur 3 % der Patienten ihre Zahnarztpraxis (in NBL nur 1 %). Dies gibt Anlass zum Überdenken mancher Eintragungen und Gebühren.

Auf andere individuelle Wege finden durchschnittlich 9 % zu ihrer Praxis.

Am stärksten nutzen individuelle Wege Privatversicherte mit 10 % und Patienten in der Altersgruppe 40 bis 49 Jahre.

Die anderen Werbewege, wie z. B. Internet, deuten nicht darauf hin, dass z. B. jüngere Patienten das Internet stärker nutzen oder hier zusätzliche Zahnarzt-Information zur Wahl ihrer Praxis gefunden hätten.

Ein herausragender Werbewirkungseffekt des Internet auf neue Patienten und als Einflussfaktor bei der Zahnarztwahl konnte somit bei dieser Erhebung noch nicht nachgewiesen werden, obwohl 27 % aller befragten Praxen (33 % der befragten Großpraxen mit 4 und mehr Behandlungsräumen) eine eigene Homepage im Internet haben.

Hoch interessant ist, dass sich an den zahnärztlichen Werbewirkungsfaktoren (persönliche Werbung durch "Word of Mouth" wie auch mediale Werbemittel) in den letzten 5 Jahren praktisch keine Veränderungen und Verschiebungen ergeben haben (Vergleichsstudie mit 7.670 Patienten aus dem Jahr 1996, Institut Prof. Riegl & Partner).

Resümee zur Werbewirkungsforschung bei der Patientengewinnung

Jede Praxis, auch die etablierte, hat die permanente Herausforderung, auf kluge Weise Patienten zu suchen, zu gewinnen, neu aufzubauen und Stammpatienten zu bestätigen. Die fachlichen Prophylaxe- und Sanierungserfolge der Praxis zwingen dazu, neue Behandlungsfälle mit wettbewerbsorientierten Patienten-Gewinnungsstrategien zu erschließen. Die Zahnarztpraxis kann nicht nur passiv mit ihrem Patientenstamm altern, sondern sollte proaktiv eine Veredelung der selbstbestimmten Patientenstrukturen betreiben. Dies ist die Voraussetzung für ein "Center of Excellence".

Jüngere Nachwuchs- und Einstiegspatienten werden vor allem über Familienangehörige, insbesondere Mütter, Frauen, gewonnen.

Bei Privatpatienten muss die Zahnarztpraxis vor allem im Freizeit- und Sportbereich für die Weiterempfehlung unter privaten Bekannten sorgen, damit sie dort als Geheimtipp und erste Adresse gehandelt wird. Die Idealpraxis für Privatpatienten sollte auf positive Art "merk"-würdig sein, um im Gespräch zu bleiben. In Großstädten spielt die Kontaktpflege über Betriebe, Belegschaften und Ausbildungsstätten eine wichtige Rolle bei der Neugewinnung von Patienten. Mit Informationen und Werbematerial der Praxis gut ausgerüstete Stammpatienten können hier wertvolle "missionarische" Dienste leisten.

Mundpropaganda zufriedener Patienten ist immer noch die wertvollste und zugleich kostenfreie, aber schwer steuerbare Wer bung.

Die Bedeutung des "Word of Mouth" von 75 % wird angesichts der unzensierten Informationsüberfütterung der Patienten (Information Overkill) im Medienzeitalter noch zunehmen.

Interessant ist, wie man die am meisten zufriedenstellbaren Patienten findet (siehe Übersicht).

Das bedeutet: Über Anzeigen, Schild, Telefon, Internet und unpersönliche Werbemittel können zwar mengenmäßig Patienten gewonnen werden, aber deren Zufriedenheitsprognose ist wesentlich ungünstiger als bei den über "praxisgestützte" Mundpropaganda gewonnenen Patienten. Alle Teammitglieder, auch die Reinigungskräfte, sind deshalb für die persönliche Kontaktpflege und Weiterempfehlung innerhalb der Praxis wie auch im Privatbereich mit verantwortlich.

Wie die "praxisgestützte" Mundpropaganda und das patientenbeliebteste Informationsmaterial einer Praxis aussehen sollte, wird im folgenden Kapitel beschrieben.

Wie "noch zufriedenen" Patienten ihre Zahnarztpraxis gefunden haben:	
Mundpropaganda und persönliche Kontaktpflege (dies sind 13 % mehr als bei unzufriedenen Patienten)	77 %
Praxisschild / Anzeige (dies sind 15 % weniger als bei unzufriedenen Patienten)	11 %
Gelbe Seiten (dies sind 50 % weniger als bei unzufriedenen Patienten)	2 %

74. **Basis:** 29.344 Patientenantworten
     Quelle: Dental Benchmarking I Eine Initiative von Degussa
     Institut Prof. Riegl & Partner GmbH, Augsburg

5.2.3
Informations- und Werbemittel für Praxen und Labors nach dem Wunsch der Patienten
■

Gute Informationsmittel und insbesondere patientenbegehrliche Schriftstücke zum Mitnehmen sind wichtig. Sie dokumentieren die "Excellence" der Praxis, unterstützen zeitökonomisch die Zahnarzt-Patienten-Kommunikation, machen die Leistungen der Praxis vorzeigbar, nachlesbar und fördern die korrekte Mundpropaganda der Patienten im Sinne der Praxis.

Es wäre gut, wenn jeder Patient möglichst bei jedem Besuch der Praxis freiwillig ein nützliches und professionelles Informationsstück als Praxissouvenir einsammeln und mitnehmen würde.

Auch Stammpatienten sind an Informationen außerordentlich interessiert, um ihre Praxiswahl immer wieder zu rechtfertigen und um sich mit ihrer Praxis zu identifizieren. Jedes Schriftstück, das die Praxis verlässt, ist zugleich ein Werbedokument.

Für den Aufbau eines individuellen patienten-bedarfsgerechten Baukastens von Schriftstücken und von Werbemitteln liefert die folgende Auswertung nützliche Praxiserkenntnisse. Fehlende Werbemittel sollten nach ihrer Dringlichkeit ergänzt und, soweit möglich, mit Laborpartnern gemeinsam entwickelt und eingesetzt werden.

Insgesamt ist der Informationshunger der Patienten beim Zahnarzt trotz der Fülle von Medienangeboten erstaunlich hoch. Wenn Informationsmaterial in der Praxis achtlos liegen bleibt, liegt es nicht an der Informationssättigung, sondern es kann auch durch Gestaltung und in der Darbietung des Materials begründet sein.

Im Durchschnitt wünscht sich jeder Patient 2,0 Schriftstücke aus seiner zahnärztlichen Praxis, die wir mit den vorliegenden Forschungsergebnissen genau definieren können. Die Praxisteams vermuteten sogar durchschnittlich 3,1 erwünschte Schriftstücke pro Patient.

Nur etwa ein Viertel aller Patienten hat keine Wünsche: 24 % brauchen keine Informationen vom Zahnarzt und 3 % machen keine Angaben.

Auffälligkeiten zum Informations-
verhalten der Patienten in der
Praxis:

◗ Jüngere Patienten (30 bis 39
Jahre) haben 63 % mehr Interesse an Informationsmitteln
als Patienten über 60 Jahre.

◗ Patienten mit Abitur /
Studium haben 28 % mehr
Informationsinteresse
als Patienten mit Haupt-
schulabschluss.

◗ Unzufriedene Patienten
(1- und 2-Sterne-Beurteiler)
haben 22 % mehr Informa-
tionsbedarf als Hochzufriedene (5-Sterne-Beurteiler).

◗ Patienten in Praxen mit 4
und mehr Behandlungs-
plätzen haben 18 % mehr
Informationsbedarf als in
kleinen Praxen (1 und 2 Behandlungsplätze).

◗ Patienten im Westen wünschen 18 % mehr Informa-
tionsmittel als im Osten.

Die beliebtesten Praxis- und Labor-Schriftstücke beim Zahnarzt

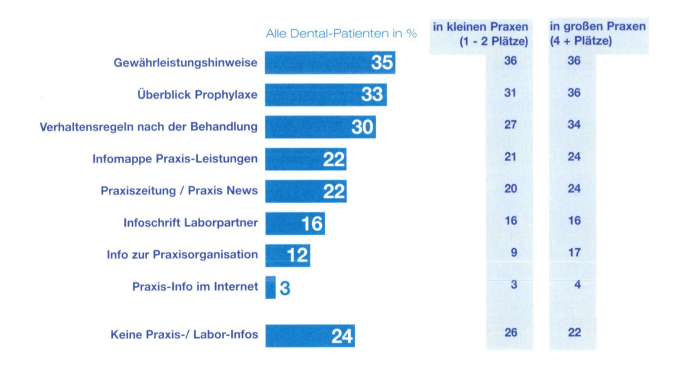

	Alle Dental-Patienten in %	in kleinen Praxen (1 - 2 Plätze)	in großen Praxen (4 + Plätze)
Gewährleistungshinweise	35	36	36
Überblick Prophylaxe	33	31	36
Verhaltensregeln nach der Behandlung	30	27	34
Infomappe Praxis-Leistungen	22	21	24
Praxiszeitung / Praxis News	22	20	24
Infoschrift Laborpartner	16	16	16
Info zur Praxisorganisation	12	9	17
Praxis-Info im Internet	3	3	4
Keine Praxis-/ Labor-Infos	24	26	22

75.   Basis: 29.344 Patientenantworten I 950 Teammitglieder   Frage 15
       Quelle: Dental Benchmarking I Eine Initiative von Degussa
               Institut Prof. Riegl & Partner GmbH, Augsburg

»Bitte Info auch anbieten, nicht nur einen (schwer zugänglichen!) Ständer aufstellen. Man kommt sich komisch vor, wenn man alles einpackt ... , würde sich aber gern informieren. Fachliche und finanzielle Informationen scheinen Mangelware oder eine geheime Angelegenheit zu sein.«

»Es gibt viel zu wenig fachliches Infomaterial! Aktuelle Infos, z.B. Situationen mit Budget, ... sollten in der Praxis ausliegen.«

»Über die Kosten der Zuzahlungen herrscht allgemeine Unklarheit und Verwirrung. Gibt es darüber keine "Listenstaffelung" oder zu erwartende Kostenangaben? Die Überraschung nach der Behandlung ist oft groß. Manchmal hohe Kosten, manchmal gar keine zum Zuzahlen.«

»Das Thema Amalgam wird irgendwie totgeschwiegen, die Sorge um die Patienten scheint nicht sehr übermäßig zu sein!«

»Sollte man nicht anregen, dass Preislisten ausgehängt werden?«

»Durch die Medien ist man oft verunsichert, was Zahnersatz betrifft. Mehr Info wäre gut!«

Quelle: Dental Benchmarking

Besonders gefragt sind verständlicherweise, wie überall bei Dienstleistungen, **Gewährleistungshinweise**, in diesem Fall zu Zahnbehandlungen und Zahnersatz. Dies wünschen 35 % aller Patienten, am stärksten die 50- bis 59-jährigen mit 39 %. Hoch willkommen sind Gewährleistungshinweise bei Zahnersatzfällen sowie bei Kronen- und Inlay-Fällen mit 41 %.

33 % der Patienten wünschen sich einen **Überblick zu den Prophylaxe-Angeboten** (Vorsorge und Pflege). Dieser Wunsch ist besonders stark ausgeprägt bei jüngeren Frauen unter 50 Jahre mit 40 % und bei Patienten mit Abitur / Studium mit 39 %. Je häufiger die Patienten ihre Zähne täglich putzen, desto mehr Interesse haben sie auch an Prophylaxe-Angeboten.

Besonders gut ansprechbar für Prophylaxe-Informationen sind Patienten aus der Inlay-Versorgung und Parodontose-Patienten mit jeweils 36 %.

In den neuen Bundesländern ist das Interesse an Prophylaxe-Angeboten mit 25 % deutlich geringer als in den alten Bundesländern mit 33 %.

Ein weiterer beliebter Informationsbereich sind für Patienten die **Verhaltensregeln nach der Behandlung**. Diese Informationen können natürlich auch positiv werblich für die Zahnarztpraxis genutzt werden. Es sollten jedoch möglichst keine Uralt-Kopiervorlagen sein. 30 % wünschen sich solche Verhaltenstipps. Besonders ausgeprägt ist der Wunsch bei Parodontose-Fällen mit 35 %.

Eindeutig mehr Bedarf zu Verhaltenstipps nach der Behandlung besteht in großen Praxen mit 4 und mehr Behandlungsplätzen (34 %) als in kleinen Praxen mit 1 und 2 Behandlungsplätzen (nur 27 %).

Beeindruckend ist der hohe Wunsch der Patienten von 22 % nach einer **Informationsmappe mit Leistungs- und Service-Überblick der Praxis**

Gesamt-Inhalt Praxis-Informationsmappe

Service-Directory für eine zahnärztliche Praxis

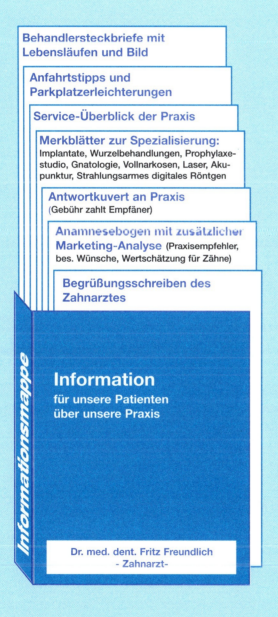

Behandlersteckbriefe mit Lebensläufen und Bild

Anfahrtstipps und Parkplatzerleichterungen

Service-Überblick der Praxis

Merkblätter zur Spezialisierung:
Implantate, Wurzelbehandlungen, Prophylaxestudio, Gnatologie, Vollnarkosen, Laser, Akupunktur, Strahlungsarmes digitales Röntgen

Antwortkuvert an Praxis
(Gebühr zahlt Empfänger)

Anamnesebogen mit zusätzlicher Marketing-Analyse (Praxisempfehler, bes. Wünsche, Wertschätzung für Zähne)

Begrüßungsschreiben des Zahnarztes

Informationsmappe

Information
für unsere Patienten
über unsere Praxis

Dr. med. dent. Fritz Freundlich
- Zahnarzt-

Wenn man den Lifetime-Value eines Patienten für die Zusammenarbeit mit einer zahnärztlichen Praxis (den lebenslänglichen Honorarumsatz mit einem Patienten) hochrechnet lohnt es sich, neu hinzugekommenen Patienten nach Absprache bereits eine Informationsmappe zur Einstimmung auf die Praxis zu übersenden und eine Rückantwort (Fax oder e-mail) mit Anamnese und persönlichen Wünschen zur optimalen Kooperation zu veranlassen.

76. **Quelle:** Institut Prof. Riegl & Partner GmbH, Augsburg

Anamnesebogen mit zusätzlicher Marketinganalyse

Welche besondere Beratung wünschen Sie in unserer Praxis ?

☑ Goldfüllungen ?

☑ Implantate ?

☑ Keramikfüllungen ?

☑ Amalgamsanierung,
   Amalgamausleitung ?

☑ Behandlung in Vollnarkose ?

☑ Bleaching (strahlend weiße Zähne) ?

☑ Karies- und Paradontose-Prophylaxe ?

☑ Naturheilkundliche Behandlungen
   und Akupunktur ?

☑ Anderes ? _____

PS: Als Antwortfax an die Praxis zum Zurückschreiben vor dem ersten Besuch.

---

77.   Quelle: Institut Prof. Riegl & Partner GmbH, Augsburg

Merkblätter zur Spezialisierung

Besondere Leistungsprogramme der Praxis

☑ Prophylaxe-Studio und Prophylaxe-Shop

☑ Kosmetische Behandlungen:
   Faltenkorrekturen, Kollagen

☑ Ganzheitliche Zahnheilkunde:
   Heilpraktikerkooperation und -kurse,
   Akupunktur

☑ Aesthetic Dentistry: Dental Imaging,
   Bleaching Center

☑ »OP-Raum«:
   mit Operationsmikroskop, Kamera-
   systeme zur Videoaufzeichnung

---

78.   Quelle: Institut Prof. Riegl & Partner GmbH, Augsburg

Service-Überblick
der Praxis

Checkliste Service der zahnärztlichen Praxis

☑ Lange Öffnungszeiten

☑ Erreichbarkeit der Praxis

☑ Musik oder Video / Cyber-Space-Brille

☑ Recall-System

☑ EC-Zahlungen

☑ Prophylaxe-Angebote

☑ Dental-Shop

☑ Sport-Mundschutz

☑ Dazzlers

Fortsetzung Checkliste Service der zahnärztlichen Praxis

☑ Sightseeing-Tour durch die Praxis für neue Patienten

☑ Datei zu den Vorlieben der Patienten und Small Talk

☑ Warm-heiße Frottetücher mit ätherischen Dämpfen

☑ Internet im Wartezimmer (wenigstens Praxis-Homepage)

☑ Multifunktionsraum für Besprechungen und Fortbildung

☑ Anruf am Abend nach umfangreicher Patientenbehandlung

☑ Patienten-Monitor zur Ablenkung und für intra-orale Kamera

☑ Bei extremer Wartezeit: Prophylaxe-Gutschein

☑ Informationsabende für Kindergärten am Ort

☑ Nach Behandlungsabschluss Dankesbrief an Patient

79. Quelle: Institut Prof. Riegl & Partner GmbH, Augsburg

Prophylaxe-Angebote
der Praxis

Prophylaxe-Konzepte &
Prophylaxe-Studio

☑ **Zahnerhaltende Prophylaxe-Abos**

☑ **Prophylaxe im Harry-Potter-Alter**

☑ **Prophylaxe für werdende
Mütter**

☑ **Dental-Anti-Aging-Programme für
Senioren**

☑ **Prophylaxe für männliche Zielgruppen**

☑ **Prophylaxe-Geschenk-Gutscheine
(Weihnachten!!)**

**Für jede Altersgruppe ein individualisiertes
Zahnerhaltungs-Programm**

80.   Quelle: Institut Prof. Riegl & Partner GmbH, Augsburg

Hauptinteressenten an Informationsmappen der Praxis sind:	
Junge Frauen bis 49 Jahre	29 %
Zusatzversicherte	27 %
Patienten mit Abitur / Studium	27 %
Noch kritische Beurteiler (Note 3 bis 5)	26 %
Durchschnitt alle Patienten	22 %

81.   Basis: 29.344 Patientenantworten
       Quelle: Dental Benchmarking I Eine Initiative von Degussa
                Institut Prof. Riegl & Partner GmbH, Augsburg

Informationsschrift über die Laborpartner und deren Leistungen als Werbemittel der Praxis

Dieses Informationsmaterial wünschen 16 % der Patienten.

Im Vergleich zu anderen Schriften ist das Labor-Informationsmaterial z. B. um 33 % häufiger genannt als Informationen über die zahnärztliche Praxis und ihre Organisation.

Besonders interessierte Patientenzielgruppen für Informationsschriften über Laborpartner und deren Leistungen:	
Patienten von 40 bis 49 Jahre	19 %
Zusatzversicherte Patienten	19 %
Relativ unzufriedene Patienten (Note 3-5-Beurteiler)	19 %
Hauptsächlich von ihrer Kasse informierte Patienten	20 %

82.   Basis: 29.344 Patientenantworten
       Quelle: Dental Benchmarking I Eine Initiative von Degussa
                Institut Prof. Riegl & Partner GmbH, Augsburg

Informationsschrift zur Praxisorganisation

Eine Informationsschrift von A bis Z über die Praxis und die Organisation wird von 12 % der Patienten nachgefragt.

Hauptzielgruppen für Praxis-Organisationsschriften	
Patienten, die weniger als 5 Jahre in der Praxis sind (Neueinsteiger)	13 %
Kronen- und Inlay-Fälle	14 %
Patienten in größeren Praxen (4 und mehr Behandlungsplätze)	17 %

83.   Basis: 29.344 Patientenantworten
       Quelle: Dental Benchmarking I Eine Initiative von Degussa
                Institut Prof. Riegl & Partner GmbH, Augsburg

Praxis-Zeitung / Praxis-News

Eine Praxis-Zeitung für Aktuelles rund um Praxis, Zähne und Technik wünschen sich 22 % aller Patienten. Dies spricht Frauen mit 24 % ein Drittel stärker an als Männer.

Jüngere Frauen (bis 49 Jahre) sind mit 28 % im Vergleich zu älteren Frauen 50+ Jahre um 65 % mehr an Praxis-News interessiert.

Berufstätige sind mit 23 % im Vergleich zu Rentnern um 64 % mehr interessiert.

Patienten, die sich intensiv (3 x pro Tag und öfter) die Zähne putzen, sind mit 23 % im Vergleich zu Selten-Zähneputzern (1x pro Tag oder selteneres Putzen) um 21 % mehr interessiert.

Patienten, die sonst mehr über ihre Krankenkasse informiert werden, sind mit 28 % im Vergleich zu den sowieso hauptsächlich Zahnarzt-Informierten um ein Drittel mehr interessiert.

Interesse an Informationen im Internet über die Praxis und die Laborpartner

Noch weit unter den allgemein vermuteten Interessen liegt die Nachfrage zum Internet-Auftritt der Praxis mit nur 3 %.

Hauptinteressenten sind derzeit junge Männer bis 49 Jahre mit 7 %.

Eine ausgefallene Idee ist der Ausdruck eines Praxis-Gutscheins aus dem Internet. Bei diesem US-Beispiel kann der Gutschein einmal pro Familie genutzt werden, er wird nicht in bar ausbezahlt und er kann nur von neuen Patienten in der Praxis eingelöst werden.

Ob sich so etwas nach dem Wegfall des Rabatt-Gesetzes auch in Deutschland durchsetzen kann und darf?

Internet-Gutschein

PACIFIC DENTAL CARE
670 NW Gilman Blvd, Suite B3, Issaquah, WA 98027
(425) 55-SMILE (425) 557-6453

DENTAL SMILE CERTIFICATE
$40.00

Ask about
Low Radiation Xrays
Movie Glasses
Laser Dentistry

Authorized by: Dzuy M. Nguyen, DDS

This certificate entitles you to $40 off any treatment or service in our practice.
New patients only. One certificate per family. Certificate has no cash value.
Cannot be used with any other offer.

84.   www.pacificdentalcare.com

Resümee zu den praxisindividuellen Informationsmitteln

Es gibt einen beeindruckenden Katalog von Informations- und Aufklärungswünschen der Patienten und damit hervorragende Chancen für gezielte Werbemittel, die nicht gegen das zahnärztliche Werbeverbot verstoßen.

Einen Überblick zum systematisch aufgebauten Werbewerk der zahnärztlichen Praxis liefert das folgende Bild.

PR- und Werbe-Aktivitäten für zahnärztliche Praxen in Kooperation mit Labors

Von der zahnärztlichen Gesundheitsaufklärung zur Praxiswerbung

	Patienten-Wohnungen	Patienten Beruf	Freizeit/ Sport	Zuweiser Heilberufe	Zahnärztliche Praxis	Recall Bindung
Praxis-Werbung	Internet / Telefon	Firmen, Betriebsrat, Vorträge	Sponsoring / Monitoring	Kontakte Außendienste	Praxiszeit = Wartezeit	Date Ware House, Bonusheft
Meinungs-multiplikatoren (Patienten)	Heilberufe als Patienten	Interviews / Fortbildung	Gemeinschaftsaktionen	Infomittel für Kollegen	Patientenbestätigungen	Prophylaxe-Programme
Labor-Partner	Pressearbeit	Anzeigen	Messen, Events, Mailing	Kompetenz-Netzwerke	Referenzen / Zertifikate	Pässe / Garantie

85.   **Quelle:** Institut Prof. Riegl & Partner GmbH, Augsburg

Vertikal zeigt das Werbemodell, wie durch eine Praxis-Werbung Meinungsmultiplikation und Werbekooperation mit dem Labor der Patientenzustrom quantitativ und qualitativ beeinflusst werden kann.

Horizontal ist der Ablauf vom privaten Wohnungsbereich der Patienten bis zu den Recall-Maßnahmen und der Bindung durch die Praxis dargestellt.

Insgesamt veranschaulicht dieses Modell eine durchgängige Pull-Strategie zur zahnärztlichen Praxis mit werblichen Aktivitäten auf mehreren Ebenen. Zahnärzte mit Fürsorgeverantwortung für ihre Patienten kümmern sich nicht nur um Reparaturen oder Sanierungen, sondern bemühen sich auch mit Werbematerial um vorsorgliche Zahnpflege und Zahnerhalt.

Werbliches Überzeugungsmodell für die zahnärztliche Praxis

Die werbliche Überzeugung eines Patienten läuft nach klassischem Lernprozess ab. Für die Akzeptanz neuartiger Leistungen und für seine Selbstüberzeugung braucht der Patient im Durchschnitt 5 bis 6 wiederholende werbliche Anstöße.

Beim ersten dezenten werblichen Anstoß reagieren viele Patienten desinteressiert, abweisend, aber es bleibt etwas hängen.

Beim zweiten beiläufigen werblichen Anstoß wird die Botschaft bewusst registriert, aber noch nicht verarbeitet. Es verstärkt sich ein Themeneindruck.

Beim dritten subtilen werblichen Anstoß wundert sich der Patient allmählich über die Aktualität des Themas, das anscheinend in aller Munde ist. Es entsteht ein Themen-Interesse.

Beim vierten unaufdringlichen werblichen Anstoß beschäftigt sich der Patient etwas intensiver mit der neuartigen Materie und findet es gar nicht so schlecht, auch für seinen Eigenbedarf. Es wächst die Wünschenswertigkeit.

Nach dem fünften "zufälligen" werblichen Anstoß kommt allmählich die Nachfrage, ob das etwas für den Patienten wäre oder sogar ein leichter Vorwurf: warum so etwas nicht ihm angeboten wird? Spätestens jetzt ist der Patient durch seine eigene Do-it-yourself-Überzeugung reif für die Beratung und Vereinbarung einer voll akzeptierten Behandlungsmaßnahme, z. B. eines Prophylaxe-Programmes.

Auf die zahnärztliche Praxis übertragen kann der werbliche Aufklärungs- und Überzeugungsablauf wie folgt dargestellt werden.

Gezielter Einsatz von Werbe- und Informationsmitteln in der zahnärztlichen Praxis

... nach den Wünschen der Patienten

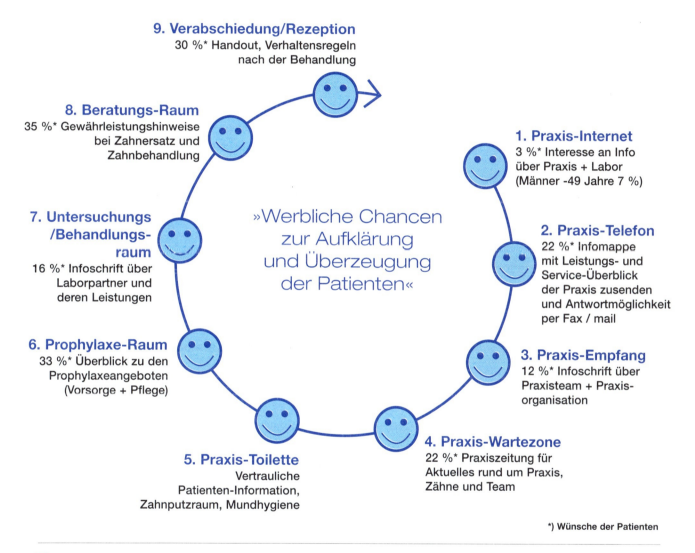

9. Verabschiedung/Rezeption
30 %* Handout, Verhaltensregeln nach der Behandlung

8. Beratungs-Raum
35 %* Gewährleistungshinweise bei Zahnersatz und Zahnbehandlung

7. Untersuchungs /Behandlungsraum
16 %* Infoschrift über Laborpartner und deren Leistungen

6. Prophylaxe-Raum
33 %* Überblick zu den Prophylaxeangeboten (Vorsorge + Pflege)

5. Praxis-Toilette
Vertrauliche Patienten-Information, Zahnputzraum, Mundhygiene

»Werbliche Chancen zur Aufklärung und Überzeugung der Patienten«

1. Praxis-Internet
3 %* Interesse an Info über Praxis + Labor (Männer -49 Jahre 7 %)

2. Praxis-Telefon
22 %* Infomappe mit Leistungs- und Service-Überblick der Praxis zusenden und Antwortmöglichkeit per Fax / mail

3. Praxis-Empfang
12 %* Infoschrift über Praxisteam + Praxis-organisation

4. Praxis-Wartezone
22 %* Praxiszeitung für Aktuelles rund um Praxis, Zähne und Team

*) Wünsche der Patienten

86.   **Basis:**   29.344 Patientenantworten
        Quelle: Dental Benchmarking I Eine Initiative von Degussa
                 Institut Prof. Riegl & Partner GmbH, Augsburg

Durch wohldosierte, unaufdringliche, patientengerechte Informations- und Aufklärungsprogramme wird der Patient ein Kenner seiner Praxis und ein besserer Partner für das nun beschriebene Kooperationsprogramm mit dem Praxisteam im Vorfeld der zahnärztlichen Behandlung und bei der Behandlung selbst.

5.3
"Excellence" im Vorfeld zahnärztlicher Behandlungen

Der Wurm muss dem Fisch schmecken, nicht dem Angler.

(Marketingspruch)

Patienten sind die geborenen Berater für das Untenehmen Zahnarztpraxis. Der Vorteil von Patienten beim Aufdecken von Verbesserungspotenzialen liegt auf der Hand:

▶ Sie kennen ihre Praxis hautnah aus dem Erlebten.

▶ Sie haben ein Interesse an ihrer Stammpraxis, denn Verbesserungen kommen auch ihnen selbst zugute.

▶ Sie dienen als teilnehmende Augenzeugen der Wahrheitsfindung.

▶ Sie drücken aus, was sich in der Praxis ändern muss, damit es ihnen als Hauptbetroffenen noch besser gefällt.

▶ Insoweit treffen die Patienten sehr gut den Zeitgeist, berücksichtigen das Lokalkolorit der Region und bringen die menschlich wichtigen Qualitäten auf den Punkt.

Besonders wichtig ist, was Patienten im Vorfeld der zahnärztlichen Behandlung bewusst oder relativ ungestresst registrieren, denn dies sind "die ersten Eindrücke". Von diesen wichtigen Augenblicken der Wahrheit gehen selbsterfüllende Prophezeiungen aus, die über Vertrauensbonus oder -malus bei der zahnärztlichen Behandlung entscheiden.

Zahnärztliche "Excellence" in der Praxis entsteht nicht erst auf dem Behandlungsstuhl unter Scheinwerferlicht und unter der Aerosolwolke, sondern beim ersten Kontakt.

So gesehen kann man Patienten auch gestützt und mit offenen Antwortmöglichkeiten zu Verbesserungsvorschlägen in ihrer zahnärztlichen Praxis befragen.

5.3.1
Dringende Verbesserungs- maßnahmen in zahnärztlichen Praxen

■

Auf die Frage: "Wo würden Sie in ihrer zahnärztlichen Praxis etwas verbessern?" haben 79 % keine Verbesserungsvorschläge. 21 % aller Patienten haben aus einem Katalog von acht vorgegebenen Praxisbereichen Vorschläge angekreuzt. Dies ist ein gutes Resul-

tat, denn 81 % der spiegelbildlich befragten Praxisteams hatten genau das Gegenteil erwartet, nämlich einen teilweise mehrfachen Verbesserungswunsch ihrer Patienten.

Die minimalen, aber gleichwohl denkwürdigen Verbesserungs- vorschläge finden sich im nachfolgenden Bild.

Allgemeine Verbesserungswünsche in Zahnarztpraxen

	Alle Dental-Patienten in %	Unzufriedene Patienten (Note 3-5)
Verbesserte Wartezonen	8	14 %
Verbesserter Hauseingang	6	9 %
Verbesserter Empfang/Flur	3	8 %
Einzelne Behandlungszimmer verbessern	3	7 %
Verbesserter Sanitärbereich/WC	3	8 %
Angenehmere Gerüche in Praxis	2	5 %
Bessere Praxis-Mitarbeiter/innen	2	6 %
Telefonbedienung verbessern	1	3 %
Keine Verbesserungswünsche	79	61 %

87.   Basis: 29.344 Patientenantworten
       Quelle: Dental Benchmarking I Eine Initiative von Degussa
               Institut Prof. Riegl & Partner GmbH, Augsburg

Frage 21

Jeder fünfte Patient hat Anregungen. Bezeichnend ist, dass speziell die Zonen des ersten Eindruckes (Hauseingang und Wartezonen) kritischer gesehen werden als spätere Erlebnisbereiche.

Zur Wartezone folgen noch konkrete Verbesserungsvorschläge in den folgenden Auswertungen.

Jüngere Männer bis 49 Jahre sind mit insgesamt 12 % Verbesserungsvorschlägen zum Wartezimmer um 50 % kritischer als Patienten generell.

39 % der unzufriedenen Patienten (doppelt so viele als beim Durchschnitt aller Patienten) haben Verbesserungsvorschläge.

Die Vorschläge der Unzufriedenen können auch erste Indikatoren zu den Ursachen ihrer schlechteren Beurteilung liefern.

Auffällig bei den Unzufriedenen sind die relativ hohen Verbesserungsvorschläge zum Empfang, zum Flur, zum Sanitärbereich, zum Personal und zum Telefon im Vergleich zu allen anderen Patienten.

Resümee zu den dringenden Verbesserungsmaßnahmen der Praxis

Keine Praxis kann es allen Patienten recht machen. "Excellence" erfordert auch Mut zur Profilierung und schließt gleichmacherische Qualitäten aus. Dennoch müssen selbst erste schwache Signale aus Gründen der Management-Prophylaxe – insbesondere von den sonst recht zufriedenen Patienten - ernst genommen werden.

Wartezimmer und Hauseingänge verdienen eine stärkere Beachtung bei Renovierungsplänen als andere Bereiche. Dagegen sind die berühmten Geruchsassoziationen in der zahnärztlichen Praxis inzwischen weitgehend entschärft.

Das beste wäre, in der zahnärztlichen Praxis würde es immer wieder etwas nach frischer Farbe riechen. Das ist der Geruch des Praxis-Update.

Feng Shui

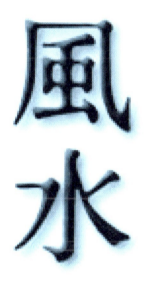

© Jjan Huang

Erwartungen übertreffen heißt nicht nur, notwendige Schönheitsreparaturen in der Praxisausstattung zu vollziehen, sondern besonders originelle Neuerungen zu bieten. Eine auch von den Patienten mehrfach zitierte Praxisgestaltungs-Idee bezieht sich auf die Lehre des Feng Shui (ausgesprochen fang-schuei). Feng Shui ist die Kunst und Wissenschaft, in Harmonie mit seiner Umgebung ein glückliches, gesundes und erfolgreiches Leben zu führen. Bei dieser Energielehre aus dem alten China geht es um das Muster von Wind (Feng) und Wasser (Shui). Seit Jahrhunderten bauen die Chine-

sen Häuser, Büros und Arbeitsstätten nach dieser mit dem Taoismus eng verknüpften Lehre. Inzwischen nutzen auch nordamerikanische und europäische Architekten diese Kunst und Wissenschaft von der Gestaltung der Wohn- und Arbeitsräume in Übereinstimmung mit ihren Bewohnern und der Natur.

Die oft gehörte vordergründige Aussage von Patienten: "Mir ist alles egal, nur die gute Zahnbehandlung ist mir wichtig!" ist sehr irreführend. Wenn man nachfragt, stellt sich eben doch heraus, dass die positive Assoziation mit dem Umfeld der Behandlung sehr wichtig ist, damit Patienten nicht nur mit ihrer Chip-Karte (möglichst ohne zusätzliche Einsätze) die Treue zur Praxis halten, sondern auch noch ihr heiß geliebtes, mühsam erspartes und immer zu knappes Geld mit voller Überzeugung in die für sie guten Leistungen ihres Zahnarztes investieren.

Bis zu einem gewissen Grad können Service-Maßnahmen notwendige Verbesserungsmaßnahmen von Praxen vorübergehend überbrücken helfen.

Original-Patientenzitate

»Feng Shui - sollte für Arztpraxen kein Fremdwort sein!«

»Durch Ambiente den Patienten ein VIP-Gefühl vermitteln.«

»Niemand will einen gezeichneten Querschnitt eines Parodontosezahnes sehen!«

Quelle: Dental Benchmarking

Literaturhinweise zu Feng Shui:

Eva Wong: Feng-Shui – die chinesische Kunst, Lebensräume harmonisch zu gestalten, Ullstein 1997

Stephen Skinner: Chinesische Geomantie, Die gesamte Lehre des Feng-Shui, Dianus-Trikont 1983 – leider vergriffen

Derek Walters: Das Feng-Shui Praxisbuch – Besser wohnen, gesünder leben, erfolgreicher arbeiten, O.W. Barth Verlag 1997

Lillian Too: Das große Buch des Feng Shui, Delphi bei Droemer Knaur 1997

Johndennis Govert: Feng Shui – Harmonie zwischen Himmel und Erde, Hans-Nietsch-Verlag, 1997

5.3.2
Zahnärztliche Servicemaßnahmen mit besonders positiver Wirkung auf Patienten

■

(Frage 4)

Guter Service wird in Zukunft neben fachlicher Qualität einer der wichtigsten Wettbewerbs- und Wertschöpfungsfaktoren für eine erfolgreich funktionierende Zahnarztpraxis sein. Service-"Excellence" ist für Patienten noch besser beurteilbar als zahnmedizinische "Excellence".

Für die Patienten hat heute bereits der Service mit einer Wichtigkeit von 2,7 (maximale Wichtigkeit 3,0) eine höhere Bedeutung als beispielsweise die Technik und Ausstattung der Praxis (2,6), die Prophylaxe-Leistungen (2,4) und sogar als das Preis-Leistungs-Verhältnis (2,6).

Aus diesem Grund sollte man die Verbesserungswünsche und Anregungen der Patienten bei dieser Frage besonders ernst nehmen. Gefragt wurde, wie zahnärztliche Praxen den Service für Patienten konkret verbessern können.

Ein Drittel der Patienten (34 %) sind mit allem zufrieden, erwarten keinen zusätzlichen Service und haben keine der vorgeschlagenen Servicemöglichkeiten angekreuzt oder zusätzliche Verbesserungsvorschläge gemacht.

Interessant ist, dass selbst bei den top-zufriedenen Patienten (5-Sterne-Beurteiler) 43 % noch konkrete Service-Verbesserungen empfehlen (Durchschnitt aller Patienten 63 %).

Im Durchschnitt haben die Patienten jeweils 1,2 Service-Vorschläge ihren Zahnärzten gemacht. Die meisten Vorschläge kommen erwartungsgemäß von relativ unzufriedenen Patienten (Note 3- bis 5-Beurteiler). Sie gaben im Durchschnitt 1,5 Service-Vorschläge ab. Auch bei den Jüngeren unter 30 Jahren gibt es überdurchschnittliche Werte von 1,4 Vorschlägen.

Verbesserungen des Service in zahnärztlichen Praxen

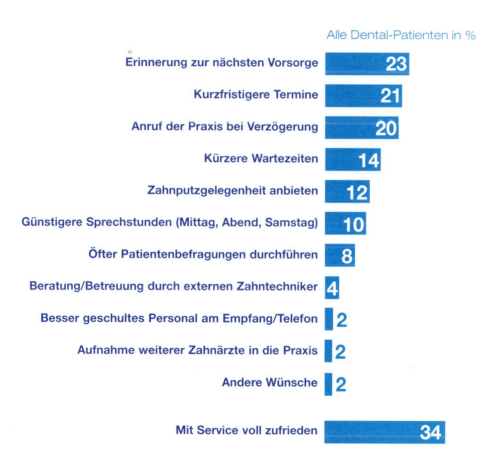

Alle Dental-Patienten in %

Erinnerung zur nächsten Vorsorge	23
Kurzfristigere Termine	21
Anruf der Praxis bei Verzögerung	20
Kürzere Wartezeiten	14
Zahnputzgelegenheit anbieten	12
Günstigere Sprechstunden (Mittag, Abend, Samstag)	10
Öfter Patientenbefragungen durchführen	8
Beratung/Betreuung durch externen Zahntechniker	4
Besser geschultes Personal am Empfang/Telefon	2
Aufnahme weiterer Zahnärzte in die Praxis	2
Andere Wünsche	2
Mit Service voll zufrieden	34

88. Basis: 29.344 Patientenantworten   Frage 4
     Quelle: Dental Benchmarking I Eine Initiative von Degussa
             Institut Prof. Riegl & Partner GmbH, Augsburg

»Wenn ich als Schmerzpatient, mit wirklich starken Schmerzen anrufe, erwarte ich, dass ich nicht als Antwort der Telefon-bedienung bekomme, heute ist es schlecht, vielleicht geht es morgen; oder viele Stunden spä-ter erst kommen kann. Ich erwar-te als Schmerzpatient, dass ich so bald wie möglich eingescho-ben werde.«

Quelle: Dental Benchmarking

Am häufigsten genannt wird von 23 % aller Patienten **die Erinne-rung zur nächsten Vorsorge.** Diese Recall-Maßnahmen werden auffällig oft gewünscht von

Jüngeren Männern bis 49 Jahre	27 %
Patienten, die einmal täglich oder seltener ihre Zähne putzen	26 %
Patienten, denen Zähne nicht sehr wichtig sind	26 %

Zahnärzte und Praxismitarbeite-rinnen unterschätzen mit ihrer Vermutung von 19 % relativ stark diesen Erinnerungswunsch ihrer Patienten (wenn man die Ge-samtrelationen der Mehrfachnen-nungen bei Patienten und Teams berücksichtigt).

Interessant ist an diesem Recall-Bedarf, dass Patienten, die et-was zur Vernachlässigung zahn-ärztlicher Themen neigen, hier besonders interessiert am Erin-nerungsservice der Praxis sind. Die Praxis hat damit eine hervor-ragende Chance, selbstbestimm-te Umsätze und neue Standbei-ne im Prophylaxe-Sektor patien-tenorientiert aufzubauen.

Der zweitwichtigste Service-Verbesserungswunsch sind **kurzfristigere Termine** bei 21 % der Patienten. Die zahnärztliche Praxis muss stets auf gute Durchlässigkeit bei den Termi-nen, insbesondere bei Schmerz-patienten und hinsichtlich inte-ressanter neuer Fälle achten.

Berufstätige reagieren mit 22 % wesentlich kritischer als Rentner mit nur 16 % Verbesserungs-wunsch zu den kurzfristigen Terminen.

Überdurchschnittliche Verbesserungswünsche (über 21 %) zu kurzfristigeren Terminen	
Patienten von 30 bis 39 Jahren	24 %
in Gruppenpraxen	24 %
in Landpraxen	23 %
in Großstädten über 500.000 Einwohner	24 %

89. **Basis:** 29.344 Patientenantworten
Quelle: Dental Benchmarking I Eine Initiative von Degussa Institut Prof. Riegl & Partner GmbH, Augsburg

Anrufe der Praxis bei Verzögerung am Tag der Behandlung wünschen sich 20 % der Patienten. Besonders dankbar sind für diesen Service jüngere Patienten unter 40 Jahre mit 23 %. Patienten in größeren Praxen mit 4 und mehr Behandlungsplätzen nennen diesen Wunsch zu 21 %.

Das leidige Thema der **kürzeren Wartezeit** sehen 14 % der Patienten als Verbesserungsbedarf in der zahnärztlichen Praxis. Dies ist bereits ein relativ guter Wert, wenn man bedenkt, wie oft Unvorhersehbares und Unplanbares dazwischenkommen kann. Genaues weiter unten.

Mit der Einrichtung einer **Zahnputz-Gelegenheit** in der Praxis kann man 12 % der Patienten zusätzlich glücklich machen. Vor allem Berufstätige, die nicht von zu Hause direkt zu ihren Zahnärzten in die Praxis kommen, wünschen sich diesen Service zu 13 %.

Eine noch **günstigere Sprechstunde in den Tagesrandzonen, samstags oder mittags,** wünschen sich derzeit 10 % der Patienten (in Großstädten über 500.000 Einwohner sogar 13 %). Dieser Wert ist noch nicht so dramatisch, dass Zahnärzte grundlegend bei der Praxis-Öffnungs- und Behandlungszeit umdenken müssen. Für den einzelnen Zahnarzt kann jedoch darin eine gewisse Chance zur Profilierung im Wettbewerb liegen, insbesondere, wenn sich dadurch auch die Termine günstiger gestalten lassen.

Die größten "Wartezeitdrängler"

Die Unzufriedenen

Note 3- bis 5-Beurteiler	29 % Verbesserungsbedarf
Männer unter 50 Jahren	16 % Verbesserungsbedarf
Nicht Berufstätige	16 % Verbesserungsbedarf
Patienten bei Zahnärztinnen	15 % Verbesserungsbedarf

90. **Basis:** 29.344 Patientenantworten
Quelle: Dental Benchmarking I Eine Initiative von Degussa
Institut Prof. Riegl & Partner GmbH, Augsburg

»Die Befragung halte ich für sinnvoll. Gut wäre auch ein Patienten-Briefkasten, wo Anregungen oder Wünsche zur Praxis geäußert werden können (anonym im Wartezimmer einwerfen).«

»Vorraum der Toilette ungeeignet; evtl. Zahnbürsten kostenlos (statt DM 0,30); evtl. richtige Zahncreme statt Fertigzahnbürsten mit Pulver (Hersteller-Werbung – kostenlos).«

»Praxis sollte warmes Wasser zum Zähneputzen anbieten!«

»In der Praxis liegen Äpfel, es gibt Wasser – die Kinder lieben das.«

»Beim Mundspülen bitte "Zewa" zur Verfügung stellen. Bei längeren Behandlungen eine Pause.«

»Während der Behandlung öfters die Möglichkeit geben, den Mund zu spülen.«

»Nach der Behandlung hätte ich noch gerne einen Augenblick für mich alleine, um aufzuatmen und von der Anspannung herunterzukommen.«

Quelle: Dental Benchmarking

Immerhin wünschen sich 8 % der Patienten **öfter eine Patientenbefragung**, wie sie im vorliegenden Fall durchgeführt wurde. D. h., die Patienten sehen eine Befragung nicht als Belastung, sondern sogar als Service ihrer Praxis.

Am aufgeschlossensten sind die sonst sehr kritischen Patienten, wie z. B. Männer unter 50 Jahre mit 11 %.

Positiv ist, dass nur 2 % der Patienten **zusätzlichen Schulungsbedarf beim Personal, am Telefon und im Empfang** sehen.

Da nur 2 % **andere Verbesserungswünsche** als die vorgeschlagenen angekreuzt haben, kann davon ausgegangen werden, dass der Katalog recht vollständig ist und damit fast alles abdeckt, was Patienten in der Service-Attraktivität von Praxen beeindruckt bzw. was verbessert werden müsste.

Resümee zu den Serviceverbesserungen in zahnärztlichen Praxen

Service ist in der Lehre des Marketing kein Luxus oder ein überflüssiger Kostenfaktor, sondern ein Effizienz steigernder Produktivfaktor zum Sparen von Ressourcen beim Patientenumgang, wie z. B. Zeit, Personal, Geld, unnötige Untersuchungen, Behandlungen, Leerlaufzeiten. Wer durch Service-"Excellence" belastbare oder faszinierende Beziehungen zu Patienten aufbaut, kann schonender mit seinen eigenen knappen Ressourcen umgehen.

Es ist verblüffend, dass sich die Patienten beim Service häufig genau das wünschen, was man Zahnärzten zur Verbesserung ihres Praxis-Marketing ohnedies empfehlen müsste.

Wichtige Service-Verbesserungen der Studie im Überblick

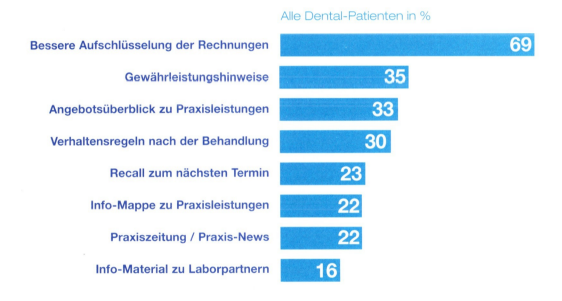

Alle Dental-Patienten in %

Bessere Aufschlüsselung der Rechnungen	69
Gewährleistungshinweise	35
Angebotsüberblick zu Praxisleistungen	33
Verhaltensregeln nach der Behandlung	30
Recall zum nächsten Termin	23
Info-Mappe zu Praxisleistungen	22
Praxiszeitung / Praxis-News	22
Info-Material zu Laborpartnern	16

91.   **Basis:** 29.344 Patientenantworten
       Quelle: Dental Benchmarking I Eine Initiative von Degussa
                 Institut Prof. Riegl & Partner GmbH, Augsburg

Frage 4, 15, 20

»Vor einer größeren Behandlung mit Zahnersatz z. B. möchte ich eine Kostenaufstellung - ohne Berechnung, weil ich das als selbstverständlich ansehe.«

»Wenigstens 1 Tag in der Woche, wo Sprechzeit bis 20 Uhr möglich ist.«

»Keine besonderen Möglichkeiten, Mund und gegebenenfalls Gesicht im Behandlungszimmer zu reinigen.«

»Frisöre bieten z. B. schon Cola, Fanta, Kaffee und Sekt an - bei Zahnärzten empfiehlt sich vielleicht "Zuckerfreies".«

»Nach der Behandlung sollten sie den Patienten kontrollieren, dass er nicht mit Blutflecken oder Zahnbehandlungsmaterialien auf den Zähnen, im Gesicht und auf der Kleidung die Praxis verlässt.«

»Das Farbband des Druckers sollte häufiger gewechselt werden, damit die Rechnungen besser zu lesen sind.«

»Es gibt ein Millionenheer ausstellungssüchtiger Bilderkünstler - Praxis als Galerie kostet nichts und bringt viel!!«

Quelle: Dental Benchmarking

Wenn man aus der gesamten Erhebung alle Servicewünsche der Patienten zusammenfasst, stechen die im obigen Bild dargestellten besonders heraus:

1. Die bessere Aufschlüsselung der Rechnung. Dies ist u. a. auch ein Beitrag zur besseren Bewusstmachung des vorteilhaften Preis-Leistungs-Verhältnisses zahnärztlicher Leistungen bei Patienten.

2. Gewährleistungshinweis als Informations- und Werbemöglichkeiten werden von 35 % gewünscht.

3. Angebotsüberblick zu Praxisleistungen wird von 33 % der Patienten gewünscht.

4. Verhaltensregeln nach der Behandlung wird von 30 % der Patienten nachgefragt.

5. Recall zum nächsten Termin ist von 23 % der Patienten gewünscht.

6. Eine Informationsmappe zu den Praxisleistungen ist von 22 % der Patienten erwünscht.

7. Eine Praxis-Zeitung oder Praxis-News, künftig vielleicht auch im Internet, ist von 22 % der Patienten gewünscht worden.

8. Informationsmaterial zu den Laborpartnern wird von 16 % der Patienten gewünscht.

Grundsätzlich hat der Service in einer zahnärztlichen Praxis sehr viel mit der Kürze, Flexibilität und Handhabung des Zeitmanagement (Termine und Wartezeit) zu tun.

5.3.3
State of the Art beim zahnärztlichen Termin- und Wartezeitmanagement

■

(Frage 5 und 6)

Exzellente Praxen stecken bei den Terminen in einem Dilemma: Sie haben, weil sie so begehrt sind, längere Terminfristen. Aber sie können auf Dauer nicht für Patienten exzellent sein, wenn sie aus Termingründen nicht flexibel und schnell genug zugängig sind.

Fristen zur Terminvereinbarung in zahnärztlichen Praxen

Nachdem bereits 21 % der Patienten kurzfristigere Termine als bisher und 10 % günstigere oder flexiblere Sprechstunden als Service-Verbesserungen wünschen, ist es interessant, wie lange tatsächlich Patienten heute bei Zahnärzten auf einen Termin warten müssen.

Terminfristen in Zahnarztpraxen

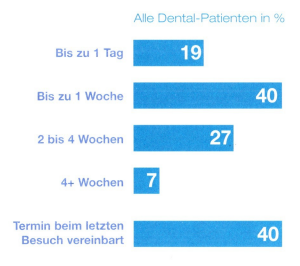

	Alle Dental-Patienten in %	GKV-Patienten	Privat-Patienten
Bis zu 1 Tag	19	19	18
Bis zu 1 Woche	40	40	38
2 bis 4 Wochen	27	26	29
4+ Wochen	7	6	8
Termin beim letzten Besuch vereinbart	40	42	41

92.   Basis: 29.344 Patientenantworten
      Quelle: Dental Benchmarking I Eine Initiative von Degussa
      Institut Prof. Riegl & Partner GmbH, Augsburg

Frage 5

Grundsätzlich vereinbaren 40 %
aller Patienten bereits von Besuch zu Besuch ihren nächsten
Zahnarzttermin.

Am stärksten (über 40 %) machen bei der Terminverabredung von Besuch zu Besuch Gebrauch:	
Patienten in den neuen Bundesländern	51 %
Parodontosefälle	51 %
Zufriedene 5-Sterne-Beurteiler	49 %
Frauen über 50 Jahre	46 %
Zahnstein- oder Routinefälle nur	39 %

93.   **Basis:** 29.344 Patientenantworten
       Quelle: Dental Benchmarking I Eine Initiative von Degussa
                   Institut Prof. Riegl & Partner GmbH, Augsburg

Selbst in Zahnarztpraxen mit
Prophylaxe-Raum werden nur
von 43 % der Patienten Termine
zum nächsten Mal vereinbart.

Termine binnen einer Woche
Innerhalb 1 Woche bekommen
derzeit 59 % der Patienten einen
Termin bei ihrem Zahnarzt.
Davon innerhalb von einem Tag
sogar 19 % aller Patienten.

Termine über 2 Wochen
34 % der Patienten müssen
2 Wochen und länger auf einen
Termin warten. Erst in 4 Wochen
oder später erhalten davon 7 %
ihren Termin.

Bemerkenswert ist, dass derzeit
Privatpatienten bei Zahnärzten
keine kürzeren, sondern tatsächlich längere Terminfristen haben
als gesetzlich versicherte Patienten. D. h., die Privatpatienten
spüren keinen Komfortvorteil,
obwohl sie mehr bezahlen.

Patienten, die unfreiwillig Warte-
fristen von 4 Wochen und mehr
akzeptieren müssen, könnten
abspringen, falls sich woanders
eine schnellere und gleich gute
Option ergibt (z. B. bei einer
neuen Praxis oder bei einer Ur-
laubsvertretung). Deshalb sollte
die praxis- und standortindivi-
duelle "Termin-Schmerzgrenze"
der Patienten regelmäßig über-
prüft werden (Benchmarking).

Wartezeiten in Zahnarztpraxen
bei festem Termin

14 % der Patienten wünschen
sich als Serviceverbesserung in
ihrer zahnärztlichen Praxis kürzere Wartezeiten. Wenn man sich
nun ansieht, wie lange Patienten
meistens im Wartezimmer warten
müssen, ergibt sich folgendes
Bild:

Zeitdauer im Wartezimmer von Zahnarztpraxen bei festem Termin

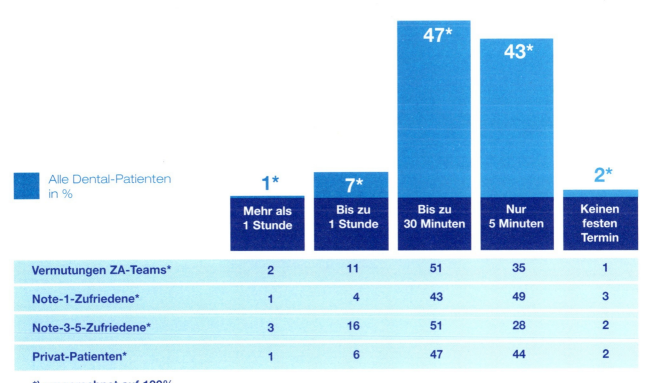

Alle Dental-Patienten in %	Mehr als 1 Stunde	Bis zu 1 Stunde	Bis zu 30 Minuten	Nur 5 Minuten	Keinen festen Termin
	1*	7*	47*	43*	2*
Vermutungen ZA-Teams*	2	11	51	35	1
Note-1-Zufriedene*	1	4	43	49	3
Note-3-5-Zufriedene*	3	16	51	28	2
Privat-Patienten*	1	6	47	44	2

**) umgerechnet auf 100%*

94.   Basis: 29.344 Patientenantworten I 950 Teammitglieder   Frage 6
      Quelle: Dental Benchmarking I Eine Initiative von Degussa
              Institut Prof. Riegl & Partner GmbH, Augsburg

Patienten ohne Termin

Nur noch 3 % der Patienten geben an, dass sie ohne festen Termin zur Praxis kamen. Am häufigsten sind dies

50- bis 59-Jährige	4 %
60+Jährige	5 %
Zahnersatzfälle	5 %
Patienten in den neuen Bundesländern	6 %

Wartezeiten länger als 30 Minuten

Nur noch 10 % der Patienten müssen länger als 30 Minuten beim Zahnarzt warten und davon nur noch 1 % aller Patienten länger als 1 Stunde.

Die meisten Patienten (58 %) werden innerhalb einer Zeit von 30 Minuten behandelt, 53 % sogar innerhalb von 5 Minuten.

Dies zeigt einen sehr hohen, kaum noch zu überbietenden Perfektionsgrad in der Organisation zahnärztlicher Praxen heute.

Auffällig ist, dass bei den unzufriedenen Patienten (Note 3- bis 5-Beurteilern) der Anteil der lang Wartenden über 30 Minuten mit 23 % etwa viermal so hoch ist wie bei den sehr Zufriedenen (Note 1-Beurteilern) mit 6 %.

Daraus ist ein hoher Zusammenhang zwischen kurzer Wartezeit und hoher Zufriedenheit in der Zahnarztpraxis abzuleiten.

Zum Vergleich: In humanmedizinischen Praxen aller Fachrichtungen warten Patienten nach einer zeitgleich durchgeführten Analyse in Berlin (500 vertragsärztliche Praxen mit 12.355 Patienten-Evaluationen) sehr viel länger:

Bis zu 30 Minuten	72 %
davon nur 15 Minuten	42 %

Über 30 Minuten	24 %
davon bis zu 1 Stunde	18 %
davon mehr als 1 Stunde	6 %

Bei langen Terminfristen und langen Wartezeiten besteht grundsätzlich das Problem, dass bevorzugt solche Patienten zur Praxis kommen, die keine andere Wahl haben, die als Schmerz- oder als Notfälle mit dem nötigen Leidensdruck gezwungen sind zu kommen. Dagegen fehlen in solchen Praxen die selbstbestimmten "gesunden" Patienten, die auch zur Prophylaxe oder zur Amalgamsanierung relativ freiwillig in die Praxis gehen.

Auch jüngere Patienten sind wartezeit-sensitiver als ältere Patienten. Damit kann eine belastende Terminfrist oder Wartezeit schleichend zu einer weniger günstigen Patientenstruktur führen.

Offensichtlich gibt es auch regionale Unterschiede in den Wartezeiten:

In der Mitte Deutschlands

12 % über 30 Minuten

Neue Bundesländer und Norddeutschland

8 % über 30 Minuten

Exkurs

Termin- und Wartezeit- probleme in größeren Praxen

■

Entgegen der Vermutung ist der Terminstau und das Wartezeit-Management um so problematischer, je größer eine Praxis ist.

Kritische Termine und Wartezeiten in verschiedenen Praxisgrößen		
Praxisgrößen	Termine über 2 Wochen	Wartezeiten über 30 Minuten
In Praxen 1 + 2 Behandlungsplätze	24 %	7 %
In Praxen 3 + 4 Behandlungsplätze	36 %	12 %
In Praxen 4 + Behandlungsplätze	40 %	12 %

95.　Basis:　29.344 Patientenantworten
Quelle: Dental Benchmarking I Eine Initiative von Degussa
Institut Prof. Riegl & Partner GmbH, Augsburg

Dieses Phänomen ist mit analoger Abstufung bei Einzelpraxen mit einem Behandler und bei Gruppenpraxen (Praxis-Gemeinschaften und Gemeinschaftspraxen) mit mehreren Behandlern nachweisbar.

Termin- und Wartezeitunterschiede in Einzel- und Gruppenpraxen

Ist-Situation und Patientenwünsche	Patienten in Einzelpraxen	Patienten in Gruppenpraxen mit mehreren Behandlern
Terminfristen über 2 Wochen	29 %	40 %
Terminverkürzungswünsche der Patienten	18 %	24 %
Wartezeiten über 30 Minuten	8 %	12 %
Wartezeitenverkürzungswünsche der Patienten	12 %	16 %

96. **Basis:** 29.344 Patientenantworten
Quelle: Dental Benchmarking I Eine Initiative von Degussa
Institut Prof. Riegl & Partner GmbH, Augsburg

Offensichtlich haben Einzelpraxen beim Termin- und Zeitmanagement mehr Patientennähe als Gruppenpraxen. Die Einzelkämpfer erzielen dazu noch eine insgesamt 3 % günstigere Patientenzufriedenheit.

Die Trümpfe der Gruppenpraxen gegenüber Einzelpraxen sind aus Sicht der Patienten:

Modernerer Apparateeinsatz
bei Untersuchungen
und Behandlungen   13 %

Bessere Prophylaxe-
Aktivitäten   6 %

Die zweifellos vorhandenen betriebswirtschaftlichen Vorteile von größeren Gruppenpraxen schlagen sich nach diesen Ergebnissen noch nicht ausreichend auf die Patientenzufriedenheit nieder. Größeren Praxen sollte bewusst werden, dass sie mehr Marketing als Einzelpraxen brauchen.

Konsequenzen für das Termin- und Wartezeitmanagement bei überlasteten Praxen

Terminmanagement:

- Größere Terminstaus sollten mit einmaligen zeitlich befristeten Sonderschichten abgearbeitet werden, um die Bugwelle des Terminstaus grundsätzlich zu senken.

- Permanent überlastete Praxen sollten wohldosierte und durchlässige Aufnahmestopps für neue Patienten erwägen oder ihre Behandlerkapazitäten aufstocken.

- Das Personal sollte Verständnis für längerfristige Terminplanung bei Patienten wecken und Wartelisten für frei werdende Termine und Stand-by-Patienten einsetzen.

- Auch bei Terminstaus müssen Zeitfenster für kurzfristige passende neue Fälle freigehalten werden, abgesehen von Schmerz- und Notfällen.

- Hohe Terminflexibilität darf nicht als Standard der Praxis entwertet werden, sondern sollte als Serviceattraktivität kommuniziert werden (z. B. Praxiszeitung, Informationsmappe).

- Jeder Patient sollte das Gefühl einer terminlichen Sonderbehandlung haben, auch wenn es nicht immer ein Wunschtermin sein kann.

Wartezeitmanagement

- Schulung der Mitarbeiter am Telefon und in der Rezeption für das positive "Verkaufen" von unvermeidbaren Wartezeiten

- Notwendige Wartezeiten in der Praxis bei Patienten realistisch ankündigen und so gut es geht verschonern (sh. auch Wartezimmer-Gestaltung unten)

- Telefonservice zur Steuerung der Patienten am Tag der Behandlung, je nach Verzögerung im Ablauf (Handy-, SMS- und E-Mail-Service)

Termineinhaltung vonseiten der Praxis und bei den Patienten verbessern (positive erzieherische Maßnahmen)

- Chronisch unzuverlässige Patienten zur Rede stellen, vermeiden oder auf problemlosere Tageszeiten verlegen.

- Diplomatische Spezialprogramme für VIP, Privatversicherte und Edelzielgruppen entwickeln, ohne andere Patienten sichtbar zu diskriminieren oder zu verärgern.

»Das Warten findet leider nicht nur im Wartezimmer statt, sondern wird zum großen Teil auch im Behandlungsraum abgesessen!«

»30 Minuten Warten kann ich akzeptieren, wenn es gut begründet wird.«

»Ein guter Arzt hat viele Patienten. Deshalb müssen Wartezeiten in Kauf genommen werden.«

»Bitte Anruf, wenn Wartezeit länger als eine halbe Stunde absehbar ist.«

»Im Wartezimmer Fragen über Krankheiten und Aids ausfüllen zu müssen, ist aus Datenschutz-Gründen eine Zumutung. Außerdem möchte ich dann auch den Zahnarzt und sein Team fragen dürfen, ob sie irgendwelche Krankheiten oder Aids haben!«

Quelle: Dental Benchmarking

Resümee zum Termin- und Wartezeit-Management der Praxis

Generell steht die Praxis beim Termin- und Wartezeitmanagement vor der Wahl: Wartet gegebenenfalls der Patient auf den Zahnarzt oder wartet der Zahnarzt auf den Patienten? Termine und Wartezeiten sind wegen ihrer vielschichtigen Auswirkungen auf die Praxis weit mehr als reine Servicequalitäten.

Über das Zeitmanagement der Praxis werden die betriebswirtschaftlichen Effizienzen und der Veredelungsgrad der Patientenstruktur beeinflusst.

Hohe Terminstaus und Wartezeiten führen nicht nur zu einer schleichenden Vermehrung der Akut- oder Notfallanteile, sondern auch zu einem prinzipiell vermeidbaren Mehreinsatz in der Patientenbetreuung. Jeder extrem lang wartende Patient könnte Wiedergutmachungen durch Mehrleistungen der Praxis erwarten.

Marketing kann nur bis zu einem gewissen Grad das Termin- und Wartezeit-Dilemma durch Aufbau belastbarer Patientenbeziehungen kompensieren. Jede Praxis muss genau ausloten, wie viel Terminfrist und Wartezeit sie ihren Patienten aufgrund ihrer "Excellence" im Vergleich zu alternativen Versorgungsoptionen tatsächlich wert ist und ab wann die "Excellence" Schaden erleidet.

Nach diesen Forschungsergebnissen sind es vor allem regelmäßige Terminfristen von über 4 Wochen (7 % der Patienten) und regelmäßige Wartezeiten von über 30 Minuten (10 % der Patienten), die im kritischen Bereich zur "Excellence" stehen könnten.

Nachdem Termine im Empfang der Praxis gemacht und vergeben werden, liegt hier auch die Ursprungsquelle für einen zeitlich harmonischen Ablauf oder im negativen Fall für ein Organisationschaos in der zahnärztlichen Praxis.

5.3.4
Empfang als Organisationszentrale und Visitenkarte der zahnärztlichen Praxis
■
(Frage 7)

Der Empfang in der Zahnarztpraxis ist ein besonders wichtiger "Augenblick der Wahrheit" bei einem Zahnarztbesuch. Hier entstehen nachhaltige Patientenvermutungen und Qualitätsassoziationen, die den gesamten weiteren Patientenumgang - auch das Zusammentreffen von Zahnarzt und Patient - begünstigen oder beeinträchtigen können. Der erste persönliche Eindruck zählt.

In der Empfangssituation können Patienten sehr empfindlich reagieren, denn hier entlädt sich der komplette Vorbereitungsstress zum Praxisbesuch, der Unmut über das Zahnproblem und das Angstgefühl vor der bevorstehenden Behandlung. Außerdem nehmen die Patienten ohne Betriebsblindheit noch deutlicher als das Praxisteam wahr, wie es im Empfangsbereich aussieht und was es dort zu verbessern gäbe.

Anders als später beim Zahnarzt auf dem Behandlungsstuhl können Patienten in der Rezeption noch relativ forsch auftreten. Das erfordert höchst diplomatischen Patientenumgang durch Rezeptionistinnen.

> Der Praxisempfang der Patienten ist wie das Zuknöpfen eines Hemdes am Morgen beim Aufstehen. Wenn der erste Knopf im falschen Knopfloch ist, wird es nichts mehr.
>
> G. F. Riegl

Die hohe Bedeutung des Empfangs als Organisationszentrale und als Visitenkarte der Praxis erfordert, dass man sich besonders intensiv mit den Erwartungen der Patienten beschäftigt.

Patienten mit Verbesserungswünschen im Empfang

Die Hälfte aller Patienten (47 %) haben bei ihrem Zahnarzt einen oder mehrere Verbesserungswünsche zum Empfang.
Während nur 36 % der Rentner Wünsche zum Empfang haben, sind es bei den Jüngeren bis 29 Jahre 58 %.

Empfangsverbesserung nach Praxisgröße	
Je größer die Praxis (nach Anzahl der Behandlungsplätze), desto mehr Verbesserungswünsche haben die Patienten im Empfang.	
Patienten in der Praxis	Anteil der Patienten mit Verbesserungswünschen
Mit 1 bis 2 Plätzen	44 %
Mit 3 bis 4 Plätzen	48 %
4 + Plätze	52 %

97. **Basis:** 29.344 Patientenantworten
Quelle: Dental Benchmarking I Eine Initiative von Degussa
Institut Prof. Riegl & Partner GmbH, Augsburg

Frage 7

Welche konkreten Wünsche
(Mehrfachnennungen) die Patienten im Detail haben, zeigt
die folgende Abbildung.

Verbesserungswünsche am Empfang

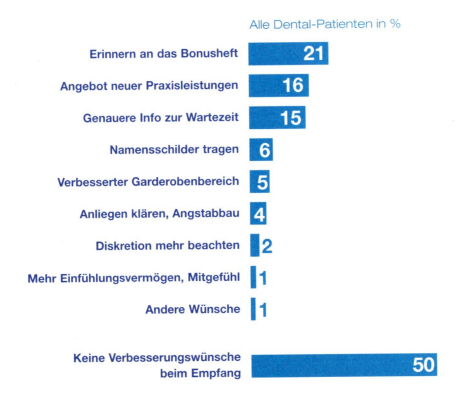

Alle Dental-Patienten in %

Erinnern an das Bonusheft	21
Angebot neuer Praxisleistungen	16
Genauere Info zur Wartezeit	15
Namensschilder tragen	6
Verbesserter Garderobenbereich	5
Anliegen klären, Angstabbau	4
Diskretion mehr beachten	2
Mehr Einfühlungsvermögen, Mitgefühl	1
Andere Wünsche	1
Keine Verbesserungswünsche beim Empfang	50

98.   Basis: 29.344 Patientenantworten
       Quelle: Dental Benchmarking I Eine Initiative von Degussa
                Institut Prof. Riegl & Partner GmbH, Augsburg

Frage 7

Wunsch Nr. 1: Die Erinnerung an das Bonusheft
ist mit 21 % der meistgenannte Änderungswunsch im Empfang.

Patienten mit Bonusheft	25 %
Patienten ohne Bonusheft	12 %

Mit dem Erinnern an das Bonusheft kann man sich vor allem bei 27 % aller Patienten unter 30 Jahren Freunde schaffen.

Hinweise auf neue Angebote der Praxis für Zähne (z. B. Pflege, Zahnersatz)
ist der zweitwichtigste Wunsch im Empfang und wurde von 16 % aller Patienten angegeben.

Männer unter 50 Jahre sind mit 20 % besonders häufig an diesem Angebot interessiert.

Im Grunde kann man daraus auch ein Anfangsinteresse an außergewöhnlichen zahnärztlichen Leistungen und das Potenzial der künftigen Zuzahler ableiten. Dies läuft nach dem Patientenmotto: "Was gibt es Neues, und wäre das auch etwas für mich?"

Genauere Informationen über die voraussichtliche Wartezeit
erwarten 15 % aller Patienten.

Nach den Forschungsergebnissen warten nur ca. 10 % mehr als 30 Minuten. Damit geht es bei der Wartezeitaufklärung wohl auch um Hinweise zur Kürze und nicht nur zur Länge der Wartezeit.

Besonders wichtig sind Hinweise auf Wartezeiten für folgende Praxis-Besucher:

Relativ unzufriedene Patienten (Note 3- bis 5-Beurteiler)	25 %
Junge Patienten unter 30 Jahren	21 %

Dagegen erwarten Rentner nur noch zu 8 % Hinweise auf ihre voraussichtliche Wartezeit.

Namensschilder, verbesserter Garderobenbereich, Klären des Patientenanliegens und Angstabbau, Diskretionswahrung und anderes summieren sich als Änderungswünsche im Empfang auf 19 % Nennungen.

Resümee
Empfangsmanagement:

Jede Praxis sollte nach diesen Forschungsergebnissen Mindestregeln für den gastfreundlichen Empfangsablauf aufstellen. Dazu zählen:

1. Immer sofort Blickkontakt mit eintretenden Patienten und Gesten der Begrüßung, auch während eines laufenden Telefonats.

2. Auf noch mehr Nichtmithörbarkeit bei Patientengesprächen achten (Sitzplätze im Empfang oder geöffnete Wartezimmertür vermeiden).

3. Pünktlichkeit des Patienteneintreffens positiv registrieren.

4. Patienten positiv auf Bonusheftführung ansprechen (auch Nichtbesitzer).

5. Informationsspender zu den neuen patienten-attraktiven Praxisleistungen aufstellen ("Dental-Thema des Quartals").

6. Auf Unsicherheiten, Ängstlichkeiten der Patienten achten und mit Einfühlungsvermögen behandeln.

7. Offene Information zur voraussichtlichen Wartezeit geben und Patienten gastfreundlich in die Wartezone weiterleiten.

8. Neue Patienten mit Informationsmaterial über die Praxis ausstatten und z. B. eine praxisinterne Informationsmappe zum Kennenlernen der Praxis und zur Selbstdarstellung des Praxisteams aushändigen und ins Wartezimmer mitgeben.

Wer Patientenbedürfnisse in der Empfangsschnittstelle besser versteht und beachtet als andere Praxen, kann ohne Mehrkosten Praxis-"Excellence" zugewinnen. Diese Pluspunkte zahlen sich im Wartezimmer und in den Behandlungsphasen danach aus.

5.3.5
Wartezimmer-Management als zahnärztlicher Profilierungsbereich

■

(Frage 8)

Moderne Wartezonen von zahnärztlichen Praxen sind Kommunikationszentren, Werbeforen, Informationsbörsen und gastfreundliche Akklimatisierungsräume.

Die Antworten der eigenen Patienten sind auf diesem Gebiet mindestens so wertvoll wie der Rat von externen Unternehmensberatern.

Einen Überblick zu den aktuellen Angebotswünschen in den Wartezonen gibt nachfolgendes Bild.

Verbesserungswünsche in den Wartezonen

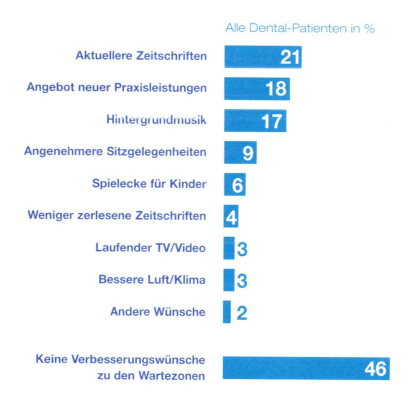

Alle Dental-Patienten in %

Aktuellere Zeitschriften	21
Angebot neuer Praxisleistungen	18
Hintergrundmusik	17
Angenehmere Sitzgelegenheiten	9
Spielecke für Kinder	6
Weniger zerlesene Zeitschriften	4
Laufender TV/Video	3
Bessere Luft/Klima	3
Andere Wünsche	2
Keine Verbesserungswünsche zu den Wartezonen	46

99.   Basis: 29.344 Patientenantworten
      Quelle: Dental Benchmarking I Eine Initiative von Degussa
              Institut Prof. Riegl & Partner GmbH, Augsburg

Frage 8

Im Durchschnitt haben 52 % aller Patienten Verbesserungswünsche zu den Wartezonen, und jeder Patient macht 1,6 Vorschläge. Die Teammitglieder dagegen vermuten 2,1 Verbesserungsvorschläge je Patient.

Auffällige Unterschiede bei den Verbesserungsvorschlägen der Patienten zum Wartezimmer:

▶ Männer unter 50 Jahren haben 63 % mehr Verbesserungswünsche als Männer über 50.

▶ Bildungsbürger (Abitur / Studium) haben 21 % mehr Wartezimmerwünsche als Hauptschulabsolventen.

▶ Berufstätige haben 88 % mehr Wartezimmerwünsche als Rentner.

▶ Unzufriedene (1- und 2-Sterne-Beurteiler) haben 98 % mehr Wünsche an das Wartezimmer als Hochzufriedene (5-Sterne-Beurteiler).

Aktuelle und andere Zeitschriften / Tageszeitungen

sind die am häufigsten genannten Wünsche von 21 % der Patienten. Weitere 4 % finden, die Zeitschriften sollten weniger zerlesen sein.

Das Leseangebot trifft bislang weniger die Wünsche der Männer (26 % Verbesserungsbedarf, bei jüngeren Männern unter 50 Jahre sogar 30 %) als Frauen (insgesamt nur 18 % Verbesserungsbedarf). Dieser Nachholbedarf wird vom Team anteilig eher unterschätzt.

Informationen zum Leistungskatalog der Praxis, auch zu neuen Sachen, wünschen 18 % aller Patienten.

Diesen Wunsch äußern vor allem jüngere Patienten unter 50 Jahre, sowohl männliche wie auch weibliche.
Patienten mit Abitur / Studium haben mit 22 % um 69 % mehr Interesse am Leistungskatalog als Patienten mit Hauptschulabschluss.

Man kann daraus ableiten, dass die hier herausragenden Patienten interessiert und gewillt sind, sich mit Zusatzleistungen auch außerhalb der Kassenerstattung zu beschäftigen (latenter Bedarf). Voraussetzung für ihren Entschluss ist dann allerdings, dass die Praxen dazu mehr "Lern"- und Informationsmaterial für Patienten bereitstellen, z. B. auch aus Kooperationen mit Labors. Wartezeit ist so gesehen auch eine wertvolle Zeit für die Werbung und Patientenfortbildung.

Hintergrundmusik

wünschen sich 17 % der Patienten, jüngere Patienten tendenziell noch mehr als ältere.
Dies ist auch ein Indikator für den Entspannungsbedarf und / oder das Neutralisieren von unangenehmen Behandlungsgeräuschen aus den Nebenräumen (rosa Rauschen)

Resümee Wartezimmer-Management:

Das Gesicht der Wartezonen von Zahnärzten wird sich künftig gravierend ändern. Die hier ermittelten Patientenwünsche sind Indikatoren, in welche Richtung Ausstattungen und Nutzung von Wartezonen in Verbindung mit neuen Medien laufen können.

Vorbilder für zahnärztliche Wartezonen sind Flughafen-Lounges, Hotelfoyers oder Szenetreffs. Siehe auch Hinweise zu Feng Shui oben unter den generellen Verbesserungsvorschlägen zur Praxis.

Die Wartezone eignet sich hervorragend zur Selbstdarstellung der Praxis und von Spezialleistungen. Dagegen sind Wartezonen nicht geeignet für Plakate, die den Patienten Angst einflössen (z.B. gesundheitspolitische Agitationen und Nachteile für die Patienten oder Bilder von zahnchirurgischen Eingriffen). Informationen, die den Patienten eigennützige Vorteile versprechen, werden hier dankbar angenommen. Dazu zählen auch begehrliche höherwertige Zahnarbeiten. Im Wartebereich können die Patienten ungestört und unbefangen Praxisleistungen begutachten. Danach werden sie Beratungswünsche äußern.

Das Zeitschriftenangebot der Praxis sollte noch deutlicher auf die Wünsche der männlichen Patienten und der Berufstätigen zugeschnitten werden.

Was spricht dagegen, dass der Zahnarzt z. B. in die stark gefragten Illustrierten seines Wartezimmers ein persönliches Anschreiben an seine Patienten einlegt und Patienten einlädt, sich nach den neuesten vorteilhaften Behandlungen auf dem Spezialgebiet der Praxis zu erkundigen oder beraten zu lassen?

Immer wieder erwähnen Patienten, dass sie lieber noch etwas länger in der Wartezone geblieben wären, als anschließend zu lange im Behandlungsraum zu warten. Notfalls hätten die Patienten auch gerne eine begonnene Geschichte im Behandlungsraum bis zum Eintreffen des Zahnarztes zu Ende gelesen.

Ideal für das Wohlbefinden der Patienten und die "Excellence" einer Praxis ist, wenn der Patient bereits vor dem Betreten des Wartezimmers weiß, wie es weitergeht, wer ihn abholt und was dann in der zahnärztlichen Behandlung voraussichtlich geschieht.

Original-Patientenzitate

»Im Gegensatz zu anderen Patienten stört mich Hintergrundmusik. Ich wünsche eine Möglichkeit, sie (individuell) nicht hören zu müssen.«

»Lehrbuch über Zahnheilkunde im Wartezimmer.«

»Aktuelle Kinder- und Jugendzeitschriften z. B. Bravo, Micky Maus, usw.«

»Solche Sachen, wie in Frage Nr. 15 aufgeführt, sollten im Warteraum ausliegen, um sich zu informieren, so lange man wartet.«

»Haben Sie sich schon mal in Ihr Wartezimmer gesetzt? Ihre Stühle sind kalt; Stuhlkissen!«

»Magazine auch für Männer, z. B. Spiegel, Capital, Auto, ... auslegen.«

»Z. B. "Der Spiegel" oder auch Tageszeitungen würde mich interessieren.«

»Vorschlag für die Wartezone: Getränke anbieten (Kaffee, Tee, Wasser)«

Quelle: Dental Benchmarking

5.4
"Excellence" in der zahnärztlichen Behandlung

Gute

Zahnärzte

vollbringen

wunderbare

Leistungen,

aber selbst

die Besten

können keine

Wunder

vollbringen.

G. F. Riegl

Im Behandlungsbereich geht es um die elementare "Excellence" einer zahnärztlichen Praxis. Hunderten oder tausenden von Patienten wurde an dieser Stelle der Praxis schon geholfen. Die Erwartungen des einzelnen Patienten spitzen sich zwangsläufig sehr stark auf diesen Höhepunkt seines Praxisbesuches zu. Im Vorfeld hatte der Patient Schmerzen, schlaflose Nächte, organisatorische Mühen, den Termin unterzubekommen, Anfahrtsprobleme und ein sehr flaues Gefühl im Magen.

Wegen der besonderen Bedeutung des Ereignisses beim Auftritt von Zahnarzt mit Assistentin lautet die Schlüsselfrage: Wie sehen die Erwartungen des Patienten in diesem wichtigen Augenblick der Wahrheit aus und wie können Zahnärzte diese Erwartungen realistisch erfüllen?

Der Erfolg beim Umgang mit den Erwartungen von Patienten ist ein Balanceakt. Einerseits ist es gut, wenn Patienten anspruchsvolle Erwartungen mitbringen, weil sie dann auch für höherwertige Zahnheilkunde offen und begeisterungsfähig sind.

Andererseits ist es riskant für das Zufriedenheitsmanagement bei Patienten, wenn von der Werbung oder mit einem PR-wirksamen Auftritt der Praxis zu hohe Erwartungen geweckt werden, die im Behandlungsbereich nicht erfüllbar sind. Außerdem bleiben dann auch die überraschenden Aha-Erlebnisse aus, denn sie treten nur ein, wenn Erwartetes noch übertroffen wird.

Noch ungünstiger ist es, wenn das gesamte zahnärztliche Team zu stark nur auf die "Karte" ihres hochqualifizierten zahnärztlichen Behandlers setzt und dabei die Dienstleistungsqualität in den Vorphasen der zahnärztlichen Behandlung vernachlässigt. Motto: "Der Chef wird's richten." Dann fehlen die einstimmenden Qualitätserlebnisse für Patienten. Der bedauernswerte Zahnarzt muss dann in der Behandlungsphase durch unbezahlbare Mehrleistungen demonstrieren, dass die Praxis eigentlich gar nicht so schlecht ist, wie sie vorher auf den ersten Blick gewirkt haben mag. Dies ist Wiedergutmachung durch die wertvollste und knappste Ressource der Praxis, den Zahnarzt.

Eine Patientenkrise ist vorprogrammiert, wenn dann die zahnärztliche Behandlung extrem belastend wird, der Patient vorübergehend sogar mehr leidet als durch den ursprünglichen Anlass des Praxisbesuchs und das Erfolgserlebnis erst in weiter Ferne eintritt. In diesem Fall fehlt das Zutrauen des Patienten, die Patientenbeziehung ist mangels

positiver Einstiegs- und Anfangserlebnisse im Vorfeld der zahnärztlichen Behandlung nicht genügend belastbar.

Die Patiententhese: "Für mich ist alles unwichtig, Hauptsache der Zahnarzt ist wahnsinnig gut" ist eine Legende, weil der Patient nicht die Behandlung pur beurteilt und weil die Behandlung in der Regel nicht nur beeindrucken kann.

So, wie der Patient den zahnärztlichen Behandlungsbereich durchläuft, wird nun analysiert, was aus Sicht der Patienten mit größter Wirkung zur zahnärztlichen "Excellence" beiträgt. Es geht dabei zuerst um die Behandlungsräume selbst, dann um die Untersuchung, die Beratung, die Prophylaxe, die fachliche Behandlung und um die patientengerechte Ideallösung einer zahnärztlichen Versorgung.

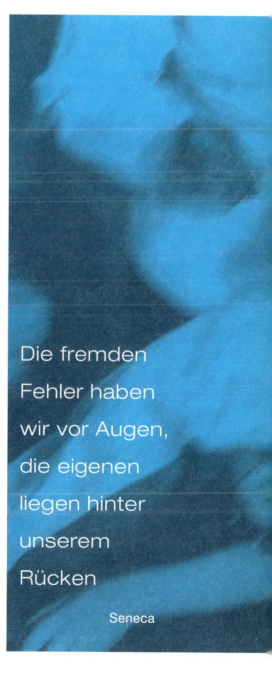

Die fremden Fehler haben wir vor Augen, die eigenen liegen hinter unserem Rücken

Seneca

5.4.1
Konkreter Änderungsbedarf in den zahnärztlichen Behandlungsräumen

■

(Frage 9)

Fragt man den Patienten, welche Änderungen in den Behandlungsräumen verwirklicht werden sollten, so gibt es hier weit weniger Anregungen als in den vorgelagerten Praxiszonen Empfang und Warteraum.

Anteil der Patienten mit Vorschlägen zu den Praxiszonen		
Verbesserungs-vorschläge	Patienten mit Vorschlägen	Durchschnittliche Anregungen je Patient
Empfang	47 %	1,5
Wartezone	52 %	1,6
Behandlungsräume	33 %	1,2

100. **Basis:** 29.344 Patientenantworten
Quelle: Dental Benchmarking I Eine Initiative von Degussa
Institut Prof. Riegl & Partner GmbH, Augsburg

Dieser minimale Verbesserungsbedarf ist begründet durch die hochgerüsteten Behandlungsräume. Hier arbeitet der Zahnarzt die meiste Zeit seines Berufslebens, und er achtet wahrscheinlich höchstpersönlich auf die richtigen Qualitäten. Außerdem hat der Patient hier eine reduzierte Wahrnehmungsfähigkeit durch Anspannung und Behandlungsmühen.

Verbesserungswünsche in den Behandlungsräumen

	Alle Dental-Patienten in %	Unzufriedene Patienten (Note 3-5)	Team-Vermutungen
Musik, Kopfhörer während Behandlung	14	18	38
Möglichkeit, sich herzurichten, zu reinigen	9	16	23
Aufmerksameres Personal	4	12	31
Mehr Mundschutz/Handschuhe beim Behandlungsteam	4	9	10
Schalldichte Abtrennung der Behandlungsräume	4	9	22
Gleich modern ausgestattete Behandlungsräume	4	10	11
Verbesserte Hygiene/Sauberkeit	2	7	14
Andere Wünsche	2	3	14
Keine Verbesserungswünsche zu den Behandlungsräumen	67	47	14

101. Basis: 29.344 Patientenantworten I 950 Teammitglieder
Quelle: Dental Benchmarking I Eine Initiative von Degussa
Institut Prof. Riegl & Partner GmbH, Augsburg

Frage 9

Meist genannter Vorschlag ist
bei 14 % der Patienten
"Musik, Kopfhörer während der
Behandlung".

Dieses Ablenkungs-Instrument
wirkt am besten auf

junge Patienten bis 29 Jahre mit	28 %
Frauen bis 49 Jahre mit	21 %

Künftig wird die Ablenkung evtl.
noch gesteigert durch I-Glasses
(Cyber-Space-Brille), die audovi-
suelle 3-D-Ablenkungsmöglich-
keiten eröffnet.

I-Glasses / Cyber-Space-Brille

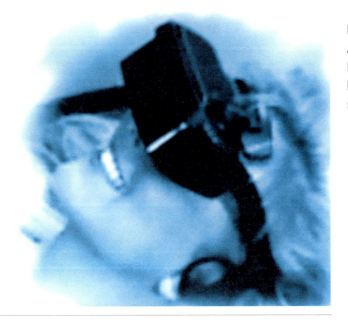

**Möglichkeit sich herzurichten,
zu reinigen**

Eine gastfreundliche Geste und
ein guter Praxisservice ist die
Möglichkeit für die Patienten zum
Wiederherrichten und eventuellen
Reinigen des Gesichts nach der
Behandlung mit Spiegel und
Reinigungstüchlein. Ein Vorbild
sind z. B. Fluggesellschaften,
die nach Interkontinental-Flügen
warme Gesichtstücher reichen.
Derartige Wünsche haben 9 %
der Patienten.

Insbesondere Patienten im Alter von 40 bis 49 Jahren	11 %
Relativ unzufriedene Patienten (Note 3- bis 5-Beurteiler)	16 %

Der Patientenumgang und der
Aufenthalt des Patienten im
Behandlungsraum lassen darüber
hinaus erfreulich wenig Verbesserungswünsche offen.

Noch aufmerksameres Personal bis zum Behandlungsbeginn

Nur 4 % der Patienten wünschen sich an dieser Stelle von Mitarbeiterinnen mehr Aufmerksamkeit. Unzufriedene Patienten allerdings zu 12 %. Dieser dreimal so hohe Anteil der Unzufriedenen deutet auf die Wichtigkeit des Personalumganges für die Zufriedenheitssteigerung hin. Zuwendung darf jedoch nicht mit Aufdringlichkeit verwechselt werden. Es kommt darauf an, wie viel Ansprache ein Patient wünscht.

Bezeichnend ist, dass Praxen, die ihr eigenes Team als nicht besonders gutes Team einstufen, vor allem bei der Aufmerksamkeit des Personals bis zum Behandlungsbeginn überselbstkritisch 50 % Verbesserungspotenzial vermuten.

Mehr Mundschutz oder Handschuhe beim Behandlungsteam fordern 4 %, **verbesserte Hygiene und Sauberkeit** weitere 2 %. Insgesamt ist der Hygiene- und Sauberkeitsstandard das am besten Beurteilte bei Zahnärzten. Es schadet jedoch nichts, wenn Hygienebewusstsein im Beisein der Patienten sichtbar gemacht wird, z. B. durch neue Bestückung des Behandlungssets.

Bauliche Maßnahmen und Ausstattungswünsche

von jeweils 4 % der Patienten genannt, sind:
Schallisolation zu anderen Räumen und gleichmoderne Ausstattung der Behandlungsräume.

Resümee Best Practice Behandlungsraum:

Die Arbeitszone in der Praxis sollte nicht nur dem Zahnarzt und den Teammitgliedern gefallen, die hier die meiste Zeit verbringen, sondern auch auf Patienten "Excellence" ausstrahlen. Moderne Technik und Apparatur ist ein besonderer Begeisterungsfaktor für Patienten ab 40 Jahren, während die Jungen nicht so viel Wert darauf legen.

Jedem Behandler und seinem Personal ist empfohlen, sich von Zeit zu Zeit persönlich in die Rolle des Patienten zu versetzen und auf folgendes zu achten:

▶ Ablagemöglichkeit für Patienten-Utensilien im Behandlungsraum, auch Kleiderhaken.

▶ Die Wirkung des frühzeitig angelegten Schutzumhanges oder der entfernten Prothese überprüfen oder darüber nachdenken, wie sich der Patient auf dem Weg zum Röntgen fühlen muss, wenn er so anderen Patienten begegnet.

▶ Blickverlauf des Patienten auswerten: Decke, Türe, Wände, Apparate aus der Liegendposition.

▶ Begrüßungszeremonie ohne Handschuhe und anschließende Reinigung überprüfen.

▶ Mitarbeiterregeln zur Ansprache, Aufmunterung oder zur Zurückhaltung bei einem wartenden Patienten, je nach dessen Gesprächsneigungen.

▶ Regeln zur Ankündigung des Zahnarztes und zum ständigen Verschlossenhalten der Türen (Diskretion).

Nach diesen Voreindrücken im Behandlungsbereich kommt nun das Patientenerlebnis bei der zahnärztlichen Untersuchung. Auch hierzu können Patienten wertvolle Anregungen geben.

5.4.2
Konkreter Verbesserungsbedarf bei zahnärztlichen Untersuchungen
■

(Frage 10)

Ein Drittel aller Patienten haben beachtenswerte Anregungen zur Verbesserung der Untersuchung aus ihrer Sicht. Je jünger die Patienten sind, desto mehr Ideen und Meinungen liefern sie.

Verbesserungswünsche zur zahnärztlichen Untersuchung

	Alle Dental-Patienten in %	Unzufriedene (Note 3-5)	Höchstzufriedene (Note 1)
Tipps, was im Mund noch mehr zu beachten wäre	19	30	13
Info zu Schäden und Behebung	14	34	7
Einfühlsamere Untersuchung mit Handspiegel	8	22	4
Gründlichere Untersuchung mit Nachfragen	6	21	2
Behutsamere Untersuchungsmethoden	4	13	2
Andere Wünsche	1	2	1
Keine Verbesserungswünsche zur zahnärztlichen Untersuchung	67	37	79

103.   Basis: 29.344 Patientenantworten I 950 Teammitglieder
        Quelle: Dental Benchmarking I Eine Initiative von Degussa
                Institut Prof. Riegl & Partner GmbH, Augsburg

Frage 10

Gesamtbeurteilung der zahnärztlichen Untersuchungsqualilтät

Insgesamt wird die Untersuchungsqualität von älteren Patienten (60+ Jahre) um 29 % häufiger mit "sehr gut" beurteilt als von jüngeren Patienten (bis 29 Jahre).

Anteil der Sehr-gut-Beurteiler bei zahnärztlichen Untersuchungen:

Bis 29 Jahre	45 %
30 bis 39 Jahre	51 %
40 bis 49 Jahre	53 %
50 bis 59 Jahre	55 %
60+ Jahre	58 %

Mehr Erklärungen, was Patienten selbst im Mund beachten sollten, erwarten 19 % aller Patienten. Die bislang Unzufriedenen (Note 3- bis 5-Beurteiler) sogar zu 30 %.

Hauptinteressenten an diesen untersuchungsbegleitenden Informationen sind:

Männer unter 50 Jahre mit 25 % (Männer über 50 Jahre nur noch 15 %)

"Zähne-Ignoranten" (= Patienten, für die Zähne relativ unwichtig sind) 22 %

Patienten, die nur einmal täglich oder seltener Zähne putzen 22 %

Während der Untersuchung besteht offensichtlich eine gute Chance, lernbereite und lernfähige Patienten zu schulen.

Erklärungen zu festgestellten Schäden und zu Komplikationen erwarten 14 % der Patienten

Bei den unzufriedenen Patienten (Note 3- bis 5-Beurteiler) - die allerdings nur 4 % aller Patienten ausmachen - ist dies der meistgenannte Verbesserungswunsch zur Untersuchung mit 34 %. Damit ist dieser Wunsch in dieser Patientengruppe etwa 5-mal häufiger vertreten als bei den Zufriedenen mit nur 7 %.

"Zähne-Ignoranten" (nehmen Zähne nicht so wichtig) sind mit 19 % mehr an Schadensmeldungen interessiert als "Zähne-Aufgeschlossene" mit nur 13 %.

*»Mein Zahnarzt hat die Ange-
wohnheit, während der Untersuchung Fragen zu stellen. Bei
weit geöffnetem Mund und
allerlei "Zahnarzt-Werkzeugen"
darin ist eine Antwort bei
bestem Willen nicht möglich.
Nach Behandlungsende ist er
meistens sehr schnell wieder
aus dem Zimmer.«*

*»Zahnarzt kommt mit Handschu-
hen in das Behandlungszimmer.
Wie viele Patienten wurden
schon mit diesen Handschuhen
untersucht?! Händedruck mit
Handschuhen!«*

*»Keine Unterbrechungen des
Arztes während der Untersuchung durch andere Praxismitarbeiter oder Telefon. Man kommt
sich dabei wie 3. Wahl vor und
befürchtet Qualitätsverluste.«*

*»Ich empfinde es als sehr
störend, dass während einer
Untersuchung oft andere
Arzthelferinnen rein und raus
gehen um etwas zu fragen
oder zu holen.«*

*»Manchmal hatte ich das Gefühl,
es ist der totale Stress in der
Praxis und es ist eigentlich
keine Zeit für eine gründliche
Untersuchung.«*

Quelle: Dental Benchmarking

Auf den fachlichen Verbesserungsbedarf der Untersuchung bezogen sollte folgendes beachtet werden:

Einfühlsamere Untersuchungen	8 %
Gründliche Untersuchungen	6 %
Behutsamere Untersuchungen	4 %

Die unzufriedenen Patienten haben hier 5- bis 10-mal so hohen Verbesserungsbedarf als die zufriedenen Patienten.

Resümee Best Practice Untersuchungsqualität:

Zahnärzte können sich bei der Untersuchung mehr durch sprechende Zahnmedizin steigern als durch fachliche Verbesserungen.

Die mündigen Patienten möchten einen besseren Überblick und eine verständlichere verbale Übersetzung der sie betreffenden Untersuchungsbefunde. Positiv betrachtet signalisieren die Patienten in der Untersuchungsphase durch ihr Interesse Bereitschaft zur Mitverantwortung für ihre Zahngesundheit.

Dieser Trend zur Eigenverantwortung ist erstaunlicherweise bei Patienten ohne Zahnersatz wesentlich höher ausgeprägt als bei Patienten, die bereits Erfahrungen mit Zahnersatz gesammelt haben.

Erklärungswünsche zu festgestellten Schäden und Erklärungen zu Beachtenswertem im Mund
(zusammengefasst)

Patienten ohne Zahnersatz	41 % Nennungen
Patienten mit Zahnersatz	32 % Nennungen
Alle Patienten Durchschnitt	33 % Nennungen

Noch während der Untersuchung den Patienten nachdrücklich aufzuklären - womöglich zu warnen - ohne belehrend und inquisitorisch zu wirken, ist eine besondere Kunst der zahnärztlichen Patientenführung.

Grundlegende Beratungen im partnerschaftlichen Stil sollten der Phase nach der Untersuchung – möglichst sitzend am Tisch – vorbehalten bleiben, damit sich der Patient nicht physisch unterlegen fühlen muss.

5.4.3
Wichtige zahnärztliche Beratungsthemen für Patienten

■

(Frage 12)

Beliebte Beratungsthemen bei Patienten sind zugleich Chancen für mehr patientenorientierte und Umsatz fördernde Programme. An dieser Stelle kristallisiert sich heraus, welche Beratungsthemen oder zündenden Argumente bei Patienten besonders wichtig sind (siehe Bild unten).

Nur eine Minorität von 13 % hat keine Wünsche zu Ihrer Beratung. Dies sind hauptsächlich Patienten mit über 60 Jahren (24 %). Alle anderen Patienten haben im Durchschnitt 3 Wünsche zu ihrer Beratung.

Beratungswunsch Nr. 1:
Was zahnmedizinisch und zahntechnisch für den Patienten am wichtigsten ist (und welche anderen Lösungen es gibt).

56 % erwarten vom Zahnarzt Aufklärung zur idealen zahnärztlichen Versorgung. Dies ist eine hervorragende Chance, Patienten in die wunderbare Welt der Zahnmedizin einzuführen, die nicht bei der laut Vorschrift "ausreichenden, notwendigen und wirtschaftlichen Versorgung" enden muss. Gerade Patienten mit 30 bis 49 Jahren sind an dieser Ansprache mit 61 % überdurchschnittlich interessiert.

Beratungswunsch:
Kosten für Behandlung, Zahnersatz, was sich für Patienten lohnt, Haltbarkeit

Hier geht es um das Kosten-Nutzen-Verhältnis, und dies ist für jeden zweiten Patienten wichtig (55 %). Dies ist auch ein wichtiger Beitrag zur zahnärztlichen Imagepolitik, denn Unkenntnis oder Unausgewogenheit von Preis und Leistung ist ungünstig und ein schleichendes Risiko für den Ruf. 20 % der Patienten haben kein Beurteilungsvermögen auf diesem Gebiet (Frage 3.15.). Die Praxisteams unterschätzen diese Unkenntnis mit angeblich nur 2 % um das 10-fache.

Entgegen der Vermutung sind nicht hauptsächlich die Älteren am Kosten-Nutzen-Verhältnis interessiert, sondern gerade die Jüngeren (30- bis 39-Jährigen) mit 59 % sowie solche Patienten, die angeben, dass sie hauptsächlich von ihrer Krankenkasse informiert werden, mit 62 %.

»Hinweise auf natürliche
Methoden der Zahnbehandlung
(z.B. mit Teebaumöl entzündete
Stellen im Zahnfleisch behandeln)«

»Erklären Sie bitte immer, wie
der Patient sich nach der
Behandlung verhalten soll und
was ggf. zu erwarten ist, z.B.
Schwellungen, Schmerzen etc.«

»Angaben der Inhaltsstoffe u.
Hilfsmittel der verschiedenen
Lösungen, Abdruckmassen,
Desinfektionssprays etc. Wichtig
für Allergiker!«

»Ich war schon bei vier
Zahnärzten, aber keiner hat das
Thema Mundgeruch angeschnit-
ten. Von sich aus anzufangen
ist sicher allen peinlich. Lohnt
sich das Beratungsthema für
Zahnärzte nicht oder wie ist das
zu erklären, dass sich niemand
drum kümmert?«

»Empfehlung hinsichtlich
besonders gut für den jeweiligen Patienten geeigneter
Zahnpflegemittel (Zahncreme).«

»Beratung zur ganzheitlichen
Zahnheilkunde Homöopathie,
ganzheitliche Kieferorthopädie,
Ernährung, Akupunktur etc.«

Quelle: Dental Benchmarking

Beratungswunsch:
Aufklärung, was jetzt sofort und was später gemacht werden sollte

Diese Beratung zur bevorstehenden Behandlung und Behand-
lungsperspektive wünschen 46 %
der Patienten. Von diesem Thema
sind vor allem die unter 50-
Jährigen angesprochen:

Frauen bis 49 Jahre	50 %
Männer bis 49 Jahre	51 %

Diese Aufklärung macht den
Zahnarzt zu einem treuhänderi-
schen Berater des Patienten.

Beratungswunsch:
Tipps / Pflegeanleitungen, wie Patienten selbst noch mehr für Mundpflege tun können

Diese Prophylaxe-aufgeschlosse-
nen Patienten auf der Suche
nach Möglichkeiten zum Erhalt
ihrer natürlichen Zähne haben ein
Potenzial von 43 %.
Bei den unter 30-Jährigen sind
sogar 61 % an Prophylaxe-Beratung interessiert. Dazu noch mehr
unter den nachfolgenden Prophy-
laxe-Strategien.

Beratungswunsch:
Beschreiben, was medizinisch notwendig ist und was man aus kosmetischen Gründen machen kann

Interesse an Beratung zur ästhetischen Zahnheilkunde ist bei
39 % der Patienten vorhanden.
Eine höchst aufgeschlossene
Patientengruppe sind die 30-
bis 39-Jährigen mit 48 % und die
"Bildungsbürger" (Abitur / Studium) mit 47 %. In den neuen
Bundesländern sind an diesem
Beratungsthema erst 30 %
interessiert. Insgesamt ist dies
mehr ein Frauenthema, denn
Patientinnen wünschen sich
17 % mehr Beratung auf diesem
Gebiet als männliche Patienten.

Beratungswunsch:
Hinweise auf neue Techno-logien, wie Laser, Implantologie

Liebhaber der Medizintechnik und
fortschrittsorientiert sind nach
diesem Beratungswunsch 33 %
aller Patienten.
Im Gegensatz zur Ästhetik-Bera-
tung bei Frauen, ist Technikbera-
tung mehr ein Männerthema.
Männer unter 50 Jahre sind mit
42 % außerordentlich hellhörig
bei dieser Aufklärung (ältere
Patienten über 60 Jahre nur noch
21 %). Schade, denn gerade
für Implantate könnte der Einsatz
ab 60 Jahre besonders interessant werden.

Beratungswunsch:
Hinweise auf ergänzende
Methoden wie Akupunktur,
Homöopathie

Hinweise zu alternativen Methoden fordern 20 % aller Patienten, vor allem jüngere Frauen unter 50 Jahre mit 29 %. Ab 50 Jahre flacht das Interesse generell ab. D. h., die darauf fachlich spezialisierten Praxen sind derzeit vor allem für junges Klientel attraktiv. Ob die heute jüngeren Patienten im Alter ihr Interesse an diesem Thema ebenfalls verlieren, ist noch offen.

Beratungswunsch:
Dauer der einzelnen Behandlungen (Übersicht der Termine, Beschwerden bei der Behandlung etc.)

14 % der Patienten möchten noch mehr wissen, was auf sie beim Behandlungsprocedere zukommt. Stärker als andere sind Parodontosefälle mit 16 % und Kronen-/Inlayfälle mit 17 % vermutlich aus eigener Erfahrung sensibilisiert.

Beratungswunsch:
Ergänzende Beratungsgespräche mit dem Zahntechniker

8 % aller Patienten zeigen Interesse an zusätzlicher zahntechnischer Beratung. Erstaunlicherweise sogar 5 % der Patienten, die bisher keinen Zahnersatz benötigten.

Hierbei ist zu beachten, dass mindestens 70 % der Patienten ohne Zahnersatz bislang das Labor nicht kennen bzw. es nicht beurteilen können (Patienten mit Zahnersatz kennen zu 37 % nicht das Labor Ihres Zahnarztes).

Patienten in Praxen mit eigenem Labor haben 9 % und Patienten in Praxen ohne eigenes Labor haben 7 % Interesse am Zahntechniker.

Bei den in aktueller Zahnersatzbehandlung stehenden Patienten ist der Anteil der von einem Labor Beratungsinteressierten 11 %.

Zahnärztliche Praxen können etwa bei durchschnittlich jedem 10. Patienten durch Kooperation mit Zahntechnikern eine ideale Teamleistung bei der Beratung bieten.

Nachdem die "Wahlmöglichkeiten" andere Beratung von 0 % der Patienten angekreuzt wurde, darf davon ausgegangen werden, dass der vorgeschlagene Beratungskatalog alle patienten-relevanten Beratungsthemen vollständig abdeckt.

Gewünschte Beratungsthemen bei Zahnärzten

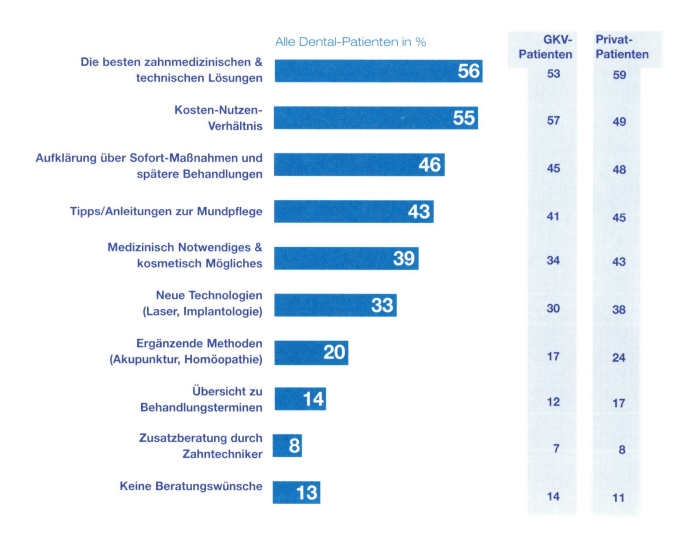

	Alle Dental-Patienten in %	GKV-Patienten	Privat-Patienten
Die besten zahnmedizinischen & technischen Lösungen	56	53	59
Kosten-Nutzen-Verhältnis	55	57	49
Aufklärung über Sofort-Maßnahmen und spätere Behandlungen	46	45	48
Tipps/Anleitungen zur Mundpflege	43	41	45
Medizinisch Notwendiges & kosmetisch Mögliches	39	34	43
Neue Technologien (Laser, Implantologie)	33	30	38
Ergänzende Methoden (Akupunktur, Homöopathie)	20	17	24
Übersicht zu Behandlungsterminen	14	12	17
Zusatzberatung durch Zahntechniker	8	7	8
Keine Beratungswünsche	13	14	11

104. Basis: 29.344 Patientenantworten
      Quelle: Dental Benchmarking I Eine Initiative von Degussa
               Institut Prof. Riegl & Partner GmbH, Augsburg

Frage 12

Resümee Best Practice in der zahnärztlichen Beratung

Erfolgreich in der Beratung ist nicht der Zahnarzt, der sich unendlich viel Zeit für Patientengespräche nimmt, sondern ein Behandler, der in kürzester Zeit auf effiziente, menschlich und fachlich überzeugende Art alle entscheidungsrelevanten Beratungsthemen vermittelt. So verstehen sich diese Patientenforschungsergebnisse als ein Beitrag zur "Excellence" in der Beratungsleistung, indem die Hitliste der patienten-wichtigen Beratungsthemen und die themen-sensiblen Beratungszielgruppen ermittelt werden.

Zahnärzte und Zahnärztinnen unterschätzen die Anteile der Sehr-gut-Beurteiler ihrer Beratungsleistungen und geben sich damit selbstkritischere Noten als sie verdienen. Hierbei sind Zahnärzte noch selbstkritischer als Zahnärztinnen.

Anteil der sehr gut beratenen Patienten:

Selbsteinschätzung der Behandler und Beurteilung durch Patienten		
	Vermutete Note-1-Beurteiler	Tatsächliche Note-1-Beurteiler
Zahnärzte	35 %	53 %
Zahnärztinnen	47 %	55 %

105. **Basis:** 29.344 Patientenantworten I 950 Teammitglieder Frage 3.7
      Quelle: Dental Benchmarking I Eine Initiative von Degussa
      Institut Prof. Riegl & Partner GmbH, Augsburg

Generell sind Kassenpatienten im Vergleich zu Privatpatienten um 16 % mehr an der Beratung zum Kosten-Nutzen-Verhältnis interessiert.

Dagegen steht bei den Privatpatienten die zahnmedizinische Bestleistung höher im Kurs. Privatversicherte sind qualitätsbewusste Patienten mit relativ großer Preistoleranz. Gesetzlich Versicherte orientieren sich weniger an Beratungs- und Serviceleistungen, dafür mehr am Preis (Kosten-Nutzen-Verhältnis).

»Ich wünsche mir konkrete Rat-schläge, z.B. "neue Krone, ja oder nein?", nicht Aussagen, das sei allgemein zu empfehlen.«

»Ich wünsche mir mehr Druck der Zahnmediziner allgemein auf Hersteller, verträglichere Produkte herzustellen.«

»Was ich vermisst habe: (bei Punkt 20) Beurteilungen der Kosten durch eine neutrale Stelle.«

»Beratung zur Verträglichkeit der Metall-Legierungen beim Zahnersatz; verschiedene Möglichkeiten erklären.«

»Ich würde mir wünschen, er würde mehr auf mögliche Aller-gien und Nebenwirkungen von Füllungen, Kronen, Stiften etc. eingehen und ernst nehmen.«

»Genauere Aussage über Gesamtzustand und Gesamt-eindruck von Zähnen und Zahnfleisch, nicht nur 1 o.B.«

Bei den vorgestellten Beratungs-leistungen sind die unzufriedenen Patienten (Note-3- bis -5-Beurtei-ler) überall anspruchsvoller; sie haben im Durchschnitt 11 % mehr Ansprüche. Lediglich bei der Prophylaxe-Beratung (Tipps / Anleitungen zur Mundpflege) ha-ben die Hochzufriedenen (Sehr-gut-Beurteiler) 5 % mehr Bera-tungswünsche.

Die speziellen Beratungsleistun-gen des Praxisteams zu Mate-rialien und zu höherwertiger Zahnmedizin mit Zuzahlungen folgen unten. Zunächst werden die zweckmäßigen, weil patien-ten-erwünschten Beratungshilfs-mittel vorgestellt.

Quelle: Dental Benchmarking

5.4.4
Meistgewünschte Art der Beratung und Beratungs- hilfsmittel bei Patienten

■

(Frage 11)

Mit der Frage, wie und mit welchen Hilfsmitteln Patienten beim Zahnarzt beraten werden wollen, wurden die idealen Rahmenbedingungen und Hilfsmittel für zahnärztliche Beratungen erforscht.

Jeder Patient hat im Durchschnitt 1,6 Wünsche zur Beratungssituation (nicht 2,4 wie von den Praxisteams vermutet). Insoweit hilft die Auswertung der folgenden Beratungs-Hitliste bei der Konzentration auf die wirklich relevanten Patientenwünsche.

Wünsche nach Beratung und Hilfsmitteln

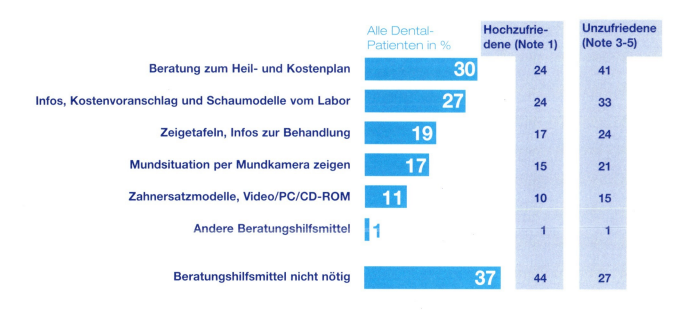

	Alle Dental-Patienten in %	Hochzufriedene (Note 1)	Unzufriedene (Note 3-5)
Beratung zum Heil- und Kostenplan	30	24	41
Infos, Kostenvoranschlag und Schaumodelle vom Labor	27	24	33
Zeigetafeln, Infos zur Behandlung	19	17	24
Mundsituation per Mundkamera zeigen	17	15	21
Zahnersatzmodelle, Video/PC/CD-ROM	11	10	15
Andere Beratungshilfsmittel	1	1	1
Beratungshilfsmittel nicht nötig	37	44	27

106.   **Basis:** 29.344 Patientenantworten I 950 Teammitglieder
        Quelle: Dental Benchmarking I Eine Initiative von Degussa
        Institut Prof. Riegl & Partner GmbH, Augsburg

Frage 11

Beratung zum Heil- und Kostenplan am Besprechungstisch,
nicht im Behandlungsstuhl.

Das ist für 30 % der Patienten
wichtig und damit der meistgenannte Vorschlag.
Vor allem folgende Patienten
stellen diese Forderung:

Unzufriedene (Note 3- bis 5-Beurteiler)	41 %
30- bis 49-Jährige	34 %
Berufstätige	33 %
Kronen-/Inlay-Fälle	33 %

In größeren Praxen (4+ Behandlungsplätze) tritt der Heil- und
Kostenplan-Beratungswunsch
19 % häufiger auf als in kleinen
Praxen (1 + 2 Behandlungsplätze).

Informationsmaterial, Kostenvoranschläge und Schaumodelle
vom Labor
fordern 27 % der Patienten. Den
Patienten fehlt beim Zahnarzt in
hohem Maße eine Kosten-Leis-
tungs-Transparenz. Dies ist
sicher ein Knackpunkt für die
künftige Imagepolitik der Zahnärzte und ein Überzeugungsas-
pekt im "Face-to-face"-Gespräch
von Zahnarzt / Patient. Dies belegt, dass Patienten, die ihre
Krankenkasse oder die Medien
als Hauptinformationsquelle zu
Dental-Themen angeben, um
19 % kritischer eingestellt sind als
Patienten, die in erster Linie vom
Zahnarzt Informationen beziehen.

Informationsmaterial, Zeigetafeln
zur anstehenden Behandlung
sind für 19 % der Patienten bera-
tungswichtig. So etwas beanspruchen vor allem Patienten
unter 40 Jahren mit 25 %. Diese
Beratungshilfsmittel sind ideale
Anknüpfungsmöglichkeiten
zwischen Zahnarztpraxen und
kooperierenden Dentallabors,
insbesondere im Bereich von
Inlays, weil sie von diesen Patienten stark nachgefragt werden.

Die Mundsituation per Mundkamera (Intra-Oral-Kamera)
möchten 17 % der Patienten
kennen lernen. Auf dieses Bera-
tungsinstrument sprechen speziell
Männer (20 %) und hier vor allem
die unter 50-Jährigen mit 24 %
an. Frauen sind 33 % weniger als
Männer interessiert.

Allerdings dürfte vielen Patienten
die moderne Mundkamera als
High-tech-Service noch nicht
genügend bekannt sein, so dass
sie auch nicht gefordert werden
konnte. So haben Patienten mit
einfacher Schulbildung nur zu
12 % diesen Wunsch, aber
Bildungsbürger (Abitur / Studium)
zu 22 %.
Immerhin ist die Mundkamera
aber doppelt so oft gefordert als
die "einfühlsamere Untersuchung
mit Handspiegel" (8 %).

Zahnersatzmodelle, Videos oder
computergestützte Informationen (CD-R)
stehen bei 11 % der Patienten in
der Gunst. Ältere Patienten über
50 Jahre sind dabei als Betroffene mit 8 % relativ uninteressiert.
Dagegen fordern Männer bis 49
Jahre mit 16 % doppelt so oft
den Einsatz dieser Beratungshilfsmittel. Auch bei diesen Über-
zeugungsinstrumenten lassen
sich die guten Kontakte zu gewerblichen Labors sicher für die
Entwicklung und Bereitstellung
gemeinsamer Beratungswerkzeu-
ge nutzen.

Etwa ein Drittel aller Patienten
(37 %) brauchen keine Be-
ratungshilfsmittel oder machen
keine Angaben. Ab 30 Jahre
steigt der Anteil der entweder
bestens Informierten oder
Desinteressierten von 29 % auf
53 % bei den 60+-Jährigen an.

Resümee Best Practice der Beratungsart und Beratungshilfsmittel

Die richtigen Beratungshilfsmittel, passend eingesetzt, sind Zeitersparmöglichkeiten bei der Patientenüberzeugung. Patienten verstehen ihren Zahnarzt schneller und besser, sie können sich leichter entscheiden. Zwei Phänomene haben sich herausgestellt:

1. Hochzufriedene Patienten brauchen ca. ein Drittel weniger Beratungshilfsmittel als unzufriedene (Note-3- bis-5-Beurteiler). Hier zahlt sich der Vertrauensvorschuss aus.

2. Patienten in Zahnersatzbehandlung beim Zahnarzt erwarten seltsamerweise weniger Beratungshilfsmittel als andere Behandlungsfälle:

21 % weniger Zeigetafeln

24 % weniger Oralkamera

Hier spielt sicher noch einmal der generelle alterspezifische Rückgang des Informationsinteresses eine wichtige Rolle.

Die meisten Beratungshilfsmittel beanspruchen Kronen-/Inlay-Fälle.

Wunsch nach Beratungshilfsmitteln zu Zahnbehandlung & Zahntechnik

= Gemeinsame Werbechancen von Zahnarzt und Labor bei Behandlungsfällen

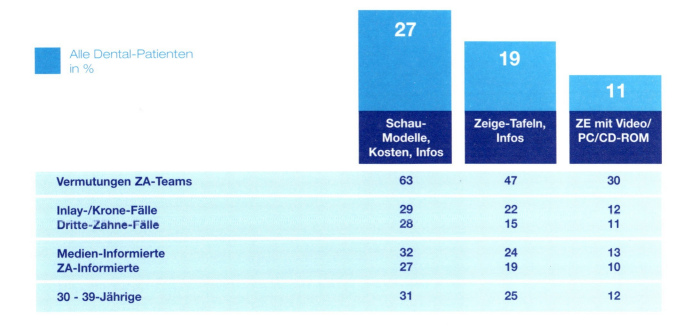

Alle Dental-Patienten in %	Schau-Modelle, Kosten, Infos	Zeige-Tafeln, Infos	ZE mit Video/ PC/CD-ROM
	27	19	11
Vermutungen ZA-Teams	63	47	30
Inlay-/Krone-Fälle	29	22	12
Dritte-Zähne-Fälle	28	15	11
Medien-Informierte	32	24	13
ZA-Informierte	27	19	10
30 - 39-Jährige	31	25	12

107. Basis: 29.344 Patientenantworten I 950 Teammitglieder
      Quelle: Dental Benchmarking I Eine Initiative von Degussa
              Institut Prof. Riegl & Partner GmbH, Augsburg

Frage 11

Kein Zahnarzt sollte übersehen, dass seine Praxis für Patienten auch so etwas wie eine Lehr- und Lernveranstaltung in Zahnheilkunde ist. Der Patient sollte lernen, sich etwas Gutes zu wünschen. Wenn man bedenkt, wie schwer Menschen unter normalen Schul- oder Seminarbedingungen lernen, um wie viel schwieriger muss es dann sein,

unter der hohen Anspannung in der zahnärztlichen Praxis zu lernen? Deshalb sind die hier bewerteten patienten-empfohlenen Beratungshilfsmittel so wichtig.

Die aktive Einbeziehung des Patienten in die zahnärztliche Behandlung hat bei effizienten Prophylaxe-Programmen einen besonders hohen Stellenwert.

5.4.5
Verbesserungspotenziale bei zahnärztlichen Prophylaxe-Strategien
■

Mit Prophylaxe-Angeboten betritt der Zahnarzt und sein Team ein Zukunftsfeld zahnärztlicher Tätigkeiten. Wenn es gelingt, Patienten für diese gute Sache freiwillig, d. h. ohne Leidensdruck und ohne Abhängigkeit von der Erstattungsfähigkeit zu gewinnen, entsteht ein selbstbestimmter Umsatzbereich. Diese Einkünfte können unabhängig von Reformwellen geplant und realisiert werden.

Hier werden aus Mitarbeiterinnen als Kostenfaktoren künftig Prophylaxe-Mitarbeiterinnen als Erfolgsfaktoren. Dental Care und Prophylaxe-Angebote sind ein wichtiger Baustein für die zahnärztliche Praxis auf dem Weg zu einem "Center of Excellence".

Hier wird ethisch verantwortlich Geld verdient durch das Gesunderhalten der natürlichen Zähne und nicht nur mit zahnärztlicher Hilfe bei Leiden oder Schäden von Patienten.

Die an dieser Studie teilnehmenden rd. 400 Praxen haben folgende Prophylaxe-Ausstattungen (Bild):

Prophylaxe-Ausstattungen der studienbeteiligten Zahnarztpraxen		
	Praxen mit Prophylaxe-Raum	Praxen mit Prophylaxe-Programmen
Alle Zahnärzte	63 %	88 %
Kleinere Praxen: 1 + 2 Behandlungsplätze	33 %	78 %
Mittlere Praxen: 3 + 4 Behandlungsplätze	67 %	91 %
Größere Praxen: 4 + Behandlungsplätze	76 %	94 %

108. **Basis:** 29.344 Patientenantworten I 950 Teammitglieder   Frage 46. b. und 47. k.)
      Quelle: Dental Benchmarking I Eine Initiative von Degussa
      Institut Prof. Riegl & Partner GmbH, Augsburg

Patienten geben derzeit Landpraxen 14 % seltener die Note
"sehr gut" für das Kümmern um
die Mundgesundheit als Patienten
in Stadtpraxen.

Z. Z. umfasst die Gruppe der
Prophylaxe-Interessierten
und -Aufgeschlossenen 43 %.
Leider nimmt das Prophylaxe-
Interesse mit zunehmendem
Patientenalter ab.

Anteile der Prophylaxe-Interessierten in den Altersgruppen

Bis 29-Jährige	61 %
30- bis 39-Jährige	54 %
40- bis 49-Jährige	44 %
50- bis 59-Jährige	34 %
60+-Jährige	25 %

(Frage 12)

64 % der hier befragten Patienten
waren u. a. wegen Zahnsteinentfernung oder Routinekontrolle
in der Praxis. Diese "Vorsorge-
Patienten" erhielten bei diesem
Besuch parallel folgende zahnärztliche Behandlungen:

Füllungen	27 %
Kronen / Inlays	21 %
Dritte Zähne / Brücken	18 %
Zahnfleischbehandlung	14 %
Andere zahnärztliche Behandlungen	12 %

Vorsorge-Patienten sind vor allem:

Langjährige Patienten über 5 Jahre	70 %
Patienten ohne Zahnersatz	74 %

Die Zufriedenheit mit den Prophylaxe-Angeboten in zahnärztlichen Praxen

Das Kümmern der zahnärztlichen Praxis um die Mundgesundheit des Patienten, z. B. durch Vorsorge-Tipps, Putzempfehlungen, Hilfestellungen, Wiederbestellungen bewerten Patienten insgesamt mit Note 1,7 (zum Vergleich: die Gesamtzufriedenheit mit der Zahnarztpraxis erzielte Note 1,6, ist also besser).

Der Anteil der sehr zufriedenen Patienten (Note-1-Beurteiler) zeigt, es gibt erhebliche Zufriedenheitsunterschiede.

Mundgesundheitlich am besten betreut, mit höchstem Anteil von Sehr-gut-Beurteilern sind:

Parodontose-Fälle	56 %
Frauen ab 50 Jahre	50 %

(zum Vergleich: Durchschnitt alle Patienten 43 %)

Mit der mundgesundheitlichen Betreuung relativ unzufriedene Patientengruppen (mit geringem Anteil Sehr-gut-Beurteiler) sind

Männer bis 49 Jahre	36 %

insgesamt unzufriedene Patienten (Note 3- bis 5-Beurteiler)	nur 9 %

(zum Vergleich: Durchschnitt alle Patienten 43 %).

Der Zufriedenheitsgrad der generellen Zahnarztkritiker könnte ein Indiz dafür sein, dass Patientenunzufriedenheit sehr stark mit der Kritik an der mundgesundheitlichen Betreuung der Praxis zusammenhängt.

Resümee zur Best Practice bei Prophylaxe-Programmen

Wenn man aus der gesamten Studie bei rd. 30.000 Patientenantworten mit rd. 400 Praxen die offenen Wünsche und Empfehlungen der Patienten zusammenfasst, ergibt sich folgendes Modell für ein patienten-exzellentes Prophylaxe-Umsetzungsprogramm.

Modell zum Aufbau von Prophylaxe-Programmen nach den Wünschen von Patienten

(alle Prozente = Wünsche / Nennungen von Patienten)

1	**Recall-Maßnahmen:** Erinnerungen der Praxis zur nächsten Vorsorge	**23 %**	**Trendgruppe:** Patienten, die ihre Zähne nicht so wichtig nehmen	**26 %**
2	**Werbliche Informationen zum Prophylaxe-Programm:** Wunsch nach Informationsmittel zur Prophylaxe (Vorsorge und Pflege)	**33 %**	**Trendgruppe:** Frauen bis 49 Jahre	**40 %**
3	**Bei der Untersuchung:** Mehr erklären, was Patienten selbst im Mund beachten sollten	**19 %**	**Trendgruppe:** Männer bis 49 Jahre	**25 %**
4	**Prophylaxe bei der zahn-ärztlichen Beratung:** Tipps, Pflegeanleitungen, wie Patienten mehr für die Mundpflege tun können	**43 %**	**Trendgruppe:** Patienten 30 bis 39 Jahre	**54 %**
5	**Bei der Prophylaxe-Behandlung:** Vorsorge- und Zahnpflegeprogramm mit speziell ausgebildeter Assistentin (Dental Hygenist)	**9 %**	**Trendgruppe:** Patienten unter 50 Jahre	**11 %**
6	**Wettbewerbsvorteil durch Prophylaxe-Programme:** Die Praxis ist besser als andere beim Vorbeugen und Erhalten natürlicher Zähne (Prophylaxe)	**35 %**	**Trendgruppe:** Frauen bis 49 Jahre	**40 %**

109. Basis: 29.344 Patientenantworten I 950 Teammitglieder
Quelle: Dental Benchmarking I Eine Initiative von Degussa
Institut Prof. Riegl & Partner GmbH, Augsburg

1.   Aus dem Modell ist heraus-lesbar: 23 % aller Patienten wünschen sich ein Recall-Programm zur nächsten Vorsorge, vor allem Patienten, die eigentlich Zähne nicht so wichtig nehmen (26 %).

2.   Zur Ankündigung eines Prophylaxe-Programms braucht man werbliches Aufklärungs-material. Dies erwarten 33 % aller Patienten. Das Verteilen des Informationsmaterials hat am meisten Erfolg bei Frauen unter 50 Jahren (40 %).

3.   Während der Untersuchung erwarten 19 % der Patienten mehr Prophylaxe-Hinweise, vor allem männliche Patienten bis 49 Jahre mit 25 %.

4.   Bei einer anschließenden zahnärztlichen Beratung wünschen sich 43 % der Patienten Tipps für die Mundpflege. Am meisten interessiert reagieren die 30- bis 39-Jährigen mit 54 %.

Typische Themen für Prophylaxe-Gespräche mit Patienten:

▶ Auf individuelle Problemzonen hinweisen

▶ Pflegeverhalten bei unterschiedlichen Zahnersatzmaterialien erläutern

▶ Technik beschreiben / die Bedeutung von Zahnseide

▶ Zahn- und Zahnfleischzustand erklären

▶ Loben, wenn Verbesserungen eingetreten sind

▶ Hinweis, wo sich Beläge bilden / Problemzonen erkennen und mitteilen

5.   Für die Durchführung einer Prophylaxe erwarten 9 % der Patienten eine speziell ausgebildete Assistentin (ZMF, Dental Hygenist). Patienten unter 50 Jahre legen mit 11 % am meisten Wert auf diese Spezialistin.

6.   Schließlich erzielen Praxen nach Ansicht von 35 % der Patienten heute Wettbewerbsvorteile gegenüber anderen Zahnärzten durch Prophylaxe-Programme. Frauen bis 49 Jahre sehen sogar zu 40 % einen Wettbewerbsvorteil bei Prophylaxe-Programmen ihrer zahnärztlichen Praxis.

Ein wichtiger Baustein für die Steigerung der fachlichen Kompetenz einer zahnärztlichen Praxis aus Sicht der Patienten ist somit bereits der Aufbau eines bedarfsgerechten Prophylaxe-Programms. Weitere fachliche Steigerungsmöglichkeiten folgen im nächsten Abschnitt.

Wert-Geschenk Gutschein

Geschenk-Wertgutschein

Einlösbar in der Praxis Dr. med. dent. Mustermann

Jahres-Abo »Prophylaxe«

Wert: 340 Euro

4 professionelle Behandlungstermine
(Recall-Service der Praxis zur Terminvereinbarung,
ca. 1-stündige Zahnreinigung und Zahnpflege durch eine
speziell ausgebildete Praxisassistentin)

110.   **Quelle:** Institut Prof. Riegl & Partner GmbH, Augsburg

5.4.6
Zusätzliche fachliche Behandlungswünsche der Patienten

■

(Frage 13)

Wo kann die Zahnarztpraxis der Zukunft fachlich noch mehr für Patienten tun?
Und: Kann sie damit selbst mehr Wertschöpfungen erzielen? Mit ihren Antworten auf den ersten Teil der Frage weisen die Patienten den bedarfsgerechten Weg zur fachlichen "Excellence".

Künftig sind die Grenzen zahnärztlicher Einkünfte nicht von den vertragszahnärztlichen Leistungen limitiert, sondern von der Patientenfaszination und der Bereitschaft, eigenes Geld zu investieren.

Die fachlichen Zusatzwünsche der Patienten sind in folgendem Bild zusammengefasst:

Fachliche Steigerungswünsche in der zahnärztlichen Praxis

	Alle Dental-Patienten in %	Frauenwünsche	Männerwünsche
Zahnverschönernde Arbeiten	20	22	18
Bevorzugen deutscher Zahntechnik	17	16	20
Naturheilverfahren	17	20	14
»Dental Hygenist«	9	9	9
Hinzuziehen von Spezialisten	6	7	5
Überweisung an Spezialisten	5	5	4
Auslands-Zahntechnik nutzen	4	3	5
Andere fachliche Zusatzwünsche	1	1	1
Keine fachlichen Zusatzwünsche	51	50	52

111. Basis: 29.344 Patientenantworten
Quelle: Dental Benchmarking I Eine Initiative von Degussa
Institut Prof. Riegl & Partner GmbH, Augsburg

Frage 13

Für jeden zweiten Patienten
(51 %) gibt es keine fachlichen
Zusatzwünsche, weil alles
bestens ist. Immerhin haben
jedoch selbst die insgesamt
"sehr zufriedenen Patienten"
(Note-1-Beurteiler) zu 40 %
einen oder mehrere fachliche
Zusatzwünsche.

Fachliche Zusatzwünsche bei unterschiedlich zufriedenen Patienten:

Note 1-Beurteiler	40 %
Note 2-Beurteiler	58 %
Note 3- bis 5-Beurteiler	68 %
Alle Patienten (Durchschnitt)	49 %

Je unzufriedener ein Patient ist,
desto mehr fachliche Zusatzwünsche nennt er.

Bedarf an mehr ästhetischer Zahnheilkunde

Der meist genannte fachliche
Verbesserungswunsch bezieht
sich auf die "Verschönerung" der
Zähne. 20 % wünschen "fachliche Mehrleistungen für schöne
Zähne durch natürliche und verschönernde Arbeiten".

Nachfrager-Trends bei ästhetischen Zusatzwünschen

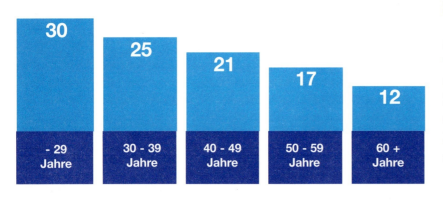

30	25	21	17	12
- 29 Jahre	30 - 39 Jahre	40 - 49 Jahre	50 - 59 Jahre	60 + Jahre

13	19	24	27
Hochzufriedene 5-Sterne-Beurteiler	Zufriedene 4-Sterne-Beurteiler	Durchschnittl. zufr. 3-Sterne-Beurteiler	Unzufriedene 1 + 2-Sterne-Beurteiler

112. **Basis:** 29.344 Patientenantworten   Frage 13 b
      Quelle: Dental Benchmarking I Eine Initiative von Degussa
      Institut Prof. Riegl & Partner GmbH, Augsburg

Die Auswertung zu den Nachfrager-Trends der ästhetischen Zahnmedizin zeigt:

1. Mit dem Alter sinkt das Ästhetik-Interesse, obwohl der Bedarf an Zahnersatz biologisch bedingt zunimmt.

2. Relativ unzufriedene Patienten zeigen mehr Ästhetik-Zusatzbedarf als zufriedene. Dies könnte auch damit zusammenhängen, dass unzufriedene Patienten nicht nur mit ihrem Zahnarzt, sondern auch mit ihrem Zahnstatus unzufrieden sind.

Patienten in Landpraxen sind 16 % mehr an zusätzlicher ästhetischer Zahnheilkunde interessiert als Patienten in Stadtrand / Vorortpraxen.

In Süddeutschland haben die Patienten 17 % mehr Ästhetik-Zusatzbedarf als z. B. in Norddeutschland.

Medieninformierte Patienten (Patienten die ihre Dentalinformationen aus der Zeitung oder von anderen Medienquellen beziehen) haben 26 % mehr Ästhetik-Wünsche als vorwiegend zahnarztinformierte Patienten. Von den Medienquellen können offensichtlich starke Impulse zur ästhetischen Zahnheilkunde ausgehen.

Wünsche nach mehr deutscher oder mehr ausländischer Zahntechnik

Mehr deutsche Qualitätszahntechnik wünschen 17 % aller Patienten. Die kritisch beurteilenden Patienten (1- und 2-Sterne-Beurteiler) fordern sogar zu 23 % auffällig mehr inländische Arbeiten. Es konnte nicht untersucht werden, ob sie auch deshalb so unzufrieden sind, weil ausländischer Zahnersatz verwendet wurde.

Mehr ausländische Zahntechnik wünschen nur 4 % aller Patienten. Auch hier fordern die kritisch beurteilenden Patienten (1- und 2-Sterne-Beurteiler) zu 7 % häufiger, mehr ausländische Arbeiten.

Das Bevorzugen deutscher Qualitätszahntechnik ist der zweithäufigste fachliche Zusatzwunsch der Patienten beim Zahnarzt. Auf einen Patienten, der sich mehr ausländische Zahntechnik wünscht, kommen vier Patienten, die sich mehr deutsche Zahntechnik wünschen.

Naturheilverfahren auch in der Zahnheilkunde

wünschen sich 17 % der Patienten.

Den Wunsch nach mehr naturheilkundlicher Behandlung haben prinzipiell:

Patienten mit Natur-heilkundewunsch	Frauen	Männer
Patienten bis 49 Jahre	23 %	17 %
Patienten 50 + Jahre	13 %	10 %

113. **Basis:** 29.344 Patientenantworten
Quelle: Dental Benchmarking I Eine Initiative von Degussa
Institut Prof. Riegl & Partner GmbH, Augsburg

Zahnärztliche Werbebotschaften zur Naturheilkunde sprechen somit vor allem jüngere Frauen an.

Naturheilkundliche Trendgruppen in der zahnärztlichen Praxis

Auffällige Patientenanteile zum Thema Naturheilkunde:	
Patienten mit Abitur / Studium	21 %
Relativ neue Patienten in der Praxis bis 5 Jahre	20 %
Privatpatienten	19 %
Patienten mit Hauptschulabschluss	13 %
Langjährige Stammpatienten in der Praxis (5+ Jahre)	15 %
GKV-Patienten	16 %

114. **Basis:** 29.344 Patientenantworten I 950 Teammitglieder
Quelle: Dental Benchmarking I Eine Initiative von Degussa
Institut Prof. Riegl & Partner GmbH, Augsburg

Mehr Vorsorge- und Zahnpflege-Programme mit speziell ausgebildeter Assistentin ("Dental Hygenist")

wünschen 9 % aller Patienten, besonders die jüngeren im Alter von 30 bis 39 Jahren mit 12 %. Dieser Patientenwunsch nach einer "Dental Hygenist" wird von den Praxisteams deutlich überschätzt, vor allem von männlichen Zahnärzten.

Auswertung zur Akzeptanz und Verbesserung der Prophylaxe-Programme siehe oben unter 5.3.5.

Patientenwünsche zu mehr fachlicher Vernetzung des Haus-Zahnarztes

Mehr **Hinzuziehen von Spezialisten** wie Zahntechniker, Heilpraktiker, Kinderzahnarzt, Internisten fordern 6 % der Patienten.
Unzufriedene Patienten (Note 3- bis 5-Beurteiler) fordern dies zu 13 %.

Mehr **Überweisungen an Spezialisten** wie Kieferorthopäden oder Chirurgen fordern 5 % der Patienten.
Unzufriedene Patienten (Note 3- bis 5-Beurteiler) fordern dies zu 10 %.

Resümee Best Practice fachliche Steigerungen in der zahnärztlichen Praxis:

Mit diesen Forschungsergebnissen ist nicht beabsichtigt, dass jeder Zahnarzt alle ermittelten Zusatzwünsche erfüllt. Fachliche Leistungssteigerungen sind abhängig von der Patientenstrategie der Praxis.

Selbst bei den hochzufriedenen Patienten sehen jedoch 40 % fachliche Steigerungsmöglichkeiten bei ihrem Zahnarzt.

Insgesamt unzufriedene Patienten fordern allerdings noch deutlich mehr zahnmedizinische Zusatzleistungen als zufriedene. Die kritischen Patienten fordern mehr, weil sie anspruchsvoller sind, oder sie beanspruchen mehr, weil sie ihre grundsätzliche Unzufriedenheit mit ihrem Zahnstatus kompensieren wollen.

Ästhetische Zahnheilkunde
verliert bei älter werdenden Patienten an Zugkraft. Dies ist ein Indiz dafür, dass die Anti-Aging-Bewegung in der Zahnmedizin noch nicht allgemein wirkt.

Deutsche Qualitäts-Zahntechnik
ist für Zahnärzte eine Trumpfkarte beim Erfüllen von Patientenwünschen. Ein leichtfertiger Verzicht auf deutsche Zahntechnik könnte für die Zahnärzteschaft imagenachteilige Auswirkungen haben.

Wenn man als Zahnarzt mit dem Zusatzargument **Naturheilkunde** wirbt und entsprechende Leistungen anbietet, spricht dies vor allem folgende Patienten zielgruppen an:

- Neue Patienten (Praxis-Einsteiger)

- Privatversicherte

- Bildungsbürger (Studium / Abitur) und

- Frauen unter 50 Jahren

Die behandlungsbezogene **Vernetzung** der **Zahnärzte (überweisen an und hinzuziehen von** Spezialisten) ist bei den Patienten kein bedeutsamer Bedarf. Dies belegt, dass die Patienten von ihren Hauszahnärzten in über 89 % der Fälle perfekt versorgt werden können und keine größeren Subspezialisierungen vermissen.

Nach diesen fachlichen Wünschen der Patienten stellt sich die wichtige Frage: Was ist den Menschen künftig die Zahnmedizin bei ihrem Zahnarzt wert?

5.4.7
Höherwertige Zahnheil-kunde nach dem Wunsch der Patienten

■

(Frage 19, 14, 20)

Wir untersuchten in diesem Kapitel drei Bereiche:

1. die grundsätzlichen Bereit-schaften der Patienten zu höher-wertiger Zahnheilkunde und die entsprechenden Patiententypolo-gien zur Zuzahlungsbereitschaft,

2. die Hitliste der Investitions-bereitschaften von Patienten bei höherwertiger Zahnheilkunde mit entsprechenden Anbieterstra-tegien und

3. die Wünsche der Patienten zur Finanzberatung beim Zahn-arzt.

Patientenbereitschaften zu höherwertiger Zahnheilkunde und Patiententypologien

Losgelöst von einer aktuellen Behandlungsentscheidung kann man Patienten fragen, welche Art der zahnärztlichen Versorgung künftig erwünscht ist.

Nach den prinzipiell möglichen Versorgungsentscheidungen stellen sich drei Patiententypen heraus (siehe auch oben: Idealer Patient als Erfolgsfaktor). Die Selbstzuordnung der Patien-ten charakterisiert das Entwick-lungsstadium der privatzahnärzt-lichen Versorgungsakzeptanz in der Bevölkerung.

Zahnärztliche Versorgungsoptionen und Patiententypen:

1. Patienten, die nur unbedingt medizinisch notwendige, billigste Lösungen wünschen.

Diese Fälle haben wir als "**Sozial-Patienten**" oder als Vollkasko erwartende Patienten, möglichst ohne Selbstbeteiligung, kennengelernt.

Diese Patienten sind zu arm für höherwertige Zahnheilkunde oder noch zu "ungelernt", um sich mehr zu wünschen.

2. Patienten, die noch nicht wissen, wie sie sich im Fall des Falles bei ihrer zahnärztlichen Versorgung entscheiden würden.

Für diese Patienten kommt es darauf an, worum es im Einzelfall geht. Sie wollen sich nicht festlegen. Diese Fälle haben wir als "**smarte Patienten**" oder als Wechselwähler von unterschiedlichen zahnärztlichen Versorgungformen bezeichnet.

Die Patienten in dieser Kategorie sparen nicht aus Geldnot, sondern aus sportlicher Intelligenz. Sie suchen beste Qualität zum Vorzugspreis und sind gekennzeichnet durch clevere Bescheidenheit.

3. "**Komfort-Patienten**" sind Patienten, die schon heute eindeutig sagen, dass sie "haltbarere Lösungen mit mehr Eigenbeteiligung" oder "haltbarere und dazu kosmetisch schönere Lösungen mit noch mehr Eigenbeteiligung" bevorzugen.

Diese Fälle kann man insgesamt als Kenner für eine ausgewogene privatzahnärztliche Versorgung bezeichnen. Sie sind zu Eigenleistungen bereit, haben entsprechend hohe Qualitätswünsche und suchen das Beste für ihre Zahngesundheit. Wir haben sie bereits als "Premium-Patienten" in Kapitel 4 kennen gelernt.

Typologie der Dental-Patienten nach ihren Zuzahlungsbereitschaften

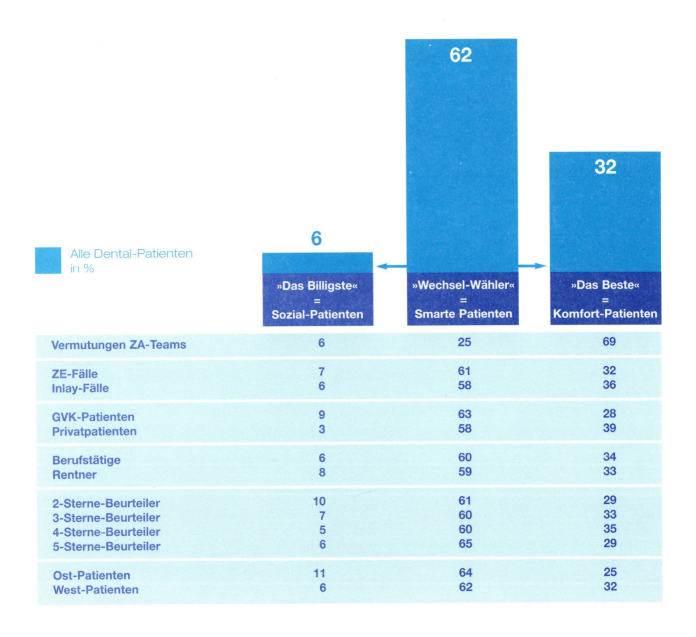

Alle Dental-Patienten in %

	»Das Billigste« = Sozial-Patienten	»Wechsel-Wähler« = Smarte Patienten	»Das Beste« = Komfort-Patienten
	6	62	32
Vermutungen ZA-Teams	6	25	69
ZE-Fälle	7	61	32
Inlay-Fälle	6	58	36
GVK-Patienten	9	63	28
Privatpatienten	3	58	39
Berufstätige	6	60	34
Rentner	8	59	33
2-Sterne-Beurteiler	10	61	29
3-Sterne-Beurteiler	7	60	33
4-Sterne-Beurteiler	5	60	35
5-Sterne-Beurteiler	6	65	29
Ost-Patienten	11	64	25
West-Patienten	6	62	32

115. Basis: 29.344 Patientenantworten | 950 Teammitglieder
Quelle: Dental Benchmarking | Eine Initiative von Degussa
Institut Prof. Riegl & Partner GmbH, Augsburg

Frage 19

Diese Auswertung zeigt die gegenwärtige Reife der Patienten für den künftigen privat mitfinanzierten Gesundheitsmarkt im Dentalbereich. Zahnärzte könnten ihren Patienten mehr als Notwendiges und Ausreichendes bieten, dürfen jedoch im Rahmen der Kassenvorschriften nur bis zu dieser Grenze abrechnen.

Von den zahnärztlichen Teams werden die Anteile der "Sozial-Patienten" mit 6 % genau richtig eingeschätzt.

Die reifen "Komfort-Patienten" oder Premium-Patienten liegen jedoch in der Realität erst bei 32 % und nicht bei 69 %, wie von den Praxisteams vermutet.

Man sieht, auch bei den GKV-Patienten wächst mental das Verständnis und die Bereitschaft zu einer privatzahnärztlichen ergänzenden Versorgung.

In den neuen Bundesländern (Ost-Patienten) sind die Komfort-Nachfrager mit 25 % deutlich geringer als in den alten Bundesländern (West-Patienten) mit 32 %.

Auch die Diskrepanz zwischen GKV- und Privat-Patienten ist bei dieser Investitionsbereitschaft groß:

Bereitschaft zu Eigenleistungen bei GKV-Patienten   28 %

Bereitschaft zu Eigenleistungen bei Privatpatienten   39 %

Die sonst bei der Überzeugung eher schwierig eingestuften Patienten mit Abitur und Studium haben eine höhere Reife für Eigenleistungen und Investitionen von 39 % als Patienten mit Haupt- und Volksschulabschluss von nur 26 %.

Bei Zahnärztinnen gibt es etwas weniger Komfort-Nachfrager (30 %) als bei männlichen Kollegen (32 %).

In größeren Zahnarztpraxen (mit 4 und mehr Behandlungsplätzen) gibt es 35 % Komfort-Patienten und in kleinen Praxen (1 bis 2 Behandlungsplätze) nur 30 %.

Analyse der Komfort-Nachfrager:

Diese Klasse von Patienten setzt sich zusammen aus:

1.   Nachfragern von **haltbareren Lösungen** mit Eigenbeteiligung   18 %

und
2.   Nachfragern von **haltbareren Lösungen plus Ästhetik** mit noch mehr Eigenbeteiligung (= Premium-Zielgruppe)   14 %

Gesamtklasse Komfort-Nachfrager   32 %

Für die Zielgruppenansprache und das Angebot der Zahnärzte oder der Zahntechniker ist es interessant, wie sich die Anteile der beiden Komfort-Untergruppen "Haltbarkeits-Komfort" versus "Ästhetik-plus-Komfort" zusammensetzen oder variieren.

Anteile der Komfort- & Ästhetik-Patienten für Zahnärzte.

Komfort-Patienten-Zielgruppen	Mehr Haltbarkeit als Komfort in %	Mehr Haltbarkeit plus Ästhetik in %	Komfortgruppe gesamt in %
Alle Patienten	18	14	32
Frauen	15	15	30
Männer	23	13	36
40- bis 49-Jährige	17	16	33
60+-Jährige	22	11	33
GKV-Patienten	17	11	28
Privat-Patienten	19	20 !	39 !
Patienten mit Bonusheft	18	12	30
Patienten ohne Bonusheft	17	19 !	36
Zufriedene Patienten (5-Sterne-Beurteiler)	14	15 !	29
Weniger Zufriedene (3-Sterne-Beurteiler)	20	13	33 !
Landbevölkerung	18	13	31
Großstadtbevölkerung	18	18	36
Patienten neue Bundesländer	16	9	25
Patienten alte Bundesländer	18	14	32

116.   Basis: 29.344 Patientenantworten
        Quelle: Dental Benchmarking I Eine Initiative von Degussa
                Institut Prof. Riegl & Partner GmbH, Augsburg

Auffällige Ergebnisse bei Komfort-Nachfragern

Die **Ästhetik-Komfortklasse** ist mit 14 % Patientenanteil etwas kleiner als die **Basis-Komfortklasse Haltbarkeit** mit 18 %.

Bei Frauen ist die Komfortklasse insgesamt relativ kleiner als bei Männern (30 % statt 36 %). Haltbarkeit und Ästhetik plus sind bei Frauen jeweils 15 %, während Männer die Ästhetik deutlich unwichtiger einstufen als den Haltbarkeitskomfort.

Im Alter nimmt der Ästhetik-Mehrwert für Patienten ab und der Haltbarkeitsnutzen steigt. Höchste Ästhetik-Prioritäten treten bei den 40- bis 49-Jährigen mit 16 % auf.

Bei Privatversicherten ist die Ästhetikklasse mit 20 % noch größer als die Haltbarkeitsklasse mit 19 %.

Für Patienten mit Bonusheft ist die Haltbarkeit das Wichtigere und für Patienten ohne Bonusheft die Ästhetik.

Ein ähnliches Phänomen tritt bei den Höchstzufriedenen (5-Sterne-Beurteilern) auf: Ästhetik ist ihnen wichtiger als Haltbarkeit. Weniger Zufriedene (3-Sterne-Beurteiler) sind erstaunlicherweise in der Komfortklasse insgesamt mit 33 % stärker vertreten als die Hochzufriedenen mit nur 29 %.

Während die Landbevölkerung bei Komfort mit 18 % mehr auf Haltbarkeit als auf Ästhetik (mit 13 %) setzt, ist in der Großstadt beides mit jeweils 18 % gleich wichtig.

Eine bescheidenere Einstellung in der Patientenschaft ist in den neuen Bundesländern hauptsächlich in der fehlenden Ästhetik-Begeisterung von nur 9 % zu sehen gegenüber 14 % in den alten Bundesländern.

Diese Forschungsergebnisse zeigen, wo heute bereits das Potenzial zur Entwicklung und Verwirklichung einer höherwertigen Zahnmedizin am meisten verbreitet ist. Für den Einstieg in derartige Programme sollte man nach diesen Erkenntnissen die besonders reifen Patientengruppen bevorzugt ansprechen und die übrigen Patientengruppen allmählich weiter entwickeln.

Original-Patientenzitate

»Unbedingt mehr Eigenbeteiligung wird sich wohl kaum ein Patient wünschen. Man ist natürlich immer bestrebt, eine optimale, haltbare und vor allem gesundheitlich vertretbare Lösung für die eigenen Zähne zu finden. Dafür würde man dann zwangsläufig auch mehr zahlen.«

»Würde für Dinge zuzahlen, die gesundheitlich nicht erforderlich sind und nur aus kosmetischen Gründen vorgenommen werden.«

»Wenn ich ordentlich und ausführlich aufgeklärt werde, könnte ich mir eine Zuzahlung vorstellen.«

»Wenn ich wieder schuldenfrei wäre, würde ich Qualitäts-Zuzahlungen akzeptieren«

»Zusätzliche Leistungen, die auch extra abgerechnet werden, sind ein Buch mit sieben Siegeln, zumal die Eigenbeteiligung hinterher oft viel höher ausfällt, als man das vorher gesagt hat. Eine kurze Kostenaufstellung auf einem neutralen Blatt wäre da z.B. hilfreich. Es reden ja alle von Transparenz.«

Quelle: Dental Benchmarking

Schwerpunkt:
Investitionsbereitschaften der
Patienten

Nach der Untersuchung der
generellen Patientenreife und der
Entwicklungsstadien von Patienten bei der Akzeptanz höherwer-
tigerer Zahnmedizin folgen nun

die spannenden Forschungser-
gebnisse, auf welchen Gebieten
Patienten heute konkret mit
Zuzahlungen einverstanden sind.

Auf die Frage: "Wofür würden
Sie bei Zahnersatz und Füllungen
leistungsbezogene Zuzahlungen
akzeptieren?" ergibt sich folgendes Bild:

"Investitionsbereitschaft" von Dental-Patienten

= Beratungs- und Verkaufsargumente

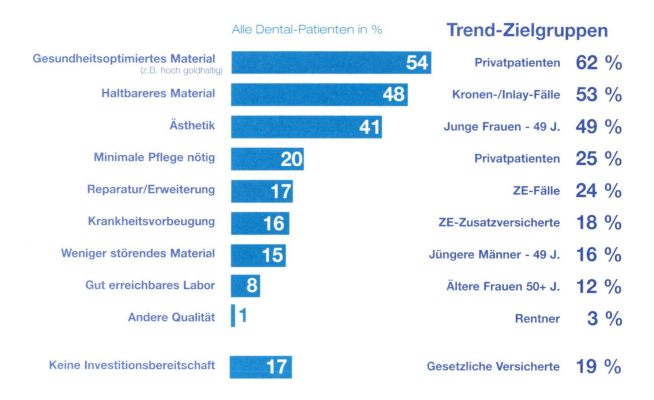

Alle Dental-Patienten in %		Trend-Zielgruppen	
Gesundheitsoptimiertes Material (z.B. hoch goldhaltig)	54	Privatpatienten	62 %
Haltbareres Material	48	Kronen-/Inlay-Fälle	53 %
Ästhetik	41	Junge Frauen - 49 J.	49 %
Minimale Pflege nötig	20	Privatpatienten	25 %
Reparatur/Erweiterung	17	ZE-Fälle	24 %
Krankheitsvorbeugung	16	ZE-Zusatzversicherte	18 %
Weniger störendes Material	15	Jüngere Männer - 49 J.	16 %
Gut erreichbares Labor	8	Ältere Frauen 50+ J.	12 %
Andere Qualität	1	Rentner	3 %
Keine Investitionsbereitschaft	17	Gesetzliche Versicherte	19 %

117.   Basis: 29.344 Patientenantworten   Frage 14
       Quelle: Dental Benchmarking I Eine Initiative von Degussa
                Institut Prof. Riegl & Partner GmbH, Augsburg

Man muss bedenken, dass im Durchschnitt 7 % der Patienten (in einzelnen Untergruppen bis zu 12 %) keine Beurteilungen zu den Materialqualitäten machen können, weil sie noch nichts wissen.

Dennoch sind bis auf 17 % der Patienten alle anderen im Durchschnitt je Person zu 2,7 der 8 vorgestellten Investitionen bereit.

Die Investitionsbereitschaft (Zuzahlungsbereitschaft) ist bei 83 % der Patienten vorhanden. D. h., von den unentschlossenen Wechselwählern / smarten Patienten (62 %) sind jetzt bei der inhaltlichen Entscheidungsfrage nur noch 11 % zur billigsten Lösung gewechselt und wurden damit quasi "Sozial-Patienten".

Die Hitliste der Patienten-Investitionsbereitschaften ist zugleich ein Argumentationskatalog für die abgestufte Beratung und das positive "Verkaufen" von patientengerechten zahnärztlichen Lösungswünschen. Zu jeder Spezialleistung wird die jeweils am meisten interessierte Patienten-Zielgruppe aufgeführt (= Trend-zielgruppe).

Gesundheitsverträglichste Materialien zum Vermeiden von Allergien (z. B. hochgoldhaltige oder edle Legierungen)

Diese Materialqualität findet bei 54 % Anerkennung und führt damit zur höchsten Bereitschaft bei Selbstbeteiligungen. Besonders ausgeprägt ist die Investitionsbereitschaft dazu bei Privatpatienten mit 62 %.

Haltbareres besseres Material (als üblich)

Mit 48 % Zustimmung ist diese Qualität die zweithäufigst genannte Investitionsbereitschaft der Patienten. Bei den in aktueller Inlay- oder Krone-Behandlung stehenden Patienten steigt die Bereitschaft auf 53 %. Die Qualität ist für Patienten in den neuen Bundesländern mit 42 % die meistgenannte Investitionsbereitschaft. Patienten in den neuen Bundesländern halten insgesamt die Materialien und Füllungen für unwichtiger als Patienten in den alten Bundesländern.

Optische Schönheit, natürliches Aussehen der Materialien (Ästhetik)

Hierfür begeistern sich 41 % aller Patienten. Besonders angesprochen fühlen sich die jüngeren Patienten und die Frauen.

Materialien mit minimalem Pflegeaufwand, keine Zahnbelagsbildung

20 % aller Patienten finden diese Zusatzqualität kauf- und entscheidungsrelevant. Bezeichnenderweise Patienten, die selten Zähne putzen (21 % häufiger als Patienten, die sich dreimal und öfter Zähne pro Tag putzen).

Materialqualität mit Reparaturmöglichkeit und Erweitungsfähigkeit der Versorgung

Diese Baukastensysteme mit Nachlieferungsgarantien finden 17 % der Patienten lohnenswert, vor allem Zahnersatzfälle mit Erfahrung (24 %). Praxisteams vermuten mit 54 % der Nennungen weit häufiger ein Interesse der Patienten. Vermutlich besitzt diese Qualität einen zu geringen Bekanntheitsgrad bei Patienten. Es besteht Aufklärungsbedarf.

Materialien zur Krankheitsvorbeugung, z. B. Herz- oder Magen-Erkrankungen

Dieses Argument löst bei 16 % der Patienten Investitionsbereitschaften aus.

Wenig störendes Material im Mund

Davon sind 15 % der Patienten so beeindruckt, dass sie auch zu Eigenleistungen bereit sind. Anteilmäßig wird dieser Patientenwunsch von den Zahnärzteteams mit 23 % Vermutung bei sonst üblichem Übertreffen aller Patientenerwartungen eher unterschätzt.

Patientenwunsch: "Herstellung meines Zahnersatzes bei einem für mich gut erreichbaren Labor"

Immerhin 8 % der Patienten wollen einen Bezug zu einem für sie gut erreichbaren zahntechnischen Labor haben. Dies sind bevorzugte Patienten für gemeinsame Überzeugungsstrategien von Praxis und Labor. Ältere Patienten sind daran mehr interessiert als jüngere.

Die Bereitschaft zur Selbstbeteiligung und Zuzahlung der Patienten ist die eine Seite, die Finanzierung die andere.

Finanzfragen und Finanzberatungswünsche der Patienten beim Zahnarzt

95 % aller Patienten haben Wünsche zur Beratung und zur Abwicklung des Finanziellen bei ihrem Zahnersatz und bei Behandlungen. Sie empfehlen den Zahnärzten folgende konkreten Vorgehensweisen:

Finanzberatungen für Patienten beim Zahnarzt

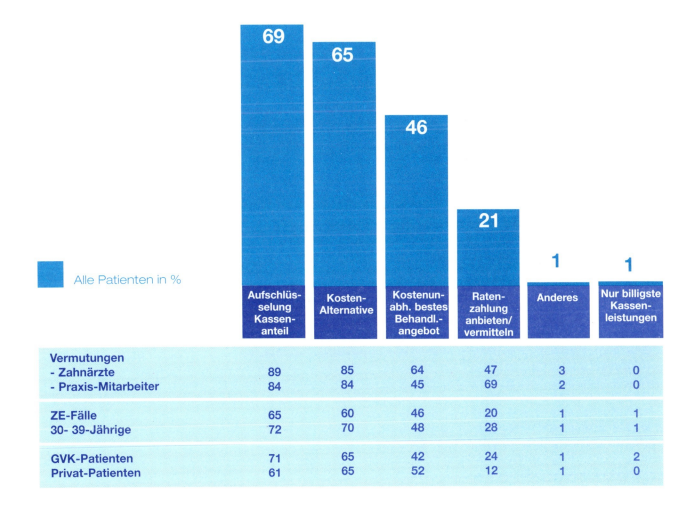

Alle Patienten in %

	Aufschlüs-selung Kassen-anteil	Kosten-Alternative	Kostenun-abh. bestes Behandl.-angebot	Raten-zahlung anbieten/ vermitteln	Anderes	Nur billigste Kassen-leistungen
	69	65	46	21	1	1
Vermutungen						
- Zahnärzte	89	85	64	47	3	0
- Praxis-Mitarbeiter	84	84	45	69	2	0
ZE-Fälle	65	60	46	20	1	1
30- 39-Jährige	72	70	48	28	1	1
GVK-Patienten	71	65	42	24	1	2
Privat-Patienten	61	65	52	12	1	0

118.   Basis: 29.344 Patientenantworten I 950 Teammitglieder   Frage 20
        Quelle: Dental Benchmarking I Eine Initiative von Degussa
                Institut Prof. Riegl & Partner GmbH, Augsburg

»Bei höher- und hochpreisigen "Zahnreparaturen" sollte der Zahnarzt vor Beginn seiner Arbeit von sich aus über die Kosten sprechen.«

»Überhaupt mehr Erläuterungen zum Heil- und Kostenplan. Ein Zahnarzt setzt da vielleicht zu viel voraus.«

»Kostenvoranschläge sollten kurz, klar und überschaubar sein.«

»Kosten-Heilplan verständlicher machen und im Gespräch die wirklichen Nettokosten dem Patienten verdeutlichen.«

»Anregung zur Kostenselbstbeteiligung: Patienten, die seit Jahrzehnten die gleiche Praxis besuchen und schon sehr hohe Selbstbeteiligungskosten getragen haben, sollte man bei geminderten Einkommen im Alter (Rente) einen Bonus gewähren. Dies wird in der Wirtschaft für langjährige Stammkunden oft praktiziert.«

»Aus Kostengründen wurde mir ein besseres Material und dessen Kosten verschwiegen. Ich würde gern eine ehrliche Aussage über das Material des Geschiebes erfahren«

Quelle: Dental Benchmarking

Eine eindeutige Aufschlüsselung, damit klar ist, was die Kasse übernimmt

Mehr Kostentransparenz wünschen 69 % der Patienten, vor allem Ersatzkassenversicherte mit 74 % oder Patienten mit Bonusheft 73 %.

Vor der Behandlung diskret, aber offen über Kosten der verschiedenen Lösungen sprechen

Dieser zweithäufigste Wunsch zum Finanziellen wird von 65 % genannt. Vor allem Patienten im Alter bis 39 Jahren erwarten dies zu 70 %.

Die beste Lösung für Patienten nicht aus Kostengründen von vornherein verschweigen

Diesen Verdacht einer Rationierung artikulieren bereits 46 % der Patienten. Die Patienten könnten jedoch auch Bedenken haben, der Zahnarzt verschweige ihnen Leistungsmöglichkeiten, um sie nicht zu überfordern. Diesen Verdacht haben vor allem Männer zu 49 % und Privatversicherte zu 52 %.

Angebote zur Ratenzahlung ermitteln und anbieten

21 % der Patienten schlagen beim Zahnarzt eine Besprechung über diese Finanzierungsmodelle vor. Es handelt sich vor allem um jüngere Patienten unter 40 Jahren mit 28 % und um Patienten in den neuen Bundesländern mit 25 %.

Jeder Patient hat im Durchschnitt zwei der hier vorgeschlagenen fünf Beratungsalternativen als seinen Finanzberatungsbedarf definiert.

Es empfiehlt sich, mit den Patienten offen über die Möglichkeiten und Nutzenvorteile beim Zahnersatz und die dabei anfallenden Kosten zu sprechen. Dann gibt es später keine allzu großen Patientenüberraschungen bei der Rechnungsstellung. Hierzu haben 30 % der Patienten (oben bereits beschrieben) eine Beratung zum Heil- und Kostenplan an einem Besprechungstisch, nicht im Behandlungsstuhl liegend, empfohlen.

Resümee Best Practice höherwertige Zahnheilkunde

Die hier vorgestellte Analyse zu höherwertiger Zahnheilkunde mit der nötigen Beratung, Akzeptanz und Begeisterung bei Patienten ist

1. ...ein Programm zur Auswahl der geeigneten Fälle. Dies sind Patienten mit den höchsten Wünschen und damit mit höchster Erfolgswahrscheinlichkeit bei höherwertigen Zusatzangeboten.

2. ...ein Lernprogramm zur "Ausbildung" von dankbaren Patienten. Schließlich sollen sich die in Frage kommenden Patienten künftig wunderbare zahnärztliche Zusatzleistungen eigenverantwortlich wünschen können.

3. ...Beratungs- und Überzeugungshilfe mit einem treffsicheren Argumentationskatalog. Dabei geht es um das Sensibilisieren und Training von Teammitgliedern beim bedarfsgerechten Patientenumgang.

Auf fruchtbaren Boden fallen derzeit Bemühungen zu höherwertiger Zahnmedizin bei folgenden Patientenkategorien, denn sie haben die meisten Zusatznennungen pro Person:

▶ Patienten in Großstädten (2,8 Nennungen)

▶ Patienten mit Zahnersatz-Zusatzversicherungen (2,8 Nennungen)

▶ Bildungsbürger als Patienten (Abitur / Studium) mit 2,8 Nennungen

▶ Patienten in aktueller Behandlung bei Kronen und Inlays (2,8 Nennungen)

▶ Patienten, die dreimal täglich und öfter ihre Zähne putzen (2,7 Nennungen)

▶ Patienten, die kürzer als 5 Jahre in der Praxis sind (2,7 Nennungen).

Mit den in diesem Abschnitt ermittelten Schlüsselergebnissen können auf der Grundlage von anspruchsvollem Patientenbedarf selbstbestimmte Einkunftsquellen in der zahnärztlichen Praxis entwickelt werden.

Die Patienten sind nach diesen Forschungsergebnissen keineswegs überrascht, wenn es neuartige zusätzliche Dentalangebote gibt, die sie auch als GKV-Patienten selbst finanzieren müssen. Im Gegenteil: Eine erstaunlich hohe Anzahl von Patienten möchte an allen Stellen der Praxis mehr Informationen zu diesen besonderen, komfortablen und neuen Möglichkeiten.

Positive Nachfrage zu neuen zusätzlichen zahnärztlichen Angeboten

z.B. Pflege, Zahnersatz

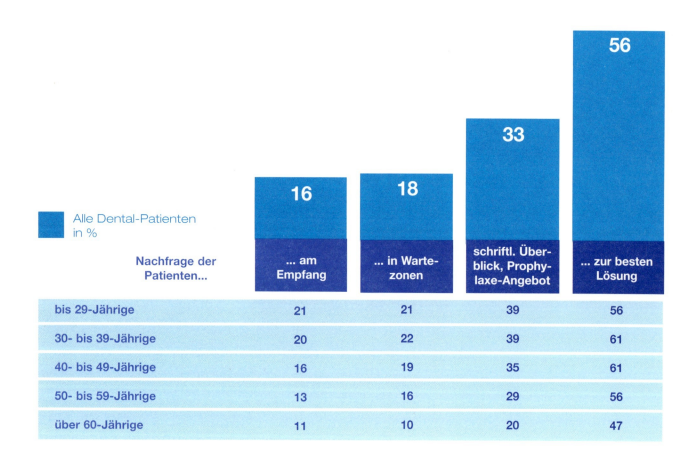

Nachfrage der Patienten...	... am Empfang	... in Warte-zonen	schriftl. Über-blick, Prophy-laxe-Angebot	... zur besten Lösung
Alle Dental-Patienten in %	16	18	33	56
bis 29-Jährige	21	21	39	56
30- bis 39-Jährige	20	22	39	61
40- bis 49-Jährige	16	19	35	61
50- bis 59-Jährige	13	16	29	56
über 60-Jährige	11	10	20	47

119. Basis: 29.344 Patientenantworten
       Quelle: Dental Benchmarking I Eine Initiative von Degussa
       Institut Prof. Riegl & Partner GmbH, Augsburg

Frage 7 g, 8 g, 12 f, 15 d

Es beginnt bereits am Empfang: 16 % fragen nach neuen Leistungen (die jüngeren bis 29-Jährigen zu 21 % und die älteren 60+Jährigen zu 11 %).

Etwa gleich hohe Nachfrage besteht auch in den Wartezonen mit 18 %.

Einen schriftlichen Überblick zu den Prophylaxe-Angeboten, auch aus dem Selbstzahlerbereich, wünschen sich 33 %.
Die Mehrheit der Patienten (56 %) möchte unbedingt Aufklärung über die für sie zahnmedizinisch und zahntechnisch beste Leistung und welche anderen Lösungen es gibt.

Diese Ergebnisse bieten insgesamt ermutigende Voraussetzungen für die Weiterentwicklung der zahnmedizinischen Leistungen. Das Sachleistungsprinzip und die Satzungsleistungen der Krankenkassen können künftig wegen der finanziellen Engpässe der Solidarkassen nicht mehr alles ausreichend abdecken. Zusatzleistungen gegen zusätzliches Honorar sind zu erwarten.

Bei der Aufklärung und Begeisterung der Laien für dieses neue Dental-Zeitalter können die Laborpartner nach Ansicht der Patienten recht hilfreich sein.

> Gute zahn-
> technische
> Labors können
> exzellente
> Zufriedenheits-
> generatoren für
> zahnärztliche
> Praxis sein.
>
> G. F. Riegl

5.4.8
Patientenprioritäten bei Laborleistungen und -partnern
■
(Frage 16)

Die Zufriedenheit der Patienten ist die beste Zahnarztwerbung. Zufriedenheit beim Zahnersatz ist nur möglich, wenn die Zusammenarbeit mit dem Labor und den Zahntechnikern reibungslos verläuft und von gegenseitigem Verständnis geprägt ist.

Das Kommunikations-Dreieck Patient - Zahnarzt - Labor muss exzellent funktionieren, damit sowohl die Prozess- als auch die Ergebnisqualitäten positiv beeindruckend wirken.

Je zufriedener Patienten insgesamt mit ihrem Zahnarzt sind, desto mehr können sie zum zahntechnischen Labor Beurteilungen abgeben:

Unzufriedene
(1- bis 3-Sterne-Beurteiler)
53 % beurteilungsfähig

Zufriedene
(4-Sterne-Beurteiler)
57 % beurteilungsfähig

Hochzufriedene
(5-Sterne-Beurteiler)
68 % beurteilungsfähig

alle Patienten
57 % beurteilungsfähig.

Bei der generellen Beurteilung der zahntechnischen Partner (Frage 3.12.) konnten erst 57 % aller Patienten Zufriedenheitsnoten vergeben.

Verständlicherweise sind die älteren Patienten bei der Beurteilung der Labor-Qualitäten deutlich erfahrener als die jüngeren:

Bis 29-jährige Patienten
nur   37 % beurteilungsfähig

60+-jährige Patienten
72 % beurteilungsfähig

Nun, bei den konkreten wichtigen Labor-Wünschen, äußern sich alle Patienten in größerer Zahl zur Zahntechnik.

Immerhin haben alle Patienten zu 90 % Wünsche, Patienten mit Zahnersatz zu 92 % Wünsche und Patienten ohne Zahnersatz zu 78 % Wünsche.

Im Durchschnitt haben die Patienten etwa zwei Wünsche zu den zahntechnischen Laborpartnern des Zahnarztes.

Patienten, die ihre Zähne wichtig nehmen, häufig ihre Zähne putzen und Patienten in der Altersgruppe 40 bis 49 Jahre haben das meiste Interesse an der Zahntechnik.

Zwischen Patientenwünschen in Praxen mit eigenem Labor und in Praxen ohne eigenes Labor bestehen kaum Unterschiede.

Was die Patienten von der Zahntechnik und vom Labor erwarten, zeigt folgendes Bild:

Patienten-Erwartungen an zahntechnische Labor-Partner der Praxis

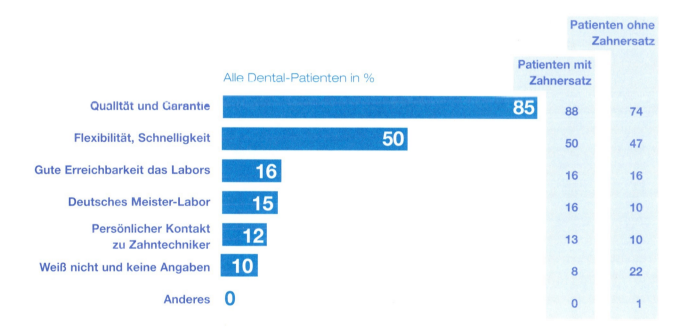

Alle Dental-Patienten in %		Patienten mit Zahnersatz	Patienten ohne Zahnersatz
Qualität und Garantie	85	88	74
Flexibilität, Schnelligkeit	50	50	47
Gute Erreichbarkeit das Labors	16	16	16
Deutsches Meister-Labor	15	16	10
Persönlicher Kontakt zu Zahntechniker	12	13	10
Weiß nicht und keine Angaben	10	8	22
Anderes	0	0	1

120.   **Basis:** 29.344 Patientenantworten
Quelle: Dental Benchmarking I Eine Initiative von Degussa
Institut Prof. Riegl & Partner GmbH, Augsburg

Frage 16

»Optimale Labor-Beratung: Beste Lösung ohne Beteiligung aufzeigen.«

»Wegen Allergien kann ich nicht verstehen, dass Titan nicht in Labors verwendet wird! Oder nicht oft? Ich bin sehr enttäuscht, dass man nicht mehr für Allergiker tut.«

»Garantie auf Produkt - wie sieht es damit aus?«

»Ich habe 2 Prothesen machen lassen. Mein Zahnarzt arbeitete gut, der Zahntechniker wäre besser Gipser geworden! Die Prothesen sitzen nach 1/2 Jahr und vielen Änderungen immer noch sehr schlecht. Er hat sich meine Beschwerden auf mein Bitten hin nicht mal aus der Nähe angeschaut.«

Quelle: Dental Benchmarking

Qualität und Garantie

Meistgenannte und herausragend wichtige Erwartung bei den zahntechnischen Laborpartnern ist für 85 % der Patienten die Qualität und Garantie. Absolut höchste Bedeutung hat diese Qualitätszusicherung bei den Behandlungsfällen mit Kronen und Inlays mit 91 %.

Flexibilität, Schnelligkeit

Die zweitwichtigste Laborerwartung ist für 50 % der Patienten Flexiblität und Schnelligkeit. Dieser Laborservice wirkt besonders auf jüngere und berufstätige Patienten.

Gute Erreichbarkeit des Labors

Gute Erreichbarkeit des Labors ist für 16 % der Patienten von Bedeutung. Für Zahnarzt und Labor kann dies ggf. ein zusätzliches Werbeargument sein, auf das im Übrigen GKV-Patienten noch mehr achten als Privatpatienten.

Deutsches Meisterlabor

Hier bestätigt sich bei 15 % der Patienten nochmals die Wichtigkeit der Herkunftsquelle ihrer zahntechnischen Arbeiten. Bereits oben unter fachlichen Steigerungswünschen haben 17 % übereinstimmend deutsche Qualitätszahntechnik als Wunsch genannt.

Zahnersatz aus einem deutschen Meisterlabor schätzen vor allem Senioren über 60 Jahre mit 18 % und Patienten in aktueller Zahnersatzbehandlung mit 17 %. Die "Erwartung Deutsches Meisterlabor" ist sowohl bei Patienten, deren Zahnarzt ein Praxislabor hat, mit 14 %, als auch bei Patienten, deren Zahnarzt ein externes Labor hat, mit 15 % etwa gleich wichtig.

Persönlicher Kontakt zum Zahntechniker

12 % der Patienten halten den persönlichen Kontakt zum Zahntechniker für wichtig. Dabei wurde nicht festgelegt, ob der Kontakt in der Praxis oder im Labor stattfinden soll. Besonders ausgeprägt ist dieser Wunsch der persönlichen Beziehung zum Hersteller der eigenen zahntechnischen Arbeiten bei süddeutschen Patienten und bei Senioren.

Resümee Best Practice bei zahntechnischen Partnern

Diese Ergebnisse belegen einen hohen Bedarf der Patienten zur Integration zahntechnischer Kooperationspartner, seien es angestellte Zahntechniker bei einem Praxislabor oder gewerbliche Partner bei externen zahntechnischen Labors.

Beachtlich ist, dass sich relativ viele Patienten zu diesen zahnersatz-spezifischen Fragen bereits lange vor ihrem zahntechnischen Bedarf Gedanken machen. Das bedeutet für Zahnärzte: Man kann in jedem Stadium der zahnärztlichen Behandlung durch Hinweis auf exzellente zahntechnische Partner und Möglichkeiten (Co-Marketing) bei Patienten werbliche Effekte und Imagevorteile auslösen.

Wenn möglich, sollte das Labor den Patienten gezeigt werden. Labor und Belegschaft müssen allerdings auf Publikumsfähigkeit geprüft werden, denn es darf kein Bruch in den Erlebnisqualitäten zwischen Zahnarztpraxis und Labor entstehen. Praxen, in denen Patienten hervorragende Laborleistungen erwarten und erkennen, haben einen Pluspunkt im Qualitätswettbewerb.

Bei den Laborqualitäten können die Erwartungen der Patienten mit begrenzten Mitteln gut übertroffen werden. Damit ist die Laborqualität eine wichtige Beeindruckungsstrategie.

Nach den mehr materiellen Qualitäten der Zahntechnik folgen nun die wichtigen menschlichen Qualitäten einer Zahnarztpraxis. Hier geht es um die Beurteilung von Zahnärzten / Zahnärztinnen und ihrer Praxisteams aus Sicht der Patienten. Nachdem dies der teuerste und wertvollste Qualitätseinsatzfaktor jeder Zahnarztpraxis ist, hat die Analyse einen besonders hohen Stellenwert.

5.5
"Excellence" in der zahnärztlichen Teamarbeit

Je kleiner Wirtschaftsunternehmen sind, desto wichtiger werden als Wettbewerbsfaktoren und als Beeindruckungsinstrumente die Chefs und ihre Mitarbeiter(innen). Dies gilt insbesondere für das Dienstleistungsunternehmen Zahnarztpraxis.

Da Zahnärzte in einer Person das "Hauptprodukt" und die hauptverantwortliche Leitfigur der Praxis sind, ist die Wahrnehmung ihrer Qualitäten für Patienten von besonderer Bedeutung. Kein Zahnarzt wird jedoch isoliert wahrgenommen. Zu den menschlichen Qualitäten beim Zahnarzt gehören immer auch die Personalassoziationen, die Ankündigungen des Behandlers und der Umgang mit den Mitarbeiterinnen. Zahnärztliche Mitarbeiterinnen sind wichtige Zeremonienmeister für die künftige Praxis als Center of Excellence.

Untersucht werden die Selbsteinschätzung der Teamqualitäten in den Praxen und danach die Zusatzerwartungen der Patienten einerseits an die Person des Zahnarztes / der Zahnärztin und andererseits an die Praxis-Mitarbeiterinnen

5.5.1
Selbsteinschätzung der Team-Qualitäten in den Praxen
■

(Frage 49)

Die insgesamt 950 antwortenden Zahnärzte und Mitarbeiterinnen konnten in ihrem Fragebogen ihr eigenes Team insgesamt als hervorragend oder als gut oder als verbesserungsbedürftig einschätzen.

Selbsteingeschätzte Team-Qualität

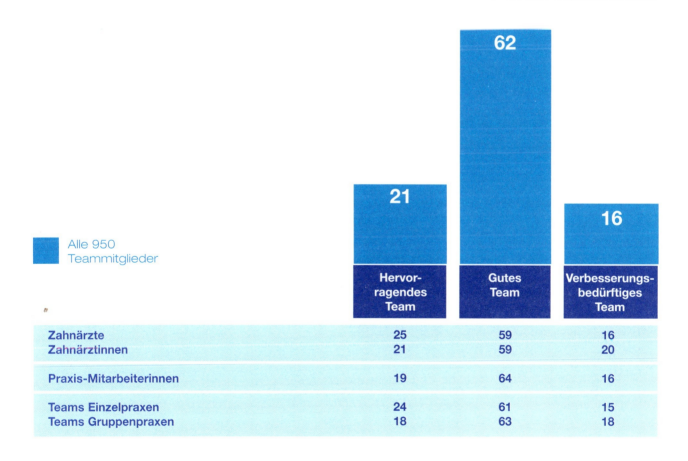

	Hervor-ragendes Team	Gutes Team	Verbesserungs-bedürftiges Team
Alle 950 Teammitglieder	21	62	16
Zahnärzte	25	59	16
Zahnärztinnen	21	59	20
Praxis-Mitarbeiterinnen	19	64	16
Teams Einzelpraxen	24	61	15
Teams Gruppenpraxen	18	63	18

121.   **Basis:** 950 Teammitglieder   Frage 49
       Quelle: Dental Benchmarking ⏐Eine Initiative von Degussa
       Institut Prof. Riegl & Partner GmbH, Augsburg

»Nach meinen Beobachtungen stimmt im Team alles. Das Verhältnis zwischen Chef und seinen Mitarbeiterinnen ist sehr gut.«

»Das gesamte Team ist heiter, freundlich und sehr zuvorkommend. Ich bin begeistert!«

»Gutes Einfühlungsvermögen sowohl der Ärzte als auch der Mitarbeiterinnen; Patienten werden als Mensch wahrgenommen, nicht nur als Nummer.«

»Wenn es Probleme bzw. Ärger im Team gibt, würde ich es lieber nicht mitbekommen, d.h. z.B. Helferinnen nicht vor den Patienten zurechtweisen.«

»Umgang mit Azubis in der Praxis: auch wenn sie sich "dumm" anstellen könnte man freundlicher und verständnisvoller sein!«

»Ich bin mit den Helferinnen sehr zufrieden, weil sie viel Ruhe und Freundlichkeit ausstrahlen und dadurch eine sehr angenehme Atmosphäre schaffen, die ich persönlich für sehr wichtig halte.«

Quelle: Dental Benchmarking

Nach dieser Selbstevaluation hat etwa jede fünfte Praxis (21 %) ein hervorragendes Team.

Männliche Zahnärzte sehen mehr hervorragende Qualitäten ihres Teams als weibliche Zahnärztinnen und als ihre Mitarbeiterinnen selbst.

Auffällige Merkmale von Praxen mit selbsteingeschätzter Top-Team-Qualität:

▶ In Einzelpraxen gibt es bessere Team-Qualitäten als in Gruppenpraxen (Praxis-Gemeinschaften und Gemeinschaftspraxen)

▶ Hervorragende Teams haben eine Belegschaft von 3 bis 4 Mitarbeiterinnen oder weniger

▶ Praxen mit 4 und mehr Behandlungsplätzen haben bessere Team-Qualitäten als Praxen mit weniger Behandlungsplätzen

Weitere Merkmale von Praxen mit Top-Team-Qualitäten sind:

▶ Mehr Internet-Homepages

▶ Mehr Prophylaxe-Raumausstattungen und -programme

▶ Mehr Praxislabors

▶ Mehr Patienten-Aufklärungsprogramme

▶ Weniger technikorientierte Ausstattungen (Cerec, Panorama-Röntgen)

▶ Mehr Implantologie-Spezialisierung

▶ Mehr kosmetische Zahnheilkunde-Spezialisierungen

▶ Mehr Parodontologie-Spezialisierung

▶ Mehr Kieferchirurgie-Spezialisierung

Praxen, die sich selbst Top-Team-Qualitäten bescheinigen, neigen zur Überschätzung ihrer Qualitäten bei Patienten, während selbstkritischere Teams ihre Qualitäten bei Patienten eher unterschätzen.

5.5.2
Zusatzerwartungen der Patienten an die Person des Zahnarztes und an Praxis-Mitarbeiterinnen

■

(Frage 17 und 18; 3.13 + 3.14)

Zahnärzte und ihre Mitarbeiterinnen erzielen menschlich bei ihren Patienten etwa gleich gute Spitzenzufriedenheit um die 50 %.

Das Personal erzielt sogar mit 1,5 einen günstigeren Notendurchschnitt als die Chefs mit 1,6. Zahnärztinnen werden menschlich noch besser beurteilt als ihre männlichen Kollegen. Männliche Patienten sind gegenuber Zahnarzt und Personal etwas kritischer als weibliche Patientinnen.

Beurteilung des "Menschlichen" bei Zahnärzten & Mitarbeiterinnen

	Ø Note 1,6 Zahnärzte	Ø Note 1,5 Mitarbeiterinnen
	52	54
Anteile der »sehr gut«-urteilenden Dental-Patienten in %	Zahnärzte »sehr gut«	Mitarbeiterinnen »sehr gut«

»Sehr gut«-beurteilende Patienten bei...		
...Zahnärzten	51	54
...Zahnärztinnen	56	56
Weibliche Patienten	53	56
Männliche Patienten	49	50

122. **Basis:** 29.344 Patientenantworten
Quelle: Dental Benchmarking I Eine Initiative von Degussa Institut Prof. Riegl & Partner GmbH, Augsburg

Frage 3.13, 3.14

47 % der Patienten erwarten außer guter Behandlung nichts Zusätzliches bei ihrem **Zahnarzt** (bei männlichen Zahnärzten 46 %, bei weiblichen Zahnärztinnen 49 %) und haben keine der sieben Zusatzerwartungen angekreuzt.

Die in diesem Sinne wunschlosesten oder enthaltsamsten Patienten bei ihren zahnärztlichen Behandlern sind:

Ältere Frauen 50 + Jahre	57 %
60+-Jährige	58 %

Aber auch bei den Höchst- Zufriedenen (Note 1-Beurteilern) haben 45 % der Patienten noch außerfachliche Zusatzwünsche an die Person des Zahnarztes.

Auf die analoge Frage zu den Zusatzwünschen an die Praxis-Mitarbeiterinnen haben 35 % der Patienten ausserfachliche Zusatzwünsche an die Mitarbeiterinnen.

Zum Personal haben Frauen 50+ Jahre mit 74 % und die 60+-Jährigen mit 76 % die wenigsten Zusatzforderungen.

Auch der beste Zahnarzt und sein Team kann es nicht allen Patienten recht machen. Gleichwohl sollten die häufig unausgesprochenen, aber hier in kleinen Prozentzahlen erwähnten Zusatzwünsche zum Verhalten des Zahnarztes und seines Personals sehr ernst genommen werden.

Zur besseren direkten Vergleichbarkeit wurden die Patienten bezüglich Zahnarzt und Mitarbeiterinnen in gleichartiger Weise befragt (siehe folgendes Bild).

Zusatzwünsche an Zahnärzte & Mitarbeiterinnen

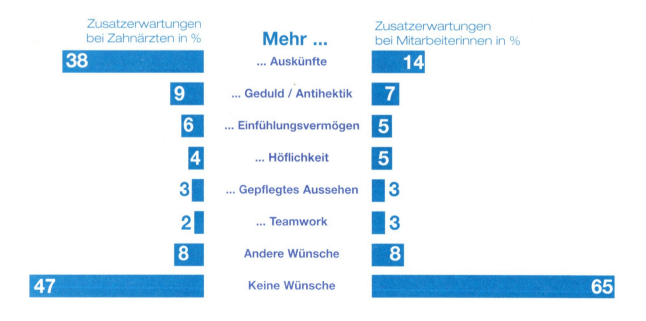

Zusatzerwartungen bei Zahnärzten in %	Mehr ...	Zusatzerwartungen bei Mitarbeiterinnen in %
38	... Auskünfte	14
9	... Geduld / Antihektik	7
6	... Einfühlungsvermögen	5
4	... Höflichkeit	5
3	... Gepflegtes Aussehen	3
2	... Teamwork	3
8	Andere Wünsche	8
47	Keine Wünsche	65

123.   Basis: 29.344 Patientenantworten │950 Teammitglieder
        Quelle: Dental Benchmarking │Eine Initiative von Degussa
                Institut Prof. Riegl & Partner GmbH, Augsburg   Frage 17, 18

Die Zusatzerwartungen an Zahnärzte sind, bezogen auf die gesamten abgegebenen Nennungen, 56 % höher als bei den Mitarbeiterinnen.

Hauptwunsch an Zahnärzte ist:

Verständlichere, offenere Auskünfte und dadurch für Patienten ideale Entscheidungsmöglichkeiten.

Mehr Auskunft von Zahnärzten wünschen 38 % der Patienten (von Zahnärzten 40 % und von Zahnärztinnen 36 %), vor allem die jüngeren

Frauen bis 49 Jahre	42 %
Männer bis 49 Jahre	43 %

Hauptwunsch an Praxis-Mitarbeiterinnen:

Verständlichere, offenere Auskünfte und bessere Betreuung beim Praxis-Aufenthalt.

Dies wünschen 14 % der Patienten von den Mitarbeiterinnen, vor allem die jüngeren bis 29 Jahre mit 18 %, jüngere Männer bis 49 Jahre mit 18 %.

Hier könnte sicher das Team die Kommunikationsarbeit des Zahnarztes noch mehr unterstützen. Voraussetzung ist allerdings, dass der Praxis-Chef auf die goldene Brücke zur ergänzenden, vorbereitenden oder fortsetzenden Auskunftsfähigkeiten seines Personals bei den Patienten setzt.

Der zweitwichtigste Bereich von Zusatzerwartungen, allerdings mit geringerem Anteil von Wünschen ist:

Bei **Zahnärzten** die **geduldigere, zartfühlendere Behandlung** 9 % und bei **Praxis-Mitarbeiterinnen** die **weniger hektische und gestresste Betreuung** 7 %.

Probleme bereiten dem Zahnarzt und den Mitarbeiterinnen hauptsächlich die jüngeren Patienten bis 29 Jahre.

Während bei Zahnärzten die weiblichen Patientinnen mehr fordern, sind es bei den Mitarbeiterinnen die männlichen Patienten.

Mehr Einfühlungsvermögen, Hilfe, Angebote, Trost wird vom Zahnarzt und Mitarbeiterinnen mit 6 % und 5 % etwa gleich stark zusätzlich abverlangt.

»Im Behandlungsstuhl: Bitte erst reden lassen.
Nicht: sofort Prothese raus, noch vor dem Erscheinen des Arztes.«

»Die Mitarbeiterinnen der Praxis sind sehr gut ausgebildet, höflich, zuvorkommend und sehr nett.«

»Einige Zahnarzthelferinnen sind sehr freundlich und unterhalten sich auch gleich mit den Patienten (während Wartezeit im Behandlungszimmer) und manche sitzen nur hinter dem Patienten auf ihrem Stuhl und schweigen, was ich überhaupt nicht gut finde.«

»Früher in einer anderen Praxis hat man sich beim "Abhalten" der Lippen in meinem Mund "abgestützt". Das war einfach schmerzhaft. Dazu blendete das Licht in meinen Augen. Niemand kümmerte sich darum.«

»Verbesserte Aufmerksamkeit gegenüber dem Patienten, z.B. während Pause nochmals absaugen.«

»Die langen Haare der Helferin finde ich etwas unhygienisch beim Hantieren am Behandlungsstuhl. Ich hatte sie ein paar Mal im Gesicht.«

Quelle: Dental Benchmarking

Ähnlich gleichartige Zusatzerwartungen wurden gemessen bezüglich:

Höflichkeit
Zahnarzt 4 % und
Mitarbeiterinnen 5 %

Gepflegtes Aussehen
Zahnarzt 3 %
Mitarbeiterinnen 3 %

Bessere Teamarbeit / bessere Zusammenarbeit mit Chef und mit Kolleginnen
Zahnarzt 2 %
Mitarbeiterinnen 3 %

Andere Wünsche an Zahnarzt und Mitarbeiterinnen jeweils 8 %

Bezüglich der anderen Zusatzerwartungen an Zahnarzt und Mitarbeiterinnen wird auf die wörtlichen Zitate von Patienten verwiesen.

Bei der Auswertung dieser Frage wird bewusst, dass der Patient wirklich ein teilnehmender Augenzeuge der Zahnarztpraxis ist. Er registriert seine eigene Behandlung durch Zahnarzt und Team, aber er registriert auch das Zusammenwirken des Teams. Beides sind wichtige qualitätsassoziierende Patientenerlebnisse.

Insgesamt geben die Patienten der menschlich-psychologischen Seite des Zahnarztes die Note

---

1,6. Es liegen zu Grunde: 52 % sehr Zufriedene; 7 % sind eher kritisch (Note 3 bis 5).

Den Mitarbeiterinnen geben die Patienten für Betreuung, Aufmerksamkeit und Freundlichkeit insgesamt die Note 1,5 (also besser als den zahnärztlichen Behandlern). 54 % sind sehr zufrieden und 6 % sind eher kritisch (Note 3 bis 5).

Das gute Abschneiden der Mitarbeiterinnen ist eine beachtliche Leistung, denn häufig erlebt das Personal schonungslosere Erwartungen in der Praxis-Organisation, und es ist sehr schwer, diesen spontanen Ansprüchen stets gerecht zu werden.

Sowohl Zahnarzt als auch Praxis-Mitarbeiterinnen haben eine sehr selbstkritische Vermutung zu den Zusatzwünschen ihrer Patienten. Teilweise beurteilen sie sich zwei- bis dreifach selbstkritischer als die Patienten. Im Vergleich sind jedoch die Praxis-Chefs sowohl hinsichtlich ihrer eigenen Person als auch hinsichtlich ihres Personals deutlich kritischer als ihre Mitarbeiterinnen.

Man kann also den zahnärztlichen Praxen nicht vorwerfen, dass sie Patientenerwartungen nicht registrieren oder unterschätzen.

5.6
"Excellence" in der Zahnärzte- und Labor-Kooperation

"Excellence" im Dentalbereich be-inhaltet: die Konzentration auf die wesentlichen, strategisch wichti-gen Kernkompetenzen einer Pro-fession und die besten Koopera-tionen mit Partnern, die auf ihren Gebieten ebenfalls Spitze sind.

Für erfolgsorientierte, ohnedies stark belastete Zahnärzte kann es nicht das künftige Berufsziel sein, noch mehr zu machen, sondern es gilt, das Richtige noch effizien-ter zu erledigen.

Nachdem ein "Center of Excel-lence", wie in dieser Benchmar-king-Studie erforscht, eine Neu-orientierung bei den Außenbezie-hungen und bei der ganzheit-lichen Patientenbetreuung mit zusätzlichen Nischenstrategien und Spezialisierungen für den Zahnarzt bringen wird, kommt es jetzt umso mehr auf geniale Kooperationsideen an.

Das externe zahntechnische Labor kann ein solcher bedeutsa-mer Netzwerkpartner der zahn-ärztlichen Praxis sein oder wer-den.

Eine der wesentlichen Ideen der heute so beliebten Netzwerke ist das leistungsorientierte Bündeln der Qualitäten und Ressourcen von spezialisierten Partnern. Marktintelligente Kooperationen dieser Art entlasten, veredeln, senken Risiken und Kosten, ergänzen das Leistungsspektrum der Partner und ermöglichen ideale, patientenbegehrliche Wertschöpfungen.

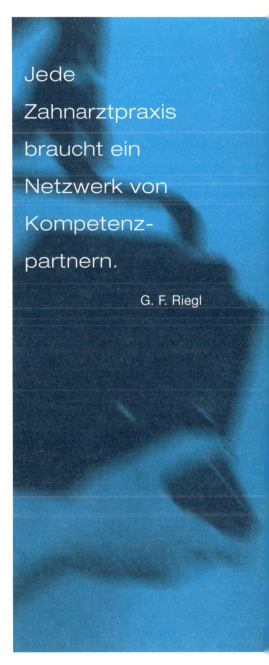

Jede Zahnarztpraxis braucht ein Netzwerk von Kompetenz-partnern.

G. F. Riegl

»Ich wünsche mir haltbarere und dazu noch kosmetisch schönere Lösungen ohne Eigenbeteiligung. Zahnärzte sollten gerade in diesem Sinn sowohl mit den Krankenkassen als auch mit den Labors und der Industrie enger zusammenarbeiten. Kostensenkung sollte dabei eine wesentliche Rolle spielen.«

»Zahnlabor im Haus, Nachteil: 1 Person (Zahntechniker) ist für jede Arbeit zuständig. Wenn die Person nicht sorgfältig arbeitet, schlecht für die ganze Praxis. Vorteil: einfacher, schneller. Verschiedene Zahnlabors: Jede Arbeit kann an das jeweils dafür beste Labor gegeben werden!«

»Labors sollten nicht die Sklaven der Ärzte sein.«

»Laborpartner ist für Patienten nur abgestuft wichtig, da der Zahnarzt der einzige verantwortliche Ansprechpartner bleiben sollte. Sicher am besten: Labor in der Praxis als Hintergrunddienstleister.«

»Der Kassenbeitrag ist einfach zu niedrig zu diesen Arbeiten. Hierfür kann mein Zahnarzt natürlich nichts, es ist ein prinzipielles Problem. Die Patienten werden zu stark belastet.«

Quelle: Dental Benchmarking

Zahnärzte und Zahntechniker befinden sich in einer Schicksalsgemeinschaft bei der Entwicklung des Dentalmarktes der Zukunft. Die Aufklärungs-, Beratungs-, Überzeugungs- und Dienstleistungsaufgaben für den künftig immer stärker mitverantwortlichen und mitentscheidenden Patienten sind eine große, gemeinsame missionarische Herausforderung für alle Dentalpartner. Aus diesen Gründen war von Anfang an bei dieser Benchmarking-Studie eine limitierte Auswertung der Kooperationsqualitäten und -chancen von Zahntechnikern mit Zahnärzten eingeplant.

Dieser in in das Dental Benchmarking integrierten Zahnärzte-Zahntechniker-Kooperationsstudie liegen folgende spiegelbildlichen Antworten zugrunde:

950 Antworten von Teammitgliedern und Chefs aus zahnärztlichen Praxen

- davon 471 Antworten von Teammitgliedern und Chefs aus Praxen mit eigenem Labor

- 479 Antworten von Teammitgliedern und Chefs aus Praxen ohne eigenes Praxislabor

- 95 Antworten von Teammitgliedern und Chefs aus zahntechnischen Labors.

5.6.1
Gesamtzufriedenheiten mit externen Labors
■

(Frage 51.1. + 62.1. + 61)

Grundlage für die Erforschung der Kooperationsqualitäten aus dem Blickwinkel der Zahnärzte und der Labors ist ein

Kompetenzprofil, das die wesentlichen Facetten der praktischen Zusammenarbeit im zahntechnischen Bereich abdeckt.

Dieses Kompetenzprofil hat nach vorausgegangenen Expertengesprächen neun Dimensionen plus eine Dimension Gesamtzufriedenheit.

Zufriedenheitsmessung Zahnärzte- und Labor-Kooperation

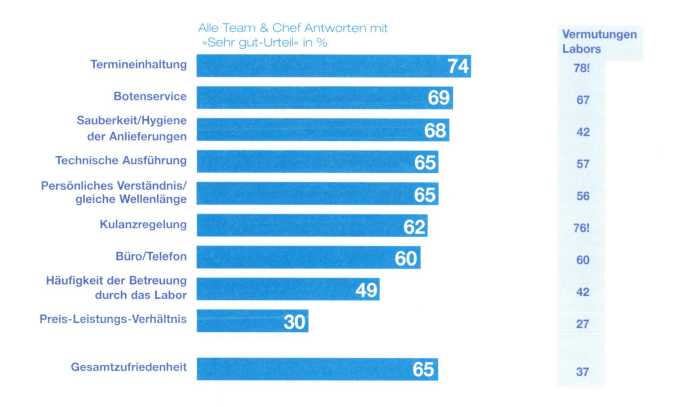

	Alle Team & Chef Antworten mit »Sehr gut-Urteil« in %	Vermutungen Labors
Termineinhaltung	74	78!
Botenservice	69	67
Sauberkeit/Hygiene der Anlieferungen	68	42
Technische Ausführung	65	57
Persönliches Verständnis/ gleiche Wellenlänge	65	56
Kulanzregelung	62	76!
Büro/Telefon	60	60
Häufigkeit der Betreuung durch das Labor	49	42
Preis-Leistungs-Verhältnis	30	27
Gesamtzufriedenheit	65	37

124. Basis: 950 Teammitglieder I 95 Labor-Antworten
      Quelle: Dental Benchmarking I Eine Initiative von Degussa
              Institut Prof. Riegl & Partner GmbH, Augsburg

Frage 62.1 - 62.10

Etwa zwei Drittel (65 %) der Praxisteams sind mit der Labor-Kooperation insgesamt höchst zufrieden. Die Labors selbst unterschätzen diese Zufriedenheit mit nur 37 % Vermutung.

Die meistgenannte Anerkennung mit einem 74%-Anteil bei den "Sehr-gut-Beurteilungen" in der zahnärztlichen Praxis findet die Termineinhaltung. Sie ist allerdings nicht ganz so gut beurteilt, wie die Labors in ihrer Selbsteinschätzung mit 78 % vermuteten.

Am wenigsten finden die zahnärztlichen Praxisteams das Preis-Leistungs-Verhältnis mit nur 30 % "Sehr-gut-Beurteilungen" anerkennenswert (Laborvermutungen ziemlich realistisch 27 %).

Die Labors überschätzen die Zufriedenheiten ihrer Zahnärzte bei der Kulanzregelung und bei der Termineinhaltung. In allen anderen Kooperationsbereichen werden die Labors besser beurteilt als sie erwarten.

Wenn man die "höchstzufriedenen" Praxisteams bei der Labor-Kooperation analysiert, tauchen folgende Ergebnisse auf:

▶ Einzelpraxen sind 5 % zufriedener als Gruppenpraxen mit mehreren Behandlern

▶ Zahnärzte-Teams ohne Praxislabor sind 3 % zufriedener als Zahnärzte-Teams mit Praxislabor

▶ Praxisteams in den neuen Bundesländern sind mit ihren Labors 11 % zufriedener als Teams im Westen.

Präsentation zahntechnischer Arbeiten in der zahnärztlichen Praxis

Bei den Labors besteht ein großes Unbehagen, ob die Wertigkeit zahntechnischer Arbeiten in den Zahnarztpraxen richtig präsentiert wird.

Nur 16 % der aus Labors Antwortenden sind sicher, dass ihre Arbeiten richtig vorgestellt werden.
D. h., bis zu 84 % der Zahntechniker glauben, dass ihre Arbeiten noch besser auf zahnärztliche Teams und Patienten wirken könnten.

Die Präsentation zahntechnischer Arbeiten in der Zahnarztpraxis (aus Sicht der Zahntechniker)

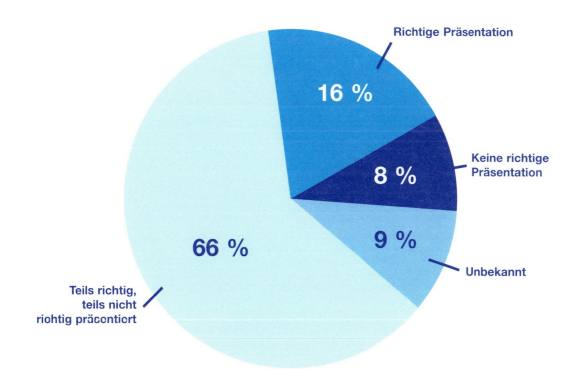

Richtige Präsentation
16 %
Keine richtige Präsentation
8 %
9 %
Unbekannt
66 %
Teils richtig, teils nicht riohtig präcontiort

125. **Basis:** 950 Teammitglieder I 95 Labor-Antworten   Frage 61
      Quelle: Dental Benchmarking I Eine Initiative von Degussa
              Institut Prof. Riegl & Partner GmbH, Augsburg

Während also die Zahnärzte nicht mit allem einverstanden sind, was zahntechnische Labors heute bieten, haben auch die Zahntechniker Bedenken zur angemessenen Präsentation ihrer Arbeiten in der Praxis. Grund genug, um nun zu analysieren, was gemeinsam besser gemacht werden könnte.

Interessante Ansätze zur Verbesserung der Labor-Zahnärzte-Kooperation liefert die Übersicht der "nicht voll zufriedenen" Zahnärzte und Mitarbeiterinnen.

Verbesserungspotenziale in der Zahnärzte-Labor-Kooperation aus Sicht der Praxisteams

(alles in Prozent - Anteile der nicht voll zufriedenen Zahnärzte / Zahnärztinnen oder Mitarbeiterinnen zahnärztlicher Praxen)

Nicht vollständig zufrieden mit	Zahnärzten / Zahnärztinnen	Mitarbeiterinnen	Praxen mit eigenem Labor	Praxen ohne eigenes Labor
Preis-Leistungs-Verhältnis	72 %	69 %	71 %	69 %
Häufigkeit der Betreuung durch das Labor	48 %	52 %	57 %	44 %
Kulanzregelung	33 %	40 %	41 %	34 %
Persönliches Verständnis / gleiche Wellenlänge	27 %	39 %	41 %	30 %
Technische Ausführung	30 %	37 %	38 %	31 %
Büro / Telefon	29 %	30 %	44 %	37 %
Sauberkeit / Hygiene der Anlieferung	35 %	30 %	35 %	29 %
Botenservice	31 %	31 %	34 %	27 %
Termineinhaltung	25 %	27 %	29 %	24 %
Gesamtzufriedenheit	34 %	36 %	37 %	35 %

126. **Basis:** 950 zahnärztliche Teammitglieder ǀ 95 Labor-Antworten
      Quelle: Dental Benchmarking ǀ Eine Initiative von Degussa
      Institut Prof. Riegl & Partner GmbH, Augsburg

Fragen 51.1. bis 51.10. und 62.1. bis 62.10.

Resümee: Best Practice Gesamtzufriedenheit und Kooperationsbedarf

Bei rund einem Drittel aller Zahnärzte und Mitarbeiterinnen gibt es Bedarf zur Verbesserung der Kooperation mit den Labors, weil diese Partner bei der Gesamtbeurteilung noch nicht vollständig zufrieden sind.

In den einzelnen Dentalbereichen der Kooperation von Zahnärzten und Labors schwankt der Verbesserungsbedarf zwischen 25 % und 72 %. Man muss beachten, die total unzufriedenen Zahnärzte haben ihre Labors längst gewechselt. Die Verbesserungsvorschläge konzentrieren sich folglich auf die Optimierung bereits bestehender, zum großen Teil eingespielter, bewährter Zahnarzt-Labor-Beziehungen bei zukunftsorientierten Kooperationspartnern.

Übersicht zu grundlegenden Handlungsempfehlungen für die künftige Zahnarzt-Labor-Kooperation

1.   Die Labors müssen ihre **Preis-Leistungs-Qualitäten** den Zahnärzten und deren Mitarbeiter / innen besser vermitteln. Dies ist eine Aufgabe des partnerschaftlichen Marketing zwischen Labors und Zahnärzten, bei dem der "Added Value" einer professionellen Kooperationsbeziehung besser herausgestellt wird.

2.   An zweiter Stelle besteht ein Nachholbedarf bei der "**Häufigkeit der Betreuung durch das Labor**". Dies kann alle Arten der professionellen Kontakt- und Beziehungspflege einschließen: Telefon, Online-Dienste, Fax, Call-Center, Mailing, Veranstaltungen, Außendienstbesuche usw.

3.   **Die Praxis-Mitarbeiter / innen** - häufig unmittelbare Ansprechpartner der Labors - zeigen bis auf die Beurteilung des Preis-Leistungs-Verhältnisses und der Sauberkeit / Hygiene der angelieferten Arbeiten und Verpackungen mehr Unzufriedenheiten als ihre Chefs. D. h., die Kooperationsbemühungen der Labors müssen stärker das Personal der Praxen berücksichtigen und auf es eingehen. Eine besonders hohe Diskrepanz besteht bei den persönlichen Beziehungen (persönliches Verständnis /

gleiche Wellenlänge zu den Praxis-Mitarbeiterinnen im Vergleich zu den Chefs).

4.   **Praxen mit eigenem Labor** haben eine durchgängig geringere Zufriedenheit bei allen acht Kooperationskriterien als Praxen ohne eigenes Labor. Hier liegt wahrscheinlich ein systemimanenter Zufriedenheitsunterschied zugrunde. Die geringere Zufriedenheit mit etwaigen externen gewerblichen Labors rechtfertigt zusätzlich den Betrieb eines eigenen Praxislabors.

5.   **Termineinhaltungen** sind der Bereich, in dem es die wenigsten Verbesserungszwänge gibt. Gleichwohl darf diese hochsensible Qualität auch künftig nicht vernachlässigt werden.

Zu den einzelnen Facetten der Zahnärzte-Labor-Kooperation folgen nun noch detailliertere Analysen.

5.6.2
Terminzufriedenheiten bei der Labor-Kooperation
■
(Frage 51.2. und 62.2.)

Die Termineinhaltung hat einen hohen Stellenwert für die Qualität einer Zahnärzte-Labor-Kooperation, denn bei Verzögerungen können äußerst unangenehme Kettenreaktionen bei der Patientenbehandlung in der Praxis entstehen.

74 % der Praxis-Teammitglieder können heute damit vollständig (= "sehr gut") zufrieden gestellt werden.

Männliche Zahnärzte zeigen eine 6 % höhere Spitzenzufriedenheit bei der Termineinhaltung des Labors als weibliche Zahnärztinnen.

Gerade weil die Ursachen für Terminschwierigkeiten nicht nur bei einem der beiden Partner liegen können, ist ein proaktives gemeinsames Terminmanagement für Zahntechniker und Zahnärzte wichtig.

Strategien zur Optimierung des Terminmanagement

Es wird eine abgestufte Vorgehensweise zur Perfektionierung der Termineinhaltung empfohlen:

1.   Klärung der fünf häufigsten Ursachen für Nichteinhaltung der Termine

2.   Vorkehrungen und Abhilfen, damit Missgeschicke, Versehen oder Probleme, die zu Terminverzögerungen führen, auf ein Minimum reduziert werden.

3.   Entwickeln von Notprogrammen bei Terminverzögerungen durch Laborverschulden oder Praxisverschulden: rechtzeitige telefonische Vorinformationen, Begründungen der Verzögerungen, Überbrückungsvorschläge, patientenbezogene Hilfen, verlässliche Ersatztermine, symbolische Gesten und Service zur Wiedergutmachung.

4. Da unlösbare, auch vom Labor unverschuldete Terminverzögerungen auf Dauer für die Techniker rufschädigend wirken, muss auch ein Labor überprüfen, welchen Zahnarztkunden es gerecht werden kann und welchen nicht.

5.   Organisationspräventive Maßnahmen zur Reduzierung von Terminproblemen mit individuellen und abgesprochenen Praxislösungen.

5.6.3

Zufriedenheiten mit Büro- und Telefonservice bei der Labor-Kooperation

■

(Frage 51.3.und 62.3.)

40 % der Praxis-Teammitglieder sind mit Büro- und Telefonservice ihres Labors nicht vollständig zufrieden, und die Zahntechniker haben dies exakt so vermutet.

Je kleiner die zahnärztlichen Praxen, desto besser ist die Beurteilung dieser Kooperationsqualität.

Zahnärztinnen sind deutlich unzufriedener als Zahnärzte.

In den neuen Bundesländern funktioniert der Telefon- und Büroservice für Zahnärzte wesentlich besser als im Westen.

Diese administrative Qualität der Kooperation darf in ihrer Wichtigkeit für gute Beziehungen nicht unterschätzt werden, denn hier gibt es viel Beeindruckungs- oder Verärgerungspotenzial.

Aufseiten der Labors gibt es folgenden Verbesserungsbedarf:

▶ Insgesamt mehr Berücksichtigung speziell von Wünschen der Zahnärztinnen, denn sie haben mehr als ihre männlichen Kollegen kritisiert.

▶ Schulung des Laborpersonals für die zahnärztliche Kundenpflege und auf dem Gebiet der Telefonprofessionalität.

▶ Verzeichnisse für Direktkontakte (Telefon, Fax, E-Mail) mit dem Labor. Dies benötigen vor allem größere Praxen. Außerdem ist dieses Informationsmaterial wegen der Fluktuation in den Praxen immer wieder zu verteilen.

▶ Gemeinsame Labor-Praxis-Veranstaltungen, insbesondere auch mit den Mitarbeiterinnen der Zahnarztpraxis zum Aufbau von mehr gegenseitigem Verständnis und zum Kennenlernen des Laborbetriebs.

▶ Zuordnung der Mitarbeiter in den Labors als Betreuer für Praxen, möglichst nach persönlichen Neigungen (Praxispatenschaften oder Key-Account-Spezialisten)

▶ Zusätzliche Detailanalyse vor Ort beim Auftreten typischer Labor-Praxis-Problemfelder, die in dieser Studie angerissen wurden.

▶ Ausbau der Online-Verbindungen zur Entlastung, Ergänzung der Telefonkontakte.

5.6.4
Zufriedenheiten mit der technischen Ausführungsqualität

■

(Frage 51.4. und 62.4.)

Hier geht es um eine der wichtigsten Kernkompetenzen von zahntechnischen Labors. Entsprechend ernst sind alle Nennungen zu sehen, die nicht mit "sehr gut" abschneiden.

35 % aller Teammitglieder und Chefs aus den zahnärztlichen Praxen sind nicht voll zufrieden.

Auffälligkeiten bei den nicht vollständig zufriedenen Zahnarztpraxen

Zahnärzte	34 %
Zahnärztinnen	22 %
Kleinere Praxen (1 + 2 Behandlungsplätze)	29 %
Größere Praxen (4 + Behandlungsplätze)	33 %

Zahnärzte/Zahnärztinnen und Praxisteams können ihren Patienten auf Dauer nur Arbeiten mit großer Überzeugung vermitteln, wenn sie selbst 100%ig dahinter stehen. Wenn noch nicht alle Zahnärzte und Mitarbeiterinnen die wunderbaren zahntechnischen Leistungen ausreichend erkennen können, ist dies vor allem eine Bringschuld der Labors.

Schwierig wird es, wenn die Patienten etwas andere (berechtigte) Wünsche haben als ihre Zahnärzte. Strategisch betrachtet ist jedoch der Zahnarzt der wichtige Bündnispartner für 360 Berufsmonate. Letztendlich müssen Zahnärzte als Kunden des Labors und Patienten als Kunden der Praxis gemeinsam zufrieden gestellt werden. Dabei helfen auch die Hinweise aus dieser Studie zu den gemeinsam nutzbaren Beratungsthemen, Informationen und Hilfsmittel für Patienten aus den Labors.

5.6.5
Zufriedenheiten mit Kulanzregelungen und Garantiezeiten
■

(Frage 51.6., 62.6. und 50)

Für Patienten sind die meist-
genannten Informationswünsche
(35 %): "Garantiehinweise bei
Zahnbehandlungen und Zahnersatz".

Welche Garantiezeiten externe
gewerbliche Labors für Zahnärzte
derzeit einräumen, zeigt folgende
Abbildung:

Garantiezeiten externer, gewerblicher zahntechnischer Labors nach Angaben von Praxisteams

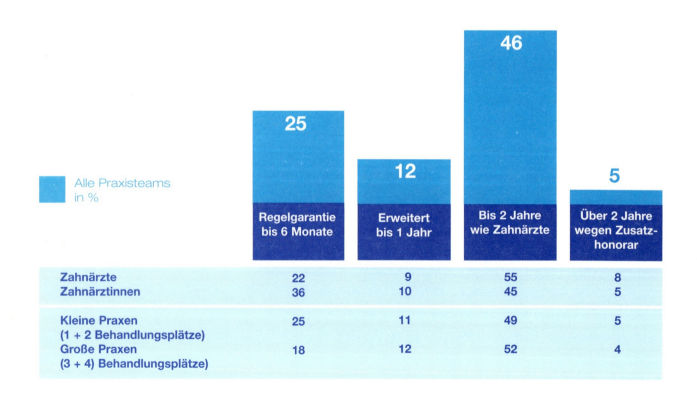

Alle Praxisteams in %

	Regelgarantie bis 6 Monate	Erweitert bis 1 Jahr	Bis 2 Jahre wie Zahnärzte	Über 2 Jahre wegen Zusatz-honorar
	25	12	46	5
Zahnärzte	22	9	55	8
Zahnärztinnen	36	10	45	5
Kleine Praxen (1 + 2 Behandlungsplätze)	25	11	49	5
Große Praxen (3 + 4 Behandlungsplätze)	18	12	52	4

127. **Basis:** 950 Praxis-Teamantworten
      Quelle: Dental Benchmarking I Eine Initiative von Degussa
      Institut Prof. Riegl & Partner GmbH, Augsburg

Frage 50

51 % der Praxen gewähren mindestens zwei Jahre Garantie, davon 5 % über zwei Jahre wegen eines Zusatzhonorars.

Zahnärztinnen haben kürzere Gewährleistungsfristen (50 % mindestens 2 Jahre) als männliche Kollegen (63 % mindestens 2 Jahre).

Kleinere Praxen (1 + 2 Behandlungsplätze) haben mit 54 % etwas weniger Gewährleistung von 2 und mehr Jahren als größere Praxen mit 56 %.

Erstaunlich ist, dass Zahnärzte und Zahnärztinnen längere Gewährleistungsfristen nennen (51 % mindestens 2 Jahre) als ihre Mitarbeiterinnen (nur 47 % mindestens 2 Jahre).

Die Gewährleistungsregelungen hängen eng zusammen mit der Bewertung der Kulanzregelungen durch Zahnärzte und Praxisteams.

Kulanzregelungen bei zahntechnischen Leistungen

62 % der Praxis-Teammitglieder sind mit der Kulanzregelung ihrer Labors vollständig einverstanden. Unter den 38 % nicht ganz Einverstandenen sind vor allem Zahnärztinnen und Praxis-Mitarbeiterinnen dabei. Insoweit spiegeln sich hier noch einmal die relativ längeren Garantiefristen bei diesen Antwortgruppen wider.

Der Auslöser für eine Kulanzregelung kann von allen drei Beteiligten (Labor, zahnärztliche Praxis und Patient) ausgehen. Hohe Kulanzforderungen von Zahnärzten können auch Frühwarnzeichen für eine schleichende Verschlechterung der Geschäftsbeziehungen mit dem Labor sein.

Für die Labors ergeben sich folgende Verbesserungsvorschläge bei den Gewährleistungen:

- Möglichst klare, eindeutige, verbindliche Garantiefristen, um Kulanzverhandlungen von vornherein zu begrenzen. Offene und einheitliche Gewährleistungsregelungen beruhigen die Partner, weil niemand bevorzugt wird.

- Die Kosten- und Preiswirksamkeit zusätzlicher Gewährleistungsfristen beachten und als Werbeargument nutzen.

- Wenn außerordentliche Gewährleistungen gewährt werden, sollte dies durch Zertifikate und Garantiedokumente richtig herausgestellt und aufgewertet werden.

- Gewährleistungen erfordern auch eine Pflege der Zahnersatzarbeiten bei den Patienten sowie nötige professionelle "Wartungsdienste". Deshalb gibt es künftig mehr Pflegeangebote, um die vollen oder erweiterteten Gewährleistungsansprüche zu sichern.

- Gewährleistungen wirken auch als Zusagen für die langfristige Nachlieferung gleichartiger Materialien, für Baukastensysteme, für Materialkompatibilitäten und für Systemangebote.

- Deutsche Meisterlabors sollten die Gewährleistungen und Kulanzregelungen ausländischer Anbieter auch aus Gründen ihrer Glaubwürdigkeit übertreffen.

- Zu einem perfekt funktionierenden Gewährleistungs- und Kulanzsystem gehört auch die Installation oder Verbesserung eines Beschwerde-Managementsystems im Labor.

5.6.6
Zufriedenheiten mit dem Preis-Leistungs-Verhältnis
■

(Frage 51.5. und 62.5.)

Zwangsläufig rücken die Kosten für zahnärztliche und zahntechnische Leistungen immer mehr in den Mittelpunkt kritischer Betrachtungen, denn die Patienten vergleichen und die Zahnärzte vergleichen, und damit müssen sich auch die Labors vergleichen.

Top-Zufriedenheiten mit dem Preis-Leistungs-Verhältnis

Nur 28 % der Patienten finden das Preis-Leistungs-Verhältnis bei ihren Zahnärzten sehr gut.

Nur 30 % der Zahnärzte finden das Preis-Leistungs-Verhältnis ihres Labors sehr gut.

Zahnärzte und Labors haben damit erstaunlich übereinstimmende Beurteilungen durch ihre jeweiligen Kunden.

Zufriedene Kunden gibt es nur, wenn Arbeiten und Leistungen mehr Wert sind als sie kosten. Andernfalls bereuen die Entscheider ihren Abschluss oder es kommt zur Kritikpotenzialen.

Das Preis-Leistungs-Verhältnis schneidet bei der Beurteilung der Kooperationsqualitäten zwischen Zahnärzten und Labors am

ungünstigsten ab, besonders auffällig in den neuen Bundesländern mit nur 24 % Top-Zufriedenen. Allerdings ist die Beurteilung bei den Praxis-Mitarbeiterinnen ausnahmsweise etwas weniger kritisch als bei den Chefs.

8 % der Zahnärzte und 11 % der Zahnärztinnen reklamieren sogar ausdrücklich eine Verbesserungsbedürftigkeit der Preis-Leistungs-Verhältnisse.

Dies alles sind Belege großer Marketingdefizite bei den Labors. Leistungen müssen in ihrer Werligkeit besser dargestellt und vermittelt werden.

Der Mehrwert der Leistung ist nicht nur der Goldpreis des Materials oder der eingesetzte Stundensatz, sondern das gesamte Nutzen-, Sicherheits-, Zuverlässigkeits- und Qualitäts-Werk.

Mit bester zahntechnischer Arbeit kann der Zahnarzt seine eigenen hervorragenden Leistungen veredeln, sichtbar machen, effizienter gestalten und servicefreundlich für Patienten ausstatten. Mehrwert kann nicht durch Selbstbemitleidung, durch Erklären, Aufschlüsseln der Rechnung oder Kostenvoranschläge vermittelt werden, sondern durch den Transfer von Faszination und Begehrlichkeit mit rationalen wie auch emotionalen Vorteilen.

Jede zahntechnische Arbeit hat einen Produktwert und einen Wahrnehmungswert. Beim Wahrnehmungswert besteht Verbesserungsbedarf.

Damit die Ausgewogenheit von Preis und Leistung stimmt, müssen Fakten eingesetzt werden, die jedoch nicht allein wissenschaftlich oder spitzfindig sein sollten. In jeder zahntechnischen Leistung steckt auch die emotionale Berufsmotivation der Labormitarbeiter(innen), die technische Vorleistung des Labors und das beeindruckende Konzept als "Added Value".

Es gibt eben auch bei den Labors viele Werte, die sich nicht in Geld ausdrücken lassen.

5.6.7
Zufriedenheiten mit den persönlichen Beziehungsqualitäten zwischen Zahnärzten und Labors
■

(Frage 51.7. und 62.7.)

Ein besonderer Vorteil für Labors und Zahnärzte ist, wenn man sich persönlich außerordentlich gut versteht. Dies zeigt sich u. a. an gleichartigen Qualitätsphilosophien in Praxen und Labors. In diesen Fällen genügen relativ wenige Worte oder Abstimmungen zum Entstehen des genau richtigen zahntechnischen Werkes, in Ergänzung zu den Abdrücken und allen nötigen Basisinformationen. Bei guter Kooperation muss stets die "Chemie" zwischen Zahnarztpraxis und Labor stimmen.

Dieses persönliche Verständnis und die gleiche Wellenlänge zwischen Praxis und Labor sind aus Sicht von 74 % der Zahnärzte (allerdings nur aus Sicht von 69 % der Zahnärztinnen) und aus Sicht von 61 % der zahnärztlichen Mitarbeiterinnen "sehr gut". Die Labors vermuten im Durchschnitt nur 56 % Top-Harmonie.

Besonders deutlich zeigt sich der Unterschied der Top-Qualitäten bei Praxen mit und ohne eigenem Labor.

Top-Zufriedenheiten bei gegenseitigem persönlichen Verständnis / gleicher Wellenlänge:

Zahnärztliche Teams **mit** Praxislabor   59 %

Zahnärztliche Teams **ohne** Praxislabor   70 %

Probleme im zwischenmenschlichen Bereich mit Labors können ungerechtfertigte, gnadenlose und unkalkulierbare Beurteilungen auslösen. Die Gesamtkooperation wird durch diese Beziehungsqualität entweder begünstigt oder erschwert.

Genau genommen ist die Qualität der Beziehungen noch wichtiger als die pure Qualität zahntechnischer Arbeiten. Es wird nämlich stets von der Beziehungsqualität auf das vermutlich erwartbare oder erzielbare Qualitätsergebnis geschlossen. Dies sind selbsterfüllende Prophezeiungen, unter denen Laborpartner leiden oder im positiven Fall profitieren können.

Bei den 35 % Praxis-Teammitgliedern, die nicht vollständig mit der persönlichen Beziehung zu ihren Labors zufrieden sind, kann es zu erfolgshemmenden und wertmindernden Erschwernissen für Labors kommen. Zahnärzte und Labors sollten auch persönlich und partnerschaftlich ins Reine kommen, wenn sie exzellent kooperieren wollen. Zahntechniker sind keine Zulieferanten, sondern Mitgestalter des Gesamtwerkes für zahnärztliche Kunden.

Dental-Labor-Wertschöpfungskette nach den Erwartungen der zahnärztlichen Partner

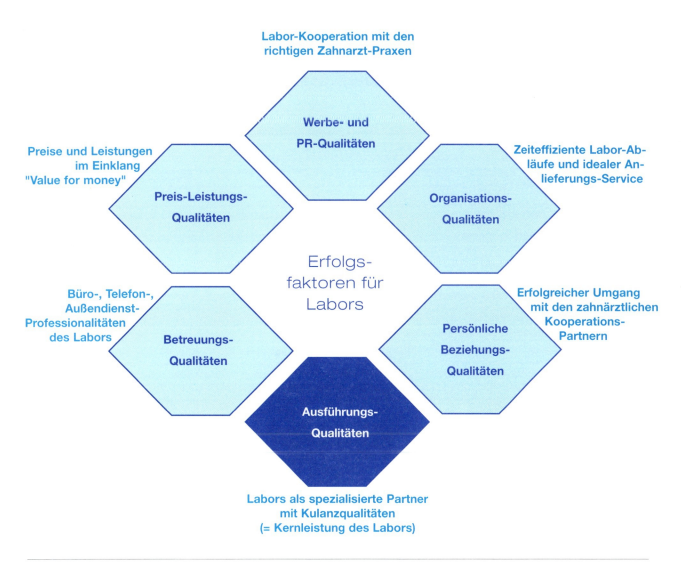

128.   **Quelle:** Institut Prof. Riegl & Partner GmbH, Augsburg

5.6.8
Zufriedenheiten mit den Anlieferungen und dem Botenservice des Labors

■

(Frage 51.9. und 62.9., 51.10. und 62.10.)

Eine wichtige direkte Brücke zwischen Labor und Zahnärzten stellt der Botenservice und die Sauberkeit / Hygiene der angelieferten Arbeiten mit Verpackungen dar. Über die Wahrnehmung dieser Qualitäten wird bei Anlieferung, Übergabe und Präsentation von zahntechnischen Arbeiten beim Zahnarzt, evtl. im Beisein des Patienten, auch die dahinter stehende Laborqualität assoziiert.

Verbesserungspotenziale beim Botenservice des Labors und den angelieferten Arbeiten / Verpackungen aus den Labors (Anteile der nicht vollständig zufriedenen Praxis-Teammitglieder)	Botenservice des Labors	Anlieferung, Verpackung, Sauberkeit, Hygiene
Vemutungen des Labors	33 %	58 %
Nennung aller zahnärztlichen Teams	31 %	32 %
Zahnärzte / Zahnärztinnen insgesamt	31 %	35 %
männliche Zahnärzte	29 %	38 %
Zahnärztinnen	33 %	25 %
Praxis-Mitarbeiterinnen	31 %	30 %
Kleinere Praxen (1 + 2 Behandlungsplätze)	30 %	28 %
Größere Praxen (4 + Behandlungsplätze)	33 %	36 %

129.   **Basis:**   950 zahnärztliche Teammitglieder I 95 Labor-Antworten
       Quelle: Dental Benchmarking I Eine Initiative von Degussa
                Institut Prof. Riegl & Partner GmbH, Augsburg

Frage 51.9 und 51.10

Etwa ein Drittel der Praxis-Team-mitglieder sind mit dem Botenservice und den angelieferten Arbeiten / Verpackungen nicht voll zufrieden.

Die Labors "befürchten" bei der Verpackung, Sauberkeit, Hygiene deutlich größere Unzufrieden-heiten als tatsächlich vorhanden sind.

Während die männlichen Zahnärzte mit dem Botenservice etwas zufriedener sind als ihre Kolleginnen, sind dafür Zahnärz-tinnen mit den Labor-Anliefer-ungen / Verpackungen mehr zufrieden.

Größere Praxen sind mit der Anlieferung und Verpackung weniger zufrieden als kleinere Praxen. In größeren Praxen wird vor allem die Verpackung im weitesten Sinn bemängelt (36 %).

Für das Team der zahnärztlichen Praxis und für den Patienten geht es beim Eintreffen der Laborar-beiten oft um einen "krönenden Höhepunkt" für ein gesamtes aufwändiges zahnärztliches Meis-terwerk. Die Erwartungen sind entsprechend hoch.

Der Bote des Labors ist mehr als der Überbringer und Abholer von Ware in der Zahnarztpraxis. Er ist mit seiner Sprache, seinen Umgangsformen, seinem Outfit und seinem Fahrzeug auch ein Repräsentant. Mit seinem Auftritt vermittelt er ebenso wie die Verpackung der Laborarbeiten die Corporate Identity und die Professionalität des Labors. Insgesamt gehört diese Leistung zum Zusatznutzen des Labors, der das Preis-Leistungs-Verhält-nis bestätigt oder aufwertet.

Zahntechnische Labors erzeugen handwerklich gefertigte Marken-artikel. Markenartikel-Hersteller haben ein vitales Interesse am durchgängigen Qualitätsverständ-nis in der gesamten Versorgungs-kette bis zum Patienten und sollten deshalb diesen Qualitäts-prozess mitgestalten.

Für die Optimierung und Qualitätssteigerung sollten sich Zahntechniker in die Lage ihrer zahnärztlichen Kunden versetzen und folgende Vorgänge in der Praxis beobachten und optimieren:

1. Anlieferung und Übergabe der zahntechnischen Arbeiten

2. Entnahme der zahntechnischen Arbeiten

3. Vorbereitung und Zwischenlagerung

4. Vorbereitung auf Übergabe an Patienten sowie

5. Präsentation beim Patienten

6. Zusatzinformationen und Dokumentationen für Patienten, z. B. für hochwertige Materialien, Pflegehinweise (do´s and dont´s), Patientenpass u. ähnl.

7. Folgeprogramme für Patienten (via Zahnarztpraxis oder via Labor)

Daraus lassen sich künftige image- und qualitätswirksame Empfehlungen und "verkaufsfördernde" Tipps für Praxisteams und Laborteams ableiten.

5.6.9
Zufriedenheiten mit der Betreuungshäufigkeit durch Labors

■

(Frage 51.8., 62.8. und 60)

Nach der Selbsteinschätzung von 95 Labor-Auskunftspersonen finden im Durchschnitt anzahlmäßig folgende Treffen mit Zahnärzten statt, um u. a. über bessere Zusammenarbeit und Zukunftspläne zu sprechen.

Häufigkeit von Kooperationsgesprächen zwischen Zahnärzten und Labors

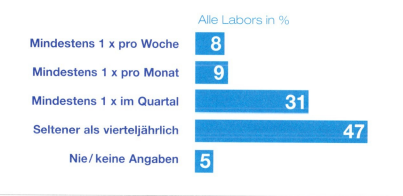

Alle Labors in %

Mindestens 1 x pro Woche	8
Mindestens 1 x pro Monat	9
Mindestens 1 x im Quartal	31
Seltener als vierteljährlich	47
Nie/keine Angaben	5

130. **Basis:** 95 Labor-Antworten
Quelle: Dental Benchmarking I Eine Initiative von Degussa
Institut Prof. Riegl & Partner GmbH, Augsburg

Frage 60

Etwa die Hälfte der Labors (48 %) haben nach eigenen Angaben mindestens einmal im Quartal ein Planungs- oder Strategietreffen mit ihren Zahnärzten, davon 17 % sogar monatlich und öfter. 5 % der Labors machen keine Angaben oder kennen derartige Treffen nicht.

Bei dieser Ausgangssituation der Labor-Zahnarzt-Treffen ist es interessant, wie die Häufigkeit der Betreuung durch das Labor von den verschiedenen Praxisteams beurteilt wird. Wir stellen fest, dass wiederum die Hälfte aller Teammitglieder (49 %) die Betreuung spitze finden (Laborvermutungen nur 42 %).

Die Top-Zufriedenen mit der Betreuungshäufigkeit der Labors	
Alle Zahnärzte / Zahnärztinnen	52 %
Zahnärztinnen	59 %
Männliche Zahnärzte	50 %
Praxis-Mitarbeiterinnen	48 %
Praxen mit eigenem Labor	43 %
Praxen ohne eigenes Labor	56 %
Praxisteams in den neuen Bundesländern	61 %
Praxisteams in den alten Bundesländern	49 %

131. **Basis:** 950 Teammitglieder
Quelle: Dental Benchmarking I Eine Initiative von Degussa
Institut Prof. Riegl & Partner GmbH, Augsburg

Zwischen großen und kleinen Praxen gibt es dagegen keine nennenswerten Unterschiede in der Betreuungszufriedenheit.

Obwohl die Zahnärztinnen bei der Betreuungshäufigkeit schon vergleichsweise gut urteilen, wünschen sie sich dennoch weitere 9 % als ausdrückliche Verbesserungen, d. h.: häufigere Kontakte.

Die Betreuungshäufigkeit ist ein Schlüsselinstrument für gute Kooperation. Je wichtiger der Zahnarzt oder je ausschließlicher die Kooperation, desto mehr Möglichkeiten hat das Labor zur effizienten Kontaktpflege und Unterstützung der Stamm-Zahnärzte. Labors werden künftig im Rahmen des Kompetenz-Netzwerkes wesentlich mehr durch Außendienste, Telefon- und Online-Kontakte, gemeinsame Veranstaltungen, Events und Fortbildungen mit Zahnärzten bedarfsgerecht kooperieren müssen. Allein zur Besprechung, Vertiefung und Umsetzung von Ergebnissen aus dieser gemeinsamen Studie zum Dental-Benchmarking ergeben sich sinnvolle und Gewinn bringende Zukunftsgespräche der Dentalpartner.

Das Motto für die erfolgreiche Dentalzukunft in der Dreiecksbeziehung Zahnarzt, Labor und Patient heißt:
"Gemeinsam können wir mehr bieten".
Nutzen Sie Ihre Synergien!
(1+1=3)

6.0

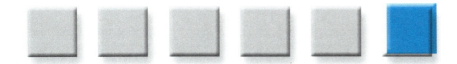

Quintessenzen für die Marketing-Kunst
in der eigenen Praxis

Dieses Werk will Zahnärzten und ihren Verbündeten helfen, für Patienten auf seriöse und kompetente Art einzigartig, unverzichtbar und unaustauschbar zu sein. Dafür brauchen zahnärztliche Praxen eine "Excellence", die weit über die rein fachlichen Kernkompetenzen hinausgeht. Diese Spitzenqualitäten müssen für Laien wie auch für Experten nicht erst nach Jahren, sondern bereits im Vorfeld einer Behandlung eindeutig erkennbar, beurteilbar und bevorzugbar sein.

Zahnärztlicher Mehrwert dieser Art wurde mit unserer Benchmarking-Studie auf der Basis von 400 Praxen und 30.000 Antwortbögen (Evaluationen) erforscht.

Wie sieht nun das Erfolgsmodell der idealen zahnärztlichen Praxis bei Patienten aus? Dazu wurde z.B. die wettbewerbsorientierte Schlüsselfrage gestellt: "Wo sind wir besser als andere Zahnarztpraxen?"

Je mehr Vorteile die Patienten spontan ankreuzen können, desto belastbarer sind die Patienten-Zahnarzt-Beziehungen und desto höher ist die künftige Wettbewerbsimmunität der Praxis bei selbstbestimmten Patienten. Die Patienten mit bewussten Vorteilen würden es sehr bedauern, wenn sie ihren Zahnarzt nicht mehr hätten. Wichtig ist bei dieser Analyse nicht ein wissenschaftlich objektiver Vergleich der Patienten zwischen verschiedenen Zahnärzten; so etwas kann es ohnehin nicht geben. Worauf es ankommt, ist die subjektive Identifikation und Vorteilsbeurteilung von rund 30.000 Patienten zu ihrer zahnärztlichen Praxis.

Wir lernen bei dieser Frage einerseits, in welchem Entwicklungsstadium sich Zahnarztpraxen heute als "Centers of Excellence" aus Sicht ihrer Patienten befinden. Andererseits lässt sich daraus ableiten, was zahnärztliche Praxen tun können, um sich bei ihren Patienten noch zu steigern (siehe Bild Qualitäts-Ranking der Zahnärzte bei ihren Patienten).

Qualitäts-Ranking der Zahnärzte aus Patientensicht

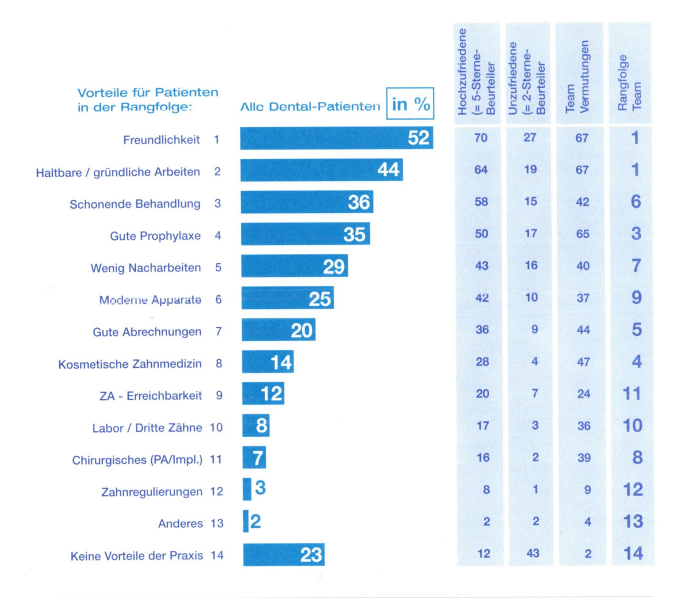

Vorteile für Patienten in der Rangfolge:		Alle Dental-Patienten in %	Hochzufriedene (= 5-Sterne-Beurteiler)	Unzufriedene (= 2-Sterne-Beurteiler)	Team Vermutungen	Rangfolge Team
Freundlichkeit	1	52	70	27	67	1
Haltbare / gründliche Arbeiten	2	44	64	19	67	1
Schonende Behandlung	3	36	58	15	42	6
Gute Prophylaxe	4	35	50	17	65	3
Wenig Nacharbeiten	5	29	43	16	40	7
Moderne Apparate	6	25	42	10	37	9
Gute Abrechnungen	7	20	36	9	44	5
Kosmetische Zahnmedizin	8	14	28	4	47	4
ZA - Erreichbarkeit	9	12	20	7	24	11
Labor / Dritte Zähne	10	8	17	3	36	10
Chirurgisches (PA/Impl.)	11	7	16	2	39	8
Zahnregulierungen	12	3	8	1	9	12
Anderes	13	2	2	2	4	13
Keine Vorteile der Praxis	14	23	12	43	2	14

132.   Basis: 29.344 Patientenantworten I 950 Teammitglieder
       Quelle: Dental Benchmarking I Eine Initiative von Degussa
               Institut Prof. Riegl & Partner GmbH, Augsburg

Frage 22

Lesebeispiel:

52 % der Patienten finden die Freundlichkeit in ihrer Praxis besser als in anderen Praxen. D.h. 48 % drücken damit aus, sie haben in anderen Zahnarztpraxen selbst erlebt oder davon gehört, dass woanders die Freundlichkeit noch größer oder zumindest gleich gut ist wie bei der eigenen Praxis.

Jeder Patient konnte so viele der 13 Qualitätskriterien und Praxisvorteile seines Zahnarztes ankreuzen wie er wollte oder, wenn er keine Vorteile erlebt, sich der Beurteilung enthalten (keine Vorteile der Praxis).

Das Bild zeigt anhand der ermittelten Überlegenheitsvorteile, was Zahnärzte im Wettbewerb bei Patienten herausragend und erfolgreich werden lässt. Wenn man speziell die Nennungen der hochzufriedenen Patienten (5-Sterne-Beurteiler) betrachtet, sind die registrierten Patientenerlebnisse Hinweise, was eine Zahnarztpraxis zum "Center of Excellence" kürt.

Umgekehrt kann man bei dieser Auswertung auch den Nachholbedarf oder die Steigerungsmöglichkeiten herauslesen: Alle Prozentwerte, die bei den jeweiligen Nennungen bis zu 100 % fehlen, zeigen, bei wie vielen Patienten Zahnärzte auf diesem Gebiet nicht Spitzenzufriedenheiten stiften, sondern "nur" so gut wie andere (oder sogar weniger gut) sind.

Patienten ohne Vorteile in ihrer Praxis

Für 23 % der Patienten ist ihre Zahnarztpraxis nicht einzigartig, denn sie können keinen der 12 vorgegebenen Vorteile oder andere Vorteile erkennen. Bedenklich stimmt das Forschungsergebnis, dass nach länger als 5-jähriger Praxiszugehörigkeit der Anteil der Patienten, die sich keiner Qualitätsvorteile bei ihrem Zahnarzt bewusst sind, auf 30 % steigt. In den ersten fünf Jahren der Praxiszugehörigkeit ist der Anteil der Patienten ohne bewusste Qualitätsvorteile im Durchschnitt dagegen nur 12 %. Dieses Ergebnis ist ein Indiz dafür, dass die Praxisidentifikation bei längerer Zahnarztbeziehung eher nachlässt als zunimmt. D.h., es besteht ein beachtlicher Bedarf zum zahnärztlichen Beziehungsmarketing bei den Stammpatienten.

Kein Zahnarzt kann auf allen Gebieten spitze sein. Diese Übersicht zeigt jedoch, durch welche Qualitäten Zahnärzte ihre Performance bei Patienten sichern. Die spiegelbildliche Auswertung von Selbsteinschätzungen der Praxisteams offenbart Diskrepanzen zur tatsächlichen Patientenbeurteilung.

Vorteile der Zahnarztpraxis bei den eigenen Patienten:

Alle Patienten, die ihre Zahnarztpraxis irgendwie besser finden als andere Zahnärzte (d.h. ohne die Patienten mit "keinem Vorteil der Praxis"), nennen im Durchschnitt jeweils 3,7 Vorteile.
Die hochzufriedenen Patienten (5-Sterne-Beurteiler) nennen im Durchschnitt jeweils 5,2 Vorteile.
Die unzufriedenen Patienten (2-Sterne-Beurteiler) können im Durchschnitt jeweils nur 2,3 Vorteile nennen.
Die Praxisteams vermuten im Durchschnitt 5,1 Vorteile ihrer Praxen gegenüber Wettbewerbern und überschätzen damit ihre Attraktivität bei Patienten. Dies ist ein Hinweis auf ein nicht genügend wirkungsvolles Marketing, wenn die Patienten weniger von den Vorteilen spüren, als die Praxisteams nach ihrer Überzeugung bieten.

Meistgenannter Vorteil von Zahnarztpraxen für Patienten ist nicht die fachliche Dimension, sondern die Freundlichkeit in der Zahnarztpraxis mit 52 %. Allerdings wird der Freundlichkeitsvorteil nicht so häufig genannt, wie von den Teams mit 67 % vermutet wurde.

Am meisten spüren die Freundlichkeitsvorteile die jüngeren Patienten unter 30 Jahre mit 62 % und Patienten von 30 bis 39 Jahre mit 58 %.

Dagegen sind ältere Patienten mit 60+ Jahren nur noch zu 45 % von der besonderen Freundlichkeit im Vergleich zu anderen Praxen angetan.

In den neuen Bundesländern "funkt" die herausragende Freundlichkeit mit 44 % noch weniger als in den alten Bundesländern mit 53 %.

Je zufriedener der Patient, desto mehr registriert er auch Freundlichkeitsvorteile:

Zufriedene 5-Sterne-Beurteiler nennen 70 % Freundlichkeitsvorteile.
Unzufriedene 2-Sterne-Beurteiler nennen nur 27 % Freundlichkeitsvorteile.

Bei Patienten, die länger als 5 Jahre in der Praxis sind, ist das herausragende Freundlichkeitserlebnis mit nur noch 46 % deutlich abgekühlt.

Die Marketingstrategie der Zahnärzte sollte künftig noch bewusster Freundlichkeitsprogramme mit Stammpatienten pflegen, denn schließlich haben diese Patienten einen reizvollen Lifetime Value für die Praxis und stellen damit das wertvolle Zukunftskapital dar.

Nach diesen Qualitätsvorteilen der Praxen aus dem Zwischenmenschlichen folgen in der Häufigkeit der Patientennennungen fachliche Qualitätsvorteile, wie herausragende, haltbare und gründliche Arbeiten, schonendere Behandlungen, bessere Prophylaxe-Angebote, weniger Nacharbeiten und modernere Apparate der Praxis.

Bei den haltbareren und gründlicheren zahnärztlichen Arbeiten sind sich Patienten und Zahnärzte-Teams in der Rangfolge 1 bzw. 2 einig.

Dagegen sind komplikationsfreie und schonende Behandlungen von den Patienten in der Rangordnung wesentlich häufiger genannt (Platz 3) als von den Praxisteams vermutet (Platz 6).

Immerhin ist der viertwichtigste Wettbewerbsvorteil von Zahnarztpraxen bei Patienten heute das besonders gute Vorbeugen und Erhalten der natürlichen Zähne (die Prophylaxe) mit 35 %.

Korrekte und verständliche Abrechnungen sowie die Vertrauenswürdigkeit der Abrechnung ist für 20 % der Patienten ein besonderer Praxisvorteil. Bei Zunahme höherwertiger Zahnmedizin außerhalb der Kassenerstattung und bei Steigerung der privatzahnärztlichen Leistungen gewinnt diese Praxisqualität an Bedeutung.

Den Praxisvorteil mit besonderer **kosmetisch-ästhetischer Zahnmedizin durch unauffällige oder verschönernde Zahnarbeiten** registrieren bislang 14 % der Patienten. Dies sind vor allem weibliche Patientinnen (17 %), Großstädter (17 %) und Patienten in Behandlung wegen Kronen oder Inlays (19 %). Die hochzufriedenen Patienten (5-Sterne-Beurteiler) geben hier 7 mal höhere Nennungen von 28 % an als die unzufriedenen (2-Sterne-Beurteiler). Das bedeutet: Mit Qualitätssteigerungen auf dem kosmetisch-ästhetischen Gebiet kann man schneller und effizienter als bei den meisten anderen Qualitäten herausragende Akzeptanz erzielen.

Den Service der eventuellen **Erreichbarkeit des Zahnarztes außerhalb der Sprechstunde** erleben 12 % aller Patienten bewusst als Vorteil ihrer Praxis. Überraschenderweise trifft dieser Vorteil mehr auf Einzelpraxen mit einem Behandler zu (13 %) als auf Gruppenpraxen mit mehreren Behandlern (10 %).

Dritte Zähne als Wettbewerbsvorteil der Praxis betrifft auch die Laborkooperation und belegt bei den Patienten insgesamt den Rang 10. Indirekt sind die Labors aber schon bei Punkt 2 "haltbare, gründliche Arbeiten" und bei Punkt 5 "wenig Nacharbeit" mit im Boot und mit ihrer Präzisionsarbeit als Partner betroffen.

Die Kunst des Marketing und der "Excellence"

Die Marketingkunst des Zahnarztes besteht nicht darin, auf allen Gebieten noch mehr zu leisten. Dies würde die heute bereits sehr aktiven und ausgelasteten zahnärztlichen Berufsmitglieder überfordern. Vielmehr geht es darum, die zahnärztliche Wertschöpfungskette mit begrenzten Ressourcen zu optimieren.

Diese marketingorientierte Wertschöpfungskette der Kosteneinsparungen, der Zeitökonomie, der Zusatzeinkünfte und des Qualitätsmanagement beginnt mit der Entschlüsselung und Gewinnung des idealen Patientenguts und endet mit der Langzeit-Beziehungspflege bei Stammpatienten der Praxis.

Zahnärztliche Wertschöpfungskette nach den Patientenerwartungen

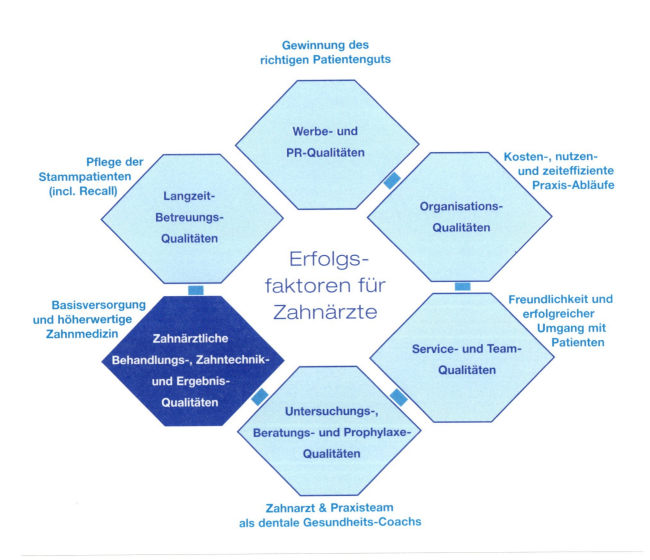

133.   **Quelle:** Institut Prof. Riegl & Partner GmbH, Augsburg

Zehn Quintessenzen

für den Weg der "Zahnarztpraxis zum Center of Excellence" mit patienten- und zahnarztgerechter Marketingkunst

1. Die zahnärztlichen Behandler müssen primär herausfinden, für welche Patienten sie und ihr Team ohne persönliche Verbiegungen die beste Praxis sein können und wollen. Dabei hilft die Analyse der differenzierten Patientenerwartungen in dieser Studie.

Marketing-Quintessenz:
Die am meisten zufriedenen und die leicht überzeugbaren Patienten sind nicht identisch mit den ausgabefreudigsten.

2. Die zahnärztlichen Behandler sollten sich auf ihre eigene Profession und die Ur-Kompetenzen der Praxis konzentrieren, aber sie dürfen nicht den vertrauensbildenden Effekt von Service vernachlässigen.

Marketing-Quintessenz:
Zur Vertrauenssteigerung in der zahnärztlichen Praxis sind fachliche Mehrleistungen weniger ergiebig als z.B. unerwartete Serviceleistungen für Patienten.

3. Kooperationen mit den besten und möglichst mit den patientenbeliebtesten externen Partnern (= Netzwerk-Strategien), z.B. professionellen zahntechnischen Labors, entlasten, ergänzen und veredeln die Praxisleistungen.

Marketing-Quintessenz:
Das Interesse der Patienten an besten Laborleistungen und an exzellenten Laborkooperationen beginnt bereits lange vor dem akuten Zahnersatzbedarf.

4. Zu einer marketingstrategisch durchdachten Zahnarztpraxis gehört der Einfluss der zahnärztlichen Behandler und des gesamten Teams auf die Patientenströme via Patientenzubringer und über eigene Direktkontakte. Mit Hilfe dieser praxisexternen Kontakte sollen neben den zufälligen oder zwangsläufigen Patienten vor allem die am besten zur Subspezialisierung und zur Auslastung passenden Fälle zur Praxis finden.

Marketing-Quintessenz:
Die Qualität der Zahnarztpraxis ist immer ein Gemeinschaftswerk. Das "Patientengut" gibt auf der Basis vergleichbar guter Zahnmedizin den entscheidenden Ausschlag zur zahnärztlichen Ergebnisqualität. D.h. zahnärztlicher Erfolg beginnt noch vor der Behandlung.

5.   Die proaktive Aufrüstung der Praxis für das Selbstbestimmungsrecht beim Patienten-Mix und bei der Patientenführung erfordert systematische Patientenbefragungen, ein wettbewerbsorientiertes Benchmarking und marktintelligentes (nicht bürokratisches) Qualitätsmanagement.

Marketing-Quintessenz:
Erwartungen, Wünsche und Faszinationen der Patienten, d. h. die größten Begehrlichkeiten der Klientel, wie in dieser Studie erforscht, sind der "Stoff", aus dem sich künftige zahnärztliche Spitzenqualitäten und Wertschöpfungen entwickeln lassen.

6.   Jede vertragszahnärztliche Praxis braucht in Zukunft patientenverträgliche Selbstbeschränkungen im Rahmen der vom Sozialgesetzbuch limitierten, ausreichenden, notwendigen und wirtschaftlichen Versorgung. Das Kompetenz- und Vertrauens-Marketing verhilft den zahnärztlichen Behandlern und ihren Teams zur "Lizenz für positives, verärgerungsfreies Neinsagen" bei Patienten.

Marketing-Quintessenz:
Die Ergebnisse aus dieser Benchmarking-Studie zeigen, dass die Patienten der Zahnarztpraxen zu deutlich mehr finanziellen Eigenleistungen bereit sind als in anderen Gesundheitsbereichen.

7.   Edukation in der Zahngesundheit und effiziente Überzeugung der Patienten für Prävention oder höherwertige Zahnmedizin erfordern eine marketinggestützte Kommunikationspolitik in der Praxis. Die Patienten haben bei der zahnärztlichen Untersuchung und Behandlung mehr Kommunikationsdefizite als fachliche Defizite reklamiert.

Marketing-Quintessenz:
Erfolgreich sind nicht die zahnärztlichen Behandler, die sich viel Zeit nehmen müssen, um ihre Patienten zu überzeugen, sondern die am effizientesten Kommunizierenden.

8.   Zahnärzte brauchen mehr professionelles Marketing zur Patientenbindung und zur Beziehungspflege. Dafür reicht das bislang zum Teil genutzte Recall-Marketing nicht aus. Die Studienergebnisse fanden heraus, dass Stammpatienten bei längerer Praxiszugehörigkeit mit ihrem Zahnarzt nicht mehr, sondern weniger identifiziert sind.

Marketing-Quintessenz:
Zahnärztliche Praxen in Deutschland setzen ihr wertvollstes Kapital, die Langzeitzufriedenheit von Stammpatienten, noch nicht effizient genug ein.

9. Besser sein als andere, ohne mehr Kosten zu verursachen, heißt der Wahlspruch im Gesundheitswesen der Zukunft. Auf Patienten übertragen bedeutet dies, man fühlt sich als "Gewinner" in der Zahnarztpraxis, wenn die Leistung mehr nützt, als sie Mühen oder Kosten verursacht. Bislang ist das Preis-Leistungs-Verhältnis beim Zahnarzt für 20 % überhaupt nicht beurteilbar und für 80 % einer der kritischsten Beurteilungspunkte. Dies liegt hauptsächlich an der unterentwickelten Darstellung des zahnärztlichen Mehrwerts durch individuelles Marketing in der täglichen Praxis.

Marketing-Quintessenz:
Die Wahrnehmung eines patientenvorteilhaften Preis-Leistungs-Verhältnisses wird für die künftig immer stärker mitverantwortlichen und mitfinanzierenden Patienten zum "Knackpunkt" der Zahnarztbeziehungen.

10. Quintessenz der Wertschöpfung: Die ideale Zahnarztpraxis der Zukunft ist nicht an der Internet-Homepage, an einem bürokratischen Prüfsiegel oder einem aushängenden Qualitätsschild zu erkennen. Die Patienten wollen nicht nur lesen, dass ihr Zahnarzt gut ist, sie wollen es bewusst erleben. Vor Ort in den Praxen ist täglich "Wahltag" durch Abstimmung der Patienten.

"Centers of Excellence" mit idealen Voraussetzungen sind jene Praxen, die bestmögliche Patientenakzeptanzen genießen, den zahnärztlichen Behandlern, ihren Teams und ihren kooperierenden Partnern die größtmögliche authentische berufliche Selbstverwirklichung erlauben und auch unter marktwirtschaftlichen Aspekten die günstigsten Versorgungsqualitäten und -effizienzen gewährleisten.

Anhang

Glossar

Added Value

Zusatznutzen für Patienten, der über die normale gute Zahnmedizin und Zahntechnik hinausgeht

Augenblicke der Wahrheit

Entscheidende Momente zur Qualitätsbeurteilung aus Sicht der Betroffenen (Patienten und Kunden). Es kann sich um Sekunden-, Minuten- oder Stundenereignisse handeln. Die Optimierung dieser MOTs (Moments of Truth) steigert die Effizienz und Akzeptanz von Dienstleistungen.

Basisversorgung

Künftiges Modell der zahnmedizinischen Versorgung für alle Patienten im Rahmen der Sozialversicherung. Die Abgrenzung des Katalogs von Komfort oder Luxus zur Basisversorgung ist umstritten. Ungelöst ist ebenfalls der Beitrag zur Selbstverantwortung der Patienten.

Bekanntheitsgrad

Die erste Stufe einer Werbewirkung; messbarer Prozentsatz einer Zielgruppe, der ausdrückt, wie viele Menschen einen Zahnarzt auf Anhieb kennen

Benchmarking

Management-Methode zum Vergleichen bestimmter Erfolgsprozesse. Methode zum Lernen von den Besten oder sich selbst als Besten erkennen (Best Practice).

Best Practice

In jeder Branche gibt es vorbildliche Modelle für Problemlösungen. Es handelt sich also um den jeweiligen Goldstandard in der State-of-the-Art-Diskussion.

Budgetzwänge

Fest vorgegebene Budgetmittel, die nicht überschritten werden können. Mehrleistungen werden nicht (vollständig) honoriert, d. h., die Erstattungen pro Einzelfall sinken bei Mehrleistungen unter das feste Budget.

Center of Excellence

Dies ist ein Betrieb, der sich durch Spitzenleistungen auf seinem Spezialgebiet auszeichnet. Die Spitzenleistungen können auch im Verbund (in Kooperation) mit den Besten auf komplementären Gebieten entstehen und abgesichert sein.

Communities of Choice

Dies ist eine neuere Definition für fluktuierende Zielgruppen im Internet-Zeitalter. Es handelt sich um gesellschaftliche Szenen, in deren Umfeld Kauf- und Dienstleistungsentscheidungen beeinflusst werden oder bereits fallen. So wird auch die Zahnarzt-Wahl, die Mundpropaganda und die Entstehung von zahnärztlichen Geheimtipps erklärt.

Corporate Behavior

Einheitliche verabredete Verhaltensweisen, Verhaltenskodizes in einer Praxis, die Grundgesetze, was man tut und was man nicht tut, Regelung von Verzichtsleistungen und von bevorzugten Leistungen; die "10 Gebote" einer Praxis

Corporate Communication

Einheitliche Sprachregelungen und Kommunikationskodizes im Rahmen der Corporate Identity oder des Praxis-Leitbildes

Corporate Design

Der gestalterische Teilbereich der Corporate Identity, bei dem es um Farben, Formen, Schriftzüge, Signets, Slogan und Kleidung geht. Das äußerliche Erscheinungsbild.

Corporate Identity

Die Zusammenfassung aller Elemente des Denkens und Handelns, durch die sich eine Praxis von ihren Mitbewerbern unterscheiden will und durch die eine Praxis ihren Mitarbeitern und Mitarbeiterinnen Sicherheit und Zusammengehörigkeitsgefühl vermitteln will

Diagnose (hier:)

Analyse und Befundung zu den Stärken und Schwächen der Praxis oder eines Teilbereiches.

Dienstleistung

Leistungsfähigkeiten, soweit sie angeboten und nachgefragt werden. Im Medizinbereich fallen ausnahmsweise Anbieter- und Nachfrageentscheider in der Person des Heilberufsmitglieds häufig zusammen. Professionelle Dienstleistungen bedeuten entgegen mancher Befürchtungen keine Unterordnungen sondern partnerschaftliche Beziehungen. Der Begriff "Dienstleister" setzt sich allmählich als Wertschätzung durch.

Evaluation

Es handelt sich um systematische (auch wiederholte) Befragungen mit der Absicht, Konsequenzen und Verbesserungen im
evaluierten Bereich auszulösen.

E.F.Q.M.

Das E.F.Q.M.-Modell der Euro-
pean Foundation for Quality-
Management ist ein international
eingesetztes Konzept eines trä-
ger- und branchenübergreifenden
Qualitätsmanagement. Es ist
nicht auf den Gesundheitssektor
beschränkt, sondern gilt überall.
Das E.F.Q.M.-Modell verfolgt
keine Zertifizierung sondern bün-
delt unterschiedliche Qualitätsini-
tiativen innerhalb eines Betriebes.

Evidence Based Medicine

Bewegung der output-orientierten
Erfolgsmessungen in der Medizin.
Im Rahmen der Rationalisierungs-
und Leitlinien-Diskussionen
eingesetzte Messmethoden zur
gewissenhaften Optimierung der
medizinischen Maßnahmen. Der
Gebrauch der besten externen
wissenschaftlichen Evidenz für
Entscheidungen in der Versorgung individueller Patienten.

Goodwill

Immaterieller Wert einer Zahnarztpraxis, den sie durch ihren
Namen, ihren Ruf, ihre Dienstleistungen bei Patienten und in
der Öffentlichkeit besitzt

Humanität

Die ursprüngliche medizinische
Idee der bestmöglichen Versorgung von Patienten ohne finanzielle Kalküle. Inzwischen wird
auch eine sozialträumerische
Einstellung, bei der am Schluss
für die wirklich Bedürftigen aus
der Solidargemeinschaft nicht
mehr genügend Mittel übrig bleiben, als inhuman bezeichnet.

Identifikation

Emotionales Selbstverständnis
einer Person oder eines Teams,
wobei die einzelnen Mitglieder die
Motive und Ideale positiv mittra-
gen

Image

Alles, was die Menschen an richtigen oder falschen Vorstellungen
über einen Meinungsgegenstand
im Kopf haben. Es handelt sich
um das Fremdbild bei Außenste-
henden, im Gegensatz zum
Selbstbild bei den Praxisteams.

ISO / EN / DIN - Zertifizierungen

Nach den Regeln des DIN bzw. der internationalen europäischen Normungsorganisation (DIN / EN / ISO) werden derzeit Zertifizierungen im Gesundheitssektor durchgeführt (DIN-ISO 9001). Den ISO-Zertifizierungsverfahren wird entgegengehalten, dass mit dem dort eingerichteten Qualitätsmanagementsystem keine tatsächlichen Aussagen zur Qualität der Leistungserbringung in der Zahnarztpraxis getroffen werden können. Es soll jedoch die Wahrscheinlichkeit einer geordneten Leistungserbringung vergleichsweise höher sein.

Kommunikation

Maßnahmen zur zwischenmenschlichen Interaktion. Im Marketing gehören zur Kommunikation: Werbung, Öffentlichkeitsarbeit, Events, Sponsoring, Mitarbeiterkommunikation, persönliche Kommunikation, schriftliche Kommunikation, Telekommunikation, neue Medien.

Konzeption

Managementprogramm, bestehend aus Zielen, Strategien und Maßnahmen, um im Wettbewerb Wertschöpfungen zu erzielen und überlegen aufzutreten.

Logo

Schriftzug, Wahrzeichen, Markenzeichen oder Bildzeichen einer Zahnarztpraxis. Bestandteil des Frscheinungsbildes (Corporate Design) einer Zahnarztpraxis.

Marketinginstrumente

Werkzeuge, Maßnahmen, mit deren kombiniertem Einsatz (Marketing-Mix) eine Praxis ihre Marketingziele zu erreichen versucht. Klassisches Marketing-Mix: Preispolitik (Kontrahierungspolitik), Kommunikationspolitik, Produktpolitik und Distributionspolitik.

Marktbeeinflusser

Umfassen vier grundsätzliche Gruppen von Mitwirkenden in einem Versorgungsgebiet oder Markt. Markthelfer, die entweder den Anbietern oder Nachfragern gegen Geld im Markt weiterhelfen. Marktberater, die den Nachfragern und Anbietern unabhängig neutral wie Notare oder Testinstitute Entscheidungshilfen bieten. Meinungsbildner sind bekannte Persönlichkeiten aus allen Bereichen des öffentlichen Lebens, die allein durch ihre Vormacherrolle zur Nachahmung anregen. Profi-Klienten sind Häufignutzer und Quasi-Experten in einem bestimmten Versorgungsbereich, z. B. organisierte Anhänger der ganzheitlichen Zahnmedizin.

Marktsegment

Personen, Patienten, Einweiser oder Organisationen, die sich durch gleichartige Nachfrageeigenschaften oder Nutzenerwartungen auszeichnen. Segmente können nach verschiedensten Kriterien gebildet und unterschieden werden, z. B. geografisch, demographisch, Indikationen, Auslastungen und Umsätze, Gewinnbeiträge usw.

Medien

Träger von Informationen (Werbebotschaften), auch Werbeträger, z. B. Zeitschriften, Fernsehsender, Internet, Plakate, Straßenbahnen, Taxis, Rundfunksender

Motivation

Intrinsische Steuerung (Eigenantrieb) bei Menschen. Im Gegensatz zu Motivierung (exintrinsische Antriebe) und Fremdsteuerung. Gehälter und Prämien zählen zur Motivierung.

Mundpropaganda (Word of Mouth)

Weiterempfehlung von Praxen und deren Leistungen durch Mundpropaganda gilt als wertvollste Werbung, ist dazu kostenlos, aber sehr unberechenbar, mit großen Tendenzen zur Verfälschung von Aussagen. Entstehung der Mundpropaganda durch eigene Erfahrungen, durch Hörensagen oder durch Informationsmittel und Medien.

Netzwerke

Partnerschaftliche Kooperationen mit fester (vertraglicher) oder loser kollegialer fachlicher Verbindung. Netzwerke liefern regionale oder überregionale Ergänzungen auf Wissensgebieten, Leistungsgebieten und Servicegebieten. Die Mitglieder von Netzwerken wollen sich häufig als im Wettbewerb abgesicherte Kompetenzpartner verstehen.

Nutzen

Schlüsselbegriff der Marketing lehre, weil Menschen im Allgemeinen nutzengetrieben denken, entscheiden und handeln. Heute werden die meisten Wettbewerbsüberlegenheiten durch individuellen Zusatznutzen für Patienten und Kunden gewonnen (Added Value).

Ökonomisierung

Gesamtheit aller Bestrebungen und Kalküle, die Praxisleistungen mit Kosten-Nutzen-Relationen zu durchleuchten. Es geht darum, das ingesamt zu knappe Geld der Kassen bedarfsgerecht und effizient einzusetzen. Kritiker verstehen unter der Ökonomisierung auch das Einführen von finanziellen Verhandlungen mit Patienten und Kunden der Praxis.

Opinion Leader

Meinungsmacher, Menschen, die in ihren Kreisen die Meinung zu einem bestimmten Thema mehr als der Durchschnitt der Bürger beeinflussen und häufig von ihren Mitmenschen zu bestimmten Meinungsgegenständen befragt werden.

Patienten-Mix

Dies ist die Mischung der Patientenklientel in einer Praxis. Andere Begriffe: Patientengut oder Fallpolitik oder Case-Mix. Von der Mitgestaltung des Patienten-Mix ist der Erfolg der zahnärztlichen Praxis entscheidend abhängig.

Patientenrechte

Das Recht auf bestmögliche Behandlung als fundamentales Recht, besonders für Kinder (UNESCO). In Zeiten der Ökonomisierung und der Medienaufklärung wird der Patienten-Charta und dem Patientenschutz vermehrte Bedeutung beigemessen. Die Heilberufe befürchten, dass sich durch diese Bewegung neuartige Interessengruppen als Berater zwischen die Arzt-Patienten-Vertrauensbeziehung schieben.

Placebo

Dies sind Therapien ohne Nebenwirkungen mit "Scheinmedikamenten". Positive Placebo-Effekte haben auch mit Mythos, Aura und zwischenmenschlichen Ausstrahlungseffekten zu tun.

Promotion

In diesem Werk wird Promotion gleichbedeutend für Werbung, Selbstdarstellung und Public Relations verwendet. Dies ist die Gesamtheit der Marktkommunikation und der Öffentlichkeitsarbeit einer zahnärztlichen Praxis oder von Dentalpartnern.

Public Relations (PR)

Gleichbedeutend mit Öffentlichkeitsarbeit und PR. Der Versuch, Vertrauenskapital für die Gesamteinrichtung aufzubauen und zu pflegen. Wirkt neutraler, glaubwürdiger als Werbung, ist aber nicht zwangsläufig billiger als Werbung. Indirekt versucht auch PR, Praxisgewinne zu begünstigen.

Pull-Strategien

Damit löst ein Werbetreibender (z. B. der Zahnarzt) eine "Sogwirkung" bei den Partnern zur Weiterleitung von Patienten an die eigene Praxis aus.

Qualitätserklärungen

Im Qualitätsmanagement unterscheidet man Strukturqualität für Einrichtungen, Gebäude, Apparate und Prozessqualitäten für Kooperationen und Zusammenwirken von Menschen, z. B. den Patientendurchlauf und Ergebnisqualitäten, z. B. was der Patient zum Abschluss der Leistung erhält oder was die Behandlung bewirkt (s. auch Evidence Based Medicine).

Reputation

Dieser Begriff wird im Sinne von positivem Ruf und gutem Image verwendet. Es handelt sich um die Ausgangsbasis für belastbare Beziehungen bei Kunden, Patienten und Kooperationspartnern.

Risikostrukturausgleich

Die Idee der Solidargemeinschaft von Versicherten basiert auf dem Risikostrukturausgleich. Im Gesundheitswesen gibt es einen gewissen Trend, diesen Risikostrukturausgleich immer stärker auf die Betriebe der Leistungserbringer zu verlagern. D. h., bei der Abrechnung von Fällen werden die weniger gut bezahlten Indikationen von den besser bezahlten Indikationen quersubventioniert.

Selbsterfüllende Prophezeiung

Aus der Wahrnehmung und der Vorverurteilung oder dem Vertrauensvorschuss nach dem ersten Eindruck entsteht das Phänomen der selbsterfüllenden Prophezeiung. Dies wird durch die selektive Wahrnehmung von erwarteten, befürchteten oder erhofften Sachverhalten verstärkt.
Aus diesem Grund wird auch häufig zitiert: "Nichts ist erfolgreicher als der Schein von Erfolg."

State of the Art

"Nach den Regeln der Kunst" (hier auch. nach den Regeln der gegenwärtigen zahnärztlichen Heilkunst)

Strategie

Route oder Weg, auf dem eine Zahnarztklinik oder eine Zahnarztpraxis ihre Ziele am besten zu erreichen glaubt. Wettbewerbsstrategien können friedlich, aggressiv oder neutral sein.

Synergie

Zusatzvorteile beim Zusammenwirken mehrerer Maßnahmen oder Personen. Die Gesamtwirkung ist in der Regel größer als die Summe der Einzelwirkungen (1 + 1 = 3).

Verkaufen

Wer andere Menschen von Ideen, Therapien oder Lösungen überzeugen will, muss so etwas wie die Technik des "Verkaufens" beherrschen. Negative Auswüchse des Verkaufens sind unethische, unseriöse Manipulationen. Im medizinischen Bereich spricht man statt dem Verkaufen vom Aufbauen einer Vertrauensbeziehung, von der Führung des Patienten. Die Gegenleistung des Patienten ist im Gesundheitsbereich nicht immer nur Geld, sondern auch sein Einsatz von Mühen verschiedenster Art. Die angeblich geldlosen Austauschbeziehungen haben lange Zeit im Gesundheitssektor den Eindruck erweckt, als gebe es dort kein "Verkaufen".

Werbung

Marktkommunikation zum Zweck des Absatzes von Dienstleistungen mit "verkäuferischem" Hintergedanken. Werbung will beeinflussen, positiv darstellen, aber darf keine Unwahrheiten verbreiten, sonst kann diese Kommunikation schädlicher sein als ein Verzicht auf Werbung.

Wettbewerb

Natürliches Interaktionsmodell. Im wirtschaftlichen Bereich vor allem mit marktwirtschaftlichen Methoden assoziiert. Letztendlich gibt es jedoch auch im Sport und in allen anderen Disziplinen der Gesellschaft einen Wettbewerb von Ideen und um knappe Ressourcen.

Zertifizierung

Eine Auszeichnung für geprüfte Qualitätsleistungen. Zertifizierung ist ein ungeschützter Begriff. Als Voraussetzung für Zertifizierung gelten Evaluationen und Verbesserungsmaßnahmen. Seriöse Zertifizierungen setzen Fremdbeurteilungen durch Patienten voraus (Benchmarking-Methoden) - siehe auch ISO / EN / DIN.

Ziele

Reale, erreichbare Zustände, die durch Marketingmaßnahmen systematisch angestrebt werden

Zielgruppe

Menschen, Entscheidungsträger, Patienten, Kunden, die hinsichtlich ihrer Wünsche, Einstellungen und Verhaltensstrukturen untereinander möglichst gleichartig sind, aber gegenüber anderen starke Unterschiede besitzen. Auf Zielgruppen konzentrieren sich die Marketingaktivitäten der Praxen und Labors.

Definitions-Lexikon zu den Tabellen und Grafiken

N

= die absolute Anzahl (Basis) der jeweils eindeutig definierten Merkmale in den Antwortbögen. Soweit Merkmale verweigert (nicht angekreuzt) wurden, entsprechend reduzierte Zahlen

Reihenfolge der Definitionen entsprechen den Tabellen:

Zahnärzte

(N = 260)

Selbsteinschätzung aller Zahnärzte einschließlich der Praxisinhaber

Zahnärztinnen

(N = 81)

Selbsteinschätzung aller Zahnärztinnen einschließlich der Praxisinhaberinnen

Teams Einzelpraxen

(N = 462)

Selbsteinschätzung aller Mitarbeiter der Zahnarztpraxen einschließlich Praxisinhaber(n)/ innen in Praxen mit nur einem behandelnden Zahnarzt / einer behandelnden Zahnärztin (= Einzelpraxen)

Teams Gruppenpraxen

(N = 480)

Selbsteinschätzung aller Mitarbeiter der Zahnarztpraxen einschließlich Praxisinhaber(n)/innen in Praxen mit zwei und mehr behandelnden Ärzten / Ärztinnen (= Gruppenpraxen)

Teams 1- bis 2-Platz-Praxen

(N = 242)

Antworten aller männlichen und weiblichen Praxis-Beschäftigten (Ärzte einschließlich Praxisinhabern, Praxismitarbeiter(n)/ innen und Mitarbeiter/innen in einer anderen Stellung) in Zahnarztpraxen mit einem oder zwei Behandlungsplätzen

Teams 3- bis 4-Platz-Praxen

(N = 529)

Antworten aller männlichen und weiblichen Praxis-Beschäftigten (Ärzte einschließlich Praxisinhabern, Praxismitarbeiter(n)/innen und Mitarbeiter/innen in einer anderen Stellung) in Zahnarztpraxen mit drei oder vier Behandlungsplätzen

Teams 4+-Platz-Praxen

(N = 170)

Antworten aller männlichen und weiblichen Praxis-Beschäftigten (Ärzte einschließlich Praxisinhabern, Praxismitarbeiter(n)/innen und Mitarbeiter/innen in einer anderen Stellung) in Zahnarztpraxen mit mehr als vier Behandlungsplätzen

Teams mit Praxislabor

(N = 471)

Antworten aller männlichen und weiblichen Praxis-Beschäftigten einschließlich Praxisinhabern aus Zahnarztpraxen, die über ein eigenes Labor verfügen

Teams ohne Praxislabor

(N = 479)

Antworten aller weiblichen und männlichen Praxis-Beschäftigten einschließlich Praxisinhabern aus Zahnarztpraxen ohne eigenes Praxislabor

Vermutung Top-Teams

(N = 195)

Antworten aller männlichen und weiblichen Praxis-Beschäftigten einschließlich Praxisinhabern, die ihr eigenes Praxis-Team als „hervorragend" einstufen

Vermutung gute Teams

(N = 590)

Antworten aller männlichen und weiblichen Praxis-Beschäftigten einschließlich Praxisinhabern, die ihr eigenes Praxis-Team als „gut" einstufen

Vermutung nicht gute Teams

(N = 154)

Antworten aller männlichen und weiblichen Praxis-Beschäftigten einschließlich Praxisinhabern, die ihr eigenes Praxis-Team als „verbesserungsbedürftig" einstufen

Vermutung alle Zahnärzte/-ärztinnen

(N = 341)

Selbsteinschätzung aller Zahnärzte und Zahnärztinnen einschließlich Praxisinhaber(n)/innen

Vermutung alle Praxismitarbeiter

(N = 600)

Antworten aller männlichen und weiblichen Praxismitarbeiter und Mitarbeiter/innen in anderer Stellung

Ost-Team-Vermutung NBL

(N = 79)

Antworten aller männlichen und weiblichen Praxis-Beschäftigten einschließlich Praxisinhabern aus Zahnarztpraxen, die in einem der folgenden Bundesländer liegen: Brandenburg, Mecklenburg-Vorpommern, Sachsen, Sachsen-Anhalt oder Thüringen

West-Team-Vermutung ABL

(N = 868)

Antworten aller männlichen und weiblichen Praxis-Beschäftigten einschließlich Praxisinhabern aus Zahnarztpraxen, die in einem der folgenden Bundesländer liegen: Schleswig-Holstein, Hamburg, Niedersachsen, Bremen, Nordrhein-Westfalen, Hessen, Rheinland-Pfalz, Baden-Württemberg, Bayern, Saarland oder Berlin

Team-Vermutung gesamt

(N = 950)

Selbsteinschätzung aller Mitarbeiter/innen von Zahnarztpraxen einschließlich Praxisinhabern, unabhängig von ihrer Stellung in der Zahnarztpraxis = Selbstbild der Zahnarztpraxen

Patienten gesamt

(N = 29344)

Antworten aller Patientinnen und Patienten, die einen Fragebogen ausgefüllt und zurückgesandt haben

Frauen

(N = 17619)

Antworten von Frauen/Patientinnen nach einer zahnärztlichen Behandlung

Männer

(N = 11341)

Antworten von Männern/Patienten nach einer zahnärztlichen Behandlung

Jüngere Frauen bis 49 Jahre

(N = 11148)

Antworten von Frauen/Patientinnen im Alter bis 49 Jahre nach einer zahnärztlichen Behandlung

Ältere Frauen 50+ Jahre

(N = 6451)

Antworten von Frauen/Patientinnen im Alter über 49 Jahre nach einer zahnärztlichen Behandlung

Jüngere Männer bis 49 Jahre

(N = 6232)

Antworten von Männern/Patienten im Alter bis 49 Jahre nach einer zahnärztlichen Behandlung

Ältere Männer 50+ Jahre

(N = 5090)

Antworten von Männern/Patienten im Alter über 49 Jahre nach einer zahnärztlichen Behandlung

Patienten bis 29 Jahre

(N = 3764)

Antworten von Männern und Frauen im Alter bis 29 Jahre nach einer zahnärztlichen Behandlung

Hinweis:

Wenn im Folgenden von Patienten gesprochen wird, sind immer sowohl Frauen als auch Männer gemeint. Diese werden aus Vereinfachungsgründen unter dem Begriff "Patienten" zusammengefasst.

Patienten 30 bis 39 Jahre

(N = 7585)

Antworten von Patienten im Alter zwischen 30 und 39 Jahren nach einer zahnärztlichen Behandlung

Patienten 40 bis 49 Jahre

(N = 6051)

Antworten von Patienten im Alter zwischen 40 und 49 Jahren nach einer zahnärztlichen Behandlung

Patienten 50 bis 59 Jahre

(N = 5297)

Antworten von Patienten im Alter zwischen 50 und 59 Jahren nach einer zahnärztlichen Behandlung

Patienten 60+ Jahre

(N = 6290)

Antworten von Patienten im Alter über 59 Jahre nach einer zahnärztlichen Behandlung

AOK-, BKK-, IKK-Patienten

(N = 11469)

Antworten von Patienten, deren derzeitige Behandlungskosten ganz oder teilweise eine gesetzliche Versicherung (Betriebs-, Innungskrankenkasse, AOK o.ä.) übernahm

Ersatzkassen-Patienten

(N = 12260)

Antworten von Patienten, deren Behandlungskosten ganz oder teilweise eine Ersatzkasse (z.B. Barmer, DAK, TKK) übernahm

Privat-/Beihilfe-Patienten

(N = 6038)

Antworten von Patienten, deren Behandlungskosten ganz oder teilweise eine Privatversicherung oder Beihilfestelle übernahm

Zusatzversicherte für Zahnersatz

(N = 1875)

Antworten von Patienten, die eine Zusatzversicherung für Zahnersatz abgeschlossen haben

Haupt-/Volksschule

(N = 8894)

Antworten von Patienten, die über einen Hauptschulabschluss mit oder ohne anschließender Lehre verfügen

Mittlere Reife

(N = 10177)

Antworten von Patienten, die eine weiterführende Schule besuchten und über den Abschluss „Mittlere Reife" verfügen

Abitur/Studium

(N = 9574)

Antworten von Patienten, die Abitur haben und/oder Studium (Bildungsbürger)

Berufstätige

(N = 16668)

Antworten von Patienten, die ganztags oder halbtags einer Beschäftigung nachgehen oder die als Aushilfe tätig sind

Nichtberufstätige

(N = 6248)

Antworten von Patienten, die zurzeit keiner Arbeit nachgehen oder in Ausbildung sind, also Schüler, Studenten oder Auszubildende. Hausfrauen sowie Frauen oder Männer, die sich zurzeit im Erziehungsurlaub befinden, zählen außerdem zur Gruppe der Nichtbeschäftigten.

Rente / Pension

(N = 5899)

Antworten von Patienten, die nicht mehr berufstätig sind und eine Rente oder Pension beziehen

Patienten mit Zahnersatz im weitesten Sinn

(N = 23889)

Antworten von Patienten, die einen Zahnersatz, wie z.B. Inlays, Kronen, Implantate, Brücken oder Zahnprothesen haben

Patienten ohne Zahnersatz

(N = 5003)

Antworten von Patienten, die keinerlei Zahnersatz haben

Mit Bonusheft

(N = 20490)

Antworten von Patienten, die ein Bonusheft mit regelmäßigen Eintragungen oder mit nicht ganz regelmäßigen Eintragungen der Zahnkontrollen für einen höheren Zuschuss bei Zahnarbeiten haben

Ohne Bonusheft

(N = 7806)

Antworten von Patienten, die kein Bonusheft zur Eintragung der regelmäßigen Zahnkontrollen für einen höheren Zuschuss bei Zahnarbeiten haben

In Praxen bis 5 Jahre

(N = 11380)

Antworten von Patienten, die seit bis zu 5 Jahren in ein und dieselbe Zahnarztpraxis gehen

In Praxen 5 Jahre plus

(N = 17492)

Antworten von Patienten, die seit über 5 Jahren in ein und dieselbe Zahnarztpraxis gehen (Stammpatienten)

Note-1-Beurteiler

(N = 14844)

Antworten von Patienten, die die Zufriedenheit mit ihrer Zahnarztpraxis insgesamt mit Schulnote "sehr gut" bewerten (sehr Zufriedene)

Note-2-Beurteiler

(N = 12637)

Antworten von Patienten, die die Zufriedenheit mit ihrer Zahnarztpraxis insgesamt mit Schulnote "gut" bewerten

Note-3-bis-5-Beurteiler

(N = 1272)

Antworten von Patienten, die die Zufriedenheit mit ihrer Zahnarztpraxis insgesamt mit Schulnote "befriedigend" oder "ausreichend" oder "mangelhaft" bewerten (= Unzufriedene)

1- bis 2-Sterne-Beurteiler

(N = 2722)

Antworten von Patienten, die ihre Zahnarztpraxis insgesamt für deren Praxisleistungen mit 1 oder mit 2 Sternen beurteilen. 1 Stern steht dabei für eine Zahnarztpraxis mit "einfachen und ausreichenden Praxisleistungen", 2 Sterne stehen für eine Zahnarztpraxis mit "soliden, normalen Praxisleistungen" (Zusammenfassung der Kriterien 1 Stern und 2 Sterne) (= Unzufriedene)

3-Sterne-Beurteiler

(N = 7395)

Antworten von Patienten, die ihrer Zahnarztpraxis für deren Praxisleistungen 3 Sterne geben. 3 Sterne stehen dabei für eine Zahnarztpraxis mit "überdurchschnittlichen Praxisleistungen"

4-Sterne-Beurteiler

(N = 12753)

Antworten von Patienten, die ihrer Zahnarztpraxis für deren Praxisleistungen 4 Sterne geben. 4 Sterne stehen für eine Zahnarztpraxis mit "herausragenden, besonders guten Praxisleistungen"

5-Sterne-Beurteiler

(N = 4084)

Antworten von Patienten, die ihrer Zahnarztpraxis für deren Praxisleistungen 5 Sterne geben. 5 Sterne stehen dabei für eine Zahnarztpraxis mit "einzigartigen Spitzenleistungen" (= sehr Zufriedene)

Zähne sehr wichtig

(N = 23838)

Antworten von Patienten, denen ihre eigene Mundgesundheit "sehr wichtig" ist

Zähne nicht sehr wichtig

(N = 5061)

Antworten von Patienten, denen die eigene Mundgesundheit "wichtig" oder "weniger wichtig" oder "unwichtig" ist (= "Zähne-Ignoranten" oder -"Gleichgültige")

Pflege 3x täglich und öfter

(N = 4086)

Antworten von Patienten, die sich nach eigenen Angaben dreimal und öfter am Tag ihre Zähne putzen

Pflege 2x täglich

(N = 20605)

Antworten von Patienten, die sich nach eigenen Angaben zweimal am Tag die Zähne putzen

Pflege 1x täglich / seltener

(N = 4205)

Antworten von Patienten, die sich nach eigenen Angaben "einmal am Tag" oder "nicht jeden Tag" die Zähne putzen (Zusammenfassung der Kriterien "1x am Tag" und "nicht jeden Tag")

Zahnstatus sehr gesund

(N = 5908)

Antworten von Patienten, die die Gesundheit ihrer Zähne, ihres Zahnfleisches und ihres Kiefers alles in allem selbst als "sehr gesund" einstufen

Zahnstatus teilweise gesund

(N = 15832)

Antworten von Patienten, die die Gesundheit ihrer Zähne, ihres Zahnfleisches und ihres Kiefers alles in allem mit "nur teilweise gesund" bewerten

Zahnstatus nicht gesund

(N = 5581)

Antworten von Patienten, die die Gesundheit ihrer Zähne, ihres Zahnfleisches und ihres Kiefers alles in allem mit "nicht so gesund" einstufen

Zahnstein-/Routinefälle

(N = 18734)

Antworten von Patienten, die sich zum Zeitpunkt der Befragung wegen einer Routinekontrolle oder Zahnsteinentfernung in der Praxis aufhielten

Kronen-/Inlayfälle

(N = 6031)

Antworten von Patienten, die zum Zeitpunkt der Befragung eine Krone oder ein Inlay erhalten haben

Kariesfälle/Füllungen

(N = 7844)

Antworten von Patienten, die zum Zeitpunkt der Befragung Zahnfüllungen erhalten haben

Parodontosefälle

(N = 3984)

Antworten von Patienten, die zum Befragungszeitpunkt zur Zahnfleischbehandlung in einer Zahnarztpraxis waren

Zahnersatzfälle

(N = 5425)

Antworten von Patienten, die zum Befragungszeitpunkt wegen der dritten Zähne oder wegen Brücken in Behandlung waren

In Einzelpraxen

(N = 14509)

Antworten von Patienten, die eine Zahnarztpraxis mit nur einem Behandler/einer Behandlerin auf-suchen

In Gruppenpraxen

(N = 14056)

Antworten von Patienten, die eine Zahnarztpraxis mit zwei oder drei und mehr Behandlern/Behand-lerinnen aufsuchen (Zusammen-fassung der Kriterien "2 Behand-ler" und "3 und mehr Behandler") Dies können Gemeinschafts-praxen oder Praxisgemeinschaf-ten sein.

Bei Zahnärzten

(N = 21179)

Antworten von Patienten, die sich von einem Zahnarzt behandeln lassen

Bei Zahnärztinnen

(N = 5467)

Antworten von Patienten, die sich von einer Zahnärztin behandeln lassen

In 1-2-Platz-Praxen

(N = 7329)

Antworten von Patienten, die Praxen aufsuchen, die über „1 oder 2" Behandlungsplätze verfügen

In 3-4-Platz-Praxen

(N = 16037)

Antworten von Patienten, die sich in Praxen behandeln lassen, die über „3 bis 4" Behandlungsplätze verfügen

In 4+-Platz-Praxen

(N = 5112)

Antworten von Patienten, die sich in Zahnarztpraxen mit mehr als 4 Behandlungsplätzen behandeln lassen

Infoquelle Zahnarzt

(N = 22101)

Antworten von Patienten, die sich wichtige Informationen zu Zähnen und Zahngesundheit vom Zahn-arzt selbst oder der Zahnarzthel-ferin beschaffen (Zusammenfassung der Kriterien "Zahnarzt selbst" oder "Zahnarzt-helfer/in" als Informationsquelle)

Infoquelle Kasse

(N = 5465)

Antworten von Patienten, die ihre wichtigen Informationen zu Zähnen und Zahngesundheit über die Krankenkasse beziehen

Infoquelle Medien

(N = 13897)

Antworten von Patienten, die ihre wichtigen Informationen zu Zähnen und Zahngesundheit von „Beiträgen aus der Zeitungspresse" oder „Beiträgen in Radio und Fernsehen" oder aus der „Werbung in den Medien" entnehmen

Zahnarzt mit Prophylaxe-Raum

(N = 17651)

Antworten von Patienten, deren Zahnarztpraxis mit einem Prophylaxe-Raum ausgestattet ist

In Praxen mit Labor

(N = 12194)

Antworten von Patienten, die eine Zahnarztpraxis aufsuchen, die über ein Praxislabor verfügt

In Praxen ohne Labor

(N = 17150)

Antworten von Patienten, die eine Zahnarztpraxis aufsuchen, die über kein eigenes Praxislabor verfügt

In Zentrumspraxen

(N = 14851)

Antworten von Patienten, die eine Zahnarztpraxis im Stadtzentrum aufsuchen

In Stadtrand-/Vorortpraxen

(N = 11376)

Antworten von Patienten, die eine Praxis am Stadtrand oder in einem Vorort aufsuchen (Zusammenfassung der Kriterien "Stadtrand" und "Vorort")

In Landpraxen

(N = 4909)

Antworten von Patienten, die eine Zahnarztpraxis in einer ländlichen Region aufsuchen

Wohnort bis 20.000 Einwohner

(N = 11975)

Antworten von Patienten, die in einem Wohnort mit unter 20.000 Einwohnern leben

Wohnort 20.000 bis unter 500.000 Einwohner

(N = 9830)

Antworten von Patienten, die in einem Wohnort mit 20.000 bis unter 500.000 Einwohnern leben

Wohnort 500.000+ Einwohner

(N = 4952)

Antworten von Patienten, die in einem Wohnort mit 500.000 Einwohnern und mehr leben

Patienten Norden

(N = 4250)

Zusammenfassung der Antworten von Patienten, die sich in einer Zahnarztpraxis behandeln ließen, die in einem der folgenden Bundesländer liegt: Schleswig-Holstein, Hamburg, Niedersachsen oder Bremen

Patienten Mitte

(N = 9077)

Zusammenfassung der Antworten von Patienten, die sich in einer Zahnarztpraxis behandeln ließen, die in einem der folgenden Bundesländer liegt: Nordrhein-Westfalen, Hessen, Saarland oder Berlin

Patienten Süden

(N = 13308)

Zusammenfassung der Antworten von Patienten, die sich in einer Zahnarztpraxis behandeln ließen, die in einem der folgenden Bundesländer liegt: Rheinland-Pfalz, Baden-Württemberg oder Bayern

Patienten Osten / NBL

(N = 2551)

Zusammenfassung der Antworten von Patienten, die sich in einer Zahnarztpraxis behandeln ließen, die in einem der folgenden Bundesländer liegt: Brandenburg, Mecklenburg-Vorpommern, Sachsen, Sachsen-Anhalt oder Thüringen

Patienten Westen / ABL

(N = 26635)

Zusammenfassung der Antworten von Patienten, die sich in einer Zahnarztpraxis behandeln ließen, die in einem der folgenden Bundesländer liegt: Schleswig-Holstein, Hamburg, Niedersachsen, Bremen, Nordrhein-Westfalen, Hessen, Rheinland-Pfalz, Baden-Württemberg, Bayern, Saarland oder Berlin

Patienten gesamt

(s. o. Wiederholung zur besseren Vergleichbarkeit der Tabellen)

Tabellarische Detailergebnisse

Tabellarische
Detailergebnisse

Frage 1
Wie viele Qualitäts-Sterne verdient unsere Zahnarztpraxis nach dem, was wir insgesamt für Sie leisten?

a = 1 Stern für einfache und ausreichende Praxis-Leistungen
b = 2 Sterne für solide normale Praxis-Leistungen
c = 3 Sterne für überdurchschnittliche Praxis-Leistungen
d = 4 Sterne für herausragende, besonders gute Praxis-Leistungen
e = 5 Sterne für einzigartige Spitzenleistungen der Praxis

Alle Angaben in %	a	b	c	d	e	Su.	k.A.	Pers	***
Z-Ärzte		12	57	29		98	2	260	*3,2
Z-Ärztinnen		25	52	20	1	98	2	81	*3,0
Teams Einzelpraxen		18	46	31	2	97	3	462	*3,2
Teams Gruppenpraxen		12	52	31	2	97	3	480	*3,2
Teams 1-2-Platz-Praxen		24	46	23	2	95	5	242	*3,0
Teams 3-4-Platz-Praxen		13	52	31	1	97	3	529	*3,2
Teams 4+ Platz-Praxen		6	48	42	2	98	2	170	*3,4
Teams m. Praxislabor		13	49	34	2	98	2	471	*3,3
Teams o. Praxislabor		16	51	27	1	95	5	479	*3,1
Vermutg Top-Teams		7	36	48	5	96	4	195	*3,5
Vermutg gute Teams		16	53	27	1	97	3	590	*3,1
Vermutg nicht gute Teams		18	56	23		97	3	154	*3,1
Vermutg alle Z-Ärzte/tinnen		15	55	27	1	98	2	341	*3,1
Vermutung alle PraxisMA		14	47	33	2	96	4	600	*3,2
Ost-Team-Vermutung NBL		30	52	14		96	4	79	*2,8
West-Team-Vermutung ABL		13	50	32	2	97	3	868	*3,2
Team-Vermutung gesamt		15	49	31	2	97	3	950	*3,2
Patienten gesamt		9	25	44	14	92	8	29344	*3,7
Frauen		10	24	42	15	91	9	17619	*3,7
Männer		8	26	46	13	93	7	11341	*3,7
Jüngere Frauen -49J		9	26	44	14	93	7	11148	*3,7
Ältere Frauen 50+J		10	23	40	16	89	11	6451	*3,7
Jüngere Männer -49J		8	28	46	12	94	6	6232	*3,7
Ältere Männer 50+J		8	25	45	14	92	8	5090	*3,7
Patienten -29J		10	27	45	14	96	4	3764	*3,7
Patienten 30 - 39 J		9	26	45	13	93	7	7585	*3,7
Patienten 40 - 49 J		8	26	45	13	92	8	6051	*3,7
Patienten 50 - 59 J		9	24	44	14	91	9	5297	*3,7
Patienten 60 + J		10	23	41	16	90	10	6290	*3,7
AOK-, BKK-, IKK-Patienten		10	25	41	16	92	8	11469	*3,7
Ersatzkassen-Patienten		9	26	44	13	92	8	12260	*3,7
Privat/Beihilfe-Patienten		7	23	48	13	91	9	6038	*3,7
Zusatzversicherte für ZE		6	23	49	14	92	8	1875	*3,8
Haupt-/Volksschule		10	23	41	18	92	8	8894	*3,7
Mittlere Reife		9	27	44	13	93	7	10177	*3,7
Abitur/Studium		8	26	46	11	91	9	9574	*3,7
Berufstätige		8	26	45	13	92	8	16668	*3,7
Nichtberufstätige		10	25	43	15	93	7	6248	*3,7
Rente/Pension		10	23	41	16	90	10	5899	*3,7
Patienten mit ZE i.w.S.		9	25	44	14	92	8	23889	*3,7
Patienten o. ZE		11	28	43	12	94	6	5003	*3,6
Mit Bonusheft		10	26	42	14	92	8	20490	*3,7
Ohne Bonusheft		8	24	45	14	91	9	7805	*3,7
In Praxis -5 J		8	25	45	14	92	8	11380	*3,7
In Praxis 5+J		10	25	43	14	92	8	17492	*3,7

Frage 1
Wie viele Qualitäts-Sterne verdient unsere Zahnarztpraxis nach dem, was wir insgesamt für Sie leisten?
a = 1 Stern für einfache und ausreichende Praxis-Leistungen
b = 2 Sterne für solide normale Praxis-Leistungen
c = 3 Sterne für überdurchschnittliche Praxis-Leistungen
d = 4 Sterne für herausragende, besonders gute Praxis-Leistungen
e = 5 Sterne für einzigartige Spitzenleistungen der Praxis

	a	b	c	d	e	Su.	k.A.	Pers	***
Note 1-Beurteiler		2	13	53	25	93	7	14844	*4,1
Note 2-Beurteiler		14	38	38	2	92	8	12637	*3,3
Note 3 - 5-Beurteiler	4	38	29	14	5	90	10	1272	*2,8
1- & 2-Sterne-Beurteiler	3	97				100		2722	*2,0
3-Sterne-Beurteiler			100			100		7395	*3,0
4-Sterne-Beurteiler				100		100		12753	*4,0
5-Sterne-Beurteiler					100	100		4084	*5,0
Zähne sehr wichtig		8	24	45	15	92	8	23838	*3,7
Zähne nicht sehr wichtig		12	31	41	8	92	8	5061	*3,5
Pflege 3 x tägl. u. öfter		7	22	45	17	91	9	4086	*3,8
Pflege 2 x tägl.		9	25	44	14	92	8	20605	*3,7
Pflege 1 x / seltener		12	29	40	12	93	7	4205	*3,6
Zahnstatus sehr gesund		8	22	45	18	93	7	5908	*3,8
Zahnstatus teilw. gesund		9	26	45	12	92	8	15832	*3,7
Zahnstatus nicht gesund		10	28	41	12	91	9	5581	*3,6
Zahnstein-/Routine-Fälle		9	25	44	14	92	8	18734	*3,7
Kronen-/Inlay-Fälle		7	25	45	14	91	9	6031	*3,7
Kariesfälle/Füllungen		9	26	44	14	93	7	7844	*3,7
Parodontose-Fälle		8	24	43	16	91	9	3984	*3,7
ZE-Fälle		8	23	43	17	91	9	5425	*3,8
In Einzelpraxen		10	25	43	14	92	8	14509	*3,7
In Gruppenpraxen		8	25	45	14	92	8	14056	*3,7
Bei Z-Ärzten		8	25	45	14	92	8	21179	*3,7
Bei Z-Ärztinnen		11	27	41	13	92	8	5467	*3,6
In 1-2-Platz-Praxen		11	27	41	13	92	8	7329	*3,6
In 3-4-Platz-Praxen		9	25	44	14	92	8	16037	*3,7
In 4+Platz-Praxen		6	23	47	15	91	9	5112	*3,8
Infoquelle Z-Arzt		7	24	45	16	92	8	22101	*3,8
Infoquelle Kasse		9	27	44	13	93	7	5465	*3,7
Infoquelle Medien		10	28	43	11	92	8	13897	*3,6
Z-Arzt m. Prophylaxe-Raum		8	25	45	14	92	8	17651	*3,7
In Praxis m. Labor		9	25	44	14	92	8	12194	*3,7
In Praxis o. Labor		9	25	44	14	92	8	17150	*3,7
In Zentrumspraxis		9	25	44	14	92	8	14851	*3,7
In Stadtrand-/Vorort-Praxis		9	26	44	14	93	7	11376	*3,7
In Landpraxen		12	26	40	14	92	8	4909	*3,6
Wohnort -20.000 Einw.		10	26	42	14	92	8	11975	*3,7
20.000 - 500.000 Einw.		8	25	46	13	92	8	9830	*3,7
500.000 + Einw.		8	25	45	13	91	9	4952	*3,7
Patienten Norden		8	27	44	13	92	8	4250	*3,7
Patienten Mitte		9	26	43	14	92	8	9077	*3,7
Patienten Süden		9	24	44	15	92	8	13308	*3,7
Patienten Osten/NBL		13	28	40	12	93	7	2551	*3,5
Patienten Westen/ABL		9	25	44	14	92	8	26635	*3,7
Patienten gesamt		9	25	44	14	92	8	29344	*3,7

Frage 2
Wie sind Sie ursprünglich auf unsere Zahnarztpraxis gekommen?
a = Durch Familienangehörige, Verwandte
b = Arbeitskollegen, Bekannte von der Ausbildung oder Schule
c = Private Bekannte, Freizeit- oder Sportfreunde
d = Andere Ärzte
e = Habe Schild oder Anzeige der Praxis gesehen
f = Aus den Gelben Seiten, Telefonbuch, Verzeichnisse
g = Andere Gründe zum Weg in unsere Zahnarztpraxis
h = Weiß nicht mehr

Alle Angaben in %	a	b	c	d	e	f	g	h	Su.	k.A.	Pers
Z-Ärzte	91	87	77	23	13	7	12		310	2	260
Z-Ärztinnen	92	88	77	27	12	11	15		322	2	81
Teams Einzelpraxen	92	79	76	23	19	13	13		315	3	462
Teams Gruppenpraxen	91	82	81	26	15	13	11		319	3	480
Teams 1-2-Platz-Praxen	90	76	75	19	21	14	14		309	3	242
Teams 3-4-Platz-Praxen	93	82	78	26	17	13	10		319	2	529
Teams 4+ Platz-Praxen	89	83	84	26	11	11	16		320	2	170
Teams m. Praxislabor	91	82	80	23	17	14	13		320	2	471
Teams o. Praxislabor	92	79	77	25	16	11	11		311	4	479
Vermutg Top-Teams	92	86	82	29	18	14	15		336	4	195
Vermutg gute Teams	92	80	78	23	16	12	11		312	2	590
Vermutg nicht gute Teams	89	77	79	22	18	12	14		311	3	154
Vermutg alle Z-Ärzte/tinnen	91	87	77	24	13	8	13		313	2	341
Vermutung alle PraxisMA	92	77	80	24	19	16	12		320	3	600
Ost-Team-Vermutung NBL	94	78	67	16	15	3	14		287	1	79
West-Team-Vermutung ABL	91	81	79	24	17	14	12		318	3	868
Team-Vermutung gesamt	92	80	78	24	17	13	12		316	3	950
Patienten gesamt	33	16	26	6	12	3	9	2	107	4	29344
Frauen	32	16	27	6	12	3	9	2	107	4	17619
Männer	36	15	25	6	11	3	9	2	107	4	11341
Jüngere Frauen -49J	35	17	26	5	11	3	9	2	108	3	11148
Ältere Frauen 50+J	27	15	27	10	15	1	8	2	105	5	6451
Jüngere Männer -49J	42	15	24	4	9	3	8	2	107	3	6232
Ältere Männer 50+J	31	15	26	8	14	2	9	2	107	5	5090
Patienten -29J	51	15	21	3	8	4	6	2	110	2	3764
Patienten 30 - 39 J	34	17	27	4	11	4	9	2	108	2	7585
Patienten 40 - 49 J	30	17	27	6	11	2	10	3	106	4	6051
Patienten 50 - 59 J	28	17	27	8	13	2	9	2	106	5	5297
Patienten 60 + J	29	13	26	10	16	1	8	2	105	6	6290
AOK-, BKK-, IKK-Patienten	37	15	23	6	14	2	8	2	107	4	11469
Ersatzkassen-Patienten	33	17	26	6	11	3	9	2	107	3	12260
Privat/Beihilfe-Patienten	29	16	28	8	10	3	10	2	106	4	6038
Zusatzversicherte für ZE	30	17	29	7	9	3	11	2	108	3	1875
Haupt-/Volksschule	36	14	23	6	15	2	8	3	107	5	8894
Mittlere Reife	34	16	26	6	12	2	9	2	107	3	10177
Abitur/Studium	30	17	28	7	10	4	9	2	107	3	9574
Berufstätige	34	18	26	5	10	3	9	2	107	3	16668
Nichtberufstätige	38	12	26	6	13	3	8	2	108	3	6248
Rente/Pension	29	13	26	10	17	1	8	2	106	5	5899
Patienten mit ZE i.w.S.	32	16	26	7	12	2	9	2	106	4	23889
Patienten o. ZE	46	14	24	3	11	3	7	2	110	3	5003
Mit Bonusheft	34	16	25	6	13	2	9	2	107	4	20490
Ohne Bonusheft	32	15	28	7	10	3	9	2	106	3	7805
In Praxis -5 J	32	16	30	7	11	4	8	1	109	3	11380
In Praxis 5+J	36	15	23	6	12	2	9	3	106	4	17492

Frage 2
Wie sind Sie ursprünglich auf unsere Zahnarztpraxis gekommen?
a = Durch Familienangehörige, Verwandte
b = Arbeitskollegen, Bekannte von der Ausbildung oder Schule
c = Private Bekannte, Freizeit- oder Sportfreunde
d = Andere Ärzte
e = Habe Schild oder Anzeige der Praxis gesehen
f = Aus den Gelben Seiten, Telefonbuch, Verzeichnisse
g = Andere Gründe zum Weg in unsere Zahnarztpraxis
h = Weiß nicht mehr

	a	b	c	d	e	f	g	h	Su.	k.A.	Pers
Note 1-Beurteiler	34	16	27	7	11	2	9	2	108	4	14844
Note 2-Beurteiler	35	16	25	6	12	3	8	2	107	3	12637
Note 3 - 5-Beurteiler	35	14	19	7	13	4	8	3	103	4	1272
1- & 2-Sterne-Beurteiler	37	14	21	5	15	3	9	3	107	2	2722
3-Sterne-Beurteiler	35	16	25	6	14	3	8	2	109	2	7395
4-Sterne-Beurteiler	34	17	28	7	11	2	9	2	110	2	12753
5-Sterne-Beurteiler	35	15	28	7	12	2	9	2	110	2	4084
Zähne sehr wichtig	33	16	26	7	12	2	9	2	107	4	23838
Zähne nicht sehr wichtig	36	16	23	4	13	4	8	3	107	3	5061
Pflege 3 x tägl. u. öfter	30	16	27	9	12	2	8	2	106	4	4086
Pflege 2 x tägl.	33	16	26	6	12	3	9	2	107	4	20605
Pflege 1 x / seltener	36	14	24	5	13	3	9	2	106	5	4205
Zahnstatus sehr gesund	39	15	25	6	11	2	8	2	108	3	5908
Zahnstatus teilw. gesund	33	16	26	6	12	3	9	2	107	4	15832
Zahnstatus nicht gesund	30	16	26	8	13	3	9	2	107	4	5581
Zahnstein-/Routine-Fälle	35	16	26	6	13	2	8	2	108	4	18734
Kronen-/Inlay-Fälle	33	17	27	6	11	3	9	1	107	4	6031
Kariesfälle/Füllungen	36	17	20	5	12	3	8	2	109	3	7044
Parodontose-Fälle	30	15	28	9	13	2	9	2	108	4	3984
ZE-Fälle	31	15	27	8	14	2	8	2	107	5	5425
In Einzelpraxen	33	16	25	7	12	2	9	2	106	4	14509
In Gruppenpraxen	35	15	27	6	12	3	8	2	108	4	14056
Bei Z-Ärzten	35	16	26	6	11	2	9	2	107	4	21179
Bei Z-Ärztinnen	32	16	24	6	16	3	8	2	107	4	5467
In 1-2-Platz-Praxen	32	16	24	6	14	3	9	2	106	4	7329
In 3-4-Platz-Praxen	35	15	26	6	12	3	8	2	107	4	16037
In 4+Platz-Praxen	35	16	28	6	10	2	8	2	107	4	5112
Infoquelle Z-Arzt	33	16	26	7	12	2	9	2	107	4	22101
Infoquelle Kasse	35	15	26	6	14	3	9	2	110	4	5465
Infoquelle Medien	34	17	26	6	12	3	9	2	109	3	13897
Z-Arzt m. Prophylaxe-Raum	33	16	26	6	12	3	9	2	107	4	17651
In Praxis m. Labor	35	16	26	6	11	2	9	2	107	4	12194
In Praxis o. Labor	33	16	26	6	13	3	8	2	107	4	17150
In Zentrumspraxis	32	18	26	7	10	3	8	2	106	4	14851
In Stadtrand-/Vorort-Praxis	36	14	25	6	13	2	9	2	107	4	11376
In Landpraxen	40	11	26	4	13	2	9	3	108	5	4909
Wohnort -20.000 Einw.	37	14	25	6	12	2	9	2	107	4	11975
20.000 - 500.000 Einw.	34	16	26	7	11	3	9	2	108	4	9830
500.000 + Einw.	28	18	28	8	12	3	7	1	105	3	4952
Patienten Norden	32	16	25	5	15	3	9	2	107	3	4250
Patienten Mitte	33	15	27	7	13	2	8	2	107	3	9077
Patienten Süden	35	15	26	6	10	3	9	2	106	4	13308
Patienten Osten/NBL	37	22	18	7	14	1	9	3	111	4	2551
Patienten Westen/ABL	33	15	26	6	12	3	9	2	106	4	26635
Patienten gesamt	33	16	26	6	12	3	9	2	107	4	29344

Frage 3.1
Note für: Gesamt-Zufriedenheit mit dieser Zahnarztpraxis

a = unbekannt
b = sehr gut
c = gut
d = befriedigend
e = ausreichend
f = mangelhaft
g = sehr wichtig
h = wichtig
i = weniger wichtig

Alle Angaben in %	a	b	c	d	e	f	g	h	i	Su.	k.A.	Pers	Note	Gew.
Z-Ärzte		12	83	5			78	21		199		260	1,9	2,8
Z-Ärztinnen		9	89	1			80	19		198	1	81	1,9	2,8
Teams Einzelpraxen	1	15	77	7			75	23		198		462	1,9	2,8
Teams Gruppenpraxen		10	84	6			73	25		198		480	2	2,7
Teams 1-2-Platz-Praxen	1	14	78	6	1		71	27		198		242	1,9	2,7
Teams 3-4-Platz-Praxen		11	81	7			73	26		198		529	2	2,7
Teams 4+ Platz-Praxen	1	16	79	4			83	16		199		170	1,9	2,8
Teams m. Praxislabor		14	79	6			74	24		197		471	1,9	2,8
Teams o. Praxislabor	1	11	81	6			74	25		198	1	479	1,9	2,7
Vermutg Top-Teams		26	72	2			85	15		200		195	1,8	2,9
Vermutg gute Teams		10	82	6	1		72	26		197	1	590	2	2,7
Vermutg nicht gute Teams	3	8	76	12		1	69	30		199		154	2,1	2,7
Vermutg alle Z-Ärzte/tinnen		11	85	4			79	20		199		341	1,9	2,8
Vermutung alle PraxisMA	1	14	76	8	1		71	27		198		600	2	2,7
Ost-Team-Vermutung NBL		9	85	6			66	33		199		79	2	2,7
West-Team-Vermutung ABL	1	13	79	6			74	24		197	1	868	1,9	2,8
Team-Vermutung gesamt	1	13	80	6			74	24		198	1	950	1,9	2,8
Patienten gesamt	1	50	43	3	1	1	70	24	1	194	1	29344	1,6	2,7
Frauen	1	53	40	3	1	1	73	21		193	1	17619	1,5	2,8
Männer		47	47	3	1	1	68	27	1	195	1	11341	1,6	2,7
Jüngere Frauen -49J	1	50	44	3		1	73	23		195	1	11148	1,6	2,8
Ältere Frauen 50+J	1	58	34	2	1	1	74	19		190	2	6451	1,5	2,8
Jüngere Männer -49J		42	52	4	1		68	28	1	196	1	6232	1,6	2,7
Ältere Männer 50+J	1	52	42	2	1	1	68	26	1	194	1	5090	1,5	2,7
Patienten -29J		46	47	5	1	1	71	25	1	197	1	3764	1,6	2,7
Patienten 30 - 39 J		47	47	4			71	25	1	195	1	7585	1,6	2,7
Patienten 40 - 49 J	1	48	46	3		1	71	25		195	1	6051	1,6	2,7
Patienten 50 - 59 J	1	51	43	2	1	1	71	23	1	194	1	5297	1,6	2,7
Patienten 60 + J	1	59	34	2	1	1	70	21		189	2	6290	1,5	2,8
AOK-, BKK-, IKK-Patienten	1	50	43	3	1	1	68	25	1	193	1	11469	1,6	2,7
Ersatzkassen-Patienten		51	44	3		1	73	23		195	1	12260	1,5	2,8
Privat/Beihilfe-Patienten	1	51	43	3	1	1	71	23	1	195	1	6038	1,6	2,7
Zusatzversicherte für ZE		52	44	2			76	22		196	1	1875	1,5	2,8
Haupt-/Volksschule	1	52	41	3	1	1	68	25		192	2	8894	1,6	2,7
Mittlere Reife		50	44	3	1	1	73	23		195	1	10177	1,6	2,8
Abitur/Studium	1	48	45	3	1	1	70	24	1	194	1	9574	1,6	2,7
Berufstätige		48	46	3	1	1	70	25	1	195	1	16668	1,6	2,7
Nichtberufstätige	1	50	42	4	1	1	71	24	1	195	1	6248	1,6	2,7
Rente/Pension	1	59	35	2	1	1	70	21		190	2	5899	1,5	2,8
Patienten mit ZE i.w.S.	1	51	43	3	1	1	70	24		194	1	23889	1,6	2,7
Patienten o. ZE	1	48	46	4		1	70	25	1	196	1	5003	1,6	2,7
Mit Bonusheft	1	51	43	3		1	70	24		194	1	20490	1,5	2,7
Ohne Bonusheft	1	50	44	3	1		71	24		195	1	7805	1,5	2,7
In Praxis -5 J	1	50	43	3	1	1	71	23	1	194	1	11380	1,6	2,7
In Praxis 5+J	1	51	43	3	1	1	70	24		194	1	17492	1,6	2,7

Frage 3.1
Note für: Gesamt-Zufriedenheit mit dieser Zahnarztpraxis

a = unbekannt
b = sehr gut
c = gut
d = befriedigend
e = ausreichend
f = mangelhaft
g = sehr wichtig
h = wichtig
i = weniger wichtig

	a	b	c	d	e	f	g	h	i	Su.	k.A.	Pers	Note	Gew.
Note 1-Beurteiler		100					83	13		196		14844	1	2,9
Note 2-Beurteiler			99				61	35	1	196		12637	2	2,6
Note 3 - 5-Beurteiler				70	14	16	52	40	3	195		1272	3,5	2,5
1- & 2-Sterne-Beurteiler	1	13	64	18	2	1	54	40	1	194	1	2722	2,1	2,6
3-Sterne-Beurteiler		27	67	4	1		64	31	1	195	1	7395	1,8	2,7
4-Sterne-Beurteiler		60	37			1	76	21		195	1	12753	1,4	2,8
5-Sterne-Beurteiler	1	92	5			1	84	10		193	1	4084	1,1	2,9
Zähne sehr wichtig	1	53	41	3	1	1	73	21		194	1	23838	1,5	2,8
Zähne nicht sehr wichtig	1	38	54	5	1		57	36	1	193	1	5061	1,7	2,6
Pflege 3 x tägl. u. öfter	1	57	37	3	1	1	74	19		193	1	4086	1,5	2,8
Pflege 2 x tägl.	1	50	43	3	1	1	70	24	1	194	1	20605	1,6	2,7
Pflege 1 x / seltener		44	49	4	1	1	66	29	1	195	1	4205	1,6	2,7
Zahnstatus sehr gesund	1	58	37	2	1	1	73	21	1	195	1	5908	1,5	2,8
Zahnstatus teilw. gesund		49	45	3	1	1	70	24	1	194	1	15832	1,6	2,7
Zahnstatus nicht gesund	1	47	46	4	1	1	69	24	1	194	1	5581	1,6	2,7
Zahnstein-/Routine-Fälle	1	50	43	3	1	1	70	24	1	194	1	18734	1,6	2,7
Kronen-/Inlay Fälle	1	50	43	3	1	1	72	23		194	1	6031	1,6	2,8
Kariesfälle/Füllungen	1	48	46	3		1	70	24	1	194	1	7844	1,6	2,7
Parodontose-Fälle	1	53	40	3	1	1	72	22		193	1	3984	1,5	2,8
ZE-Fälle	1	55	37	3	1	1	71	23		192	1	5425	1,5	2,8
In Einzelpraxen	1	51	42	3	1	1	70	24	1	194	1	14509	1,6	2,7
In Gruppenpraxen	1	48	44	3	1	1	70	24	1	193	1	14056	1,6	2,7
Bei Z-Ärzten	1	50	43	3	1	1	71	23	1	194	1	21179	1,6	2,7
Bei Z-Ärztinnen	1	51	42	3		1	69	25	1	193	2	5467	1,5	2,7
In 1-2-Platz-Praxen	1	51	42	3	1	1	70	24	1	194	1	7329	1,6	2,7
In 3-4-Platz-Praxen	1	50	43	3	1	1	70	24		193	1	16037	1,6	2,7
In 4+Platz-Praxen	1	48	45	3	1	1	70	23	1	193	1	5112	1,6	2,7
Infoquelle Z-Arzt	1	54	40	2	1	1	73	22		194	1	22101	1,5	2,8
Infoquelle Kasse		47	46	4	1	1	72	24		195	1	5465	1,6	2,8
Infoquelle Medien		47	47	4	1		71	25		195	1	13897	1,6	2,7
Z-Arzt m. Prophylaxe-Raum	1	50	43	3	1	1	70	24	1	194	1	17651	1,6	2,7
In Praxis m. Labor	1	50	43	3	1	1	70	23	1	193	1	12194	1,6	2,7
In Praxis o. Labor	1	51	43	3	1	1	70	24		194	1	17150	1,6	2,7
In Zentrumspraxis	1	51	42	3	1	1	70	23	1	193	1	14851	1,6	2,7
In Stadtrand-/Vorort-Praxis	1	50	44	3	1	1	69	25		194	1	11376	1,6	2,7
In Landpraxen	1	46	47	4		1	67	27	1	194	1	4909	1,6	2,7
Wohnort -20.000 Einw.	1	49	45	3		1	69	25	1	194	1	11975	1,6	2,7
20.000 - 500.000 Einw.	1	51	43	3	1	1	70	24		194	1	9830	1,6	2,7
500.000 + Einw.	1	50	42	4	1	1	71	23	1	194	1	4952	1,6	2,7
Patienten Norden		48	46	3	1	1	72	22	1	194	1	4250	1,6	2,7
Patienten Mitte	1	48	45	4	1	1	70	24		194	1	9077	1,6	2,7
Patienten Süden	1	50	42	3	1	1	70	24	1	193	1	13308	1,6	2,7
Patienten Osten/NBL	1	62	35	1			69	26		194	1	2551	1,4	2,7
Patienten Westen/ABL	1	49	44	3	1	1	71	23	1	194	1	26635	1,6	2,7
Patienten gesamt	1	50	43	3	1	1	70	24	1	194	1	29344	1,6	2,7

Frage 3.2
Note für: Service, z.B. Flexibilität bei Terminvergabe, Wartezeit, Behandlungsablauf
a = unbekannt
b = sehr gut
c = gut
d = befriedigend
e = ausreichend
f = mangelhaft
g = sehr wichtig
h = wichtig
i = weniger wichtig

Alle Angaben in %	a	b	c	d	e	f	g	h	i	Su.	k.A.	Pers	Note	Gew.
Z-Ärzte		23	52	23	2		56	42	1	199		260	2	2,6
Z-Ärztinnen		26	46	27	1		65	35		200		81	2	2,7
Teams Einzelpraxen	1	28	50	18	3	1	67	32		200		462	2	2,7
Teams Gruppenpraxen		16	55	26	2		71	29		199		480	2,1	2,7
Teams 1-2-Platz-Praxen		30	56	12	1		66	35		200		242	1,8	2,7
Teams 3-4-Platz-Praxen	1	19	51	26	3		69	29	1	199		529	2,1	2,7
Teams 4+ Platz-Praxen		19	56	24	1		74	26		200		170	2,1	2,7
Teams m. Praxislabor	1	21	54	22	2		71	28		199		471	2,1	2,7
Teams o. Praxislabor		23	52	22	2		67	33		199		479	2	2,7
Vermutg Top-Teams	1	34	50	15	1		71	28		200		195	1,8	2,7
Vermutg gute Teams		18	57	22	2	1	67	32		199		590	2,1	2,7
Vermutg nicht gute Teams	1	19	41	33	5		72	27	1	199		154	2,2	2,7
Vermutg alle Z-Ärzte/tinnen		23	51	24	1		59	40	1	199		341	2	2,6
Vermutung alle PraxisMA	1	21	53	21	3	1	74	25		199		600	2,1	2,7
Ost-Team-Vermutung NBL		37	53	9	1		70	30		200		79	1,7	2,7
West-Team-Vermutung ABL		20	54	23	2		69	31		199		868	2,1	2,7
Team-Vermutung gesamt		22	53	22	2		70	30		199		950	2	2,7
Patienten gesamt	1	49	39	8	2	1	63	31	1	195	1	29344	1,7	2,7
Frauen	1	50	39	7	2	1	64	30	1	195	1	17619	1,6	2,7
Männer		48	40	8	2	1	62	33	2	196	1	11341	1,7	2,7
Jüngere Frauen -49J		47	40	9	2	1	69	29	1	198		11148	1,7	2,7
Ältere Frauen 50+J	1	54	36	4	1	1	60	32	1	190	2	6451	1,5	2,7
Jüngere Männer -49J		45	42	10	2	1	66	30	2	198		6232	1,7	2,7
Ältere Männer 50+J	1	52	39	6	1	1	57	35	2	194	1	5090	1,6	2,6
Patienten -29J		46	40	10	2	1	67	31	2	199		3764	1,7	2,7
Patienten 30 - 39 J		47	41	9	2	1	68	29	1	198		7585	1,7	2,7
Patienten 40 - 49 J		47	41	9	2	1	67	29	1	197		6051	1,7	2,7
Patienten 50 - 59 J	1	50	39	7	2	1	63	31	1	195	1	5297	1,6	2,7
Patienten 60 + J	1	55	35	3	1	1	57	35	1	189	3	6290	1,5	2,6
AOK-, BKK-, IKK-Patienten	1	49	39	8	1	1	63	31	1	194	1	11469	1,6	2,7
Ersatzkassen-Patienten		49	40	7	2	1	66	31	1	197	1	12260	1,6	2,7
Privat/Beihilfe-Patienten		48	40	8	2	1	66	31	1	197		6038	1,7	2,7
Zusatzversicherte für ZE		48	42	8	1	1	66	31	1	198		1875	1,7	2,7
Haupt-/Volksschule	1	49	39	6	1	1	63	31	1	192	2	8894	1,6	2,7
Mittlere Reife		49	40	8	2	1	66	30	1	197	1	10177	1,7	2,7
Abitur/Studium		49	39	9	2	1	65	31	2	198		9574	1,7	2,6
Berufstätige		48	40	9	2	1	67	29	1	197		16668	1,7	2,7
Nichtberufstätige	1	47	41	8	2	1	62	33	2	197	1	6248	1,7	2,6
Rente/Pension	1	55	36	3	1	1	56	35	2	190	3	5899	1,5	2,6
Patienten mit ZE i.w.S.	1	49	39	7	2	1	64	31	1	195	1	23889	1,6	2,7
Patienten o. ZE		48	41	9	2	1	65	30	1	197		5003	1,7	2,7
Mit Bonusheft	1	49	39	7	2	1	64	31	1	195	1	20490	1,6	2,7
Ohne Bonusheft		48	39	8	2	1	66	31	2	197	1	7805	1,7	2,6
In Praxis -5 J	1	51	38	7	2	1	65	30	1	196	1	11380	1,6	2,7
In Praxis 5+J	1	48	40	8	2	1	63	31	1	195	1	17492	1,7	2,7

Frage 3.2
Note für: Service, z.B. Flexibilität bei Terminvergabe, Wartezeit, Behandlungsablauf
a = unbekannt
b = sehr gut
c = gut
d = befriedigend
e = ausreichend
f = mangelhaft
g = sehr wichtig
h = wichtig
i = weniger wichtig

	a	b	c	d	e	f	g	h	i	Su.	k.A.	Pers	Note	Gew.
Note 1-Beurteiler		71	27	2			67	28	1	196	1	14844	1,3	2,7
Note 2-Beurteiler		30	55	12	2		63	34	1	197		12637	1,9	2,6
Note 3 - 5-Beurteiler		7	33	24	19	16	58	36	2	195	1	1272	3	2,6
1- & 2-Sterne-Beurteiler	1	27	49	16	5	1	57	37	2	195	1	2722	2	2,6
3-Sterne-Beurteiler		37	48	11	2	1	64	33	1	197	1	7395	1,8	2,6
4-Sterne-Beurteiler		52	39	6	1	1	66	31	1	197	1	12753	1,6	2,7
5-Sterne-Beurteiler	1	76	18	1		1	70	23	2	192	2	4084	1,3	2,7
Zähne sehr wichtig	1	51	38	7	2	1	65	29	1	195	1	23838	1,6	2,7
Zähne nicht sehr wichtig		41	45	10	2	1	56	39	2	196	1	5061	1,8	2,6
Pflege 3 x tägl. u. öfter	1	53	36	6	1	1	65	29	2	194	1	4086	1,6	2,7
Pflege 2 x tägl.	1	49	40	7	2	1	64	31	1	196	1	20605	1,6	2,7
Pflege 1 x / seltener		46	41	10	2	1	61	33	2	196	1	4205	1,7	2,6
Zahnstatus sehr gesund	1	54	36	6	2	1	67	28	1	196	1	5908	1,6	2,7
Zahnstatus teilw. gesund		47	41	8	2	1	64	32	1	196	1	15832	1,7	2,6
Zahnstatus nicht gesund	1	48	40	8	2	1	62	32	2	196	1	5581	1,7	2,6
Zahnstein-/Routine-Fälle	1	49	40	7	2	1	64	31	1	196	1	18734	1,6	2,7
Kronen-/Inlay-Fälle		49	39	8	2	1	66	30	1	196	1	6031	1,7	2,7
Kariesfälle/Füllungen	1	48	40	8	2	1	64	31	1	196	1	7844	1,7	2,7
Parodontose-Fälle		52	38	6	1	1	65	31	1	195	1	3984	1,6	2,7
ZE-Fälle	1	52	37	6	1	1	62	32	1	193	1	5425	1,6	2,6
In Einzelpraxen	1	54	36	6	1	1	64	30	2	195	1	14509	1,6	2,6
In Gruppenpraxen	1	45	42	9	2	1	63	31	1	195	1	14056	1,7	2,7
Bei Z-Ärzten	1	49	39	7	2	1	64	31	1	195	1	21179	1,6	2,7
Bei Z-Ärztinnen	1	49	39	8	2	1	63	31	1	195	1	5467	1,7	2,7
In 1-2-Platz-Praxen	1	56	35	5	1	1	64	30	2	195	1	7329	1,5	2,6
In 3-4-Platz-Praxen	1	47	40	8	2	1	64	31	1	195	1	16037	1,7	2,7
In 4+Platz-Praxen		46	41	9	2	1	66	30	1	196	1	5112	1,7	2,7
Infoquelle Z-Arzt	1	51	38	7	1	1	65	31	1	196	1	22101	1,6	2,7
Infoquelle Kasse		48	41	8	2	1	65	31	1	197	1	5465	1,7	2,7
Infoquelle Medien		46	41	9	2	1	65	32	1	197		13897	1,7	2,7
Z-Arzt m. Prophylaxe-Raum	1	48	40	8	2	1	63	31	1	195	1	17651	1,7	2,7
In Praxis m. Labor	1	48	40	8	2	1	63	31	1	195	1	12194	1,7	2,7
In Praxis o. Labor	1	50	39	7	2	1	63	31	1	195	1	17150	1,6	2,7
In Zentrumspraxis	1	50	38	8	2	1	63	31	1	195	1	14851	1,6	2,7
In Stadtrand-/Vorort-Praxis	1	50	39	7	2	1	63	31	1	195	1	11376	1,6	2,7
In Landpraxen	1	48	39	8	2	1	63	32	1	195	1	4909	1,7	2,6
Wohnort -20.000 Einw.	1	49	39	8	2	1	64	31	1	196	1	11975	1,7	2,7
20.000 - 500.000 Einw.		50	40	7	2	1	64	31	1	196	1	9830	1,6	2,7
500.000 + Einw.	1	47	40	9	2	1	64	31	1	196	1	4952	1,7	2,7
Patienten Norden	1	48	41	7	1	1	63	32	2	196	1	4250	1,6	2,6
Patienten Mitte	1	44	42	9	2	1	65	31	1	196	1	9077	1,7	2,7
Patienten Süden	1	50	38	7	2	1	65	30	1	195	1	13308	1,6	2,7
Patienten Osten/NBL	1	62	32	3	1	1	63	31	1	195	1	2551	1,5	2,7
Patienten Westen/ABL	1	48	40	8	2	1	63	31	1	195	1	26635	1,7	2,7
Patienten gesamt	1	49	39	8	2	1	63	31	1	195	1	29344	1,7	2,7

Frage 3.3
Note für: Patientenfreundlichkeit, z.B. Empfang, Aufenthalt, Verabschiedung
a = unbekannt
b = sehr gut
c = gut
d = befriedigend
e = ausreichend
f = mangelhaft
g = sehr wichtig
h = wichtig
i = weniger wichtig

Alle Angaben in %	a	b	c	d	e	f	g	h	i	Su.	k.A.	Pers	Note	Gew.
Z-Ärzte		25	61	14			53	43	3	199		260	1,9	2,5
Z-Ärztinnen		38	54	7			70	30	1	200		81	1,7	2,7
Teams Einzelpraxen		35	59	6			66	33	1	200		462	1,7	2,7
Teams Gruppenpraxen		30	60	10			67	31	1	199		480	1,8	2,7
Teams 1-2-Platz-Praxen		31	61	7			64	35	2	200		242	1,8	2,6
Teams 3-4-Platz-Praxen		31	60	8			68	31	1	199		529	1,8	2,7
Teams 4+ Platz-Praxen	1	37	54	8			68	31	1	200		170	1,7	2,7
Teams m. Praxislabor		33	59	8			68	30	1	199		471	1,8	2,7
Teams o. Praxislabor		32	60	8			64	34	1	199		479	1,8	2,6
Vermutg Top-Teams		53	45	2			74	24	2	200		195	1,5	2,7
Vermutg gute Teams		29	63	7			65	34	1	199		590	1,8	2,6
Vermutg nicht gute Teams		19	62	17	1		64	33	3	199		154	2	2,6
Vermutg alle Z-Ärzte/tinnen		28	59	12			57	40	3	199		341	1,8	2,5
Vermutung alle PraxisMA		35	60	5			72	27		199		600	1,7	2,7
Ost-Team-Vermutung NBL		38	62				77	22	1	200		79	1,6	2,8
West-Team-Vermutung ABL		32	59	8			66	33	1	199		868	1,8	2,7
Team-Vermutung gesamt		32	59	8			67	32	1	199		950	1,8	2,7
Patienten gesamt	1	61	32	3	1	1	47	44	5	195	1	29344	1,5	2,4
Frauen	1	64	29	3	1	1	53	40	3	195	1	17619	1,4	2,5
Männer		58	35	4	1	1	40	50	7	196	1	11341	1,5	2,3
Jüngere Frauen -49J		65	30	3	1	1	54	41	3	198		11148	1,4	2,5
Ältere Frauen 50+J	1	65	28	2	1	1	51	39	3	191	2	6451	1,4	2,5
Jüngere Männer -49J		56	38	5	1		39	51	8	198		6232	1,5	2,3
Ältere Männer 50+J	1	62	32	3	1	1	41	48	6	195	1	5090	1,5	2,4
Patienten -29J		64	31	4		1	53	40	6	199		3764	1,4	2,5
Patienten 30 - 39 J		62	33	4	1		48	45	5	198		7585	1,4	2,4
Patienten 40 - 49 J		59	35	4	1	1	46	46	5	197		6051	1,5	2,4
Patienten 50 - 59 J	1	61	33	3	1	1	46	45	5	196	1	5297	1,5	2,4
Patienten 60 + J	1	66	27	2	1	1	47	41	4	190	2	6290	1,4	2,5
AOK-, BKK-, IKK-Patienten	1	62	31	3	1	1	49	41	5	194	1	11469	1,4	2,5
Ersatzkassen-Patienten		64	32	3		1	49	44	4	197		12260	1,4	2,5
Privat/Beihilfe-Patienten		59	34	4	1	1	42	49	7	197		6038	1,5	2,4
Zusatzversicherte für ZE		63	33	3	1		46	46	6	198		1875	1,4	2,4
Haupt-/Volksschule	1	61	31	3	1	1	51	40	4	193	2	8894	1,5	2,5
Mittlere Reife		63	32	3	1	1	49	44	4	197		10177	1,5	2,5
Abitur/Studium		61	32	4	1	1	43	48	7	197		9574	1,5	2,4
Berufstätige		61	33	4	1	1	46	46	5	197		16668	1,5	2,4
Nichtberufstätige		62	31	4	1	1	52	41	5	197	1	6248	1,5	2,5
Rente/Pension	1	65	28	2	1	1	48	41	4	191	2	5899	1,4	2,5
Patienten mit ZE i.w.S.	1	61	32	3	1	1	47	44	5	195	1	23889	1,5	2,4
Patienten o. ZE		61	32	4	1	1	51	42	5	197		5003	1,5	2,5
Mit Bonusheft	1	62	31	3	1	1	48	43	5	195	1	20490	1,4	2,4
Ohne Bonusheft		61	33	4	1	1	44	47	6	197		7805	1,5	2,4
In Praxis -5 J		64	30	3	1	1	49	43	5	196	1	11380	1,4	2,5
In Praxis 5+J	1	60	33	3	1	1	46	45	5	195	1	17492	1,5	2,4

Frage 3.3
Note für: Patientenfreundlichkeit, z.B. Empfang, Aufenthalt, Verabschiedung
a = unbekannt
b = sehr gut
c = gut
d = befriedigend
e = ausreichend
f = mangelhaft
g = sehr wichtig
h = wichtig
i = weniger wichtig

	a	b	c	d	e	f	g	h	i	Su.	k.A.	Pers	Note	Gew.
Note 1-Beurteiler		83	15	1			55	38	4	196		14844	1,2	2,5
Note 2-Beurteiler		44	50	5			40	52	6	197		12637	1,6	2,3
Note 3 - 5-Beurteiler		15	39	16	10	18	42	47	9	196	1	1272	2,8	2,3
1- & 2-Sterne-Beurteiler	1	37	49	9	2	1	39	50	8	196	1	2722	1,8	2,3
3-Sterne-Beurteiler		49	44	5	1	1	41	50	6	197		7395	1,6	2,4
4-Sterne-Beurteiler		68	28	2		1	49	44	5	197		12753	1,4	2,4
5-Sterne-Beurteiler	1	87	9			1	63	29	3	193	2	4084	1,1	2,6
Zähne sehr wichtig		65	30	3	1	1	50	42	4	196	1	23838	1,4	2,5
Zähne nicht sehr wichtig		54	40	4	1		36	53	8	196	1	5061	1,5	2,3
Pflege 3 x tägl. u. öfter	1	65	28	3	1	1	51	40	4	194	1	4086	1,4	2,5
Pflege 2 x tägl.		62	32	3	1	1	48	44	5	196	1	20605	1,5	2,4
Pflege 1 x / seltener		57	36	4	1	1	43	47	7	196	1	4205	1,5	2,4
Zahnstatus sehr gesund	1	64	30	3	1	1	51	40	5	196	1	5908	1,4	2,5
Zahnstatus teilw. gesund		61	33	3	1	1	47	45	5	196	1	15832	1,5	2,4
Zahnstatus nicht gesund	1	61	33	3	1	1	45	45	6	196	1	5581	1,5	2,4
Zahnstein-/Routine-Fälle		62	32	3	1	1	48	44	5	196	1	18734	1,5	2,4
Kronen-/Inlay-Fälle		62	32	3	1	1	46	46	5	196	1	6031	1,5	2,4
Kariesfälle/Füllungen		62	32	3	1	1	49	44	5	197	1	7844	1,5	2,4
Parodontose-Fälle		65	29	3	1	1	48	44	5	196	1	3984	1,4	2,4
ZE-Fälle	1	66	28	2	1	1	49	41	4	193	1	5425	1,4	2,5
In Einzelpraxen	1	64	30	3	1	1	48	43	5	196	1	14509	1,4	2,4
In Gruppenpraxen		59	34	4	1	1	46	45	5	195	1	14056	1,5	2,4
Bei Z-Ärzten		63	32	3	1	1	47	44	5	196	1	21179	1,5	2,4
Bei Z-Ärztinnen	1	63	30	3	1	1	50	42	4	195	1	5467	1,4	2,5
In 1-2-Platz-Praxen	1	65	29	3	1	1	50	41	5	196	1	7329	1,4	2,5
In 3-4-Platz-Praxen		62	32	3	1	1	47	44	5	195	1	16037	1,5	2,4
In 4+Platz-Praxen		60	33	4	1	1	46	46	5	196	1	5112	1,5	2,4
Infoquelle Z-Arzt		64	30	3	1	1	48	44	5	196	1	22101	1,4	2,4
Infoquelle Kasse		61	34	3	1	1	47	45	5	197	1	5465	1,5	2,4
Infoquelle Medien		60	34	4	1	1	46	46	5	197		13897	1,5	2,4
Z-Arzt m. Prophylaxe-Raum		63	32	3	1	1	47	44	5	196	1	17651	1,5	2,4
In Praxis m. Labor		61	32	3	1	1	48	44	5	195	1	12194	1,5	2,4
In Praxis o. Labor	1	62	31	3	1	1	47	44	5	195	1	17150	1,4	2,4
In Zentrumspraxis	1	62	31	3	1	1	47	44	5	195	1	14851	1,4	2,4
In Stadtrand-/Vorort-Praxis		63	32	3	1	1	47	44	5	196	1	11376	1,5	2,4
In Landpraxen		60	33	3	1	1	47	45	5	195	1	4909	1,5	2,4
Wohnort -20.000 Einw.		62	32	3	1	1	48	44	5	196	1	11975	1,5	2,4
20.000 - 500.000 Einw.		61	33	3	1	1	46	46	5	196	1	9830	1,5	2,4
500.000 + Einw.		63	31	4	1	1	46	45	5	196	1	4952	1,5	2,4
Patienten Norden		58	36	4	1	1	47	44	5	196	1	4250	1,5	2,4
Patienten Mitte	1	59	34	4	1	1	47	44	5	196	1	9077	1,5	2,4
Patienten Süden		63	31	3	1	1	46	45	5	195	1	13308	1,4	2,4
Patienten Osten/NBL	1	76	20	1		1	54	38	4	195	1	2551	1,3	2,5
Patienten Westen/ABL		61	33	4	1	1	47	44	5	196	1	26635	1,5	2,4
Patienten gesamt	1	61	32	3	1	1	47	44	5	195	1	29344	1,5	2,4

Frage 3.4
Note für: Technik und Austattung, z.B. Apparate

a = unbekannt
b = sehr gut
c = gut
d = befriedigend
e = ausreichend
f = mangelhaft
g = sehr wichtig
h = wichtig
i = weniger wichtig

Alle Angaben in %	a	b	c	d	e	f	g	h	i	Su.	k.A.	Pers	Note	Gew.
Z-Ärzte	1	25	63	11	1		12	67	19	199		260	1,9	1,9
Z-Ärztinnen		17	68	15	1		12	59	27	199		81	2	1,8
Teams Einzelpraxen	1	23	60	15	1		13	70	17	200		462	1,9	2
Teams Gruppenpraxen	1	23	54	19	2		16	64	19	198		480	2	2
Teams 1-2-Platz-Praxen	1	19	58	19	2		12	69	20	200		242	2	1,9
Teams 3-4-Platz-Praxen	1	22	58	17	2		15	67	16	198		529	2	2
Teams 4+ Platz-Praxen		31	54	15	1		20	58	21	200		170	1,9	2
Teams m. Praxislabor	1	25	55	17	1		17	65	18	199		471	1,9	2
Teams o. Praxislabor	1	20	59	17	2		13	70	17	199		479	2	2
Vermutg Top-Teams	1	26	56	15	2		16	69	14	199		195	1,9	2
Vermutg gute Teams	1	22	58	17	1		15	67	18	199		590	2	2
Vermutg nicht gute Teams	1	21	53	21	4	1	13	65	20	199		154	2,1	1,9
Vermutg alle Z-Ärzte/tinnen	1	23	64	12	1		12	65	21	199		341	1,9	1,9
Vermutung alle PraxisMA	1	23	53	20	2		16	68	16	199		600	2	2
Ost-Team-Vermutung NBL		28	68	4			15	66	19	200		79	1,8	2
West-Team-Vermutung ABL	1	22	56	18	2		15	66	18	198		868	2	2
Team-Vermutung gesamt	1	23	57	17	2		15	66	18	199		950	2	2
Patienten gesamt	11	44	38	4	1	1	55	35	3	192	2	29344	1,6	2,6
Frauen	11	47	36	3	1	1	55	34	3	191	2	17619	1,6	2,6
Männer	10	40	41	6	1		55	36	4	193	1	11341	1,6	2,5
Jüngere Frauen -49J	12	42	39	4	1		53	39	4	194	1	11148	1,6	2,5
Ältere Frauen 50+J	9	54	30	2	1	1	61	27	1	186	4	6451	1,5	2,7
Jüngere Männer -49J	12	33	45	7	1		51	41	5	195	1	6232	1,7	2,5
Ältere Männer 50+J	7	49	37	4	1	1	60	31	2	192	2	5090	1,6	2,6
Patienten -29J	16	36	39	6	1		48	44	5	195	1	3764	1,7	2,4
Patienten 30 - 39 J	12	38	43	5	1		51	41	4	195	1	7585	1,6	2,5
Patienten 40 - 49 J	10	42	41	5	1		56	36	3	194	1	6051	1,6	2,6
Patienten 50 - 59 J	8	49	36	4	1	1	62	30	2	193	2	5297	1,6	2,6
Patienten 60 + J	8	54	30	2	1	1	59	27	2	184	4	6290	1,5	2,6
AOK-, BKK-, IKK-Patienten	10	45	37	4	1	1	56	33	3	190	2	11469	1,6	2,6
Ersatzkassen-Patienten	11	43	39	4	1	1	55	36	3	193	1	12260	1,6	2,6
Privat/Beihilfe-Patienten	11	45	37	5	1	1	55	36	3	194	1	6038	1,6	2,6
Zusatzversicherte für ZE	11	47	37	4			59	33	3	194	1	1875	1,5	2,6
Haupt-/Volksschule	7	47	37	4	1	1	60	30	2	189	3	8894	1,6	2,6
Mittlere Reife	11	44	39	4	1	1	55	36	3	194	1	10177	1,6	2,6
Abitur/Studium	14	41	38	5	1		50	39	5	193	1	9574	1,6	2,5
Berufstätige	11	41	41	5	1		54	38	3	194	1	16668	1,6	2,5
Nichtberufstätige	12	44	37	4	1	1	54	36	4	193	1	6248	1,6	2,5
Rente/Pension	8	54	31	2	1	1	59	27	2	185	4	5899	1,5	2,6
Patienten mit ZE i.w.S.	10	45	38	4	1	1	56	34	3	192	2	23889	1,6	2,6
Patienten o. ZE	15	38	40	5	1	1	51	39	4	194	1	5003	1,7	2,5
Mit Bonusheft	10	44	39	4	1	1	55	35	3	192	2	20490	1,6	2,6
Ohne Bonusheft	12	44	36	5	1		55	36	4	193	1	7805	1,6	2,5
In Praxis -5 J	12	44	37	4	1	1	53	37	4	193	1	11380	1,6	2,5
In Praxis 5+J	10	44	39	4	1	1	56	34	3	192	2	17492	1,6	2,6

Frage 3 4
Note für: Technik und Austattung, z.B. Apparate

a = unbekannt
b = sehr gut
c = gut
d = befriedigend
e = ausreichend
f = mangelhaft
g = sehr wichtig
h = wichtig
i = weniger wichtig

	a	b	c	d	e	f	g	h	i	Su.	k.A.	Pers	Note	Gew.
Note 1-Beurteiler	10	62	25	1			60	31	3	192	1	14844	1,3	2,6
Note 2-Beurteiler	11	27	54	7			52	40	3	194	1	12637	1,8	2,5
Note 3 - 5-Beurteiler	10	9	34	19	12	14	52	38	4	192	1	1272	2,9	2,5
1- & 2-Sterne-Beurteiler	15	21	48	11	2		48	40	5	190	2	2722	1,9	2,5
3-Sterne-Beurteiler	12	29	49	7	1		51	41	3	193	1	7395	1,8	2,5
4-Sterne-Beurteiler	10	48	37	2	1	1	57	35	3	194	1	12753	1,5	2,6
5-Sterne-Beurteiler	7	74	15	1		1	67	23	2	190	3	4084	1,2	2,7
Zähne sehr wichtig	10	47	37	4	1	1	58	32	2	192	2	23838	1,6	2,6
Zähne nicht sehr wichtig	13	33	45	7	1		39	47	6	191	2	5061	1,7	2,4
Pflege 3 x tägl. u. öfter	9	51	33	3	1	1	61	30	2	191	2	4086	1,5	2,6
Pflege 2 x tägl.	11	44	38	4	1	1	55	35	3	192	2	20605	1,6	2,6
Pflege 1 x / seltener	11	39	41	5	1		52	39	4	192	2	4205	1,6	2,5
Zahnstatus sehr gesund	10	49	35	4	1	1	57	33	3	193	1	5908	1,6	2,6
Zahnstatus teilw. gesund	10	43	40	4	1	1	55	36	3	193	1	15832	1,6	2,6
Zahnstatus nicht gesund	12	41	39	5	1	1	54	36	3	192	2	5581	1,6	2,5
Zahnstein-/Routine-Fälle	11	44	38	4	1	1	55	35	3	192	2	18734	1,6	2,6
Kronen /Inlay Fälle	9	46	38	4	1		57	35	3	193	2	6031	1,6	2,6
Kariesfälle/Füllungen	11	43	38	5	1		56	36	3	193	1	7844	1,6	2,6
Parodontose-Fälle	9	49	35	4	1	1	58	33	2	192	2	3984	1,6	2,6
ZE-Fälle	8	50	35	3	1	1	58	31	2	189	3	5425	1,5	2,6
In Einzelpraxen	11	44	38	4	1	1	54	35	3	191	2	14509	1,6	2,6
In Gruppenpraxen	10	44	38	4	1	1	56	35	3	192	2	14056	1,6	2,6
Bei Z-Ärzten	11	45	37	4	1	1	56	34	3	192	2	21179	1,6	2,6
Bei Z-Ärztinnen	11	42	39	4	1	1	53	37	3	191	2	5467	1,6	2,5
In 1-2-Platz-Praxen	11	43	39	4	1	1	53	35	4	191	2	7329	1,6	2,5
In 3-4-Platz-Praxen	10	44	38	4	1	1	56	35	3	192	2	16037	1,6	2,6
In 4+Platz-Praxen	11	45	37	4	1	1	57	34	3	193	2	5112	1,6	2,6
Infoquelle Z-Arzt	10	47	36	4	1	1	55	35	3	192	2	22101	1,6	2,6
Infoquelle Kasse	9	41	42	5	1	1	58	35	3	195	1	5465	1,7	2,6
Infoquelle Medien	11	40	41	5	1		57	36	3	194	1	13897	1,6	2,6
Z-Arzt m. Prophylaxe-Raum	10	47	36	4	1	1	56	34	3	192	2	17651	1,6	2,6
In Praxis m. Labor	10	46	37	4	1	1	55	34	3	191	2	12194	1,6	2,6
In Praxis o. Labor	11	43	38	4	1	1	56	35	3	192	2	17150	1,6	2,6
In Zentrumspraxis	11	45	36	4	1	1	55	35	3	191	2	14851	1,6	2,6
In Stadtrand-/Vorort-Praxis	10	44	39	4	1	1	55	35	3	192	2	11376	1,6	2,6
In Landpraxen	11	41	40	5	1		53	38	3	192	2	4909	1,6	2,5
Wohnort -20.000 Einw.	10	43	39	4	1	1	55	36	3	192	2	11975	1,6	2,6
20.000 - 500.000 Einw.	10	45	38	4	1	1	56	35	3	193	1	9830	1,6	2,6
500.000 + Einw.	12	44	36	5	1	1	54	35	4	192	1	4952	1,6	2,5
Patienten Norden	11	41	40	5	1	1	57	33	3	192	2	4250	1,6	2,6
Patienten Mitte	11	41	40	5	1	1	55	35	3	192	2	9077	1,6	2,6
Patienten Süden	11	45	37	4	1	1	54	36	3	192	2	13308	1,6	2,5
Patienten Osten/NBL	10	56	30	1			60	30	3	190	3	2551	1,4	2,6
Patienten Westen/ABL	11	43	39	5	1	1	54	35	3	192	2	26635	1,6	2,6
Patienten gesamt	11	44	38	4	1	1	55	35	3	192	2	29344	1,6	2,6

Frage 3.5
Note für: Hygiene, z.B. Mundschutz, Schutzhandschuhe, Sauberkeit
a = unbekannt
b = sehr gut
c = gut
d = befriedigend
e = ausreichend
f = mangelhaft
g = sehr wichtig
h = wichtig
i = weniger wichtig

Alle Angaben in %	a	b	c	d	e	f	g	h	i	Su.	k.A.	Pers	Note	Gew.
Z-Ärzte		28	57	13	1		57	39	4	199		260	1,9	2,5
Z-Ärztinnen	1	37	52	11			48	49	2	200		81	1,7	2,5
Teams Einzelpraxen	1	37	51	10	1		62	35	3	200		462	1,7	2,6
Teams Gruppenpraxen		29	56	13	2	1	65	31	2	199		480	1,9	2,6
Teams 1-2-Platz-Praxen	2	36	52	10			59	36	5	200		242	1,7	2,5
Teams 3-4-Platz-Praxen		31	55	11	2		67	31	2	199		529	1,8	2,7
Teams 4+ Platz-Praxen	1	36	51	12			63	34	2	199		170	1,8	2,6
Teams m. Praxislabor		34	53	12	1		64	33	2	199		471	1,8	2,6
Teams o. Praxislabor	1	32	54	10	2		64	33	3	199		479	1,8	2,6
Vermutg Top-Teams		47	45	8	1		63	34	2	200		195	1,6	2,6
Vermutg gute Teams	1	31	57	10	1		64	32	3	199		590	1,8	2,6
Vermutg nicht gute Teams	1	25	51	19	3	1	61	36	2	199		154	2	2,6
Vermutg alle Z-Ärzte/tinnen	1	30	55	13	1		54	41	4	199		341	1,8	2,5
Vermutung alle PraxisMA	1	35	52	10	2	1	68	28	2	199		600	1,8	2,7
Ost-Team-Vermutung NBL	3	32	61	3		1	57	38	5	200		79	1,7	2,5
West-Team-Vermutung ABL	1	33	52	12	1		65	33	2	199		868	1,8	2,6
Team-Vermutung gesamt	1	33	53	11	1		65	33	2	199		950	1,8	2,6
Patienten gesamt	1	68	25	3	1	1	75	20	1	195	1	29344	1,4	2,8
Frauen	1	71	23	2	1	1	78	17	1	195	1	17619	1,3	2,8
Männer	1	65	29	3	1	1	70	24	2	196	1	11341	1,4	2,7
Jüngere Frauen -49J	1	69	25	3	1	1	79	18	1	198		11148	1,4	2,8
Ältere Frauen 50+J	1	75	19	1		2	78	14	1	191	2	6451	1,3	2,8
Jüngere Männer -49J	1	61	33	4	1		70	26	2	198		6232	1,4	2,7
Ältere Männer 50+J	1	71	24	2	1		71	22	1	194	1	5090	1,4	2,7
Patienten -29J	1	66	27	4	1		78	19	2	199		3764	1,4	2,8
Patienten 30 - 39 J	1	66	29	3	1	1	74	22	1	198		7585	1,4	2,8
Patienten 40 - 49 J	1	67	27	3	1	1	75	21	1	197		6051	1,4	2,8
Patienten 50 - 59 J	1	71	24	2	1	1	77	18	1	196	1	5297	1,4	2,8
Patienten 60 + J	1	75	19	1		1	74	18	1	190	2	6290	1,3	2,8
AOK-, BKK-, IKK-Patienten	1	69	25	3	1	1	75	18	1	194	1	11469	1,4	2,8
Ersatzkassen-Patienten	1	69	25	3	1	1	77	19	1	197	1	12260	1,4	2,8
Privat/Beihilfe-Patienten	1	69	26	3	1	1	72	23	1	197	1	6038	1,4	2,7
Zusatzversicherte für ZE	1	72	24	2	1	1	75	21	1	198		1875	1,4	2,8
Haupt-/Volksschule	1	70	23	2		1	79	16	1	193	1	8894	1,3	2,8
Mittlere Reife		69	26	3	1	1	79	17	1	197		10177	1,4	2,8
Abitur/Studium	1	67	27	3	1	1	69	26	2	197		9574	1,4	2,7
Berufstätige	1	67	27	3	1	1	75	21	1	197		16668	1,4	2,8
Nichtberufstätige	1	69	25	3	1	1	78	18	1	197		6248	1,4	2,8
Rente/Pension	1	75	19	1		1	75	17	1	190	2	5899	1,3	2,8
Patienten mit ZE i.w.S.	1	69	25	2	1	1	75	20	1	195	1	23889	1,4	2,8
Patienten o. ZE	1	67	27	3	1	1	77	19	1	197		5003	1,4	2,8
Mit Bonusheft	1	68	25	3	1	1	76	19	1	195	1	20490	1,4	2,8
Ohne Bonusheft	1	70	25	3	1	1	72	23	1	197		7805	1,4	2,7
In Praxis -5 J	1	70	25	3	1	1	74	20	1	196	1	11380	1,4	2,8
In Praxis 5+J	1	68	26	3	1	1	75	19	1	195	1	17492	1,4	2,8

Frage 3.5
Note für: Hygiene, z.B. Mundschutz, Schutzhandschuhe, Sauberkeit
a = unbekannt
b = sehr gut
c = gut
d = befriedigend
e = ausreichend
f = mangelhaft
g = sehr wichtig
h = wichtig
i = weniger wichtig

	a	b	c	d	e	f	g	h	i	Su.	k.A.	Pers	Note	Gew.
Note 1-Beurteiler	1	85	12	1			79	17	1	196		14844	1,1	2,8
Note 2-Beurteiler	1	54	40	4	1		73	23	1	197		12637	1,5	2,7
Note 3 - 5-Beurteiler	1	23	36	11	9	21	70	22	3	196		1272	2,7	2,7
1- & 2-Sterne-Beurteiler	1	46	41	7	2	1	73	23	1	195	1	2722	1,7	2,7
3-Sterne-Beurteiler	1	57	36	4	1	1	72	24	1	197		7395	1,5	2,7
4-Sterne-Beurteiler	1	75	21	1		1	78	19	1	197		12753	1,3	2,8
5-Sterne-Beurteiler	1	89	6	1		1	82	12	1	193	1	4084	1,1	2,9
Zähne sehr wichtig	1	71	23	2	1	1	79	17	1	196	1	23838	1,3	2,8
Zähne nicht sehr wichtig	1	59	33	4	1	1	60	34	3	196	1	5061	1,5	2,6
Pflege 3 x tägl. u. öfter	1	73	21	2		1	80	15	1	194	1	4086	1,3	2,8
Pflege 2 x tägl.	1	69	25	3	1	1	75	20	1	196	1	20605	1,4	2,8
Pflege 1 x / seltener	1	65	29	3	1	1	69	25	2	196	1	4205	1,4	2,7
Zahnstatus sehr gesund	1	72	23	2	1	1	79	16	1	196	1	5908	1,3	2,8
Zahnstatus teilw. gesund	1	68	26	3	1	1	75	20	1	196	1	15832	1,4	2,8
Zahnstatus nicht gesund	1	68	26	3	1	1	72	23	1	196	1	5581	1,4	2,7
Zahnstein-/Routine-Fälle	1	69	25	3	1	1	70	19	1	196	1	18734	1,4	2,8
Kronen-/Inlay-Fälle	1	68	26	3	1	1	74	21	1	196	1	6031	1,4	2,8
Kariesfälle/Füllungen	1	68	26	3	1	1	74	21	1	196	1	7844	1,4	2,8
Parodontose-Fälle	1	72	23	2		1	77	18	1	195	1	3984	1,3	2,8
ZE-Fälle	1	72	22	2	1	1	73	20	1	193	1	5425	1,3	2,8
In Einzelpraxen	1	68	25	3	1	1	75	20	1	195	1	14509	1,4	2,8
In Gruppenpraxen	1	69	25	2	1	1	76	20	1	196	1	14056	1,4	2,8
Bei Z-Ärzten	1	69	25	3	1	1	75	19	1	195	1	21179	1,4	2,8
Bei Z-Ärztinnen	1	71	23	2	1	1	75	20	1	195	1	5467	1,3	2,8
In 1-2-Platz-Praxen	1	69	24	3	1	1	75	20	1	195	1	7329	1,4	2,8
In 3-4-Platz-Praxen	1	69	25	3	1	1	75	19	1	195	1	16037	1,4	2,8
In 4+Platz-Praxen	1	70	25	2		1	77	19	1	196	1	5112	1,3	2,8
Infoquelle Z-Arzt	1	72	23	2	1	1	75	20	1	196	1	22101	1,3	2,8
Infoquelle Kasse	1	67	27	3		1	78	19	1	197	1	5465	1,4	2,8
Infoquelle Medien	1	66	28	3	1	1	76	20	1	197		13897	1,4	2,8
Z-Arzt m. Prophylaxe-Raum	1	70	24	2	1	1	77	19	1	196	1	17651	1,4	2,8
In Praxis m. Labor	1	67	26	3	1	1	75	20	1	195	1	12194	1,4	2,8
In Praxis o. Labor	1	70	24	2	1	1	75	20	1	195	1	17150	1,4	2,8
In Zentrumspraxis	1	68	25	3	1	1	74	21	1	195	1	14851	1,4	2,8
In Stadtrand-/Vorort-Praxis	1	70	25	2	1	1	75	20	1	196	1	11376	1,4	2,8
In Landpraxen	1	64	29	4	1	1	75	20	1	196	1	4909	1,4	2,8
Wohnort -20.000 Einw.	1	68	26	3	1	1	75	20	1	196	1	11975	1,4	2,8
20.000 - 500.000 Einw.	1	68	26	3	1	1	75	20	1	196	1	9830	1,4	2,8
500.000 + Einw.	1	70	24	2	1	1	75	21	1	196	1	4952	1,4	2,8
Patienten Norden	1	66	28	3	1	1	74	21	1	196	1	4250	1,4	2,8
Patienten Mitte	1	69	26	2	1	1	76	19	1	196	1	9077	1,4	2,8
Patienten Süden	1	69	24	3	1	1	75	20	1	195	1	13308	1,4	2,8
Patienten Osten/NBL	1	73	22	2		1	76	19	1	195	1	2551	1,3	2,8
Patienten Westen/ABL	1	68	25	3	1	1	75	20	1	195	1	26635	1,4	2,8
Patienten gesamt	1	68	25	3	1	1	75	20	1	195	1	29344	1,4	2,8

Frage 3.6
Note für: Untersuchungen, z.B. Ursachen-Erkennung bei Schmerzen oder Druckstellen, Besprechung der Untersuchungsergebnisse

a = unbekannt
b = sehr gut
c = gut
d = befriedigend
e = ausreichend
f = mangelhaft
g = sehr wichtig
h = wichtig
i = weniger wichtig

Alle Angaben in %	a	b	c	d	e	f	g	h	i	Su.	k.A.	Pers	Note	Gew.
Z-Ärzte	1	34	60	5			67	31	1	199		260	1,7	2,7
Z-Ärztinnen		41	58	1			73	26	1	200		81	1,6	2,7
Teams Einzelpraxen	1	38	53	7	1		76	23		199		462	1,7	2,8
Teams Gruppenpraxen	1	32	59	8			76	22	1	199		480	1,8	2,8
Teams 1-2-Platz-Praxen		33	60	7			77	23		200		242	1,7	2,8
Teams 3-4-Platz-Praxen	1	35	55	8	1		75	22	1	198		529	1,7	2,8
Teams 4+ Platz-Praxen	2	36	57	5	1		73	25	1	200		170	1,7	2,7
Teams m. Praxislabor	1	36	55	7	1		74	24	1	199		471	1,7	2,7
Teams o. Praxislabor	1	34	57	7	1		75	22	1	198		479	1,7	2,8
Vermutg Top-Teams	1	49	46	3	1		80	19		199		195	1,6	2,8
Vermutg gute Teams	1	33	57	8	1		74	24	1	199		590	1,8	2,7
Vermutg nicht gute Teams	1	24	64	9	2		78	20	1	199		154	1,9	2,8
Vermutg alle Z-Ärzte/tinnen	1	36	60	4			67	30	1	199		341	1,7	2,7
Vermutung alle PraxisMA	1	34	54	9	1		81	19		199		600	1,8	2,8
Ost-Team-Vermutung NBL		47	52	1			69	30		199		79	1,5	2,7
West-Team-Vermutung ABL	1	34	57	8	1		75	22	1	199		868	1,8	2,8
Team-Vermutung gesamt	1	35	56	7	1		75	23	1	199		950	1,7	2,7
Patienten gesamt	3	53	37	5	1	1	77	17		194	1	29344	1,6	2,8
Frauen	3	55	35	4	1	1	80	15		194	2	17619	1,5	2,8
Männer	2	49	40	6	1	1	74	21	1	195	1	11341	1,6	2,8
Jüngere Frauen -49J	3	53	37	5	1	1	82	15		197		11148	1,6	2,8
Ältere Frauen 50+J	3	59	31	2	1	1	77	14		188	3	6451	1,4	2,8
Jüngere Männer -49J	2	47	42	7	1		76	21	1	197		6232	1,6	2,8
Ältere Männer 50+J	2	55	37	4	1	1	74	20		194	1	5090	1,5	2,8
Patienten -29J	5	45	40	8	1	1	77	20	1	198		3764	1,7	2,8
Patienten 30 - 39 J	3	51	39	6	1		81	16		197		7585	1,6	2,8
Patienten 40 - 49 J	2	53	39	5	1	1	79	17		197	1	6051	1,6	2,8
Patienten 50 - 59 J	2	55	36	4	1	1	79	16		194	1	5297	1,5	2,8
Patienten 60 + J	2	58	32	2	1	1	74	17		187	4	6290	1,5	2,8
AOK-, BKK-, IKK-Patienten	3	52	37	5	1	1	76	18		193	2	11469	1,6	2,8
Ersatzkassen-Patienten	3	53	37	5	1	1	79	16		195	1	12260	1,6	2,8
Privat/Beihilfe-Patienten	2	55	36	5	1	1	80	16		196	1	6038	1,5	2,8
Zusatzversicherte für ZE	2	55	37	4	1		84	13		196	1	1875	1,5	2,9
Haupt-/Volksschule	2	53	37	4	1	1	75	18		191	2	8894	1,5	2,8
Mittlere Reife	2	53	37	5	1	1	80	17		196	1	10177	1,6	2,8
Abitur/Studium	3	53	37	6	1	1	79	16		196	1	9574	1,6	2,8
Berufstätige	2	52	39	5	1	1	79	17		196	1	16668	1,6	2,8
Nichtberufstätige	3	52	37	5	1	1	80	17		196	1	6248	1,6	2,8
Rente/Pension	2	58	32	2	1	1	75	17		188	3	5899	1,5	2,8
Patienten mit ZE i.w.S.	2	54	36	4	1	1	80	16		194	1	23889	1,5	2,8
Patienten o. ZE	5	47	40	6	1	1	75	20	1	196	1	5003	1,6	2,8
Mit Bonusheft	3	53	37	5	1	1	77	17		194	1	20490	1,6	2,8
Ohne Bonusheft	2	54	37	5	1	1	79	17		196	1	7805	1,6	2,8
In Praxis -5 J	3	54	35	5	1	1	79	17		195	1	11380	1,5	2,8
In Praxis 5+J	2	52	38	5	1	1	78	17		194	1	17492	1,6	2,8

Frage 3.6
Note für: Untersuchungen, z.B. Ursachen-Erkennung bei Schmerzen oder Druckstellen, Besprechung der Untersuchungsergebnisse
a = unbekannt
b = sehr gut
c = gut
d = befriedigend
e = ausreichend
f = mangelhaft
g = sehr wichtig
h = wichtig
i = weniger wichtig

	a	b	c	d	e	f	g	h	i	Su.	k.A.	Pers	Note	Gew.
Note 1-Beurteiler	2	76	20	1			83	13		195	1	14844	1,2	2,9
Note 2-Beurteiler	3	31	58	7			75	22		196	1	12637	1,8	2,8
Note 3 - 5-Beurteiler	3	6	31	28	14	17	75	20	1	195	1	1272	3,1	2,8
1- & 2-Sterne-Beurteiler	4	22	52	17	3	1	71	23		193	2	2722	2	2,8
3-Sterne-Beurteiler	3	36	51	8	1	1	73	22	1	196	1	7395	1,8	2,8
4-Sterne-Beurteiler	2	60	34	2		1	81	16		196	1	12753	1,4	2,8
5-Sterne-Beurteiler	2	86	10			1	85	8		192	2	4084	1,1	2,9
Zähne sehr wichtig	2	56	35	4	1	1	81	15		195	1	23838	1,5	2,8
Zähne nicht sehr wichtig	3	41	46	8	1		65	29	1	194	1	5061	1,7	2,7
Pflege 3 x tägl. u. öfter	2	59	32	3	1	1	83	12		193	2	4086	1,5	2,9
Pflege 2 x tägl.	3	53	37	5	1	1	78	17		195	1	20605	1,6	2,8
Pflege 1 x / seltener	2	49	40	6	1	1	73	22	1	195	1	4205	1,6	2,8
Zahnstatus sehr gesund	4	57	33	4		1	80	16		195	1	5908	1,5	2,8
Zahnstatus teilw. gesund	2	52	39	5	1	1	78	17		195	1	15832	1,6	2,8
Zahnstatus nicht gesund	2	51	38	6	1	1	79	17		195	1	5581	1,6	2,8
Zahnstein-/Routine-Fälle	3	53	37	5	1	1	78	17		195	1	18734	1,6	2,8
Kronen-/Inlay-Fälle	2	53	37	5	1	1	80	16		195	1	6031	1,6	2,8
Kariesfälle/Füllungen	3	51	38	5	1	1	78	18		195	1	7844	1,6	2,8
Parodontose-Fälle	2	58	34	4	1	1	81	14		195	1	3984	1,5	2,9
ZE-Fälle	2	58	33	4	1	1	76	17		192	2	5425	1,5	2,8
In Einzelpraxen	3	53	36	5	1	1	78	17		194	2	14509	1,6	2,8
In Gruppenpraxen	2	53	37	5	1	1	79	16		194	1	14056	1,6	2,8
Bei Z-Ärzten	3	52	37	5	1	1	78	17		194	1	21179	1,6	2,8
Bei Z-Ärztinnen	3	55	36	4	1	1	76	18		194	1	5467	1,5	2,8
In 1-2-Platz-Praxen	3	55	35	4	1	1	77	18		194	1	7329	1,5	2,8
In 3-4-Platz-Praxen	2	53	37	5	1	1	78	17		194	2	16037	1,6	2,8
In 4+Platz-Praxen	2	52	38	6	1	1	78	17		195	1	5112	1,6	2,8
Infoquelle Z-Arzt	2	57	34	4	1	1	80	16		195	1	22101	1,5	2,8
Infoquelle Kasse	2	49	41	5	1	1	79	18		196	1	5465	1,6	2,8
Infoquelle Medien	2	50	40	6	1	1	79	17		196	1	13897	1,6	2,8
Z-Arzt m. Prophylaxe-Raum	3	52	37	5	1	1	78	17		194	1	17651	1,6	2,8
In Praxis m. Labor	2	52	37	5	1	1	79	17		194	1	12194	1,6	2,8
In Praxis o. Labor	3	53	37	5	1	1	77	17		194	1	17150	1,6	2,8
In Zentrumspraxis	2	53	36	5	1	1	79	17		194	2	14851	1,6	2,8
In Stadtrand-/Vorort-Praxis	2	53	38	4	1	1	77	18		194	1	11376	1,5	2,8
In Landpraxen	3	48	40	6	1	1	75	20		194	2	4909	1,6	2,8
Wohnort -20.000 Einw.	3	52	38	5	1	1	76	19		195	1	11975	1,6	2,8
20.000 - 500.000 Einw.	2	54	37	4	1	1	79	17		195	1	9830	1,5	2,8
500.000 + Einw.	3	55	35	5	1	1	80	15		195	1	4952	1,5	2,8
Patienten Norden	2	51	39	5	1	1	78	17		194	1	4250	1,6	2,8
Patienten Mitte	2	51	39	5	1	1	80	16		195	1	9077	1,6	2,8
Patienten Süden	3	52	36	5	1	1	78	17		193	2	13308	1,6	2,8
Patienten Osten/NBL	2	64	30	2		1	76	19		194	2	2551	1,4	2,8
Patienten Westen/ABL	3	52	38	5	1	1	77	17		194	1	26635	1,6	2,8
Patienten gesamt	3	53	37	5	1	1	77	17		194	1	29344	1,6	2,8

Frage 3.7
Note für: Beratungs-Qualität, z.B. Ablauf erklären, künftig Notwendiges, Zahnersatz erklären,
Heilungschancen
a = unbekannt
b = sehr gut
c = gut
d = befriedigend
e = ausreichend
f = mangelhaft
g = sehr wichtig
h = wichtig
i = weniger wichtig

Alle Angaben in %	a	b	c	d	e	f	g	h	i	Su.	k.A.	Pers	Note	Gew.
Z-Ärzte		35	52	12			61	39		199		260	1,8	2,6
Z-Ärztinnen		47	46	7			63	37		200		81	1,6	2,6
Teams Einzelpraxen		38	46	14	2		71	28	1	200		462	1,8	2,7
Teams Gruppenpraxen	1	36	46	16	1		69	29		198		480	1,8	2,7
Teams 1-2-Platz-Praxen		38	47	13	2		65	33	2	200		242	1,8	2,6
Teams 3-4-Platz-Praxen		35	46	17	1		71	28		198		529	1,8	2,7
Teams 4+ Platz-Praxen	1	41	46	11	1	1	71	26	1	199		170	1,8	2,7
Teams m. Praxislabor		38	46	14	2		70	28	1	199		471	1,8	2,7
Teams o. Praxislabor	1	35	46	16	1		70	29		198	1	479	1,8	2,7
Vermutg Top-Teams	1	49	39	9	2		68	30		198	1	195	1,6	2,7
Vermutg gute Teams		37	46	15	1		72	27	1	199		590	1,8	2,7
Vermutg nicht gute Teams	1	20	53	22	3	1	65	33	1	199		154	2,1	2,6
Vermutg alle Z-Ärzte/tinnen		38	50	11			62	38		199		341	1,7	2,6
Vermutung alle PraxisMA		36	43	17	2	1	76	23	1	199		600	1,9	2,8
Ost-Team-Vermutung NBL		51	47	3			66	30	3	200		79	1,5	2,6
West-Team-Vermutung ABL		35	46	16	2		70	29		198		868	1,8	2,7
Team-Vermutung gesamt		37	46	15	2		69	29	1	199		950	1,8	2,7
Patienten gesamt	2	53	35	7	1	1	73	21	1	194	1	29344	1,6	2,8
Frauen	2	55	34	6	1	1	76	18	1	194	2	17619	1,5	2,8
Männer	2	51	37	8	1	1	69	25	1	195	1	11341	1,6	2,7
Jüngere Frauen -49J	2	53	36	7	1	1	77	19	1	197		11148	1,6	2,8
Ältere Frauen 50+J	3	58	30	3	1	1	75	17		188	3	6451	1,5	2,8
Jüngere Männer -49J	2	48	38	10	1		71	26	1	197		6232	1,6	2,7
Ältere Männer 50+J	1	55	36	5	1	1	68	25	1	193	1	5090	1,5	2,7
Patienten -29J	4	46	37	10	2	1	71	26	1	198		3764	1,7	2,7
Patienten 30 - 39 J	2	51	37	8	1	1	76	20	1	197		7585	1,6	2,8
Patienten 40 - 49 J	1	54	36	6	1	1	77	20	1	197	1	6051	1,6	2,8
Patienten 50 - 59 J	2	56	34	5	1	1	75	20	1	195	1	5297	1,5	2,8
Patienten 60 + J	2	57	32	3	1	1	70	20	1	187	4	6290	1,5	2,8
AOK-, BKK-, IKK-Patienten	2	52	35	7	1	1	72	22	1	193	2	11469	1,6	2,7
Ersatzkassen-Patienten	2	53	35	6	1	1	77	20	1	196	1	12260	1,6	2,8
Privat/Beihilfe-Patienten	1	56	34	6	1	1	75	21	1	196	1	6038	1,5	2,8
Zusatzversicherte für ZE	1	56	35	5	1		80	19		197	1	1875	1,5	2,8
Haupt-/Volksschule	2	53	35	5	1	1	71	22	1	191	3	8894	1,5	2,7
Mittlere Reife	2	54	35	7	1	1	75	20	1	196	1	10177	1,6	2,8
Abitur/Studium	2	53	35	8	1	1	76	20	1	197		9574	1,6	2,8
Berufstätige	2	52	36	7	1	1	76	21	1	197	1	16668	1,6	2,8
Nichtberufstätige	2	53	35	7	2	1	74	21	1	196	1	6248	1,6	2,8
Rente/Pension	2	56	32	4	1	1	69	21	1	187	4	5899	1,5	2,7
Patienten mit ZE i.w.S.	1	55	34	6	1	1	75	20	1	194	1	23889	1,5	2,8
Patienten o. ZE	5	46	37	9	1	1	70	25	1	195	1	5003	1,7	2,7
Mit Bonusheft	2	53	35	6	1	1	74	21	1	194	1	20490	1,6	2,8
Ohne Bonusheft	2	54	35	7	1	1	74	21	1	196	1	7805	1,6	2,8
In Praxis -5 J	2	55	34	6	1	1	75	20	1	195	1	11380	1,5	2,8
In Praxis 5+J	2	52	36	7	1	1	72	22	1	194	1	17492	1,6	2,7

Frage 3.7
Note für: Beratungs-Qualität, z.B. Ablauf erklären, künftig Notwendiges, Zahnersatz erklären, Heilungschancen

a = unbekannt
b = sehr gut
c = gut
d = befriedigend
e = ausreichend
f = mangelhaft
g = sehr wichtig
h = wichtig
i = weniger wichtig

	a	b	c	d	e	f	g	h	i	Su.	k.A.	Pers	Note	Gew.
Note 1-Beurteiler	2	75	21	1			78	17	1	195	1	14844	1,2	2,8
Note 2-Beurteiler	2	33	53	10	1		71	25	1	196	1	12637	1,8	2,7
Note 3 - 5-Beurteiler	2	7	28	28	16	18	71	24	1	195	1	1272	3,1	2,7
1- & 2-Sterne-Beurteiler	3	24	47	19	4	1	68	26	1	193	2	2722	2,1	2,7
3-Sterne-Beurteiler	2	37	48	11	1	1	70	25	1	196	1	7395	1,8	2,7
4-Sterne-Beurteiler	2	59	33	3	1	1	75	21	1	196	1	12753	1,5	2,8
5-Sterne-Beurteiler	1	84	11	1		1	82	12		192	2	4084	1,2	2,9
Zähne sehr wichtig	2	55	34	6	1	1	76	19	1	195	1	23838	1,5	2,8
Zähne nicht sehr wichtig	2	42	42	11	2	1	61	32	2	195	1	5061	1,8	2,6
Pflege 3 x tägl. u. öfter	2	57	32	5	1	1	80	16		194	2	4086	1,5	2,8
Pflege 2 x tägl.	2	54	35	6	1	1	74	21	1	195	1	20605	1,6	2,8
Pflege 1 x / seltener	2	49	38	8	1	1	69	26	1	195	1	4205	1,6	2,7
Zahnstatus sehr gesund	3	58	31	5	1	1	74	21	1	195	1	5908	1,5	2,8
Zahnstatus teilw. gesund	2	52	36	7	1	1	74	21	1	195	1	15832	1,6	2,8
Zahnstatus nicht gesund	1	50	37	8	2	1	75	20	1	195	1	5581	1,6	2,8
Zahnstein-/Routine-Fälle	2	53	35	6	1	1	75	21	1	195	1	18734	1,6	2,8
Kronen-/Inlay-Fälle	1	55	35	7	1	1	76	19	1	196	1	6031	1,6	2,8
Kariesfälle/Füllungen	2	50	37	8	1	1	72	23	1	195	1	7844	1,6	2,7
Parodontose-Fälle	1	57	33	5	1	1	78	18	1	195	1	3984	1,5	2,8
ZE-Fälle	1	59	31	5	1	1	74	19	1	192	2	5425	1,5	2,8
In Einzelpraxen	2	53	35	6	1	1	73	22	1	194	1	14509	1,6	2,8
In Gruppenpraxen	2	53	35	7	1	1	74	20	1	194	1	14056	1,6	2,8
Bei Z-Ärzten	2	53	35	7	1	1	73	21	1	194	1	21179	1,6	2,8
Bei Z-Ärztinnen	2	55	33	6	1	1	73	22	1	194	1	5467	1,5	2,8
In 1-2-Platz-Praxen	2	54	34	6	1	1	73	22	1	194	1	7329	1,6	2,8
In 3-4-Platz-Praxen	2	53	35	7	1	1	73	21	1	194	2	16037	1,6	2,8
In 4+Platz-Praxen	2	53	35	7	1	1	75	20	1	195	1	5112	1,6	2,8
Infoquelle Z-Arzt	2	58	33	5	1	1	74	20	1	195	1	22101	1,5	2,8
Infoquelle Kasse	2	50	37	7	1	1	76	21	1	196	1	5465	1,6	2,8
Infoquelle Medien	2	50	38	8	1	1	75	21	1	197	1	13897	1,6	2,8
Z-Arzt m. Prophylaxe-Raum	2	54	35	6	1	1	74	21	1	195	1	17651	1,6	2,8
In Praxis m. Labor	2	53	35	7	1	1	74	20	1	194	1	12194	1,6	2,8
In Praxis o. Labor	2	53	35	6	1	1	74	21	1	194	2	17150	1,6	2,8
In Zentrumspraxis	2	53	35	6	1	1	74	21	1	194	2	14851	1,6	2,8
In Stadtrand-/Vorort-Praxis	2	53	35	6	1	1	73	22	1	194	1	11376	1,6	2,8
In Landpraxen	2	49	37	8	1	1	71	24	1	194	2	4909	1,6	2,7
Wohnort -20.000 Einw.	2	52	36	7	1	1	73	22	1	195	1	11075	1,6	2,8
20.000 - 500.000 Einw.	2	54	35	6	1	1	74	21	1	195	1	9830	1,6	2,8
500.000 + Einw.	2	54	34	7	1	1	78	18	1	196	1	4952	1,6	2,8
Patienten Norden	2	52	36	7	1	1	75	21		195	1	4250	1,6	2,8
Patienten Mitte	2	51	36	7	1	1	76	20	1	195	1	9077	1,6	2,8
Patienten Süden	2	52	35	7	1	1	74	21	1	194	2	13308	1,6	2,8
Patienten Osten/NBL	2	65	27	3		1	72	22	1	193	2	2551	1,4	2,7
Patienten Westen/ABL	2	52	36	7	1	1	73	21	1	194	1	26635	1,6	2,8
Patienten gesamt	2	53	35	7	1	1	73	21	1	194	1	29344	1,6	2,8

Frage 3.8
Note für: Fachliche Behandlungs-Qualität, z.B. Karies, Schmerzfall, Füllungen, Zahnersatz, chirurgische Eingriffe

a = unbekannt
b = sehr gut
c = gut
d = befriedigend
e = ausreichend
f = mangelhaft
g = sehr wichtig
h = wichtig
i = weniger wichtig

Alle Angaben in %	a	b	c	d	e	f	g	h	i	Su.	k.A.	Pers	Note	Gew.
Z-Ärzte	2	39	56	3			68	29	1	198		260	1,6	2,7
Z-Ärztinnen	1	38	59	2			66	32	2	200		81	1,6	2,6
Teams Einzelpraxen	1	45	49	4			75	25		199		462	1,6	2,8
Teams Gruppenpraxen	1	37	56	6			71	26	1	198		480	1,7	2,7
Teams 1-2-Platz-Praxen		41	54	5			73	26		199		242	1,6	2,7
Teams 3-4-Platz-Praxen	1	38	54	6			72	26	1	198	1	529	1,7	2,7
Teams 4+ Platz-Praxen	1	48	49	2			75	23	1	199		170	1,5	2,7
Teams m. Praxislabor	1	41	53	5			72	25	1	198		471	1,6	2,7
Teams o. Praxislabor	1	41	53	5			73	25		198	1	479	1,6	2,7
Vermutg Top-Teams	2	61	36	1			78	19		197	1	195	1,4	2,8
Vermutg gute Teams	1	38	55	6			71	26	1	198		590	1,7	2,7
Vermutg nicht gute Teams	1	27	63	8	1		67	31	1	199		154	1,8	2,7
Vermutg alle Z-Ärzte/tinnen	1	39	57	3			68	30	1	199		341	1,6	2,7
Vermutung alle PraxisMA	1	42	50	6	1		74	24		198		600	1,7	2,8
Ost-Team-Vermutung NBL	3	51	46				58	37	1	196	1	79	1,5	2,6
West-Team-Vermutung ABL	1	40	53	5			74	25		198		868	1,6	2,7
Team-Vermutung gesamt	1	41	53	5			72	25	1	198	1	950	1,6	2,7
Patienten gesamt	3	57	34	3	1	1	81	13		193	2	29344	1,5	2,9
Frauen	3	59	32	3	1	1	82	12		193	2	17619	1,5	2,9
Männer	3	54	37	3	1	1	80	15		194	1	11341	1,5	2,8
Jüngere Frauen -49J	3	58	35	3		1	85	12		197	1	11148	1,5	2,9
Ältere Frauen 50+J	3	62	28	2	1	1	80	11		188	4	6451	1,4	2,9
Jüngere Männer -49J	4	51	40	4	1		81	15		196	1	6232	1,5	2,8
Ältere Männer 50+J	3	58	33	2	1	1	78	16		192	2	5090	1,5	2,8
Patienten -29J	6	50	38	5	1	1	80	16		197		3764	1,6	2,8
Patienten 30 - 39 J	3	56	37	3			87	11		197	1	7585	1,4	2,9
Patienten 40 - 49 J	2	58	35	3		1	84	13		196	1	6051	1,5	2,9
Patienten 50 - 59 J	2	59	33	2	1	1	83	13		194	1	5297	1,5	2,9
Patienten 60 + J	3	61	28	2	1	1	75	14		185	4	6290	1,4	2,8
AOK-, BKK-, IKK-Patienten	3	56	35	3	1	1	78	15		192	2	11469	1,5	2,8
Ersatzkassen-Patienten	3	57	34	3		1	85	12		195	1	12260	1,5	2,9
Privat/Beihilfe-Patienten	3	60	32	3		1	85	11		195	1	6038	1,4	2,9
Zusatzversicherte für ZE	3	62	31	2		1	89	9		197	1	1875	1,4	2,9
Haupt-/Volksschule	3	56	34	3	1	1	76	16		190	3	8894	1,5	2,8
Mittlere Reife	3	57	35	3		1	83	13		195	1	10177	1,5	2,9
Abitur/Studium	4	58	33	3	1	1	85	11		196	1	9574	1,5	2,9
Berufstätige	3	56	36	3	1	1	84	12		196	1	16668	1,5	2,9
Nichtberufstätige	4	57	34	3	1	1	81	14		195	1	6248	1,5	2,9
Rente/Pension	3	61	28	2	1	1	76	14		186	4	5899	1,4	2,8
Patienten mit ZE i.w.S.	3	59	33	3	1	1	81	12		193	2	23889	1,5	2,9
Patienten o. ZE	6	51	38	4		1	79	16		195	1	5003	1,5	2,8
Mit Bonusheft	3	57	34	3	1	1	81	13		193	2	20490	1,5	2,9
Ohne Bonusheft	4	58	33	3	1	1	83	12		195	1	7805	1,5	2,9
In Praxis -5 J	5	56	33	3	1	1	83	12		194	1	11380	1,5	2,9
In Praxis 5+J	2	58	34	3	1	1	81	13		193	2	17492	1,5	2,9

Frage 3.8
Note für: Fachliche Behandlungs-Qualität, z.B. Karies, Schmerzfall, Füllungen, Zahnersatz, chirurgische Eingriffe

a = unbekannt
b = sehr gut
c = gut
d = befriedigend
e = ausreichend
f = mangelhaft
g = sehr wichtig
h = wichtig
i = weniger wichtig

	a	b	c	d	e	f	g	h	i	Su.	k.A.	Pers	Note	Gew.
Note 1-Beurteiler	3	81	15				86	9		194	1	14844	1,2	2,9
Note 2-Beurteiler	3	35	57	4			79	17		195	1	12637	1,7	2,8
Note 3 - 5-Beurteiler	4	8	35	24	11	17	79	15	1	194	1	1272	2,9	2,8
1- & 2-Sterne-Beurteiler	5	23	55	13	2	1	74	19		192	2	2722	2	2,8
3-Sterne-Beurteiler	4	38	52	4	1		79	17		195	1	7395	1,7	2,8
4-Sterne-Beurteiler	3	67	28	1		1	84	12		196	1	12753	1,4	2,9
5-Sterne-Beurteiler	2	88	6			1	87	7		191	2	4084	1,1	2,9
Zähne sehr wichtig	3	60	32	3	1	1	83	11		194	2	23838	1,5	2,9
Zähne nicht sehr wichtig	3	45	45	4	1		71	23	1	193	1	5061	1,6	2,7
Pflege 3 x tägl. u. öfter	3	63	28	2		1	86	9		192	2	4086	1,4	2,9
Pflege 2 x tägl.	3	57	34	3	1	1	82	13		194	1	20605	1,5	2,9
Pflege 1 x / seltener	3	51	39	4	1	1	77	18		194	1	4205	1,6	2,8
Zahnstatus sehr gesund	4	63	28	2		1	84	12		194	1	5908	1,4	2,9
Zahnstatus teilw. gesund	3	56	36	3	1	1	81	13		194	1	15832	1,5	2,9
Zahnstatus nicht gesund	3	54	37	4	1	1	81	13		194	1	5581	1,5	2,9
Zahnstein-/Routine-Fälle	3	58	34	3		1	82	13		194	1	18734	1,5	2,9
Kronen-/Inlay-Fälle	2	60	33	3	1	1	84	11		195	1	6031	1,5	2,9
Kariesfälle/Füllungen	2	56	36	3	1	1	83	13		195	1	7844	1,5	2,9
Parodontose-Fälle	3	61	31	2		1	85	11		194	1	3984	1,4	2,9
ZE-Fälle	3	59	31	2	1	1	79	14		190	3	5425	1,4	2,8
In Einzelpraxen	3	58	33	3		1	81	14		193	2	14509	1,5	2,9
In Gruppenpraxen	3	56	35	3	1	1	82	12		193	2	14056	1,5	2,9
Bei Z-Ärzten	3	57	34	3	1	1	81	13		193	2	21179	1,5	2,9
Bei Z-Ärztinnen	4	56	34	3		1	81	14		193	2	5467	1,5	2,9
In 1-2-Platz-Praxen	4	57	33	3	1	1	80	14		193	2	7329	1,5	2,9
In 3-4-Platz-Praxen	3	57	34	3	1	1	81	13		193	2	16037	1,5	2,9
In 4+Platz-Praxen	3	57	34	3		1	84	12		194	1	5112	1,5	2,9
Infoquelle Z-Arzt	3	61	31	2		1	84	12		194	1	22101	1,4	2,9
Infoquelle Kasse	3	55	36	3	1	1	84	13		196	1	5465	1,5	2,9
Infoquelle Medien	3	54	37	3	1	1	84	13		196	1	13897	1,5	2,9
Z-Arzt m. Prophylaxe-Raum	3	58	34	3	1	1	82	12		194	1	17651	1,5	2,9
In Praxis m. Labor	3	56	35	3	1	1	81	13		193	2	12194	1,5	2,9
In Praxis o. Labor	3	57	33	3	1	1	82	13		193	2	17150	1,5	2,9
In Zentrumspraxis	3	58	33	3	1	1	82	12		193	2	14851	1,5	2,9
In Stadtrand-/Vorort-Praxis	3	56	35	3	1	1	80	14		193	2	11376	1,5	2,9
In Landpraxen	3	53	38	3		1	79	16		193	2	4909	1,5	2,8
Wohnort -20.000 Einw.	3	56	36	3		1	80	15		194	1	11975	1,5	2,8
20.000 - 500.000 Einw.	3	58	34	3		1	83	12		194	1	9830	1,5	2,9
500.000 + Einw.	3	59	32	3	1	1	86	10		195	1	4952	1,5	2,9
Patienten Norden	3	54	37	3	1	1	83	12		194	1	4250	1,5	2,9
Patienten Mitte	3	55	36	3	1	1	83	12		194	1	9077	1,5	2,9
Patienten Süden	3	57	33	3	1	1	80	14		192	2	13308	1,5	2,9
Patienten Osten/NBL	3	66	28	1			80	15		193	2	2551	1,3	2,8
Patienten Westen/ABL	3	56	35	3	1	1	81	13		193	2	26635	1,5	2,9
Patienten gesamt	3	57	34	3	1	1	81	13		193	2	29344	1,5	2,9

Frage 3.9
Note für: Kümmern um meine Mundgesundheit, z.B. Vorsorge-Tips,
a = unbekannt
b = sehr gut
c = gut
d = befriedigend
e = ausreichend
f = mangelhaft
g = sehr wichtig
h = wichtig
i = weniger wichtig

Alle Angaben in %	a	b	c	d	e	f	g	h	i	Su.	k.A.	Pers	Note	Gew.
Z-Ärzte		31	42	25	2		17	66	16	199		260	2	2
Z-Ärztinnen		41	44	11	4		20	64	16	200		81	1,8	2
Teams Einzelpraxen		37	43	17	3		23	62	14	199		462	1,9	2,1
Teams Gruppenpraxen		37	45	15	3		31	57	11	199		480	1,8	2,2
Teams 1-2-Platz-Praxen		35	41	20	4		19	64	17	200		242	1,9	2
Teams 3-4-Platz-Praxen		35	45	15	4		27	61	11	198		529	1,9	2,2
Teams 4+ Platz-Praxen		45	44	11	1		35	56	8	200		170	1,7	2,3
Teams m. Praxislabor		38	45	14	3		30	58	11	199		471	1,8	2,2
Teams o. Praxislabor		35	43	17	3		23	64	13	198	1	479	1,9	2,1
Vermutg Top-Teams		49	36	12	2		32	60	8	199	1	195	1,7	2,2
Vermutg gute Teams		34	48	14	3		25	63	12	199		590	1,9	2,1
Vermutg nicht gute Teams		31	38	25	6		27	53	19	199		154	2,1	2,1
Vermutg alle Z-Ärzte/tinnen		33	43	22	2		18	65	16	199		341	1,9	2
Vermutung alle PraxisMA		39	45	12	4		32	57	10	199		600	1,8	2,2
Ost-Team-Vermutung NBL		41	43	14			15	70	11	194	3	79	1,7	2
West-Team-Vermutung ABL		36	44	16	4		28	59	12	199		868	1,9	2,2
Team-Vermutung gesamt		37	44	16	3		27	59	12	198	1	950	1,9	2,2
Patienten gesamt	3	43	39	11	2	1	47	41	6	193	2	29344	1,7	2,4
Frauen	3	46	37	9	2	1	52	38	5	193	2	17619	1,7	2,5
Männer	3	38	42	13	2	1	42	46	7	194	1	11341	1,8	2,4
Jüngere Frauen -49J	3	44	38	11	2	1	53	40	5	197	1	11148	1,7	2,5
Ältere Frauen 50+J	4	50	35	5	1	1	54	33	3	186	4	6451	1,6	2,6
Jüngere Männer -49J	2	36	41	16	3	1	41	48	9	197	1	6232	1,9	2,3
Ältere Männer 50+J	3	41	43	9	1	1	44	43	6	191	2	5090	1,7	2,4
Patienten -29J	4	36	37	18	4	1	43	46	9	198		3764	1,9	2,3
Patienten 30 - 39 J	3	41	40	13	2	1	48	43	6	197		7585	1,8	2,4
Patienten 40 - 49 J	2	45	39	11	2	1	49	42	5	196	1	6051	1,7	2,5
Patienten 50 - 59 J	3	45	40	8	1	1	51	39	5	193	1	5297	1,7	2,5
Patienten 60 + J	4	46	37	6	1	1	49	36	4	184	5	6290	1,6	2,5
AOK-, BKK-, IKK-Patienten	3	42	39	10	2	1	49	40	5	191	2	11469	1,7	2,5
Ersatzkassen-Patienten	3	43	39	11	2	1	49	41	6	195	1	12260	1,7	2,4
Privat/Beihilfe-Patienten	2	47	37	10	2	1	46	43	7	195	1	6038	1,7	2,4
Zusatzversicherte für ZE	2	45	38	11	2	1	48	43	7	197	1	1875	1,7	2,4
Haupt-/Volksschule	3	43	39	9	1	1	53	38	3	190	3	8894	1,7	2,5
Mittlere Reife	3	44	39	11	2	1	49	41	5	195	1	10177	1,7	2,5
Abitur/Studium	3	43	38	13	2	1	44	43	9	196	1	9574	1,8	2,4
Berufstätige	2	42	39	12	2	1	49	43	6	196	1	16668	1,8	2,4
Nichtberufstätige	3	44	38	11	2	1	50	40	6	195	1	6248	1,7	2,5
Rente/Pension	4	45	38	6	1	1	49	37	4	185	5	5899	1,6	2,5
Patienten mit ZE i.w.S.	3	44	39	10	2	1	48	41	5	193	2	23889	1,7	2,5
Patienten o. ZE	4	40	38	13	2	1	48	43	7	196	1	5003	1,8	2,4
Mit Bonusheft	3	42	40	11	2	1	49	40	5	193	2	20490	1,8	2,5
Ohne Bonusheft	3	47	36	11	2	1	46	42	7	195	1	7805	1,7	2,4
In Praxis -5 J	4	44	36	11	2	1	50	40	6	194	1	11380	1,7	2,5
In Praxis 5+J	2	42	40	11	2	1	48	41	6	193	2	17492	1,8	2,4

Frage 3.9
Note für: Kümmern um meine Mundgesundheit, z.B. Vorsorge-Tips,
a = unbekannt
b = sehr gut
c = gut
d = befriedigend
e = ausreichend
f = mangelhaft
g = sehr wichtig
h = wichtig
i = weniger wichtig

	a	b	c	d	e	f	g	h	i	Su.	k.A.	Pers	Note	Gew.
Note 1-Beurteiler	3	61	30	4			55	36	5	194	1	14844	1,4	2,5
Note 2-Beurteiler	3	26	52	17	2		42	47	7	196	1	12637	1,9	2,4
Note 3 - 5-Beurteiler	3	9	28	27	15	17	45	41	9	194	1	1272	3	2,4
1- & 2-Sterne-Beurteiler	4	18	44	24	6	2	41	45	8	192	2	2722	2,3	2,4
3-Sterne-Beurteiler	4	29	47	16	3	1	42	46	7	195	1	7395	2	2,4
4-Sterne-Beurteiler	3	47	39	8	1	1	49	42	5	195	1	12753	1,6	2,5
5-Sterne-Beurteiler	2	73	19	2		1	64	26	3	190	3	4084	1,3	2,7
Zähne sehr wichtig	3	46	37	10	2	1	52	38	4	193	2	23838	1,7	2,5
Zähne nicht sehr wichtig	3	30	45	16	3	1	27	58	11	194	2	5061	1,9	2,2
Pflege 3 x tägl. u. öfter	3	50	35	7	1	1	60	32	4	193	2	4086	1,6	2,6
Pflege 2 x tägl.	3	44	38	10	2	1	50	41	5	194	2	20605	1,7	2,5
Pflege 1 x / seltener	3	33	42	16	2	1	38	49	9	193	2	4205	1,9	2,3
Zahnstatus sehr gesund	3	50	35	8	1	1	52	38	6	194	2	5908	1,6	2,5
Zahnstatus teilw. gesund	3	42	40	11	2	1	48	42	5	194	1	15832	1,8	2,5
Zahnstatus nicht gesund	3	40	39	13	2	1	48	42	6	194	1	5581	1,8	2,4
Zahnstein-/Routine-Fälle	2	46	38	9	2	1	51	40	5	194	1	18734	1,7	2,5
Kronen /Inlay Fälle	3	41	40	12	2	1	46	43	6	194	1	6031	1,8	2,4
Kariesfälle/Füllungen	4	39	39	14	2	1	45	43	7	194	1	7844	1,8	2,4
Parodontose-Fälle	2	56	34	6	1	1	58	33	3	194	1	3984	1,5	2,6
ZE-Fälle	4	43	38	9	2	1	48	39	5	189	3	5425	1,7	2,5
In Einzelpraxen	3	43	39	10	2	1	48	41	6	193	2	14509	1,7	2,4
In Gruppenpraxen	3	43	38	11	2	1	49	41	5	193	2	14056	1,7	2,5
Bei Z-Ärzten	3	43	38	11	2	1	48	41	6	193	2	21179	1,7	2,4
Bei Z-Ärztinnen	3	44	39	10	1	1	49	41	5	193	2	5467	1,7	2,5
In 1-2-Platz-Praxen	4	42	39	11	2	1	47	41	6	193	2	7329	1,7	2,4
In 3-4-Platz-Praxen	3	43	38	11	2	1	48	41	6	193	2	16037	1,7	2,4
In 4+Platz-Praxen	2	46	38	9	2	1	51	41	4	194	1	5112	1,7	2,5
Infoquelle Z-Arzt	2	49	38	8	1	1	50	40	5	194	1	22101	1,6	2,5
Infoquelle Kasse	3	38	42	12	2	1	49	43	5	195	1	5465	1,8	2,5
Infoquelle Medien	3	39	41	13	2	1	48	43	6	196	1	13897	1,8	2,4
Z-Arzt m. Prophylaxe-Raum	3	46	38	9	2	1	49	41	5	194	2	17651	1,7	2,5
In Praxis m. Labor	3	44	39	10	2	1	48	41	5	193	2	12194	1,7	2,5
In Praxis o. Labor	3	43	38	11	2	1	48	41	6	193	2	17150	1,7	2,4
In Zentrumspraxis	3	44	37	11	2	1	49	40	6	193	2	14851	1,7	2,5
In Stadtrand-/Vorort-Praxis	3	42	39	11	2	1	47	42	6	193	2	11376	1,7	2,4
In Landpraxen	4	38	41	13	2	1	46	43	5	193	2	4909	1,8	2,4
Wohnort -20.000 Einw.	3	41	39	12	2	1	48	43	5	194	2	11975	1,8	2,4
20.000 - 500.000 Einw.	3	43	40	10	2	1	47	42	6	194	1	9830	1,7	2,4
500.000 + Einw.	4	45	36	10	2	1	50	39	7	194	1	4952	1,7	2,4
Patienten Norden	3	41	40	11	2	1	48	41	6	193	2	4250	1,8	2,4
Patienten Mitte	3	42	40	11	2	1	50	40	5	194	2	9077	1,8	2,5
Patienten Süden	3	43	37	12	2	1	48	41	6	193	2	13308	1,7	2,4
Patienten Osten/NBL	3	49	38	6	1	1	50	40	4	192	2	2551	1,6	2,5
Patienten Westen/ABL	3	42	39	11	2	1	48	41	6	193	2	26635	1,7	2,4
Patienten gesamt	3	43	39	11	2	1	47	41	6	193	2	29344	1,7	2,4

Frage 3.10
Note für: Materialien und Füllungen, z.B. Haltbarkeit, Aussehen, Verträglichkeit, was es alles gibt
a = unbekannt
b = sehr gut
c = gut
d = befriedigend
e = ausreichend
f = mangelhaft
g = sehr wichtig
h = wichtig
i = weniger wichtig

Alle Angaben in %	a	b	c	d	e	f	g	h	i	Su.	k.A.	Pers	Note	Gew.
Z-Ärzte		23	65	12			30	62	7	199		260	1,9	2,2
Z-Ärztinnen	1	31	53	15			35	64	1	200		81	1,8	2,3
Teams Einzelpraxen	1	32	55	11			42	54	4	199		462	1,8	2,4
Teams Gruppenpraxen		28	61	11			42	52	4	198		480	1,8	2,4
Teams 1-2-Platz-Praxen	1	31	56	12			41	52	6	199		242	1,8	2,4
Teams 3-4-Platz-Praxen	1	28	59	12			40	55	3	198		529	1,8	2,4
Teams 4+ Platz-Praxen	1	36	57	6			47	49	3	199		170	1,7	2,4
Teams m. Praxislabor	1	33	58	9			42	52	4	199		471	1,8	2,4
Teams o. Praxislabor	1	27	57	13			41	54	4	197	1	479	1,9	2,4
Vermutg Top-Teams	1	43	50	5			50	46	3	198	1	195	1,6	2,5
Vermutg gute Teams	1	28	59	12			38	57	4	199		590	1,8	2,3
Vermutg nicht gute Teams	1	23	60	16	1		47	45	6	199		154	2	2,4
Vermutg alle Z-Ärzte/tinnen	1	25	61	13			31	62	6	199		341	1,9	2,3
Vermutung alle PraxisMA	1	34	55	10			48	48	3	199		600	1,8	2,5
Ost-Team-Vermutung NBL	1	25	64	8			30	61	8	197	1	79	1,8	2,2
West-Team-Vermutung ABL	1	31	56	11			43	52	4	198		868	1,8	2,4
Team-Vermutung gesamt	1	30	57	11			42	53	4	198	1	950	1,8	2,4
Patienten gesamt	7	42	40	7	1	1	69	24	1	192	2	29344	1,7	2,7
Frauen	7	45	38	6	1	1	72	21	1	192	2	17619	1,6	2,8
Männer	7	38	42	9	2		64	29	2	193	1	11341	1,7	2,7
Jüngere Frauen -49J	7	43	41	7	1	1	72	23	1	196	1	11148	1,7	2,7
Ältere Frauen 50+J	7	48	34	4	1	1	72	17	1	185	5	6451	1,6	2,8
Jüngere Männer -49J	8	36	43	11	2		62	31	2	195	1	6232	1,8	2,6
Ältere Männer 50+J	7	41	42	6	2	1	64	26	1	190	2	5090	1,7	2,7
Patienten -29J	12	36	40	10	2	1	63	29	3	196		3764	1,8	2,6
Patienten 30 - 39 J	6	40	43	9	1		70	26	1	196	1	7585	1,7	2,7
Patienten 40 - 49 J	6	43	41	7	1	1	71	24	1	195	1	6051	1,7	2,7
Patienten 50 - 59 J	6	44	40	6	1	1	71	22	1	192	2	5297	1,6	2,7
Patienten 60 + J	7	46	35	4	1	1	66	21	1	182	5	6290	1,6	2,7
AOK-, BKK-, IKK-Patienten	7	42	39	7	1	1	68	24	1	190	3	11469	1,7	2,7
Ersatzkassen-Patienten	7	41	41	8	1	1	69	24	1	193	1	12260	1,7	2,7
Privat/Beihilfe-Patienten	8	44	38	6	1	1	70	24	1	193	1	6038	1,6	2,7
Zusatzversicherte für ZE	8	45	39	6	1	1	72	22	1	195	1	1875	1,6	2,7
Haupt-/Volksschule	6	44	39	6	1	1	68	23	1	189	3	8894	1,6	2,7
Mittlere Reife	7	42	40	7	1	1	71	24	1	194	1	10177	1,7	2,7
Abitur/Studium	9	40	40	8	1	1	67	26	2	194	1	9574	1,7	2,7
Berufstätige	7	41	42	8	1	1	68	26	1	195	1	16668	1,7	2,7
Nichtberufstätige	9	42	39	7	1	1	70	23	1	193	1	6248	1,7	2,7
Rente/Pension	7	46	36	4	1	1	66	21	1	183	5	5899	1,6	2,7
Patienten mit ZE i.w.S.	6	44	40	7	1	1	69	23	1	192	2	23889	1,7	2,7
Patienten o. ZE	13	35	40	9	1	1	62	30	2	193	1	5003	1,8	2,6
Mit Bonusheft	7	42	40	7	1	1	69	24	1	192	2	20490	1,7	2,7
Ohne Bonusheft	9	43	38	7	1	1	67	25	2	193	2	7805	1,7	2,7
In Praxis -5 J	12	40	37	7	1	1	68	25	1	192	2	11380	1,7	2,7
In Praxis 5+J	4	43	41	7	1	1	70	24	1	192	2	17492	1,7	2,7

Frage 3.10
Note für: Materialien und Füllungen, z.B. Haltbarkeit, Aussehen, Verträglichkeit, was es alles gibt
a = unbekannt
b = sehr gut
c = gut
d = befriedigend
e = ausreichend
f = mangelhaft
g = sehr wichtig
h = wichtig
i = weniger wichtig

	a	b	c	d	e	f	g	h	i	Su.	k.A.	Pers	Note	Gew.
Note 1-Beurteiler	7	63	27	2			72	20	1	192	2	14844	1,3	2,8
Note 2-Beurteiler	7	22	57	11	1		66	29	1	194	1	12637	1,9	2,7
Note 3 - 5-Beurteiler	7	6	29	27	17	13	65	28	1	193	1	1272	3	2,7
1- & 2-Sterne-Beurteiler	9	16	48	19	5	1	61	30	2	191	3	2722	2,2	2,6
3-Sterne-Beurteiler	8	26	51	12	1		65	29	1	193	1	7395	1,9	2,7
4-Sterne-Beurteiler	7	47	39	4	1	1	71	23	1	194	1	12753	1,6	2,7
5-Sterne-Beurteiler	5	75	15	1		1	76	15	1	189	3	4084	1,2	2,8
Zähne sehr wichtig	7	45	38	6	1	1	72	21	1	192	2	23838	1,6	2,8
Zähne nicht sehr wichtig	8	30	47	11	2		50	41	3	192	2	5061	1,8	2,5
Pflege 3 x tägl. u. öfter	7	48	35	6	1	1	74	17	1	190	3	4086	1,6	2,8
Pflege 2 x tägl.	7	42	40	7	1	1	69	24	1	192	2	20605	1,7	2,7
Pflege 1 x / seltener	7	36	43	10	2	1	60	31	2	192	2	4205	1,8	2,6
Zahnstatus sehr gesund	8	49	34	5	1	1	71	22	1	192	2	5908	1,6	2,7
Zahnstatus teilw. gesund	6	41	42	8	1	1	68	25	1	193	1	15832	1,7	2,7
Zahnstatus nicht gesund	8	37	42	9	1	1	68	25	1	192	2	5581	1,7	2,7
Zahnstein-/Routine-Fälle	7	43	40	7	1	1	68	24	1	192	2	18734	1,7	2,7
Kronen-/Inlay-Fälle	4	46	40	7	1	1	71	23	1	194	1	6031	1,6	2,7
Kariesfälle/Füllungen	5	41	42	9	2	1	68	25	1	194	1	7844	1,7	2,7
Parodontose-Fälle	10	43	38	6	1	1	69	22	1	191	2	3984	1,6	2,7
ZE-Fälle	7	44	37	6	1	1	68	23	1	188	3	5425	1,6	2,7
In Einzelpraxen	7	43	39	7	1	1	69	24	1	192	2	14509	1,7	2,7
In Gruppenpraxen	8	41	40	8	1	1	68	24	1	192	2	14056	1,7	2,7
Bei Z-Ärzten	7	42	39	7	1	1	69	24	1	191	2	21179	1,7	2,7
Bei Z-Ärztinnen	7	42	41	7	1	1	67	25	1	192	2	5467	1,7	2,7
In 1-2-Platz-Praxen	7	43	39	7	1	1	68	25	1	192	2	7329	1,7	2,7
In 3-4-Platz-Praxen	7	42	40	7	1	1	68	24	1	191	2	16037	1,7	2,7
In 4+Platz-Praxen	8	42	39	8	1	1	68	24	1	192	1	5112	1,7	2,7
Infoquelle Z-Arzt	7	46	38	5	1	1	70	23	1	192	2	22101	1,6	2,7
Infoquelle Kasse	7	39	43	8	2	1	68	25	1	194	1	5465	1,7	2,7
Infoquelle Medien	7	39	43	8	1	1	71	24	1	195	1	13897	1,7	2,7
Z-Arzt m. Prophylaxe-Raum	7	43	40	7	1	1	68	24	1	192	2	17651	1,7	2,7
In Praxis m. Labor	7	42	40	7	1	1	69	24	1	192	2	12194	1,7	2,7
In Praxis o. Labor	7	43	39	7	1	1	69	24	1	192	2	17150	1,7	2,7
In Zentrumspraxis	7	43	39	7	1	1	69	23	1	191	2	14851	1,7	2,7
In Stadtrand-/Vorort-Praxis	7	42	40	7	1	1	68	25	1	192	2	11376	1,7	2,7
In Landpraxen	7	37	43	8	2	1	65	27	1	191	2	4909	1,8	2,7
Wohnort -20.000 Einw.	7	41	41	7	1	1	67	26	1	192	2	11975	1,7	2,7
20.000 - 500.000 Einw.	7	42	40	7	1	1	70	24	1	193	2	9830	1,7	2,7
500.000 + Einw.	8	44	37	7	1	1	72	21	1	192	2	4952	1,6	2,8
Patienten Norden	7	40	41	8	2		69	24	1	193	2	4250	1,7	2,7
Patienten Mitte	7	40	41	8	1	1	70	23	1	192	2	9077	1,7	2,7
Patienten Süden	8	42	39	7	1	1	67	25	1	191	2	13308	1,7	2,7
Patienten Osten/NBL	5	49	39	3	1		68	25	1	191	2	2551	1,5	2,7
Patienten Westen/ABL	7	41	40	8	1	1	69	24	1	192	2	26635	1,7	2,7
Patienten gesamt	7	42	40	7	1	1	69	24	1	192	2	29344	1,7	2,7

Frage 3.11
Note für: Individuelles Infomaterial der Praxis und des Labors, z.B. Broschüren über Zahnersatz,
Video, Zahnmodelle, Heil- und Kostenplan

a = unbekannt
b = sehr gut
c = gut
d = befriedigend
e = ausreichend
f = mangelhaft
g = sehr wichtig
h = wichtig
i = weniger wichtig

Alle Angaben in %	a	b	c	d	e	f	g	h	i	Su.	k.A.	Pers	Note	Gew.
Z-Ärzte	1	8	41	42	7	1	9	56	33	198		260	2,5	1,8
Z-Ärztinnen	2	11	47	33	5	1	5	59	37	200		81	2,4	1,7
Teams Einzelpraxen	2	15	47	28	6	1	13	61	26	199		462	2,3	1,9
Teams Gruppenpraxen		16	43	34	5	1	14	60	25	198		480	2,3	1,9
Teams 1-2-Platz-Praxen	1	17	47	28	5	2	12	60	28	200		242	2,3	1,8
Teams 3-4-Platz-Praxen	1	13	47	32	6	1	13	60	25	198		529	2,3	1,9
Teams 4+ Platz-Praxen	1	21	39	36	2	1	16	59	25	200		170	2,2	1,9
Teams m. Praxislabor	1	18	43	34	4	1	15	58	25	199		471	2,3	1,9
Teams o. Praxislabor	2	14	48	29	6	1	11	60	26	197	1	479	2,3	1,8
Vermutg Top-Teams	1	18	45	28	5	2	16	60	23	198	1	195	2,3	1,9
Vermutg gute Teams	1	15	47	31	4	1	12	62	26	199		590	2,3	1,9
Vermutg nicht gute Teams	2	13	38	35	10	1	15	56	28	198		154	2,5	1,9
Vermutg alle Z-Ärzte/tinnen	1	9	42	40	7	1	8	57	34	199		341	2,5	1,7
Vermutung alle PraxisMA	1	20	47	27	4	1	16	62	21	199		600	2,2	1,9
Ost-Team-Vermutung NBL	1	15	68	14	1		10	63	24	196	1	79	2	1,9
West-Team-Vermutung ABL	1	16	43	33	6	1	13	59	26	198		868	2,3	1,9
Team-Vermutung gesamt	1	16	45	31	5	1	13	61	25	198	1	950	2,3	1,9
Patienten gesamt	18	16	37	20	4	1	22	44	26	188	3	29344	2,2	2
Frauen	19	18	38	17	4	1	25	43	22	187	3	17619	2,1	2
Männer	16	13	37	25	5	1	17	44	32	190	2	11341	2,3	1,8
Jüngere Frauen -49J	20	16	37	20	4	1	21	48	26	193	1	11148	2,2	1,9
Ältere Frauen 50+J	18	23	37	12	2	1	31	39	14	177	7	6451	1,9	2,2
Jüngere Männer -49J	18	10	35	28	7	2	14	41	39	194	1	6232	2,5	1,7
Ältere Männer 50+J	15	16	40	21	3	1	21	45	25	187	3	5090	2,2	2
Patienten -29J	25	12	29	25	7	2	14	39	40	193	1	3764	2,4	1,7
Patienten 30 - 39 J	20	13	36	24	5	1	18	45	31	193	1	7585	2,3	1,9
Patienten 40 - 49 J	15	16	42	21	4	1	22	48	24	193	1	6051	2,2	2
Patienten 50 - 59 J	16	19	40	19	3	1	26	43	21	188	3	5297	2,1	2,1
Patienten 60 + J	17	21	38	13	2	1	27	39	17	175	8	6290	2	2,1
AOK-, BKK-, IKK-Patienten	17	18	37	19	4	1	25	43	22	186	4	11469	2,2	2
Ersatzkassen-Patienten	19	16	38	20	4	1	22	45	25	190	2	12260	2,2	2
Privat/Beihilfe-Patienten	19	15	37	22	5	1	17	40	35	191	2	6038	2,3	1,8
Zusatzversicherte für ZE	18	15	40	20	4	1	20	47	28	193	1	1875	2,2	1,9
Haupt-/Volksschule	15	19	39	18	3	1	28	45	16	184	5	8894	2,1	2,1
Mittlere Reife	18	16	39	20	4	1	22	46	24	190	2	10177	2,2	2
Abitur/Studium	21	14	35	23	5	1	15	41	37	192	2	9574	2,3	1,8
Berufstätige	18	14	37	23	5	1	19	46	29	192	1	16668	2,3	1,9
Nichtberufstätige	20	16	37	19	5	1	22	43	27	190	2	6248	2,2	1,9
Rente/Pension	16	21	38	14	2	1	28	41	16	177	8	5899	2	2,1
Patienten mit ZE i.w.S.	16	17	39	20	4	1	23	44	24	188	3	23889	2,2	2
Patienten o. ZE	29	12	30	20	6	1	17	40	34	189	2	5003	2,3	1,8
Mit Bonusheft	17	17	38	20	4	1	23	45	23	188	3	20490	2,2	2
Ohne Bonusheft	21	14	36	21	5	1	17	41	33	189	2	7805	2,3	1,8
In Praxis -5 J	21	17	36	19	4	1	21	43	27	189	2	11380	2,2	1,9
In Praxis 5+J	16	16	38	21	4	1	22	45	25	188	3	17492	2,2	2

Frage 3.11
Note tur: Individuelles Infomaterial der Praxis und des Labors, z.B. Broschüren über Zahnersatz,
Video, Zahnmodelle, Heil- und Kostenplan

a = unbekannt
b = sehr gut
c = gut
d = befriedigend
e = ausreichend
f = mangelhaft
g = sehr wichtig
h = wichtig
i = weniger wichtig

	a	b	c	d	e	f	g	h	i	Su.	k.A.	Pers	Note	Gew.
Note 1-Beurteiler	18	27	39	12	1		26	42	23	188	3	14844	1,8	2
Note 2-Beurteiler	18	6	38	29	6	1	17	47	29	191	2	12637	2,5	1,9
Note 3 - 5-Beurteiler	15	3	14	33	22	11	22	43	27	190	2	1272	3,3	1,9
1- & 2-Sterne-Beurteiler	22	5	27	29	10	3	19	44	27	186	4	2722	2,7	1,9
3-Sterne-Beurteiler	19	7	36	28	6	1	17	47	29	190	2	7395	2,5	1,9
4-Sterne-Beurteiler	18	16	43	18	3	1	21	44	27	191	2	12753	2,1	1,9
5-Sterne-Beurteiler	14	41	31	8	1	1	35	36	19	186	4	4084	1,7	2,2
Zähne sehr wichtig	18	18	38	19	4	1	24	43	23	188	3	23838	2,2	2
Zähne nicht sehr wichtig	19	9	35	26	7	2	11	41	38	188	3	5061	2,5	1,7
Pflege 3 x tägl. u. öfter	17	22	37	16	3	1	29	43	19	187	4	4086	2	2,1
Pflege 2 x tägl.	18	16	38	20	4	1	21	45	26	189	3	20605	2,2	1,9
Pflege 1 x / seltener	18	12	35	25	6	1	18	42	32	189	2	4205	2,4	1,8
Zahnstatus sehr gesund	20	18	36	18	4	1	22	42	28	189	3	5908	2,1	1,9
Zahnstatus teilw. gesund	17	15	39	21	4	1	21	45	26	189	2	15832	2,2	1,9
Zahnstatus nicht gesund	17	15	37	22	5	1	22	46	25	190	2	5581	2,3	2
Zahnstein-/Routine-Fälle	19	16	37	20	4	1	21	45	26	189	3	18734	2,2	1,9
Kronen-/Inlay-Fälle	12	17	42	22	4	1	22	46	26	192	2	6031	2,2	2
Kariesfälle/Füllungen	20	14	36	22	5	1	21	42	29	190	2	7844	2,3	1,9
Parodontose-Fälle	17	18	39	18	4	1	25	45	21	188	3	3984	2,1	2
ZE-Fälle	12	23	40	16	3	1	29	43	18	185	4	5425	2	2,1
In Einzelpraxen	18	17	37	19	4	1	22	44	26	188	3	14509	2,2	2
In Gruppenpraxen	18	15	38	20	4	1	22	45	25	188	3	14056	2,2	2
Bei Z-Ärzten	18	16	37	20	4	1	21	45	26	188	3	21179	2,2	1,9
Bei Z-Ärztinnen	17	17	40	18	4	1	24	43	25	189	3	5467	2,2	2
In 1-2-Platz-Praxen	19	17	37	19	4	1	22	42	27	188	3	7329	2,2	1,9
In 3-4-Platz-Praxen	18	16	37	20	4	1	22	44	25	187	3	16037	2,2	2
In 4+Platz-Praxen	18	17	38	20	4	1	22	45	25	190	2	5112	2,2	2
Infoquelle Z-Arzt	17	18	39	18	3	1	22	45	26	189	3	22101	2,1	2
Infoquelle Kasse	16	15	39	22	5	1	22	47	24	191	2	5465	2,2	2
Infoquelle Medien	18	14	38	23	5	1	21	46	26	192	2	13897	2,3	1,9
Z-Arzt m. Prophylaxe-Raum	17	17	38	19	4	1	22	45	26	189	3	17651	2,2	2
In Praxis m. Labor	17	17	38	20	4	1	22	43	26	188	3	12194	2,2	2
In Praxis o. Labor	19	16	37	20	4	1	21	44	26	188	3	17150	2,2	1,9
In Zentrumspraxis	18	16	37	20	4	1	22	44	26	188	3	14851	2,2	2
In Stadtrand-/Vorort-Praxis	18	16	38	20	4	1	21	43	27	188	3	11376	2,2	1,9
In Landpraxen	18	15	38	21	5	1	21	42	26	187	3	4909	2,2	1,9
Wohnort -20.000 Einw.	18	15	39	21	4	1	21	44	25	188	3	11975	2,2	2
20.000 - 500.000 Einw.	18	16	38	20	4	1	22	44	27	190	2	9830	2,2	1,9
500.000 + Einw.	19	16	35	22	5	1	20	42	30	190	2	4952	2,2	1,9
Patienten Norden	19	15	36	21	5	1	21	43	27	188	3	4250	2,2	1,9
Patienten Mitte	18	15	37	21	5	1	22	45	25	189	3	9077	2,2	2
Patienten Süden	18	16	36	21	4	1	21	44	27	188	3	13308	2,2	1,9
Patienten Osten/NBL	15	24	44	12	1	1	26	43	21	187	3	2551	1,9	2,1
Patienten Westen/ABL	18	15	37	21	5	1	21	44	26	188	3	26635	2,2	1,9
Patienten gesamt	18	16	37	20	4	1	22	44	26	188	3	29344	2,2	2

Frage 3.12
Note für: Zahntechnische Laborpartner außerhalb der Praxis, bezüglich Qualität, Erreichbarkeit, Termintreue, Schnelligkeit

a = unbekannt

b = sehr gut

c = gut

d = befriedigend

e = ausreichend

f = mangelhaft

g = sehr wichtig

h = wichtig

i = weniger wichtig

Alle Angaben in %	a	b	c	d	e	f	g	h	i	Su.	k.A.	Pers	Note	Gew.
Z-Ärzte	9	16	59	15			15	49	32	195		260	2	1,8
Z-Ärztinnen	2	25	65	6	1		20	54	25	198	1	81	1,8	1,9
Teams Einzelpraxen	8	22	58	10	1		23	53	21	196	1	462	1,9	2
Teams Gruppenpraxen	4	22	56	16			25	49	23	195	1	480	1,9	2
Teams 1-2-Platz-Praxen	7	25	55	11	2		21	58	20	199		242	1,9	2
Teams 3-4-Platz-Praxen	6	21	58	14			26	48	22	195	1	529	1,9	2
Teams 4+ Platz-Praxen	6	21	57	14			21	51	23	193	2	170	1,9	2
Teams m. Praxislabor	6	24	54	14			25	49	21	193	2	471	1,9	2
Teams o. Praxislabor	6	20	60	12	1		22	53	23	197	1	479	1,9	2
Vermutg Top-Teams	6	30	55	8	1		22	56	18	196	1	195	1,8	2
Vermutg gute Teams	5	20	60	13	1		24	50	23	196	1	590	1,9	2
Vermutg nicht gute Teams	10	18	50	19	1		23	50	21	192	3	154	2	2
Vermutg alle Z-Ärzte/tinnen	8	18	60	13			16	51	30	196	1	341	1,9	1,9
Vermutung alle PraxisMA	5	25	55	13	1		28	51	18	196	1	600	1,9	2,1
Ost-Team-Vermutung NBL	3	37	56	3			24	49	25	197	1	79	1,6	2
West-Team-Vermutung ABL	6	20	57	14	1		24	51	22	195	1	868	2	2
Team-Vermutung gesamt	6	22	56	13	1		24	51	22	195	1	950	1,9	2
Patienten gesamt	43	19	26	6	1		31	34	15	175	5	29344	1,8	2,2
Frauen	41	20	26	5	1	1	33	34	14	175	5	17619	1,8	2,2
Männer	45	17	26	7	1		28	35	18	177	4	11341	1,8	2,1
Jüngere Frauen -49J	50	16	24	6	1		28	37	17	179	3	11148	1,8	2,1
Ältere Frauen 50+J	29	28	28	4	1	1	43	28	7	169	9	6451	1,7	2,5
Jüngere Männer -49J	53	12	23	8	1		23	36	23	179	3	6232	2	2
Ältere Männer 50+J	33	23	29	7	1	1	35	33	13	175	6	5090	1,8	2,3
Patienten -29J	63	11	17	6	1		17	35	27	177	3	3764	1,9	1,9
Patienten 30 - 39 J	52	14	24	7	1		24	37	20	179	3	7585	1,9	2
Patienten 40 - 49 J	40	19	29	7	1		33	37	14	180	3	6051	1,8	2,2
Patienten 50 - 59 J	35	23	29	6	1	1	38	32	12	177	5	5297	1,8	2,3
Patienten 60 + J	28	28	28	5	1	1	40	28	8	167	10	6290	1,7	2,4
AOK-, BKK-, IKK-Patienten	40	19	26	7	1	1	31	34	15	174	6	11469	1,9	2,2
Ersatzkassen-Patienten	45	18	26	6	1		31	34	16	177	4	12260	1,8	2,2
Privat/Beihilfe-Patienten	42	21	25	6	1	1	32	34	16	178	4	6038	1,8	2,2
Zusatzversicherte für ZE	45	20	25	6	1		33	36	15	181	3	1875	1,8	2,2
Haupt-/Volksschule	33	23	30	7	1	1	35	33	11	174	6	8894	1,8	2,3
Mittlere Reife	44	18	26	6	1		31	35	16	177	4	10177	1,8	2,2
Abitur/Studium	49	17	22	6	1	1	27	34	20	177	4	9574	1,9	2,1
Berufstätige	48	16	25	7	1		28	36	18	179	3	16668	1,9	2,1
Nichtberufstätige	48	18	24	5	1		29	35	17	177	4	6248	1,8	2,1
Rente/Pension	28	28	28	5	1	1	40	29	8	168	9	5899	1,7	2,4
Patienten mit ZE i.w.S.	37	22	28	6	1	1	34	34	14	177	5	23889	1,8	2,2
Patienten o. ZE	69	7	14	4	1		18	33	23	169	5	5003	2	1,9
Mit Bonusheft	41	19	27	6	1	1	32	34	15	176	5	20490	1,9	2,2
Ohne Bonusheft	46	19	23	6	1		29	34	18	176	5	7805	1,8	2,1
In Praxis -5 J	49	17	22	6	1	1	29	34	16	175	5	11380	1,9	2,2
In Praxis 5+J	39	20	29	6	1		32	34	15	176	5	17492	1,8	2,2

Frage 3.12
Note für: Zahntechnische Laborpartner außerhalb der Praxis, bezüglich Qualität, Erreichbarkeit,
Termintreue, Schnelligkeit
a = unbekannt
b = sehr gut
c = gut
d = befriedigend
e = ausreichend
f = mangelhaft
g = sehr wichtig
h = wichtig
i = weniger wichtig

	a	b	c	d	e	f	g	h	i	Su.	k.A.	Pers	Note	Gew.
Note 1-Beurteiler	40	30	23	3			36	31	14	177	5	14844	1,5	2,3
Note 2-Beurteiler	47	8	31	9	1		26	38	17	177	4	12637	2,1	2,1
Note 3 - 5-Beurteiler	40	4	14	17	11	9	30	32	16	173	5	1272	3,1	2,2
1- & 2-Sterne-Beurteiler	47	6	25	11	3	1	26	34	17	170	6	2722	2,3	2,1
3-Sterne-Beurteiler	47	10	28	9	1		26	38	17	176	4	7395	2	2,1
4-Sterne-Beurteiler	43	20	28	5	1		31	35	16	179	4	12753	1,8	2,2
5-Sterne-Beurteiler	32	42	17	2		1	45	25	12	176	6	4084	1,4	2,4
Zähne sehr wichtig	40	21	26	6	1	1	34	33	14	176	5	23838	1,8	2,2
Zähne nicht sehr wichtig	50	11	25	8	1		18	38	23	174	5	5061	2	1,9
Pflege 3 x tägl. u. öfter	36	25	27	6	1	1	38	31	11	176	5	4086	1,8	2,3
Pflege 2 x tägl.	43	19	26	6	1		31	35	15	176	5	20605	1,8	2,2
Pflege 1 x / seltener	48	15	25	7	1		26	34	19	175	4	4205	1,9	2,1
Zahnstatus sehr gesund	47	21	23	4	1		30	33	17	176	5	5908	1,7	2,2
Zahnstatus teilw. gesund	42	18	27	7	1		30	35	16	176	5	15832	1,8	2,2
Zahnstatus nicht gesund	40	20	26	7	1	1	34	34	14	177	5	5581	1,9	2,2
Zahnstein-/Routine-Fälle	44	18	26	6	1		30	35	16	176	5	18734	1,8	2,2
Kronen-/Inlay-Fälle	35	23	29	7	1	1	33	35	15	179	4	6031	1,8	2,2
Kariesfälle/Füllungen	50	15	23	6	1		27	35	18	175	4	7844	1,8	2,1
Parodontose-Fälle	42	21	25	5	1		35	33	13	175	5	3984	1,7	2,3
ZE-Fälle	24	31	32	6	1	1	45	30	8	178	6	5425	1,7	2,4
In Einzelpraxen	43	20	26	6	1		31	34	15	176	5	14509	1,8	2,2
In Gruppenpraxen	43	19	25	6	1	1	31	34	15	175	5	14056	1,8	2,2
Bei Z-Ärzten	43	19	25	6	1		31	34	16	175	5	21179	1,8	2,2
Bei Z-Ärztinnen	42	20	27	5	1	1	33	34	14	177	5	5467	1,8	2,2
In 1-2-Platz-Praxen	41	20	26	6	1	1	32	34	16	177	5	7329	1,8	2,2
In 3-4-Platz-Praxen	43	19	26	6	1		31	34	15	175	5	16037	1,8	2,2
In 4+Platz-Praxen	44	20	25	6	1	1	30	34	15	176	5	5112	1,8	2,2
Infoquelle Z-Arzt	42	21	26	5	1		32	35	15	177	5	22101	1,7	2,2
Infoquelle Kasse	44	17	27	7	1	1	31	36	16	180	3	5465	1,9	2,2
Infoquelle Medien	46	16	26	7	1		30	37	16	179	4	13897	1,9	2,2
Z-Arzt m. Prophylaxe-Raum	43	19	26	6	1		31	34	15	175	5	17651	1,8	2,2
In Praxis m. Labor	41	20	26	6	1		32	33	16	175	5	12194	1,8	2,2
In Praxis o. Labor	43	18	26	6	1	1	31	35	15	176	5	17150	1,9	2,2
In Zentrumspraxis	42	20	25	6	1	1	31	34	15	175	5	14851	1,8	2,2
In Stadtrand-/Vorort-Praxis	44	18	26	6	1		30	34	16	175	5	11376	1,8	2,2
In Landpraxen	43	17	26	7	1		28	35	17	174	5	4909	1,8	2,1
Wohnort -20.000 Einw.	43	18	27	6	1		30	35	16	176	5	11975	1,8	2,2
20.000 - 500.000 Einw.	44	19	26	6	1		32	34	15	177	5	9830	1,8	2,2
500.000 + Einw.	42	20	25	6	1	1	33	34	15	177	5	4952	1,8	2,2
Patienten Norden	43	19	26	6	1	1	32	33	15	176	5	4250	1,8	2,2
Patienten Mitte	43	18	27	6	1		32	34	15	176	5	9077	1,8	2,2
Patienten Süden	44	19	25	6	1		30	34	16	175	5	13308	1,8	2,2
Patienten Osten/NBL	38	24	29	4			34	34	14	177	5	2551	1,6	2,2
Patienten Westen/ABL	43	19	25	6	1	1	31	34	15	175	5	26635	1,8	2,2
Patienten gesamt	43	19	26	6	1		31	34	15	175	5	29344	1,8	2,2

Frage 3.13
Note für: Menschliche, psychologische Zahnarztstärken (Ihre behandelnde Zahnärztin/Ihr behandelnder Zahnarzt)

a = unbekannt
b = sehr gut
c = gut
d = befriedigend
e = ausreichend
f = mangelhaft
g = sehr wichtig
h = wichtig
i = weniger wichtig

Alle Angaben in %	a	b	c	d	e	f	g	h	i	Su.	k.A.	Pers	Note	Gew.
Z-Ärzte	2	18	63	16	1		57	40	2	199		260	2	2,6
Z-Ärztinnen	5	22	68	5			72	26	2	200		81	1,8	2,7
Teams Einzelpraxen	2	23	54	17	4		62	34	3	199		462	2	2,6
Teams Gruppenpraxen	3	21	59	15	2		64	31	2	197		480	2	2,6
Teams 1-2-Platz-Praxen	2	22	55	15	4		63	32	4	197	1	242	2	2,6
Teams 3-4-Platz-Praxen	2	20	56	19	3		63	33	2	198		529	2,1	2,6
Teams 4+ Platz-Praxen	3	25	62	8	2		64	32	3	199		170	1,9	2,6
Teams m. Praxislabor	2	22	57	16	3		65	31	2	198		471	2	2,6
Teams o. Praxislabor	3	22	55	16	3		61	33	3	196	1	479	2	2,6
Vermutg Top-Teams		30	54	11	4		60	37	2	198	1	195	1,9	2,6
Vermutg gute Teams	3	21	58	15	2		64	32	3	198		590	2	2,6
Vermutg nicht gute Teams	4	14	55	23	4		70	26	3	199		154	2,2	2,7
Vermutg alle Z-Ärzte/tinnen	2	19	65	13	1		60	37	2	199		341	2	2,6
Vermutung alle PraxisMA	3	23	51	18	4		65	30	3	197	1	600	2	2,6
Ost-Team-Vermutung NBL	1	24	68	5			61	33	5	197	1	79	1,8	2,6
West-Team-Vermutung ABL	3	22	55	17	3		63	32	2	197	1	868	2	2,6
Team-Vermutung gesamt	2	22	56	16	3		64	32	2	197	1	950	2	2,6
Patienten gesamt	4	52	35	5	1	1	60	30	4	192	2	29344	1,6	2,6
Frauen	4	53	34	5	1	1	63	27	3	191	2	17619	1,5	2,6
Männer	4	49	38	6	1	1	53	36	6	194	1	11341	1,6	2,5
Jüngere Frauen -49J	3	52	37	6	1	1	64	28	3	195	1	11148	1,6	2,6
Ältere Frauen 50+J	4	56	29	4	1	1	63	24	2	184	5	6451	1,5	2,7
Jüngere Männer -49J	4	45	41	8	1		52	38	7	196	1	6232	1,6	2,5
Ältere Männer 50+J	3	55	34	4	1	1	57	32	4	191	2	5090	1,5	2,6
Patienten -29J	5	47	38	8	1	1	56	34	7	197	1	3764	1,6	2,5
Patienten 30 - 39 J	4	49	38	7	1		59	32	5	195	1	7585	1,6	2,6
Patienten 40 - 49 J	3	50	39	6	1	1	60	31	4	195	1	6051	1,6	2,6
Patienten 50 - 59 J	3	54	34	5	1	1	62	29	3	192	2	5297	1,5	2,6
Patienten 60 + J	4	57	29	3	1	1	59	26	3	183	5	6290	1,5	2,6
AOK-, BKK-, IKK-Patienten	4	51	35	5	1	1	59	29	4	189	3	11469	1,6	2,6
Ersatzkassen-Patienten	3	52	35	6	1	1	62	30	4	194	2	12260	1,6	2,6
Privat/Beihilfe-Patienten	3	52	37	6	1	1	59	32	4	195	1	6038	1,6	2,6
Zusatzversicherte für ZE	3	53	37	5	1	1	61	30	4	195	1	1875	1,6	2,6
Haupt-/Volksschule	4	52	34	5	1	1	60	27	3	187	4	8894	1,5	2,6
Mittlere Reife	3	52	36	6	1	1	62	29	4	194	1	10177	1,6	2,6
Abitur/Studium	3	52	36	6	1	1	57	34	5	195	1	9574	1,6	2,5
Berufstätige	3	50	38	6	1	1	59	32	5	195	1	16668	1,6	2,6
Nichtberufstätige	4	51	36	6	1	1	61	29	4	193	2	6248	1,6	2,6
Rente/Pension	4	57	29	3	1	1	59	26	3	183	5	5899	1,5	2,6
Patienten mit ZE i.w.S.	3	52	35	5	1	1	61	30	4	192	2	23889	1,6	2,6
Patienten o. ZE	5	48	37	6	1	1	58	32	6	194	1	5003	1,6	2,5
Mit Bonusheft	4	52	35	5	1	1	60	30	4	192	2	20490	1,6	2,6
Ohne Bonusheft	3	51	36	6	1	1	59	32	5	194	2	7805	1,6	2,6
In Praxis -5 J	4	53	35	5	1	1	60	30	4	193	2	11380	1,5	2,6
In Praxis 5+J	3	51	36	6	1	1	58	31	4	191	2	17492	1,6	2,6

Frage 3.13
Note für: Menschliche, psychologische Zahnarztstärken (Ihre behandelnde Zahnärztin/Ihr behandelnder Zahnarzt)
a = unbekannt
b = sehr gut
c = gut
d = befriedigend
e = ausreichend
f = mangelhaft
g = sehr wichtig
h = wichtig
i = weniger wichtig

	a	b	c	d	e	f	g	h	i	Su.	k.A.	Pers	Note	Gew.
Note 1-Beurteiler	3	74	19	1			68	24	3	192	2	14844	1,2	2,7
Note 2-Beurteiler	4	30	56	8	1		52	38	5	194	1	12637	1,8	2,5
Note 3 - 5-Beurteiler	5	6	29	26	15	17	52	34	7	191	2	1272	3,1	2,5
1- & 2-Sterne-Beurteiler	7	20	47	18	4	1	46	39	7	189	3	2722	2,1	2,4
3-Sterne-Beurteiler	4	34	51	8	1		54	37	5	194	1	7395	1,7	2,5
4-Sterne-Beurteiler	3	59	33	3		1	62	29	4	194	1	12753	1,4	2,6
5-Sterne-Beurteiler	2	83	10	1		1	75	16	2	190	3	4084	1,2	2,8
Zähne sehr wichtig	4	54	34	5	1	1	61	28	4	192	2	23838	1,5	2,6
Zähne nicht sehr wichtig	4	41	43	8	1	1	48	40	6	192	2	5061	1,7	2,4
Pflege 3 x tägl. u. öfter	3	57	31	4	1	1	66	25	3	191	2	4086	1,5	2,7
Pflege 2 x tägl.	3	52	36	6	1	1	59	30	4	192	2	20605	1,6	2,6
Pflege 1 x / seltener	4	47	38	6	1	1	56	34	5	192	2	4205	1,6	2,5
Zahnstatus sehr gesund	4	56	32	5	1	1	60	29	5	193	2	5908	1,5	2,6
Zahnstatus teilw. gesund	3	51	37	6	1	1	58	32	4	193	2	15832	1,6	2,6
Zahnstatus nicht gesund	3	51	35	7	1	1	61	29	4	192	2	5581	1,6	2,6
Zahnstein /Routine Fälle	4	51	36	6	1	1	58	31	4	192	2	18734	1,6	2,6
Kronen-/Inlay-Fälle	3	53	35	5	1	1	61	30	4	193	2	6031	1,5	2,6
Kariesfälle/Füllungen	4	50	37	6	1	1	59	30	5	193	2	7844	1,6	2,6
Parodontose-Fälle	3	55	33	4	1	1	64	27	3	191	2	3984	1,5	2,6
ZE-Fälle	3	57	30	4	1	1	63	26	3	188	3	5425	1,5	2,7
In Einzelpraxen	4	51	35	6	1	1	57	31	5	191	3	14509	1,6	2,6
In Gruppenpraxen	3	52	36	5	1	1	61	29	4	192	2	14056	1,6	2,6
Bei Z-Ärzten	4	51	36	6	1	1	58	30	4	191	2	21179	1,6	2,6
Bei Z-Ärztinnen	4	56	32	4	1	1	62	29	3	192	2	5467	1,5	2,6
In 1-2-Platz-Praxen	5	52	34	5	1	1	58	31	4	191	2	7329	1,5	2,6
In 3-4-Platz-Praxen	3	51	36	6	1	1	59	30	4	191	2	16037	1,6	2,6
In 4+Platz-Praxen	3	53	35	5	1	1	62	29	4	193	2	5112	1,5	2,6
Infoquelle Z-Arzt	3	56	33	4	1	1	62	29	4	193	2	22101	1,5	2,6
Infoquelle Kasse	4	49	38	6	1	1	60	31	4	194	1	5465	1,6	2,6
Infoquelle Medien	4	49	38	6	1	1	61	31	4	195	1	13897	1,6	2,6
Z-Arzt m. Prophylaxe-Raum	3	52	35	5	1	1	61	30	4	192	2	17651	1,6	2,6
In Praxis m. Labor	4	51	35	6	1	1	60	30	4	192	2	12194	1,6	2,6
In Praxis o. Labor	4	52	35	5	1	1	60	30	4	192	2	17150	1,6	2,6
In Zentrumspraxis	4	51	35	6	1	1	59	31	4	192	2	14851	1,6	2,6
In Stadtrand-/Vorort-Praxis	4	51	36	5	1	1	59	31	4	192	2	11376	1,6	2,6
In Landpraxen	4	48	37	7	1	1	57	31	5	191	3	4909	1,6	2,6
Wohnort -20.000 Einw.	4	49	37	6	1	1	58	32	4	192	2	11975	1,6	2,6
20.000 - 500.000 Einw.	3	53	36	5	1	1	59	31	4	193	2	9830	1,6	2,6
500.000 + Einw.	3	55	33	6	1	1	63	28	4	194	1	4952	1,5	2,6
Patienten Norden	4	48	37	6	1	1	61	30	4	192	2	4250	1,6	2,6
Patienten Mitte	3	51	36	6	1	1	61	29	4	192	2	9077	1,6	2,6
Patienten Süden	3	52	35	6	1	1	58	31	4	191	3	13308	1,6	2,6
Patienten Osten/NBL	4	62	30	2			60	29	4	191	2	2551	1,4	2,6
Patienten Westen/ABL	3	51	36	6	1	1	60	30	4	192	2	26635	1,6	2,6
Patienten gesamt	4	52	35	5	1	1	60	30	4	192	2	29344	1,6	2,6

Frage 3.14
Note für: Qualität der Mitarbeiter/innen, z.B. Betreuung, Aufmerksamkeit, Freundlichkeit
a = unbekannt
b = sehr gut
c = gut
d = befriedigend
e = ausreichend
f = mangelhaft
g = sehr wichtig
h = wichtig
i = weniger wichtig

Alle Angaben in %	a	b	c	d	e	f	g	h	i	Su.	k.A.	Pers	Note	Gew.
Z-Ärzte		21	62	17			55	44		199		260	2	2,6
Z-Ärztinnen		23	65	11			69	32		200		81	1,9	2,7
Teams Einzelpraxen		31	59	9			69	32		200		462	1,8	2,7
Teams Gruppenpraxen	1	25	61	13			64	33	1	198		480	1,9	2,6
Teams 1-2-Platz-Praxen		27	60	12			65	35		199		242	1,8	2,7
Teams 3-4-Platz-Praxen	1	28	60	11			66	31	1	198		529	1,8	2,7
Teams 4+ Platz-Praxen	1	31	59	10			65	32	1	199		170	1,8	2,7
Teams m. Praxislabor	1	29	60	10			66	31	1	198		471	1,8	2,7
Teams o. Praxislabor		28	60	11	1		66	32		198	1	479	1,9	2,7
Vermutg Top-Teams		58	40	1			71	27	1	198	1	195	1,4	2,7
Vermutg gute Teams	1	22	68	9			65	34		199		590	1,9	2,7
Vermutg nicht gute Teams	1	14	53	31	1		65	32	2	199		154	2,2	2,6
Vermutg alle Z-Ärzte/tinnen		22	63	15			58	41		199		341	1,9	2,6
Vermutung alle PraxisMA	1	32	59	8			70	27	1	198		600	1,8	2,7
Ost-Team-Vermutung NBL		28	69				70	28		195	3	79	1,7	2,7
West-Team-Vermutung ABL	1	28	59	12			65	32	1	198		868	1,8	2,7
Team-Vermutung gesamt	1	28	60	11			65	32	1	198	1	950	1,8	2,7
Patienten gesamt	1	54	38	4	1	1	51	42	2	194	1	29344	1,5	2,5
Frauen	1	56	36	4	1	1	55	38	2	194	1	17619	1,5	2,6
Männer	1	50	42	5	1	1	45	48	3	196	1	11341	1,6	2,4
Jüngere Frauen -49J		55	38	5	1	1	56	39	2	197		11148	1,6	2,6
Ältere Frauen 50+J	1	60	33	2	1	1	54	36	1	189	2	6451	1,5	2,6
Jüngere Männer -49J		48	44	6	1		43	51	4	197		6232	1,6	2,4
Ältere Männer 50+J	1	54	39	3	1	1	47	46	2	194	1	5090	1,5	2,5
Patienten -29J		54	38	6	1	1	53	42	3	198		3764	1,6	2,5
Patienten 30 - 39 J		52	40	5	1	1	51	44	3	197		7585	1,6	2,5
Patienten 40 - 49 J		53	41	4	1	1	52	43	2	197	1	6051	1,6	2,5
Patienten 50 - 59 J	1	54	38	4	1	1	50	44	2	195	1	5297	1,5	2,5
Patienten 60 + J	1	59	33	2	1	1	51	38	2	188	3	6290	1,5	2,5
AOK-, BKK-, IKK-Patienten	1	56	36	4	1	1	53	39	2	193	2	11469	1,5	2,5
Ersatzkassen-Patienten		54	39	4	1	1	52	43	2	196	1	12260	1,5	2,5
Privat/Beihilfe-Patienten		50	42	5	1	1	47	47	3	196	1	6038	1,6	2,5
Zusatzversicherte für ZE		54	41	3	1	1	50	45	2	197	1	1875	1,5	2,5
Haupt-/Volksschule	1	56	36	3	1	1	56	37	1	192	2	8894	1,5	2,6
Mittlere Reife		54	39	4	1	1	53	42	2	196	1	10177	1,5	2,5
Abitur/Studium		52	40	5	1	1	46	48	4	197		9574	1,6	2,4
Berufstätige		54	40	5	1	1	50	44	2	197		16668	1,6	2,5
Nichtberufstätige	1	54	38	4	1	1	54	41	2	196	1	6248	1,5	2,5
Rente/Pension	1	60	33	2	1	1	53	37	1	189	2	5899	1,5	2,6
Patienten mit ZE i.w.S.	1	55	38	4	1	1	51	42	2	195	1	23889	1,5	2,5
Patienten o. ZE		53	39	5	1	1	53	42	3	197		5003	1,6	2,5
Mit Bonusheft	1	55	37	4	1	1	53	41	2	195	1	20490	1,5	2,5
Ohne Bonusheft		51	41	5	1	1	49	45	3	196	1	7805	1,6	2,5
In Praxis -5 J	1	56	37	4	1	1	53	41	2	196	1	11380	1,5	2,5
In Praxis 5+J	1	53	39	4	1	1	50	43	2	194	1	17492	1,6	2,5

Frage 3.14
Note für: Qualität der Mitarbeiter/innen, z.B. Betreuung, Aufmerksamkeit, Freundlichkeit
a = unbekannt
b = sehr gut
c = gut
d = befriedigend
e = ausreichend
f = mangelhaft
g = sehr wichtig
h = wichtig
i = weniger wichtig

	a	b	c	d	e	f	g	h	i	Su.	k.A.	Pers	Note	Gew.
Note 1-Beurteiler		76	22	1			59	35	2	195	1	14844	1,2	2,6
Note 2-Beurteiler		34	59	6			44	51	3	197		12637	1,7	2,4
Note 3 - 5-Beurteiler	1	13	36	21	12	17	47	44	4	195	1	1272	2,8	2,5
1- & 2-Sterne-Beurteiler	1	30	54	11	2	1	42	50	4	195	1	2722	1,9	2,4
3-Sterne-Beurteiler		40	51	6	1		45	50	3	196	1	7395	1,7	2,4
4-Sterne-Beurteiler		61	35	2	1	1	54	41	2	197	1	12753	1,5	2,5
5-Sterne-Beurteiler	1	83	13	1		1	67	25	1	192	2	4084	1,2	2,7
Zähne sehr wichtig	1	56	37	4	1	1	53	40	2	195	1	23838	1,5	2,5
Zähne nicht sehr wichtig		46	45	6	1	1	39	54	3	195	1	5061	1,6	2,4
Pflege 3 x tägl. u. öfter	1	59	34	3	1	1	56	37	2	194	1	4086	1,5	2,6
Pflege 2 x tägl.	1	54	38	4	1	1	52	42	2	195	1	20605	1,5	2,5
Pflege 1 x / seltener		50	42	5	1	1	47	46	3	195	1	4205	1,6	2,5
Zahnstatus sehr gesund	1	57	36	4	1	1	54	40	2	196	1	5908	1,5	2,5
Zahnstatus teilw. gesund		53	40	4	1	1	50	44	2	195	1	15832	1,6	2,5
Zahnstatus nicht gesund	1	54	38	5	1	1	50	42	3	195	1	5581	1,6	2,5
Zahnstein-/Routine-Fälle	1	53	39	4	1	1	52	42	2	195	1	18734	1,6	2,5
Kronen-/Inlay-Fälle	1	55	38	4	1	1	51	43	2	196	1	6031	1,5	2,5
Kariesfälle/Füllungen	1	55	38	4	1	1	52	42	2	196	1	7844	1,5	2,5
Parodontose-Fälle		57	36	4	1	1	53	40	2	194	1	3984	1,5	2,5
ZE-Fälle	1	58	33	3	1	1	55	38	2	192	2	5425	1,5	2,6
In Einzelpraxen	1	57	36	3	1	1	52	41	2	194	1	14509	1,5	2,5
In Gruppenpraxen		53	40	5	1	1	51	42	2	195	1	14056	1,6	2,5
Bei Z-Ärzten	1	54	38	4	1	1	52	42	2	195	1	21179	1,5	2,5
Bei Z-Ärztinnen	1	56	36	4	1	1	52	41	2	194	1	5467	1,5	2,5
In 1-2-Platz-Praxen	1	57	36	3	1	1	52	41	2	194	1	7329	1,5	2,5
In 3-4-Platz-Praxen	1	53	39	4	1	1	51	42	2	194	1	16037	1,6	2,5
In 4+Platz-Praxen		53	39	5	1	1	52	42	2	195	1	5112	1,6	2,5
Infoquelle Z-Arzt	1	57	36	3	1	1	53	41	2	195	1	22101	1,5	2,5
Infoquelle Kasse		53	40	4	1	1	52	43	2	196	1	5465	1,6	2,5
Infoquelle Medien		53	41	5	1	1	50	44	2	197		13897	1,6	2,5
Z-Arzt m. Prophylaxe-Raum	1	54	38	4	1	1	52	42	2	195	1	17651	1,5	2,5
In Praxis m. Labor	1	55	38	4	1	1	52	41	2	195	1	12194	1,5	2,5
In Praxis o. Labor	1	54	38	4	1	1	51	42	2	194	1	17150	1,5	2,5
In Zentrumspraxis	1	54	37	4	1	1	52	42	2	194	1	14851	1,5	2,5
In Stadtrand-/Vorort-Praxis	1	54	39	4	1	1	50	43	2	195	1	11376	1,5	2,5
In Landpraxen	1	53	39	4	1	1	51	42	2	194	1	4909	1,6	2,5
Wohnort -20.000 Einw.	1	54	38	4	1	1	52	42	2	195	1	11975	1,5	2,5
20.000 - 500.000 Einw.	1	53	40	4	1	1	50	44	2	196	1	9830	1,6	2,5
500.000 + Einw.		54	38	5	1	1	50	43	3	195	1	4952	1,6	2,5
Patienten Norden	1	49	42	5	1	1	50	43	3	195	1	4250	1,6	2,5
Patienten Mitte		53	40	4	1	1	52	42	2	195	1	9077	1,6	2,5
Patienten Süden	1	54	38	4	1	1	51	42	2	194	1	13308	1,5	2,5
Patienten Osten/NBL	1	71	25	1		1	57	36	2	194	1	2551	1,3	2,6
Patienten Westen/ABL	1	54	39	4	1	1	51	42	2	195	1	26635	1,5	2,5
Patienten gesamt	1	54	38	4	1	1	51	42	2	194	1	29344	1,5	2,5

Frage 3.15
Note für: Das Preis-/Leistungsverhältnis, z.B. guter Preis für gute Leistung,
a = unbekannt
b = sehr gut
c = gut
d = befriedigend
e = ausreichend
f = mangelhaft
g = sehr wichtig
h = wichtig
i = weniger wichtig

Alle Angaben in %	a	b	c	d	e	f	g	h	i	Su.	k.A.	Pers	Note	Gew.
Z-Ärzte	1	17	59	20	2		44	50	5	198		260	2,1	2,4
Z-Ärztinnen	5	22	62	10			56	40	4	199		81	1,9	2,5
Teams Einzelpraxen	2	23	61	13	1		59	39	2	200		462	1,9	2,6
Teams Gruppenpraxen	2	19	61	16	2		55	40	3	198		480	2	2,5
Teams 1-2-Platz-Praxen	1	26	58	14	1		60	38	2	200		242	1,9	2,6
Teams 3-4-Platz-Praxen	2	18	61	16	2		56	40	3	198		529	2	2,5
Teams 4+ Platz-Praxen	2	24	64	9	1		57	39	4	200		170	1,9	2,5
Teams m. Praxislabor	1	23	61	14	1		59	37	3	199		471	1,9	2,6
Teams o. Praxislabor	2	19	61	15	2		54	41	3	197	1	479	2	2,5
Vermutg Top-Teams	1	34	56	8	1		56	41	2	199	1	195	1,8	2,5
Vermutg gute Teams	2	18	64	16	1		56	39	3	199		590	2	2,5
Vermutg nicht gute Teams	3	17	56	18	6		59	36	4	199		154	2,1	2,6
Vermutg alle Z-Ärzte/tinnen	2	18	61	18	1		47	48	4	199		341	2	2,4
Vermutung alle PraxisMA	1	23	61	13	2		62	35	2	199		600	1,9	2,6
Ost-Team-Vermutung NBL	3	32	63	1			65	30	3	197	1	79	1,7	2,6
West-Team-Vermutung ABL	2	20	59	16	2		56	40	3	198		868	2	2,5
Team-Vermutung gesamt	2	21	61	14	1		57	39	3	198	1	950	1,9	2,5
Patienten gesamt	20	28	39	8	2	1	52	33	3	186	3	29344	1,8	2,6
Frauen	20	30	38	7	1	1	55	31	2	185	3	17619	1,8	2,6
Männer	20	25	40	11	2	1	48	37	4	188	2	11341	1,9	2,5
Jüngere Frauen -49J	24	26	38	8	2	1	53	33	3	188	2	11148	1,9	2,6
Ältere Frauen 50+J	13	36	38	5	1	1	59	26	1	180	6	6451	1,7	2,7
Jüngere Männer -49J	24	21	38	13	2		46	39	6	189	1	6232	1,9	2,4
Ältere Männer 50+J	14	31	42	8	1	1	53	34	2	186	3	5090	1,8	2,6
Patienten -29J	36	19	31	10	2		47	35	6	186	1	3764	1,9	2,5
Patienten 30 - 39 J	24	24	38	10	2		52	36	3	189	1	7585	1,9	2,5
Patienten 40 - 49 J	16	28	42	9	2	1	55	34	3	190	2	6051	1,9	2,6
Patienten 50 - 59 J	15	31	42	7	2	1	56	31	2	187	3	5297	1,8	2,6
Patienten 60 + J	12	37	37	5	1	1	57	28	1	179	7	6290	1,7	2,7
AOK-, BKK-, IKK-Patienten	21	29	36	8	2	1	54	30	2	183	4	11469	1,8	2,6
Ersatzkassen-Patienten	22	28	38	8	1	1	53	33	3	187	3	12260	1,8	2,6
Privat/Beihilfe-Patienten	13	29	44	10	2	1	49	39	4	191	2	6038	1,9	2,5
Zusatzversicherte für ZE	15	31	42	8	1	1	55	36	3	192	1	1875	1,8	2,6
Haupt-/Volksschule	16	31	39	7	1	1	58	28	2	183	5	8894	1,8	2,6
Mittlere Reife	21	28	39	8	1	1	54	33	3	188	2	10177	1,8	2,6
Abitur/Studium	22	26	38	10	2	1	46	38	5	188	2	9574	1,9	2,5
Berufstätige	21	26	40	10	2	1	51	35	3	189	2	16668	1,9	2,5
Nichtberufstätige	24	27	36	7	2	1	54	32	3	186	2	6248	1,8	2,6
Rente/Pension	13	36	38	5	1	1	58	27	1	180	6	5899	1,7	2,7
Patienten mit ZE i.w.S.	15	30	41	9	2	1	55	33	2	188	3	23889	1,8	2,6
Patienten o. ZE	44	17	27	7	1	1	44	34	5	180	3	5003	1,9	2,5
Mit Bonusheft	21	29	38	8	1	1	55	31	2	186	3	20490	1,8	2,6
Ohne Bonusheft	18	27	40	10	2	1	49	37	4	188	2	7805	1,9	2,5
In Praxis -5 J	25	26	36	8	1	1	53	33	3	186	3	11380	1,8	2,6
In Praxis 5+J	17	29	39	9	2	1	53	33	3	186	3	17492	1,8	2,6

Frage 3.15
Note für: Das Preis-/Leistungsverhältnis, z.B. guter Preis für gute Leistung,
a = unbekannt
b = sehr gut
c = gut
d = befriedigend
e = ausreichend
f = mangelhaft
g = sehr wichtig
h = wichtig
i = weniger wichtig

	a	b	c	d	e	f	g	h	i	Su.	k.A.	Pers	Note	Gew.
Note 1-Beurteiler	18	46	31	2			58	29	3	187	2	14844	1,4	2,6
Note 2-Beurteiler	22	11	51	13	1		50	37	3	188	2	12637	2,1	2,5
Note 3 - 5-Beurteiler	17	3	18	29	19	12	53	34	3	188	2	1272	3,2	2,6
1- & 2-Sterne-Beurteiler	25	10	36	18	5	1	50	33	3	181	5	2722	2,3	2,5
3-Sterne-Beurteiler	23	14	45	13	2		50	36	3	186	3	7395	2	2,5
4-Sterne-Beurteiler	19	30	43	5	1		53	35	3	189	2	12753	1,7	2,5
5-Sterne-Beurteiler	14	61	19	2		1	63	23	3	186	3	4084	1,3	2,7
Zähne sehr wichtig	19	30	38	8	1	1	57	31	2	187	3	23838	1,8	2,6
Zähne nicht sehr wichtig	25	18	40	12	2		39	43	5	184	3	5061	2	2,4
Pflege 3 x tägl. u. öfter	15	34	39	6	1	1	59	29	2	186	3	4086	1,7	2,6
Pflege 2 x tägl.	20	28	39	8	1	1	53	33	3	186	3	20605	1,8	2,6
Pflege 1 x / seltener	24	23	38	10	2	1	48	36	4	186	3	4205	1,9	2,5
Zahnstatus sehr gesund	21	33	35	6	1	1	55	31	4	187	3	5908	1,7	2,6
Zahnstatus teilw. gesund	19	27	40	9	2	1	52	34	3	187	3	15832	1,9	2,6
Zahnstatus nicht gesund	20	26	39	9	2	1	54	33	3	187	3	5581	1,9	2,6
Zahnstein-/Routine-Fälle	21	28	39	8	1	1	52	33	3	186	3	18734	1,8	2,6
Kronen-/Inlay-Fälle	12	30	43	10	2	1	50	34	2	190	2	6031	1,8	2,6
Kariesfälle/Füllungen	25	26	36	8	2	1	52	33	2	186	3	7844	1,8	2,6
Parodontose-Fälle	19	30	40	7	1	1	54	32	2	186	3	3984	1,8	2,6
ZE-Fälle	10	37	39	7	2	1	58	30	2	186	4	5425	1,7	2,6
In Einzelpraxen	20	30	38	7	1	1	54	32	3	186	3	14509	1,8	2,6
In Gruppenpraxen	20	27	39	9	2	1	52	33	3	186	3	14056	1,9	2,6
Bei Z-Ärzten	19	28	39	9	2	1	52	33	3	186	3	21179	1,8	2,6
Bei Z-Ärztinnen	21	30	37	7	1	1	53	32	3	185	3	5467	1,8	2,6
In 1-2-Platz-Praxen	22	30	36	6	1	1	54	32	3	185	3	7329	1,7	2,6
In 3-4-Platz-Praxen	19	28	39	8	2	1	53	33	3	186	3	16037	1,8	2,6
In 4+Platz-Praxen	19	25	40	11	2	1	53	34	3	188	2	5112	1,9	2,6
Infoquelle Z-Arzt	18	31	39	7	1	1	54	33	3	187	3	22101	1,8	2,6
Infoquelle Kasse	21	26	40	9	2	1	56	32	2	189	2	5465	1,9	2,6
Infoquelle Medien	21	25	40	9	2	1	54	34	3	189	2	13897	1,9	2,6
Z-Arzt m. Prophylaxe-Raum	19	28	39	9	2	1	53	33	3	187	3	17651	1,8	2,6
In Praxis m. Labor	17	28	41	9	2	1	53	33	3	187	3	12194	1,9	2,6
In Praxis o. Labor	22	28	37	8	1	1	52	33	3	185	3	17150	1,8	2,6
In Zentrumspraxis	20	29	38	8	2	1	52	33	3	186	3	14851	1,8	2,6
In Stadtrand-/Vorort-Praxis	20	28	39	8	1	1	52	34	3	186	3	11376	1,8	2,6
In Landpraxen	22	26	38	9	2	1	50	34	3	185	4	4909	1,9	2,5
Wohnort -20.000 Einw.	21	27	39	8	1	1	52	34	3	186	3	11975	1,8	2,6
20.000 - 500.000 Einw.	19	29	39	8	1	1	53	34	3	187	3	9830	1,8	2,6
500.000 + Einw.	18	29	39	9	2	1	55	33	3	189	2	4952	1,8	2,6
Patienten Norden	20	27	39	9	2	1	52	33	3	186	3	4250	1,9	2,6
Patienten Mitte	20	26	39	9	2	1	53	33	3	186	3	9077	1,9	2,6
Patienten Süden	20	28	38	8	2	1	52	34	3	186	3	13308	1,8	2,6
Patienten Osten/NBL	21	39	33	3			57	28	2	183	4	2551	1,5	2,6
Patienten Westen/ABL	20	27	39	9	2	1	52	33	3	186	3	26635	1,9	2,6
Patienten gesamt	20	28	39	8	2	1	52	33	3	186	3	29344	1,8	2,6

Frage 3.16
Note für: Welche Vergleichsnote und Wichtigkeit geben Sie Ihrer Hausarztpraxis?

a = unbekannt
b = sehr gut
c = gut
d = befriedigend
e = ausreichend
f = mangelhaft
g = sehr wichtig
h = wichtig
i = weniger wichtig

Alle Angaben in %	a	b	c	d	e	f	g	h	i	Su.	k.A.	Pers	Note	Gew.
Z-Ärzte	22	2	54	21	1		23	43	16	182	1	260	2,3	2,1
Z-Ärztinnen	27	4	47	16			27	36	16	173	6	81	2,2	2,1
Teams Einzelpraxen	31	4	45	14	1		18	41	15	169	5	462	2,2	2
Teams Gruppenpraxen	30	4	37	24	1		20	36	19	171	4	480	2,3	2
Teams 1-2-Platz-Praxen	36	3	41	13	1		17	39	17	167	5	242	2,2	2
Teams 3-4-Platz-Praxen	27	4	41	21	1		20	40	16	170	5	529	2,3	2,1
Teams 4+ Platz-Praxen	34	4	37	23	1		21	34	22	176	1	170	2,3	2
Teams m. Praxislabor	31	4	40	19	1		20	37	17	169	4	471	2,3	2
Teams o. Praxislabor	29	3	42	19	1		18	41	17	170	6	479	2,3	2
Vermutg Top-Teams	27	5	47	14	2		23	39	16	173	5	195	2,2	2,1
Vermutg gute Teams	31	3	41	18	1		17	41	16	168	5	590	2,3	2
Vermutg nicht gute Teams	32	5	31	29	1		23	31	22	174	3	154	2,4	2
Vermutg alle Z-Ärzte/tinnen	23	3	51	20	1		24	41	16	179	2	341	2,3	2,1
Vermutung alle PraxisMA	35	5	35	19	1		16	37	17	165	6	600	2,3	2
Ost-Team-Vermutung NBL	32	6	54	5			16	44	13	170	4	79	2	2
West-Team-Vermutung ABL	30	4	41	20	1		19	38	17	170	5	868	2,3	2
Team-Vermutung gesamt	30	4	40	19	1		19	39	17	169	5	950	2,3	2
Patienten gesamt	7	23	43	18	3	1	48	28	7	178	4	29344	2	2,5
Frauen	6	25	42	18	3	1	50	25	6	176	4	17619	2	2,5
Männer	8	21	43	19	4	1	43	33	9	181	3	11341	2,1	2,4
Jüngere Frauen -49J	6	22	42	22	4	1	50	26	7	180	3	11148	2,1	2,5
Ältere Frauen 50+J	6	31	41	12	2	1	51	23	4	171	7	6451	1,9	2,6
Jüngere Männer -49J	9	16	43	23	5	1	41	33	11	182	2	6232	2,2	2,4
Ältere Männer 50+J	6	26	46	15	2	1	45	32	6	179	4	5090	2	2,5
Patienten -29J	7	20	42	23	5	1	44	30	10	182	2	3764	2,2	2,4
Patienten 30 - 39 J	8	19	42	23	5	1	44	29	9	180	2	7585	2,2	2,4
Patienten 40 - 49 J	7	21	44	21	3	1	48	28	7	180	3	6051	2,1	2,5
Patienten 50 - 59 J	6	24	46	16	3	1	47	29	6	178	4	5297	2	2,5
Patienten 60 + J	6	33	41	11	2	1	48	25	4	171	7	6290	1,8	2,6
AOK-, BKK-, IKK-Patienten	5	26	43	17	3	1	49	28	6	178	4	11469	2	2,5
Ersatzkassen-Patienten	6	23	44	19	3	1	48	28	7	179	3	12260	2,1	2,5
Privat/Beihilfe-Patienten	11	19	41	20	4	1	44	28	9	177	4	6038	2,1	2,4
Zusatzversicherte für ZE	8	21	42	22	4	1	46	28	9	181	2	1875	2,1	2,4
Haupt-/Volksschule	4	29	44	15	2	1	51	28	4	178	4	8894	1,9	2,6
Mittlere Reife	6	22	45	20	4	1	47	29	7	181	3	10177	2,1	2,5
Abitur/Studium	11	19	40	21	4	1	44	27	10	177	4	9574	2,2	2,4
Berufstätige	8	20	43	21	4	1	45	30	8	180	3	16668	2,1	2,4
Nichtberufstätige	7	23	43	19	4	1	48	26	8	179	3	6248	2,1	2,5
Rente/Pension	6	33	41	11	2	1	49	26	4	173	6	5899	1,8	2,6
Patienten mit ZE i.w.S.	7	24	43	18	3	1	47	28	7	178	4	23889	2	2,5
Patienten o. ZE	7	22	42	20	4	1	47	29	9	181	3	5003	2,1	2,4
Mit Bonusheft	6	25	44	18	3	1	48	28	6	179	4	20490	2	2,5
Ohne Bonusheft	10	20	41	20	4	1	43	28	9	176	4	7805	2,1	2,4
In Praxis -5 J	8	22	41	20	4	1	45	28	8	177	3	11380	2,1	2,5
In Praxis 5+J	6	25	44	17	3	1	47	29	7	179	4	17492	2	2,5

Frage 3.16
Note für: Welche Vergleichsnote und Wichtigkeit geben Sie Ihrer Hausarztpraxis?

a = unbekannt
b = sehr gut
c = gut
d = befriedigend
e = ausreichend
f = mangelhaft
g = sehr wichtig
h = wichtig
i = weniger wichtig

	a	b	c	d	e	f	g	h	i	Su.	k.A.	Pers	Note	Gew.
Note 1-Beurteiler	6	36	35	16	3	1	52	24	6	179	3	14844	1,9	2,6
Note 2-Beurteiler	8	11	54	21	3		41	33	8	179	3	12637	2,2	2,4
Note 3 - 5-Beurteiler	7	7	30	30	13	9	45	28	7	176	5	1272	2,9	2,5
1- & 2-Sterne-Beurteiler	8	14	49	21	3		41	33	7	176	5	2722	2,1	2,4
3-Sterne-Beurteiler	8	16	50	19	3	1	42	32	8	179	3	7395	2,1	2,4
4-Sterne-Beurteiler	7	24	43	19	4	1	48	28	7	181	3	12753	2,1	2,5
5-Sterne-Beurteiler	5	43	27	16	4	1	58	19	5	178	4	4084	1,8	2,6
Zähne sehr wichtig	7	25	43	18	3	1	49	26	6	178	4	23838	2	2,5
Zähne nicht sehr wichtig	8	15	45	23	4	1	34	38	10	178	4	5061	2,2	2,3
Pflege 3 x tägl. u. öfter	7	26	41	17	3	1	51	24	6	176	5	4086	2	2,6
Pflege 2 x tägl.	7	23	43	19	3	1	47	28	7	178	4	20605	2,1	2,5
Pflege 1 x / seltener	7	22	44	20	4	1	44	32	8	182	3	4205	2,1	2,4
Zahnstatus sehr gesund	7	27	41	18	3	1	49	27	7	180	3	5908	2	2,5
Zahnstatus teilw. gesund	7	22	44	19	3	1	47	29	7	179	3	15832	2,1	2,5
Zahnstatus nicht gesund	8	21	42	20	4	1	45	28	8	177	4	5581	2,1	2,5
Zahnstein-/Routine-Fälle	7	24	44	18	3	1	47	28	7	179	4	18734	2	2,5
Kronen-/Inlay-Fälle	8	21	42	20	4	1	46	27	8	177	4	6031	2,1	2,5
Kariesfälle/Füllungen	7	23	42	20	4	1	45	29	8	179	3	7844	2,1	2,5
Parodontose-Fälle	6	26	42	17	3	1	51	26	6	178	4	3984	2	2,5
ZE-Fälle	6	28	41	16	3	1	49	27	5	176	5	5425	2	2,5
In Einzelpraxen	7	25	43	18	3	1	46	28	7	178	4	14509	2	2,5
In Gruppenpraxen	7	22	43	19	4	1	47	28	7	178	4	14056	2,1	2,5
Bei Z-Ärzten	7	23	43	19	4	1	46	28	7	178	4	21179	2,1	2,5
Bei Z-Ärztinnen	7	26	42	17	3	1	47	28	7	178	4	5467	2	2,5
In 1-2-Platz-Praxen	7	27	42	17	3	1	46	29	7	179	4	7329	2	2,5
In 3-4-Platz-Praxen	7	23	43	19	3	1	46	28	7	177	4	16037	2,1	2,5
In 4+Platz-Praxen	7	21	43	21	5	1	45	27	8	178	3	5112	2,1	2,5
Infoquelle Z-Arzt	7	25	42	18	3	1	48	28	7	179	4	22101	2	2,5
Infoquelle Kasse	6	23	45	20	3	1	49	29	7	183	2	5465	2,1	2,5
Infoquelle Medien	6	21	45	20	4	1	48	29	7	181	3	13897	2,1	2,5
Z-Arzt m. Prophylaxe-Raum	7	22	43	19	4	1	47	28	7	178	4	12194	2	2,5
In Praxis m. Labor	7	23	43	18	3	1	48	28	7	178	4	17150	2	2,5
In Praxis o. Labor	7	24	43	19	3	1	46	28	7	177	4	14851	2	2,5
In Zentrumspraxis	8	24	42	18	3	1	46	28	7	177	4	14851	2	2,5
In Stadtrand-/Vorort-Praxis	6	23	43	19	4	1	46	29	8	179	4	11376	2,1	2,5
In Landpraxen	5	24	45	19	3	1	46	30	6	179	4	4909	2	2,5
Wohnort -20.000 Einw.	5	24	44	19	3	1	48	30	6	180	3	11975	2	2,5
20.000 - 500.000 Einw.	7	23	44	18	4	1	47	28	7	179	3	9830	2,1	2,5
500.000 + Einw.	12	21	39	19	4	1	43	26	9	174	4	4952	2,1	2,4
Patienten Norden	7	21	44	19	3	1	45	28	8	176	4	4250	2,1	2,5
Patienten Mitte	8	21	43	20	4	1	47	27	7	178	4	9077	2,1	2,5
Patienten Süden	7	23	43	19	3	1	47	28	7	178	4	13308	2,1	2,5
Patienten Osten/NBL	6	37	41	10	2		51	28	5	180	4	2551	1,7	2,5
Patienten Westen/ABL	7	22	43	19	4	1	47	28	7	178	4	26635	2,1	2,5
Patienten gesamt	7	23	43	18	3	1	48	28	7	178	4	29344	2	2,5

Frage 4
Wie können wir den Service unserer Praxis für Sie verbessern?
a = Kurzfristigere Termine
b = Anruf bei Verzögerungen am Tag der Behandlung
c = Günstigere Sprechstunden (z.B. früh, mittags, abends, samstags)
d = Personal am Telefon und Empfang mehr schulen
e = Beratung und Betreuung durch externen Zahntechniker
f = Wartezeiten in der Praxis verkürzen
g = Zahnputzgelegenheit in der Praxis
h = Öfter Patientenbefragung wie diese zur Verbesserung
i = Erinnerung der Praxis zur nächsten Vorsorge
k = Mehr Zahnärzte in diese Praxis aufnehmen oder Urlaubs-Vertreter
m = Andere Servicevorschläge
n = Beim Service in dieser Praxis gibt es nichts mehr zu verbessern

Alle Angaben in %	a	b	c	d	e	f	g	h	i	k	m	n	Su.	k.A.
Z-Ärzte	48	27	40	19	5	38	11	12	19	4	23	3	249	
Z-Ärztinnen	35	41	33	10	7	49	16	10	22	2	26	7	258	
Teams Einzelpraxen	33	29	31	8	8	33	11	14	18	5	19	10	219	1
Teams Gruppenpraxen	51	35	26	10	6	43	13	11	20		16	6	237	
Teams 1-2-Platz-Praxen	22	26	27	10	13	24	14	11	18	3	22	10	200	
Teams 3-4-Platz-Praxen	48	33	28	9	5	44	12	12	19	3	16	8	237	1
Teams 4+ Platz-Praxen	47	38	31	8	5	41	9	16	22	1	18	5	241	1
Teams m. Praxislabor	40	37	23	9	5	39	12	14	20	3	16	8	226	1
Teams o. Praxislabor	42	27	33	8	10	38	12	11	18	3	19	8	229	1
Vermutg Top-Teams	38	25	34	3	10	36	14	14	13	4	21	10	222	1
Vermutg gute Teams	43	33	27	7	6	38	12	12	20	3	16	8	225	1
Vermutg nicht gute Teams	43	37	29	22	9	40	10	12	23	1	20	4	250	
Vermutg alle Z-Ärzte/tinnen	44	30	38	17	6	41	12	11	20	4	24	4	251	
Vermutung alle PraxisMA	41	33	23	4	8	37	12	13	18	2	14	10	215	1
Ost-Team-Vermutung NBL	21	18	27	8	8	23	18	9	18	3	18	13	184	1
West-Team-Vermutung ABL	42	33	29	9	7	39	12	13	19	3	18	7	231	1
Team-Vermutung gesamt	40	32	28	9	7	38	12	13	19	3	18	8	227	1
Patienten gesamt	21	20	10	2	4	14	12	8	23	2	2	34	152	3
Frauen	19	20	10	2	5	14	12	7	21	2	1	36	149	3
Männer	22	19	12	2	4	15	12	9	25	2	2	32	156	3
Jüngere Frauen -49J	22	22	11	2	4	15	13	8	24	2	2	33	158	2
Ältere Frauen 50+J	16	15	6	1	5	11	10	5	17	1	1	46	134	5
Jüngere Männer -49J	25	22	15	2	3	16	13	11	27	2	3	27	166	2
Ältere Männer 50+J	19	16	8	2	4	13	11	7	22	2	1	40	145	4
Patienten -29J	23	23	12	2	4	18	14	11	28	3	2	27	167	2
Patienten 30 - 39 J	24	23	14	2	4	14	13	9	26	2	2	29	162	2
Patienten 40 - 49 J	21	21	12	2	4	15	13	8	23	2	2	32	155	2
Patienten 50 - 59 J	19	17	9	2	4	13	12	7	21	1	1	40	146	3
Patienten 60 + J	16	14	5	1	5	11	9	5	18	2	1	46	133	6
AOK-, BKK-, IKK-Patienten	21	18	10	1	5	14	12	9	23	2	1	36	152	3
Ersatzkassen-Patienten	20	20	11	2	4	14	12	8	23	2	2	35	153	3
Privat/Beihilfe-Patienten	21	22	11	2	3	14	13	7	21	2	2	33	151	3
Zusatzversicherte für ZE	21	22	11	2	3	13	13	8	24	2	2	34	155	3
Haupt-/Volksschule	20	17	9	1	5	14	11	8	20	2	1	39	147	4
Mittlere Reife	20	20	10	1	4	14	12	9	23	2	2	36	153	3
Abitur/Studium	22	21	13	2	4	14	13	7	25	2	2	31	156	3
Berufstätige	22	21	13	2	4	14	13	8	24	2	2	32	157	2
Nichtberufstätige	21	21	8	2	4	16	12	9	24	2	2	35	156	2
Rente/Pension	16	14	5	1	5	10	9	6	17	2	1	47	133	6
Patienten mit ZE i.w.S.	20	19	10	2	5	14	12	8	22	2	2	35	151	3
Patienten o. ZE	22	21	11	2	3	15	13	10	25	2	2	32	158	2
Mit Bonusheft	20	19	10	1	5	14	12	8	23	2	1	37	152	3
Ohne Bonusheft	22	22	10	2	3	14	13	7	22	2	2	34	153	3
In Praxis -5 J	20	20	11	2	4	12	13	9	24	2	2	33	152	3
In Praxis 5+J	21	19	10	1	4	15	12	8	22	2	2	36	152	3

Frage 4
Wie können wir den Service unserer Praxis für Sie verbessern?

a = Kurzfristigere Termine
b = Anruf bei Verzögerungen am Tag der Behandlung
c = Günstigere Sprechstunden (z.B. früh, mittags, abends, samstags)
d = Personal am Telefon und Empfang mehr schulen
e = Beratung und Betreuung durch externen Zahntechniker
f = Wartezeiten in der Praxis verkürzen
g = Zahnputzgelegenheit in der Praxis
h = Öfter Patientenbefragung wie diese zur Verbesserung
i = Erinnerung der Praxis zur nächsten Vorsorge
k = Mehr Zahnärzte in diese Praxis aufnehmen oder Urlaubs-Vertreter
m = Andere Servicevorschläge
n = Beim Service in dieser Praxis gibt es nichts mehr zu verbessern

	a	b	c	d	e	f	g	h	i	k	m	n	Su.	k.A.
Note 1 Beurteiler	16	14	8	1	3	8	10	6	20	1	1	46	134	3
Note 2-Beurteiler	25	25	13	2	5	19	14	10	26	2	2	25	168	3
Note 3 - 5-Beurteiler	29	31	17	4	9	29	15	14	26	5	2	17	198	4
1- & 2-Sterne-Beurteiler	26	26	13	3	8	23	14	11	25	4	1	23	177	5
3-Sterne-Beurteiler	23	23	12	2	5	17	13	10	25	2	2	29	163	3
4-Sterne-Beurteiler	20	19	10	1	4	12	12	7	23	2	2	37	149	3
5-Sterne-Beurteiler	14	11	7	1	2	7	8	6	16	1	1	54	128	3
Zähne sehr wichtig	20	19	10	2	4	14	12	8	23	2	1	37	152	3
Zähne nicht sehr wichtig	22	20	12	2	4	15	12	7	26	2	2	30	154	3
Pflege 3 x tägl. u. öfter	18	18	9	2	5	12	12	7	19	2	2	39	145	4
Pflege 2 x tägl.	21	20	11	2	4	14	12	8	23	2	1	34	152	3
Pflege 1 x / seltener	23	20	11	2	4	16	12	9	26	2	2	32	159	3
Zahnstatus sehr gesund	19	19	9	2	3	14	12	8	21	2	2	39	150	3
Zahnstatus teilw. gesund	22	20	11	2	4	14	12	8	24	2	2	33	154	3
Zahnstatus nicht gesund	20	19	11	1	6	14	12	8	23	2	2	34	152	4
Zahnstein-/Routine-Fälle	21	20	10	2	4	14	12	8	22	2	1	36	152	3
Kronen-/Inlay-Fälle	22	20	12	2	5	14	12	8	25	2	2	32	156	3
Kariesfälle/Füllungen	23	20	11	2	4	15	13	9	25	2	2	32	158	3
Parodontose-Fälle	20	19	11	2	4	12	12	8	21	2	1	38	150	4
ZE-Fälle	18	16	9	2	6	12	10	7	20	2	1	42	145	4
In Einzelpraxen	18	18	10	1	4	12	11	8	22	2	1	39	146	3
In Gruppenpraxen	24	21	11	2	4	16	13	8	24	1	2	31	157	3
Bei Z-Ärzten	21	20	11	2	4	14	12	8	23	2	2	34	153	3
Bei Z-Ärztinnen	20	19	10	1	4	15	11	7	21	2	1	36	147	3
In 1-2-Platz-Praxen	16	16	11	1	4	11	11	8	22	2	1	40	143	4
In 3-4-Platz-Praxen	22	20	10	2	4	15	12	8	23	2	1	34	153	3
In 4+Platz-Praxen	24	21	10	2	4	16	12	8	22	1	2	34	156	3
Infoquelle Z-Arzt	20	19	10	2	4	13	12	8	21	2	2	36	149	3
Infoquelle Kasse	22	21	12	1	4	15	13	10	25	2	2	33	160	2
Infoquelle Medien	22	22	11	2	5	15	13	10	26	2	2	31	161	2
Z-Arzt m. Prophylaxe-Raum	22	20	11	2	4	14	11	8	21	2	2	34	151	3
In Praxis m. Labor	19	20	10	2	4	16	13	8	22	2	2	34	152	4
In Praxis o. Labor	22	19	11	2	4	13	11	8	23	2	1	35	151	3
In Zentrumspraxis	20	19	11	2	4	14	12	8	23	2	2	35	152	3
In Stadtrand-/Vorort-Praxis	20	19	10	2	4	13	11	8	23	2	1	36	149	3
In Landpraxen	23	21	10	1	4	16	13	9	23	2	1	33	156	3
Wohnort -20.000 Einw.	21	20	10	1	4	15	12	8	23	2	1	35	152	3
20.000 - 500.000 Einw.	19	19	10	2	4	13	12	8	22	2	2	37	150	3
500.000 + Einw.	24	20	13	2	4	13	12	8	25	2	2	31	156	4
Patienten Norden	20	19	9	2	4	11	10	8	22	2	1	38	146	3
Patienten Mitte	23	22	12	2	4	15	12	8	24	2	2	32	158	3
Patienten Süden	21	20	11	2	4	14	12	8	23	2	2	34	153	3
Patienten Osten/NBL	13	12	8	1	5	13	11	8	16	2	1	42	132	4
Patienten Westen/ABL	22	20	11	2	4	14	12	8	23	2	2	34	154	3
Patienten gesamt	21	20	10	2	4	14	12	8	23	2	2	34	152	3

Frage 5
Wie lange mußten Sie vor Ihrer Behandlung einen Termin vereinbaren?
a = Bis 1 Tag
b = Bis 1 Woche
c = 2 bis 4 Wochen
d = Mehr als 4 Wochen
e = Termin war bereits beim letzten Besuch vereinbart

Alle Angaben in %	a	b	c	d	e	Su.	k.A.	Pers
Z-Ärzte	17	45	57	14	36	169	1	260
Z-Ärztinnen	26	58	46	17	49	196		81
Teams Einzelpraxen	27	60	39	14	52	192	1	462
Teams Gruppenpraxen	22	46	63	17	37	185		480
Teams 1-2-Platz-Praxen	33	71	31	9	51	195	1	242
Teams 3-4-Platz-Praxen	22	47	58	17	44	188		529
Teams 4+ Platz-Praxen	20	47	58	21	36	182	1	170
Teams m. Praxislabor	26	53	52	15	42	188	1	471
Teams o. Praxislabor	24	53	49	15	46	187	1	479
Vermutg Top-Teams	25	56	47	14	50	192	1	195
Vermutg gute Teams	25	53	53	16	42	189	1	590
Vermutg nicht gute Teams	24	52	47	14	45	182		154
Vermutg alle Z-Ärzte/tinnen	19	48	55	15	39	176	1	341
Vermutung alle PraxisMA	28	56	49	16	47	196	1	600
Ost-Team-Vermutung NBL	42	54	33	10	69	208	1	79
West-Team-Vermutung ABL	23	53	52	16	42	186	1	868
Team-Vermutung gesamt	25	53	51	15	44	188	1	950
Patienten gesamt	19	40	27	7	40	133	3	29344
Frauen	18	40	28	7	42	135	3	17619
Männer	19	40	27	6	40	132	2	11341
Jüngere Frauen -49J	17	38	31	9	39	134	2	11148
Ältere Frauen 50+J	21	43	22	4	46	136	4	6451
Jüngere Männer -49J	16	37	31	7	37	128	2	6232
Ältere Männer 50+J	23	43	22	4	44	136	4	5090
Patienten -29J	18	41	28	7	35	129	2	3764
Patienten 30 - 39 J	16	37	33	9	38	133	2	7585
Patienten 40 - 49 J	17	36	31	8	42	134	1	6051
Patienten 50 - 59 J	20	41	26	5	44	136	3	5297
Patienten 60 + J	23	46	19	3	45	136	5	6290
AOK-, BKK-, IKK-Patienten	19	40	26	6	42	133	3	11469
Ersatzkassen-Patienten	19	41	28	7	40	135	2	12260
Privat/Beihilfe-Patienten	18	38	29	8	41	134	2	6038
Zusatzversicherte für ZE	18	39	31	8	41	137	1	1875
Haupt-/Volksschule	20	41	23	5	43	132	4	8894
Mittlere Reife	19	40	28	7	41	135	2	10177
Abitur/Studium	18	39	31	8	38	134	2	9574
Berufstätige	17	38	31	8	39	133	2	16668
Nichtberufstätige	19	41	28	7	40	135	2	6248
Rente/Pension	24	45	19	3	45	136	5	5899
Patienten mit ZE i.w.S.	19	40	28	6	42	135	3	23889
Patienten o. ZE	16	38	27	8	38	127	2	5003
Mit Bonusheft	19	42	27	6	40	134	3	20490
Ohne Bonusheft	18	36	28	7	43	132	2	7805
In Praxis -5 J	18	40	26	6	43	133	2	11380
In Praxis 5+J	19	40	28	7	40	134	3	17492

Frage 5
Wie lange mußten Sie vor Ihrer Behandlung einen Termin vereinbaren?
a = Bis 1 Tag
b = Bis 1 Woche
c = 2 bis 4 Wochen
d = Mehr als 4 Wochen
e = Termin war bereits beim letzten Besuch vereinbart

	a	b	c	d	e	Su.	k.A.	Pers
Note 1-Beurteiler	22	41	24	5	44	136	3	14844
Note 2-Beurteiler	16	39	32	8	37	132	2	12637
Note 3 - 5-Beurteiler	12	38	33	10	36	129	3	1272
1- & 2-Sterne-Beurteiler	16	41	31	8	33	129	2	2722
3-Sterne-Beurteiler	18	41	31	7	37	134	2	7395
4-Sterne-Beurteiler	18	40	27	7	43	135	2	12753
5-Sterne-Beurteiler	24	37	20	4	49	134	3	4084
Zähne sehr wichtig	19	40	27	6	42	134	3	23838
Zähne nicht sehr wichtig	18	39	31	7	38	133	2	5061
Pflege 3 x tägl. u. öfter	20	40	24	6	46	136	3	4086
Pflege 2 x tägl.	18	40	28	7	41	134	2	20605
Pflege 1 x / seltener	19	39	29	7	38	132	3	4205
Zahnstatus sehr gesund	16	40	27	7	37	127	2	5908
Zahnstatus teilw. gesund	18	40	29	7	41	135	2	15832
Zahnstatus nicht gesund	22	39	26	6	46	139	3	5581
Zahnstein-/Routine-Fälle	16	41	29	7	39	132	2	18734
Kronen-/Inlay-Fälle	18	40	31	8	46	143	2	6031
Kariesfälle/Füllungen	21	41	29	7	42	140	2	7844
Parodontose-Fälle	22	39	24	5	51	141	3	3984
ZE-Fälle	25	43	20	4	50	142	4	5425
In Elnzelpraxen	21	42	23	6	41	133	3	14509
In Gruppenpraxen	16	36	32	8	42	134	3	14056
Bei Z-Ärzten	18	39	28	7	41	133	3	21179
Bei Z-Ärztinnen	19	42	26	5	43	135	3	5467
In 1-2-Platz-Praxen	23	51	21	3	37	135	3	7329
In 3-4-Platz-Praxen	18	37	29	7	42	133	3	16037
In 4+Platz-Praxen	14	33	31	9	45	132	2	5112
Infoquelle Z-Arzt	19	40	27	6	43	135	2	22101
Infoquelle Kasse	19	40	29	8	40	136	2	5465
Infoquelle Medien	19	41	30	7	39	136	2	13897
Z-Arzt m. Prophylaxe-Raum	17	37	29	8	43	134	3	17651
In Praxis m. Labor	19	40	28	5	42	134	3	12194
In Praxis o. Labor	19	40	27	7	40	133	3	17150
In Zentrumspraxis	18	39	28	6	43	134	3	14851
In Stadtrand-/Vorort-Praxis	19	41	27	6	40	133	2	11376
In Landpraxen	18	37	27	8	41	131	3	4909
Wohnort -20.000 Einw.	18	38	28	7	42	133	2	11975
20.000 - 500.000 Einw.	19	44	27	5	40	135	2	9830
500.000 + Einw.	17	38	31	8	40	134	3	4952
Patienten Norden	20	41	30	6	40	137	2	4250
Patienten Mitte	18	38	29	7	42	134	3	9077
Patienten Süden	17	40	28	7	39	131	3	13308
Patienten Osten/NBL	26	42	17	3	51	139	3	2551
Patienten Westen/ABL	18	40	28	7	40	133	3	26635
Patienten gesamt	19	40	27	7	40	133	3	29344

Frage 6
Wie lange mußten Sie in unserem Wartezimmer bei vereinbartem Termin meistens warten?

a = Mehr als 1 Stunde
b = Bis zu einer Stunde
c = Bis 30 Minuten
d = Nur 5 Minuten
e = Hatte keinen festen Termin

Alle Angaben in %	a	b	c	d	e	Su.	k.A.	Pers
Z-Ärzte	1	12	80	52		145		260
Z-Ärztinnen	2	22	80	60	1	165	1	81
Teams Einzelpraxen	2	16	74	60	2	154	1	462
Teams Gruppenpraxen	3	20	86	49		158		480
Teams 1-2-Platz-Praxen	1	11	72	67	2	153		242
Teams 3-4-Platz-Praxen	3	21	85	49	1	159	1	529
Teams 4+ Platz-Praxen	5	18	77	53		153	1	170
Teams m. Praxislabor	3	19	79	52	1	154		471
Teams o. Praxislabor	2	16	82	56	1	157	1	479
Vermutg Top-Teams	2	14	78	60	2	156	1	195
Vermutg gute Teams	2	18	81	54	1	156	1	590
Vermutg nicht gute Teams	5	21	77	51	2	156		154
Vermutg alle Z-Ärzte/tinnen	1	14	80	54	1	150	1	341
Vermutung alle PraxisMA	3	20	81	55	1	160		600
Ost-Team-Vermutung NBL	1	11	79	70	4	165	3	79
West-Team-Vermutung ABL	2	18	80	53	1	154	1	868
Team-Vermutung gesamt	3	18	79	54	1	155	1	950
Patienten gesamt	1	9	58	53	3	124	1	29344
Frauen	2	9	57	54	3	125	1	17619
Männer	1	8	57	53	3	122	1	11341
Jüngere Frauen -49J	2	11	56	55	2	126	1	11148
Ältere Frauen 50+J	2	8	58	51	5	124	2	6451
Jüngere Männer -49J	1	8	56	54	2	121		6232
Ältere Männer 50+J	1	8	61	50	4	124	1	5090
Patienten -29J	1	11	54	54	3	123	1	3764
Patienten 30 - 39 J	2	10	55	55	2	124	1	7585
Patienten 40 - 49 J	2	9	58	54	2	125	1	6051
Patienten 50 - 59 J	2	8	58	53	4	125	1	5297
Patienten 60 + J	1	8	60	49	5	123	2	6290
AOK-, BKK-, IKK-Patienten	2	9	57	52	4	124	1	11469
Ersatzkassen-Patienten	1	9	59	53	3	125	1	12260
Privat/Beihilfe-Patienten	1	8	58	54	2	123	1	6038
Zusatzversicherte für ZE	2	9	58	55	2	126	1	1875
Haupt-/Volksschule	2	8	56	52	5	123	1	8894
Mittlere Reife	1	9	58	53	3	124	1	10177
Abitur/Studium	1	9	58	54	2	124	1	9574
Berufstätige	1	9	56	55	2	123	1	16668
Nichtberufstätige	2	10	59	54	3	128	1	6248
Rente/Pension	1	7	62	49	5	124	2	5899
Patienten mit ZE i.w.S.	2	9	58	53	3	125	1	23889
Patienten o. ZE	1	8	55	55	2	121		5003
Mit Bonusheft	1	9	59	53	3	125	1	20490
Ohne Bonusheft	1	8	56	54	3	122	1	7805
In Praxis -5 J	1	7	54	57	3	122	1	11380
In Praxis 5+J	2	10	60	50	3	125	1	17492

Frage 6
Wie lange mußten Sie in unserem Wartezimmer bei vereinbartem Termin meistens warten?
a = Mehr als 1 Stunde
b = Bis zu einer Stunde
c = Bis 30 Minuten
d = Nur 5 Minuten
e = Hatte keinen festen Termin

	a	b	c	d	e	Su.	k.A.	Pers
Note 1-Beurteiler	1	5	53	61	4	124	1	14844
Note 2-Beurteiler	2	12	62	46	3	125	1	12637
Note 3 - 5-Beurteiler	4	19	62	34	3	122	2	1272
1- & 2-Sterne-Beurteiler	3	15	63	38	3	122	1	2722
3-Sterne-Beurteiler	2	11	62	47	3	125	1	7395
4-Sterne-Beurteiler	1	8	57	56	3	125	1	12753
5-Sterne-Beurteiler	1	4	47	65	5	122	1	4084
Zähne sehr wichtig	1	9	58	53	3	124	1	23838
Zähne nicht sehr wichtig	1	9	58	53	2	123	1	5061
Pflege 3 x tägl. u. öfter	1	8	58	53	3	123	1	4086
Pflege 2 x tägl.	1	9	57	54	3	124	1	20605
Pflege 1 x / seltener	1	10	58	51	4	124	1	4205
Zahnstatus sehr gesund	1	7	54	57	2	121	1	5908
Zahnstatus teilw. gesund	1	9	59	52	3	124	1	15832
Zahnstatus nicht gesund	2	10	58	53	5	128	1	5581
Zahnstein-/Routine-Fälle	1	9	58	54	2	124	1	18734
Kronen-/Inlay-Fälle	2	9	57	55	3	126	1	6031
Kariesfälle/Füllungen	2	9	57	54	4	126	1	7844
Parodontose-Fälle	2	8	57	56	4	127	1	3984
ZE-Fälle	2	8	59	54	5	128	2	5425
In Einzelpraxen	1	7	54	58	3	123	1	14509
In Gruppenpraxen	2	10	60	50	3	125	1	14056
Bei Z-Ärzten	1	9	57	54	3	124	1	21179
Bei Z-Ärztinnen	2	9	57	52	4	124	1	5467
In 1-2-Platz-Praxen	1	6	51	60	4	122	1	7329
In 3-4-Platz-Praxen	2	10	59	51	3	125	1	16037
In 4+Platz-Praxen	2	10	56	53	2	123	1	5112
Infoquelle Z-Arzt	1	8	58	55	3	125	1	22101
Infoquelle Kasse	2	9	59	53	3	126	1	5465
Infoquelle Medien	2	10	59	52	3	126	1	13897
Z-Arzt m. Prophylaxe-Raum	1	9	58	53	3	124	1	17651
In Praxis m. Labor	2	10	57	52	3	124	1	12194
In Praxis o. Labor	1	8	58	54	3	124	1	17150
In Zentrumspraxis	2	9	56	54	3	124	1	14851
In Stadtrand-/Vorort-Praxis	1	8	58	54	3	124	1	11376
In Landpraxen	2	10	56	52	3	123	1	4909
Wohnort -20.000 Einw.	2	9	58	52	3	124	1	11975
20.000 - 500.000 Einw.	1	8	59	54	3	125	1	9830
500.000 + Einw.	1	8	58	53	2	122	1	4952
Patienten Norden	1	7	59	55	3	125	1	4250
Patienten Mitte	2	10	60	49	3	124	1	9077
Patienten Süden	2	9	55	54	3	123	1	13308
Patienten Osten/NBL	1	7	54	59	6	127	1	2551
Patienten Westen/ABL	2	9	56	53	3	123	1	26635
Patienten gesamt	1	9	58	53	3	124	1	29344

Frage 7
Wie ist Ihr erster Eindruck? Sollen wir beim Empfang etwas ändern?
a = Mehr auf mich vorbereitet sein, mehr Mitgefühl zeigen
b = Garderobenbereich verbessern
c = Namensschilder, Funktion erklären
d = Klärung meines Anliegens und Angstabbau
e = Mehr Diskretion beachten
f = Erinnerung an mein Bonusheft
g = Hinweise auf neue Angebote der Praxis für Zähne (z.B. Pflege, Zahnersatz)
h = Genauere Information über die voraussichtliche Wartezeit
i = Anderes
k = Nichts ist zu verbessern, in diesem Empfang ist wirklich alles perfekt

Alle Angaben in %	a	b	c	d	e	f	g	h	i	k	Su.	k.A.	Pers
Z-Ärzte	27	12	19	26	25	11	20	54	13	6	213	1	260
Z-Ärztinnen	19	10	25	19	27	20	28	43	22	7	220		81
Teams Einzelpraxen	15	11	17	21	19	17	18	43	15	13	189	1	462
Teams Gruppenpraxen	19	16	19	23	23	17	17	53	11	10	208	1	480
Teams 1-2-Platz-Praxen	17	13	18	22	20	16	20	36	14	12	188	1	242
Teams 3-4-Platz-Praxen	17	15	19	22	21	18	16	52	13	9	202	1	529
Teams 4+ Platz-Praxen	18	10	18	23	22	16	18	53	11	15	204	1	170
Teams m. Praxislabor	17	12	20	23	20	18	16	52	11	11	200	1	471
Teams o. Praxislabor	17	14	17	21	22	16	19	44	14	11	195	2	479
Vermutg Top-Teams	10	12	15	14	18	17	19	39	10	17	171	2	195
Vermutg gute Teams	16	14	19	22	21	17	16	49	14	9	197	1	590
Vermutg nicht gute Teams	30	13	18	34	23	19	21	61	13	8	240		154
Vermutg alle Z-Ärzte/tinnen	25	11	20	24	26	13	22	52	15	6	214	1	341
Vermutung alle PraxisMA	13	15	17	21	18	19	15	46	12	14	190	1	600
Ost-Team-Vermutung NBL	14	20	15	20	25	14	18	37	18	6	187	1	79
West-Team-Vermutung ABL	17	13	19	22	20	17	17	50	12	11	198	2	868
Team-Vermutung gesamt	17	13	18	22	21	17	17	48	13	11	197	2	950
Patienten gesamt	1	5	6	4	2	21	16	15	1	50	121	3	29344
Frauen	1	5	6	4	2	22	16	14	1	50	121	3	17619
Männer	1	7	7	4	2	21	17	16	1	47	123	3	11341
Jüngere Frauen -49J	2	5	6	5	2	24	19	17	1	45	126	2	11148
Ältere Frauen 50+J	1	4	4	4	1	19	12	9		58	112	4	6451
Jüngere Männer -49J	1	7	7	4	2	22	20	20	2	43	128	2	6232
Ältere Männer 50+J	1	5	7	3	1	19	13	12	1	55	117	3	5090
Patienten -29J	2	7	6	6	2	27	21	21	1	40	133	2	3764
Patienten 30 - 39 J	2	6	7	4	2	24	20	18	2	42	127	2	7585
Patienten 40 - 49 J	1	6	7	4	2	20	16	17	1	48	122	3	6051
Patienten 50 - 59 J	1	5	6	4	2	19	13	13	1	54	118	3	5297
Patienten 60 + J	1	4	4	4	1	18	11	8	1	59	111	4	6290
AOK-, BKK-, IKK-Patienten	1	5	5	4	1	25	17	13	1	51	123	3	11469
Ersatzkassen-Patienten	1	5	7	4	2	26	17	15	1	47	125	2	12260
Privat/Beihilfe-Patienten	2	7	8	3	2	7	14	17	2	52	114	3	6038
Zusatzversicherte für ZE	1	6	8	4	2	17	17	17	1	48	121	2	1875
Haupt-/Volksschule	1	4	4	5	1	20	15	11		57	118	3	8894
Mittlere Reife	1	6	6	4	2	23	17	15	1	49	124	2	10177
Abitur/Studium	2	7	7	3	2	22	18	18	2	43	124	3	9574
Berufstätige	1	6	7	4	2	22	18	17	1	46	124	2	16668
Nichtberufstätige	2	6	6	5	1	23	17	17	1	47	125	2	6248
Rente/Pension	1	4	4	3	1	18	12	8	1	60	112	4	5899
Patienten mit ZE i.w.S.	1	5	6	4	2	21	16	14	1	51	121	3	23889
Patienten o. ZE	2	6	6	5	1	24	19	17	1	45	126	2	5003
Mit Bonusheft	1	5	6	4	1	25	17	14	1	49	123	2	20490
Ohne Bonusheft	2	6	7	4	2	12	15	17	2	50	117	3	7805
In Praxis -5 J	2	6	6	4	2	23	17	14	2	47	123	3	11380
In Praxis 5+J	1	5	6	4	1	20	16	16	1	50	120	3	17492

Frage 7
Wie ist Ihr erster Eindruck? Sollen wir beim Empfang etwas ändern?

a = Mehr auf mich vorbereitet sein, mehr Mitgefühl zeigen
b = Garderobenbereich verbessern
c = Namensschilder, Funktion erklären
d = Klärung meines Anliegens und Angstabbau
e = Mehr Diskretion beachten
f = Erinnerung an mein Bonusheft
g = Hinweise auf neue Angebote der Praxis für Zähne (z.B. Pflege, Zahnersatz)
h = Genauere Information über die voraussichtliche Wartezeit
i = Anderes
k = Nichts ist zu verbessern, in diesem Empfang ist wirklich alles perfekt

	a	b	c	d	e	f	g	h	i	k	Su.	k.A.	Pers
Note 1-Beurteiler	1	4	4	2	1	18	12	9	1	60	112	2	14844
Note 2-Beurteiler	2	7	8	5	2	25	20	21	1	39	130	3	12637
Note 3 - 5-Beurteiler	5	9	9	11	5	28	25	29	2	29	152	4	1272
1- & 2-Sterne-Beurteiler	3	7	7	8	4	28	24	22	1	34	138	4	2722
3-Sterne-Beurteiler	2	7	8	5	2	25	21	20	1	38	129	3	7395
4-Sterne-Beurteiler	1	5	6	3	1	20	15	14	1	52	118	2	12753
5-Sterne-Beurteiler		3	3	2	1	14	9	5	1	70	108	2	4084
Zähne sehr wichtig	1	5	6	4	1	21	17	14	1	51	121	3	23838
Zähne nicht sehr wichtig	2	7	7	5	2	23	15	18	1	44	124	3	5061
Pflege 3 x tägl. u. öfter	2	5	5	4	2	19	15	12	1	52	117	3	4086
Pflege 2 x tägl.	1	6	6	4	2	22	17	15	1	48	122	3	20605
Pflege 1 x / seltener	1	6	7	5	1	23	17	17	1	46	124	3	4205
Zahnstatus sehr gesund	1	6	6	3	2	18	13	14	1	54	118	2	5908
Zahnstatus teilw. gesund	1	6	6	4	1	23	18	16	1	48	124	3	15832
Zahnstatus nicht gesund	2	5	6	6	2	23	18	15	1	45	123	3	5581
Zahnstein-/Routine-Fälle	1	5	6	4	1	21	17	15	1	51	122	2	18734
Kronen-/Inlay-Fälle	2	5	7	4	2	21	17	16	1	47	122	3	6031
Kariesfälle/Füllungen	2	5	6	5	1	24	19	16	1	47	126	2	7844
Parodontose-Fälle	1	6	6	5	2	21	16	13	1	51	122	3	3984
ZE-Fälle	1	5	6	5	2	20	14	11	1	53	118	3	5425
In Einzelpraxen	1	4	5	4	1	21	16	12	1	53	118	3	14509
In Gruppenpraxen	1	6	7	4	2	23	17	17	1	47	125	3	14056
Bei Z-Ärzten	1	5	6	4	1	22	16	15	1	50	121	3	21179
Bei Z-Ärztinnen	1	6	6	4	2	22	17	15	1	48	122	3	5467
In 1-2-Platz-Praxen	1	4	5	4	2	20	17	11	1	53	118	3	7329
In 3-4-Platz-Praxen	1	6	6	4	1	21	16	16	1	49	121	3	16037
In 4+Platz-Praxen	2	6	7	4	2	23	16	18	1	46	125	2	5112
Infoquelle Z-Arzt	1	5	6	4	1	20	14	14	1	53	119	3	22101
Infoquelle Kasse	1	6	7	4	2	25	19	16	1	47	128	2	5465
Infoquelle Medien	2	6	7	5	2	23	21	17	1	44	128	2	13897
Z-Arzt m. Prophylaxe-Raum	1	5	6	4	1	22	15	16	1	50	121	3	17651
In Praxis m. Labor	1	5	6	4	2	22	17	16	1	48	122	3	12194
In Praxis o. Labor	1	6	6	4	1	22	16	14	1	50	121	3	17150
In Zentrumspraxis	2	5	6	4	2	22	16	15	1	49	122	3	14851
In Stadtrand-/Vorort-Praxis	1	5	6	4	1	21	16	14	1	51	120	3	11376
In Landpraxen	1	5	5	5	2	21	17	15	1	49	121	3	4909
Wohnort -20.000 Einw.	1	5	6	4	2	21	17	15	1	49	121	2	11975
20.000 - 500.000 Einw.	2	6	7	4	1	22	16	15	1	47	121	3	9830
500.000 + Einw.	2	6	6	4	2	23	17	16	2	46	124	3	4952
Patienten Norden	2	4	6	4	2	22	16	13	1	50	120	3	4250
Patienten Mitte	1	7	7	4	2	22	16	17	1	46	123	3	9077
Patienten Süden	1	5	6	4	1	22	17	15	1	50	122	3	13308
Patienten Osten/NBL	1	5	4	3	1	20	15	10		56	115	3	2551
Patienten Westen/ABL	1	5	6	4	2	23	16	15	1	49	122	3	26635
Patienten gesamt	1	5	6	4	2	21	16	15	1	50	121	3	29344

Frage 8
Welche der folgenden Angebote wünschen Sie sich in unseren Wartezonen?

a = Angenehmere Sitzgelegenheiten
b = Hintergrundmusik
c = Weniger zerlesene Zeitschriften
d = Aktuelle oder andere Zeitschriften/Tageszeitungen
e = Laufenden Fernseher oder Video
f = Spielecke für Kinder
g = Info zum Leistungskatalog der Praxis; auch zu neuen Sachen
h = Bessere Luft/angenehmeres Klima
i = Anderes
k = Wünsche mir nichts in den Wartezonen. Ist alles perfekt

Alle Angaben in %	a	b	c	d	e	f	g	h	i	k	Su.	k.A.	Pers
Z-Ärzte	14	19	7	21	5	15	33	23	18	15	170		260
Z-Ärztinnen	20	30	9	23	10	17	35	28	23	9	204	1	81
Teams Einzelpraxen	19	30	10	27	13	21	26	19	13	15	193	1	462
Teams Gruppenpraxen	23	30	12	25	8	19	28	29	11	12	197	1	480
Teams 1-2-Platz-Praxen	22	36	12	29	10	18	29	15	12	11	194		242
Teams 3-4-Platz-Praxen	22	27	11	26	11	22	28	27	11	14	199	1	529
Teams 4+ Platz-Praxen	15	26	9	24	8	18	24	25	14	18	181		170
Teams m. Praxislabor	22	27	8	26	11	22	26	24	9	16	191	1	471
Teams o. Praxislabor	20	31	14	27	10	18	28	23	15	11	197	1	479
Vermutg Top-Teams	16	29	9	29	11	24	28	17	9	18	190	1	195
Vermutg gute Teams	21	29	11	26	11	18	26	26	12	13	193	1	590
Vermutg nicht gute Teams	30	28	14	23	8	22	34	23	14	11	207	1	154
Vermutg alle Z-Ärzte/tinnen	15	21	7	22	6	16	35	24	19	13	178	1	341
Vermutung alle PraxisMA	24	33	13	29	13	23	24	23	8	14	204	1	600
Ost-Team-Vermutung NBL	22	18	8	26	13	16	23	23	22	9	180	1	79
West-Team-Vermutung ABL	21	31	11	26	10	20	27	24	11	14	195	1	868
Team-Vermutung gesamt	21	30	11	26	10	20	27	24	12	13	194	1	950
Patienten gesamt	9	17	4	21	3	6	18	3	2	46	129	2	29344
Frauen	8	17	4	18	2	7	17	3	1	49	126	2	17619
Männer	10	18	5	26	4	4	18	4	2	42	133	2	11341
Jüngere Frauen -49J	9	21	4	21	3	9	21	3	2	41	134	1	11148
Ältere Frauen 50+J	6	10	3	14	1	2	12	2	1	62	113	3	6451
Jüngere Männer -49J	12	23	5	30	6	7	21	4	2	34	144	1	6232
Ältere Männer 50+J	9	13	5	21	1	2	14	3	1	52	121	2	5090
Patienten -29J	10	26	5	27	7	8	21	5	2	35	146	1	3764
Patienten 30 - 39 J	9	22	4	23	3	11	22	4	2	39	139	1	7585
Patienten 40 - 49 J	10	18	4	23	3	5	19	3	2	44	131	2	6051
Patienten 50 - 59 J	8	15	4	19	2	2	16	3	1	52	122	2	5297
Patienten 60 + J	6	8	4	15	1	1	10	2	1	64	112	3	6290
AOK-, BKK-, IKK-Patienten	8	19	5	20	4	6	16	3	1	49	131	2	11469
Ersatzkassen-Patienten	8	17	4	20	2	6	19	3	2	48	129	2	12260
Privat/Beihilfe-Patienten	11	16	4	24	2	5	18	3	2	43	128	2	6038
Zusatzversicherte für ZE	10	17	3	23	2	6	19	3	2	44	129	2	1875
Haupt-/Volksschule	8	18	5	18	3	5	13	3	1	52	126	2	8894
Mittlere Reife	9	19	4	21	3	6	18	4	1	46	131	2	10177
Abitur/Studium	10	15	3	24	2	6	22	4	3	41	130	2	9574
Berufstätige	10	20	4	23	3	6	20	4	2	42	134	2	16668
Nichtberufstätige	8	19	4	21	4	9	17	4	2	44	132	1	6248
Rente/Pension	6	9	4	15	1	2	11	2	1	63	114	3	5899
Patienten mit ZE i.w.S.	8	16	4	21	2	5	17	3	2	49	127	2	23889
Patienten o. ZE	10	22	5	24	5	8	19	4	2	40	139	1	5003
Mit Bonusheft	8	18	4	20	3	6	18	3	1	48	129	2	20490
Ohne Bonusheft	10	17	4	24	3	6	17	3	2	43	129	2	7805
In Praxis -5 J	9	18	4	22	3	6	19	3	2	45	131	2	11380
In Praxis 5+J	9	17	4	21	2	5	17	3	1	49	128	2	17492

Frage 8
Welche der folgenden Angebote wünschen Sie sich in unseren Wartezonen?
a = Angenehmere Sitzgelegenheiten
b = Hintergrundmusik
c = Weniger zerlesene Zeitschriften
d = Aktuelle oder andere Zeitschriften/Tageszeitungen
e = Laufenden Fernseher oder Video
f = Spielecke für Kinder
g = Info zum Leistungskatalog der Praxis; auch zu neuen Sachen
h = Bessere Luft/angenehmeres Klima
i = Anderes
k = Wünsche mir nichts in den Wartezonen. Ist alles perfekt

	a	b	c	d	e	f	g	h	i	k	Su.	k.A.	Pers
Note 1-Beurteiler	6	15	3	18	2	4	13	2	1	56	120	2	14844
Note 2-Beurteiler	11	20	5	25	3	7	22	4	2	39	138	2	12637
Note 3 - 5-Beurteiler	14	21	10	29	4	9	24	8	1	32	152	4	1272
1- & 2-Sterne-Beurteiler	13	21	7	25	3	7	24	6	2	36	144	3	2722
3-Sterne-Beurteiler	10	19	5	25	3	7	22	4	2	40	137	2	7395
4-Sterne-Beurteiler	8	17	4	20	3	5	16	3	2	48	126	1	12753
5-Sterne-Beurteiler	6	14	3	14	3	4	9	1	1	62	117	2	4084
Zähne sehr wichtig	8	17	4	21	3	6	17	3	2	47	128	2	23838
Zähne nicht sehr wichtig	10	20	4	24	4	6	18	4	2	41	133	2	5061
Pflege 3 x tägl. u. öfter	7	14	4	17	2	5	16	4	2	52	123	2	4086
Pflege 2 x tägl.	9	18	4	21	3	6	18	3	2	45	129	2	20605
Pflege 1 x / seltener	10	19	5	25	4	6	19	4	2	41	135	2	4205
Zahnstatus sehr gesund	9	18	4	22	3	6	15	3	2	49	131	1	5908
Zahnstatus teilw. gesund	9	18	4	22	3	6	19	3	2	44	130	2	15832
Zahnstatus nicht gesund	9	16	4	20	3	6	19	3	2	46	128	2	5581
Zahnstein-/Routine-Fälle	9	18	4	21	3	6	18	3	2	46	130	2	18734
Kronen-/Inlay-Fälle	8	18	4	21	3	6	19	3	2	45	129	2	6031
Kariesfälle/Füllungen	9	20	5	21	4	7	19	4	2	43	134	2	7844
Parodontose-Fälle	8	17	4	20	2	5	17	3	1	49	126	2	3984
ZE-Fälle	8	14	4	18	2	4	14	3	1	53	121	2	5425
In Einzelpraxen	8	17	4	20	3	6	17	3	1	48	127	2	14509
In Gruppenpraxen	9	18	5	21	3	6	18	4	2	44	130	2	14056
Bei Z-Ärzten	9	18	4	21	3	6	17	3	2	46	129	2	21179
Bei Z-Ärztinnen	8	18	5	21	3	6	17	3	1	47	129	2	5467
In 1-2-Platz-Praxen	8	19	4	20	3	6	17	3	1	48	129	2	7329
In 3-4-Platz-Praxen	9	16	4	21	3	5	18	3	2	47	128	2	16037
In 4+Platz-Praxen	8	18	4	22	3	6	17	4	2	46	130	2	5112
Infoquelle Z-Arzt	8	17	4	21	3	5	16	3	2	48	127	2	22101
Infoquelle Kasse	9	20	4	22	3	6	21	4	2	43	134	1	5465
Infoquelle Medien	10	19	4	23	3	6	22	4	2	42	135	2	13897
Z-Arzt m. Prophylaxe-Raum	8	16	4	21	3	5	17	3	2	48	127	2	17651
In Praxis m. Labor	8	17	4	21	3	6	18	3	2	46	128	2	12194
In Praxis o. Labor	9	18	4	21	3	5	17	3	2	47	129	2	17150
In Zentrumspraxis	9	17	4	22	3	6	18	3	2	45	129	2	14851
In Stadtrand-/Vorort-Praxis	9	17	4	20	3	5	18	3	1	48	128	2	11376
In Landpraxen	8	18	5	21	3	7	16	4	2	46	130	2	4909
Wohnort -20.000 Einw.	8	19	5	22	3	6	17	3	1	47	131	2	11975
20.000 - 500.000 Einw.	10	17	3	20	3	5	18	3	2	47	128	2	9830
500.000 + Einw.	9	15	4	23	2	4	20	3	2	46	128	2	4952
Patienten Norden	9	17	3	18	3	5	17	3	2	49	126	2	4250
Patienten Mitte	9	18	5	24	3	6	18	4	2	43	132	2	9077
Patienten Süden	9	18	4	21	3	6	17	3	2	46	129	2	13308
Patienten Osten/NBL	6	13	2	15	4	6	18	3	1	53	121	2	2551
Patienten Westen/ABL	9	18	4	22	3	6	17	3	2	45	129	2	26635
Patienten gesamt	9	17	4	21	3	6	18	3	2	46	129	2	29344

Frage 9
Welche Änderungen sollen wir in den Behandlungsräumen verwirklichen?
a = Alle Behandlungsräume gleich modern ausstatten
b = Mehr Aufmerksamkeit des Personals bis zum Behandlungsbeginn
c = Hygiene und Sauberkeit verbessern/bewußt sichtbar machen
d = Mehr Mundschutz/Handschuhe beim Behandlungsteam
e = Schalldichte Abtrennung der Behandlungsräume
f = Musik, Kopfhörer während der Behandlung
g = Möglichkeit, mich wieder herzurichten, zu reinigen
h = Anderes
i = Nichts zu verbessern: Im Behandlungsraum ist alles perfekt

Alle Angaben in %	a	b	c	d	e	f	g	h	i	Su.	k.A.	Pers
Z-Ärzte	8	43	18	8	18	29	24	17	13	178		260
Z-Ärztinnen	11	35	11	7	25	51	22	22	4	188		81
Teams Einzelpraxen	8	26	9	11	24	39	23	16	14	170	1	462
Teams Gruppenpraxen	14	36	19	9	21	39	23	11	11	183	1	480
Teams 1-2-Platz-Praxen	10	22	7	11	28	41	23	14	12	168		242
Teams 3-4-Platz-Praxen	12	35	16	11	22	38	23	13	12	182	1	529
Teams 4+ Platz-Praxen	10	29	18	7	16	36	24	14	18	172	1	170
Teams m. Praxislabor	13	30	16	10	22	37	21	11	15	175	1	471
Teams o. Praxislabor	9	31	12	11	23	39	24	16	11	176	2	479
Vermutg Top-Teams	12	16	11	9	23	38	21	13	22	165	2	195
Vermutg gute Teams	11	31	13	11	22	38	22	13	11	172	1	590
Vermutg nicht gute Teams	10	50	23	10	26	40	29	16	8	212		154
Vermutg alle Z-Ärzte/tinnen	9	41	17	8	20	34	23	18	11	181		341
Vermutung alle PraxisMA	12	26	13	12	24	40	23	11	14	175	1	600
Ost-Team-Vermutung NBL	3	23	5	19	36	33	30	13	10	172	1	79
West-Team-Vermutung ABL	11	31	15	9	21	40	22	14	13	176	1	868
Team-Vermutung gesamt	11	31	14	10	22	38	23	14	13	176	1	950
Patienten gesamt	4	4	2	4	4	14	9	2	63	106	4	29344
Frauen	3	4	2	4	4	15	9	2	64	107	3	17619
Männer	5	4	2	4	4	13	7	3	63	105	4	11341
Jüngere Frauen -49J	4	5	2	4	4	21	11	3	56	110	2	11148
Ältere Frauen 50+J	2	2	1	2	2	6	7	1	77	100	5	6451
Jüngere Männer -49J	6	4	3	4	5	18	8	4	56	108	4	6232
Ältere Männer 50+J	3	3	2	3	4	6	7	2	72	102	4	5090
Patienten -29J	6	5	3	6	6	28	8	3	50	115	2	3764
Patienten 30 - 39 J	4	4	3	4	4	20	10	3	57	109	3	7585
Patienten 40 - 49 J	4	4	2	4	4	14	11	3	61	107	3	6051
Patienten 50 - 59 J	3	4	2	3	4	9	8	2	68	103	4	5297
Patienten 60 + J	2	2	1	2	2	3	5	1	81	99	5	6290
AOK-, BKK-, IKK-Patienten	4	4	2	4	4	13	8	2	65	106	4	11469
Ersatzkassen-Patienten	3	4	2	4	4	14	9	2	64	106	3	12260
Privat/Beihilfe-Patienten	4	4	2	3	4	14	10	4	61	106	4	6038
Zusatzversicherte für ZE	4	5	1	3	5	15	12	3	60	108	3	1875
Haupt-/Volksschule	3	3	1	3	4	11	6	1	72	104	4	8894
Mittlere Reife	4	4	2	4	4	16	9	2	63	108	3	10177
Abitur/Studium	4	4	2	4	4	15	10	4	59	106	4	9574
Berufstätige	4	4	2	4	4	16	10	3	60	107	3	16668
Nichtberufstätige	4	5	2	5	4	17	9	3	60	109	3	6248
Rente/Pension	2	2	1	3	2	4	5	1	80	100	5	5899
Patienten mit ZE i.w.S.	3	4	2	3	4	13	9	2	65	105	4	23889
Patienten o. ZE	4	4	2	5	5	22	8	2	57	109	3	5003
Mit Bonusheft	3	4	2	4	4	14	8	2	65	106	4	20490
Ohne Bonusheft	4	4	2	3	4	15	10	3	62	107	4	7805
In Praxis -5 J	3	4	2	4	4	17	9	3	61	107	4	11380
In Praxis 5+J	4	4	2	4	4	13	8	2	65	106	4	17492

Frage 9
Welche Änderungen sollen wir in den Behandlungsräumen verwirklichen?
a = Alle Behandlungsräume gleich modern ausstatten
b = Mehr Aufmerksamkeit des Personals bis zum Behandlungsbeginn
c = Hygiene und Sauberkeit verbessern/bewußt sichtbar machen
d = Mehr Mundschutz/Handschuhe beim Behandlungsteam
e = Schalldichte Abtrennung der Behandlungsräume
f = Musik, Kopfhörer während der Behandlung
g = Möglichkeit, mich wieder herzurichten, zu reinigen
h = Anderes
i = Nichts zu verbessern: Im Behandlungsraum ist alles perfekt

	a	b	c	d	e	f	g	h	i	Su.	k.A.	Pers
Note 1-Beurteiler	2	2	1	2	2	12	6	2	73	102	2	14844
Note 2-Beurteiler	5	5	3	5	5	17	11	3	55	109	5	12637
Note 3 - 5-Beurteiler	10	12	7	9	9	18	16	3	41	125	6	1272
1- & 2-Sterne-Beurteiler	7	8	5	8	7	17	13	2	49	116	6	2722
3-Sterne-Beurteiler	5	5	3	5	5	17	11	3	55	109	4	7395
4-Sterne-Beurteiler	3	3	1	3	3	14	8	3	67	105	3	12753
5-Sterne-Beurteiler	2	1		2	1	10	4	1	80	101	2	4084
Zähne sehr wichtig	3	4	2	4	4	13	9	2	65	106	4	23838
Zähne nicht sehr wichtig	4	4	2	4	5	17	9	3	59	107	4	5061
Pflege 3 x tägl. u. öfter	3	3	2	3	3	11	9	2	69	105	4	4086
Pflege 2 x tägl.	4	4	2	4	4	14	9	2	63	106	4	20605
Pflege 1 x / seltener	4	4	2	4	5	15	8	3	61	106	3	4205
Zahnstatus sehr gesund	4	3	2	4	3	14	7	2	67	106	3	5908
Zahnstatus teilw. gesund	4	4	2	4	4	15	9	2	62	106	4	15832
Zahnstatus nicht gesund	4	4	2	3	4	14	10	3	62	106	4	5581
Zahnstein-/Routine-Fälle	4	4	2	3	4	14	9	2	64	106	3	18734
Kronen-/Inlay-Fälle	4	4	2	4	4	14	10	3	62	107	4	6031
Kariesfälle/Füllungen	4	4	2	4	4	17	8	3	61	107	4	7844
Parodontose-Fälle	3	4	2	3	4	13	10	2	65	106	4	3984
ZE-Fälle	3	3	1	3	4	9	8	2	71	104	4	5425
In Einzelpraxen	3	3	2	4	4	14	8	2	65	105	4	14509
In Gruppenpraxen	4	4	2	3	4	14	9	3	63	106	4	14056
Bei Z-Ärzten	4	4	2	4	4	14	9	2	63	106	4	21179
Bei Z-Ärztinnen	3	3	1	3	4	15	7	2	66	104	4	5467
In 1-2-Platz-Praxen	2	3	2	5	4	14	7	2	66	105	4	7329
In 3-4-Platz-Praxen	4	4	2	4	4	14	9	2	63	106	4	16037
In 4+Platz-Praxen	4	5	2	2	4	15	10	3	63	108	3	5112
Infoquelle Z-Arzt	3	3	2	3	4	13	8	2	67	105	3	22101
Infoquelle Kasse	4	5	2	4	4	15	9	3	62	108	3	5465
Infoquelle Medien	4	5	2	4	5	16	10	3	59	108	4	13897
Z-Arzt m. Prophylaxe-Raum	3	4	2	3	4	14	9	2	65	106	4	17651
In Praxis m. Labor	4	4	2	4	4	14	9	2	63	106	4	12194
In Praxis o. Labor	3	4	2	3	4	14	8	2	66	106	4	17150
In Zentrumspraxis	4	4	2	4	4	14	9	2	63	106	4	14851
In Stadtrand-/Vorort-Praxis	4	3	1	3	4	14	8	2	66	105	3	11376
In Landpraxen	3	4	2	5	4	16	8	1	64	107	4	4909
Wohnort -20.000 Einw.	4	4	2	4	4	14	9	2	63	106	3	11975
20.000 - 500.000 Einw.	4	4	2	4	4	13	9	3	63	106	3	9830
500.000 + Einw.	4	4	2	3	4	14	8	3	63	105	4	4952
Patienten Norden	3	4	1	4	4	13	7	2	67	105	3	4250
Patienten Mitte	4	4	2	2	4	15	9	3	63	106	4	9077
Patienten Süden	4	4	2	4	4	15	9	2	62	106	4	13308
Patienten Osten/NBL	1	2		7	5	12	6	1	69	103	4	2551
Patienten Westen/ABL	4	4	2	3	4	14	9	2	64	106	4	26635
Patienten gesamt	4	4	2	4	4	14	9	2	63	106	4	29344

Frage 10
Was können wir speziell bei der zahnärztlichen Untersuchung für Sie verbessern?
a = Behutsamere Untersuchungsmethoden
b = Gründlicher untersuchen, mehr nachfragen
c = Einfühlsamer untersuchen und erklären, z.B. im Handspiegel zeigen
d = Erklärung zu festgestellten Schäden, zur Behebung und zu Komplikationen
e = Erklärungen, was ich selbst im Mund beachten soll
f = Andere Wünsche zur Untersuchung
g = Keine Wünsche zur Verbesserung der Untersuchung. Sie ist perfekt

Alle Angaben in %	a	b	c	d	e	f	g	Su.	k.A.	Pers
Z-Ärzte	13	17	13	26	25	17	31	142	1	260
Z-Ärztinnen	7	6	7	20	24	38	23	125		81
Teams Einzelpraxen	11	14	17	25	22	18	32	139	2	462
Teams Gruppenpraxen	11	14	21	24	27	15	32	144	2	480
Teams 1-2-Platz-Praxen	10	14	14	24	20	17	37	136	1	242
Teams 3-4-Platz-Praxen	12	15	21	26	26	16	29	145	2	529
Teams 4+ Platz-Praxen	8	12	21	21	28	15	33	138	1	170
Teams m. Praxislabor	10	17	21	23	24	15	33	143	2	471
Teams o. Praxislabor	11	11	17	25	25	18	31	138	2	479
Vermutg Top-Teams	9	7	14	17	21	16	44	128	2	195
Vermutg gute Teams	11	14	19	25	24	16	31	140	2	590
Vermutg nicht gute Teams	12	23	26	31	33	18	21	164	2	154
Vermutg alle Z-Ärzte/tinnen	12	14	11	25	24	22	30	138	1	341
Vermutung alle PraxisMA	10	14	24	24	25	13	33	143	2	600
Ost-Team-Vermutung NBL	15	9	11	19	22	22	27	125	3	79
West-Team-Vermutung ABL	10	14	20	24	25	16	33	142	2	868
Team-Vermutung gesamt	11	14	19	24	25	16	32	141	2	950
Patienten gesamt	4	6	8	14	19	1	64	116	3	29344
Frauen	4	6	8	13	18	1	65	115	3	17619
Männer	4	6	9	17	20	1	61	118	3	11341
Jüngere Frauen -49J	5	6	10	15	21	1	61	119	2	11148
Ältere Frauen 50+J	3	4	4	9	13		74	107	4	6451
Jüngere Männer -49J	5	7	11	20	25	1	54	123	2	6232
Ältere Männer 50+J	3	5	6	13	15	1	68	111	3	5090
Patienten -29J	7	10	16	20	30	1	48	132	1	3764
Patienten 30 - 39 J	4	7	10	17	23	2	57	120	2	7585
Patienten 40 - 49 J	4	5	7	14	17	1	66	114	3	6051
Patienten 50 - 59 J	3	5	6	12	15	1	69	111	3	5297
Patienten 60 + J	2	4	5	10	13		73	107	4	6290
AOK-, BKK-, IKK-Patienten	4	6	8	15	19	1	64	117	3	11469
Ersatzkassen-Patienten	4	6	8	14	20	1	63	116	3	12260
Privat/Beihilfe-Patienten	4	5	7	13	17	1	67	114	3	6038
Zusatzversicherte für ZE	4	6	8	12	18	1	66	115	2	1875
Haupt-/Volksschule	4	5	7	12	16		69	113	3	8894
Mittlere Reife	4	6	8	14	19	1	64	116	3	10177
Abitur/Studium	4	7	9	17	21	2	58	118	3	9574
Berufstätige	4	6	8	16	20	1	62	117	2	16668
Nichtberufstätige	5	7	10	15	21	1	61	120	2	6248
Rente/Pension	2	4	4	10	14		74	108	4	5899
Patienten mit ZE i.w.S.	4	6	7	14	18	1	64	114	3	23889
Patienten o. ZE	5	7	12	17	24	1	57	123	2	5003
Mit Bonusheft	4	6	8	14	20	1	63	116	3	20490
Ohne Bonusheft	4	5	8	14	18	1	65	115	3	7805
In Praxis -5 J	4	6	8	14	21	1	63	117	3	11380
In Praxis 5+J	4	6	8	14	18	1	64	115	3	17492

Frage 10

Was können wir speziell bei der zahnärztlichen Untersuchung für Sie verbessern?

a = Behutsamere Untersuchungsmethoden

b = Gründlicher untersuchen, mehr nachfragen

c = Einfühlsamer untersuchen und erklären, z.B. im Handspiegel zeigen

d = Erklärung zu festgestellten Schäden, zur Behebung und zu Komplikationen

e = Erklärungen, was ich selbst im Mund beachten soll

f = Andere Wünsche zur Untersuchung

g = Keine Wünsche zur Verbesserung der Untersuchung. Sie ist perfekt

	a	b	c	d	e	f	g	Su.	k.A.	Pers
Note 1-Beurteiler	2	2	4	7	13	1	77	106	2	14844
Note 2-Beurteiler	6	8	11	21	25	1	51	123	3	12637
Note 3 - 5-Beurteiler	13	21	22	34	30	2	33	155	4	1272
1- & 2-Sterne-Beurteiler	9	16	18	29	30	1	39	142	4	2722
3-Sterne-Beurteiler	5	8	11	21	26	1	52	124	3	7395
4-Sterne-Beurteiler	3	4	6	11	16	1	69	110	2	12753
5-Sterne-Beurteiler	1	1	3	3	7		88	103	1	4084
Zähne sehr wichtig	4	6	8	13	18	1	65	115	3	23838
Zähne nicht sehr wichtig	5	6	10	19	22	1	56	119	3	5061
Pflege 3 x tägl. u. öfter	3	5	6	11	16	1	69	111	3	4086
Pflege 2 x tägl.	4	6	8	14	19	1	64	116	3	20605
Pflege 1 x / seltener	5	7	10	17	22	1	58	120	3	4205
Zahnstatus sehr gesund	3	5	7	10	15	1	70	111	2	5908
Zahnstatus teilw. gesund	4	6	8	15	20	1	63	117	2	15832
Zahnstatus nicht gesund	5	7	9	17	21	1	59	119	3	5581
Zahnstein-/Routine-Fälle	4	6	8	14	19	1	64	116	2	18734
Kronen-/Inlay-Fälle	4	7	8	16	21	1	61	118	3	6031
Kariesfälle/Füllungen	4	7	10	17	23	1	58	120	2	7844
Parodontose-Fälle	4	6	7	12	16	1	69	115	3	3904
ZE Fälle	3	5	6	12	15	1	69	111	3	5425
In Einzelpraxen	4	5	8	14	19	1	64	115	3	14509
In Gruppenpraxen	4	6	8	15	19	1	64	117	3	14056
Bei Z-Ärzten	4	6	8	15	19	1	63	116	3	21179
Bei Z-Ärztinnen	4	5	7	13	17	1	67	114	3	5467
In 1-2-Platz-Praxen	4	5	8	14	19	1	64	115	3	7329
In 3-4-Platz-Praxen	4	6	8	14	19	1	63	115	3	16037
In 4+Platz-Praxen	4	7	9	15	18	1	64	118	2	5112
Infoquelle Z-Arzt	4	5	7	12	16	1	67	112	2	22101
Infoquelle Kasse	4	7	9	17	22	1	59	119	2	5465
Infoquelle Medien	4	7	10	18	23	1	58	121	2	13897
Z-Arzt m. Prophylaxe-Raum	4	6	8	14	18	1	64	115	3	17651
In Praxis m. Labor	4	6	8	15	19	1	64	117	3	12194
In Praxis o. Labor	4	6	8	14	19	1	63	115	3	17150
In Zentrumspraxis	4	6	8	14	19	1	64	116	3	14851
In Stadtrand-/Vorort-Praxis	4	6	8	14	19	1	63	115	3	11376
In Landpraxen	4	6	9	16	22	1	60	118	3	4909
Wohnort -20.000 Einw.	4	6	8	15	20	1	63	117	2	11975
20.000 - 500.000 Einw.	4	6	7	13	18	1	66	115	3	9830
500.000 + Einw.	3	7	8	15	18	1	64	116	3	4952
Patienten Norden	3	6	7	14	18	1	65	114	3	4250
Patienten Mitte	4	6	8	14	18	1	64	115	3	9077
Patienten Süden	4	6	9	15	20	1	62	117	3	13308
Patienten Osten/NBL	4	4	6	11	17		68	110	2	2551
Patienten Westen/ABL	4	6	8	15	19	1	63	116	3	26635
Patienten gesamt	4	6	8	14	19	1	64	116	3	29344

Frage 11
Wie und mit welchen Hilfsmitteln möchten Sie beraten werden?
a = Info-Material, Zeigetafeln zur anstehenden Behandlung
b = Beratung zum Heil- und Kostenplan am Besprechungstisch, nicht im Behandlungsstuhl
c = Informationsmaterial, Kostenvoranschlag und Schaumodelle vom Labor
d = Mundsituation per Mundkamera zeigen
e = Zahnersatzmodelle, Videos oder computergestützte Informationen (CD-ROM)
f = Andere Beratungshilfsmittel erwünscht
g = Brauche keine Beratungshilfsmittel

Alle Angaben in %	a	b	c	d	e	f	g	Su.	k.A.	Pers
Z-Ärzte	53	56	60	48	30	5	2	254		260
Z-Ärztinnen	46	60	74	36	37	7		260		81
Teams Einzelpraxen	46	53	62	35	31	6	3	236	1	462
Teams Gruppenpraxen	49	59	61	49	29	4	1	252	1	480
Teams 1-2-Platz-Praxen	43	51	60	32	24	5	3	218	2	242
Teams 3-4-Platz-Praxen	49	57	63	44	31	6	2	252	2	529
Teams 4+ Platz-Praxen	48	57	63	48	33	5	2	256		170
Teams m. Praxislabor	49	54	62	45	31	5	2	248	1	471
Teams o. Praxislabor	46	57	63	39	28	5	2	240	2	479
Vermutg Top-Teams	51	51	70	39	29	5	1	246	1	195
Vermutg gute Teams	45	56	61	42	30	5	2	241	2	590
Vermutg nicht gute Teams	53	63	63	42	28	6	3	258	1	154
Vermutg alle Z-Ärzte/tinnen	51	57	63	45	32	6	2	256		341
Vermutung alle PraxisMA	46	55	62	40	29	5	2	239	2	600
Ost-Team-Vermutung NBL	41	54	58	35	23	5		216	4	79
West-Team-Vermutung ABL	48	56	63	42	30	5	2	246	1	868
Team-Vermutung gesamt	47	55	63	42	30	5	2	244	2	950
Patienten gesamt	19	30	27	17	11	1	32	137	5	29344
Frauen	20	29	29	15	10	1	32	136	5	17619
Männer	19	29	25	20	12	1	33	139	4	11341
Jüngere Frauen -49J	24	32	31	18	11	1	28	145	3	11148
Ältere Frauen 50+J	13	26	24	10	8	1	39	121	8	6451
Jüngere Männer -49J	22	31	27	24	16	1	27	148	3	6232
Ältere Männer 50+J	14	27	23	15	8	1	40	128	5	5090
Patienten -29J	25	25	28	23	12	1	30	144	2	3764
Patienten 30 - 39 J	25	34	31	20	12	1	26	149	3	7585
Patienten 40 - 49 J	21	34	29	17	12	1	29	143	4	6051
Patienten 50 - 59 J	16	30	25	16	10		35	132	5	5297
Patienten 60 + J	11	23	22	10	6	1	44	117	9	6290
AOK-, BKK-, IKK-Patienten	18	27	27	15	10	1	34	132	6	11469
Ersatzkassen-Patienten	21	31	29	17	11	1	31	141	4	12260
Privat/Beihilfe-Patienten	20	32	24	20	12	1	32	141	4	6038
Zusatzversicherte für ZE	20	33	29	21	12	1	31	147	3	1875
Haupt-/Volksschule	14	25	25	12	8	1	39	124	6	8894
Mittlere Reife	20	30	29	17	10	1	32	139	4	10177
Abitur/Studium	24	33	28	22	13	1	28	149	3	9574
Berufstätige	21	33	28	19	12	1	30	144	4	16668
Nichtberufstätige	22	28	28	17	11	1	31	138	4	6248
Rente/Pension	12	24	23	10	7	1	42	119	8	5899
Patienten mit ZE i.w.S.	19	30	28	16	11	1	32	137	5	23889
Patienten o. ZE	22	26	25	20	11	1	33	138	4	5003
Mit Bonusheft	20	30	28	16	10	1	32	137	5	20490
Ohne Bonusheft	19	30	24	19	12	1	34	139	4	7805
In Praxis -5 J	21	32	28	19	12	1	29	142	5	11380
In Praxis 5+J	18	28	26	15	10	1	36	134	5	17492

Frage 11
Wie und mit welchen Hilfsmitteln möchten Sie beraten werden?
a = Info-Material, Zeigetafeln zur anstehenden Behandlung
b = Beratung zum Heil- und Kostenplan am Besprechungstisch, nicht im Behandlungsstuhl
c = Informationsmaterial, Kostenvoranschlag und Schaumodelle vom Labor
d = Mundsituation per Mundkamera zeigen
e = Zahnersatzmodelle, Videos oder computergestützte Informationen (CD-ROM)
f = Andere Beratungshilfsmittel erwünscht
g = Brauche keine Beratungshilfsmittel

	a	b	c	d	e	f	g	Su.	k.A.	Pers
Note 1-Beurteiler	17	24	24	15	10	1	39	130	5	14844
Note 2-Beurteiler	22	36	30	19	11	1	26	145	4	12637
Note 3 - 5-Beurteiler	24	41	33	21	15	1	22	157	5	1272
1- & 2-Sterne-Beurteiler	23	36	32	17	12	1	25	146	5	2722
3-Sterne-Beurteiler	22	35	31	18	11	1	27	145	4	7395
4-Sterne-Beurteiler	19	29	26	17	11	1	33	136	4	12753
5-Sterne-Beurteiler	13	18	20	14	9	1	47	122	6	4084
Zähne sehr wichtig	19	29	27	17	11	1	33	137	5	23838
Zähne nicht sehr wichtig	21	32	27	17	11	1	29	138	4	5061
Pflege 3 x tägl. u. öfter	19	28	27	15	11	1	34	135	6	4086
Pflege 2 x tägl.	20	30	27	17	11	1	32	138	5	20605
Pflege 1 x / seltener	18	29	26	17	11	1	35	137	4	4205
Zahnstatus sehr gesund	18	27	23	18	10	1	38	135	3	5908
Zahnstatus teilw. gesund	21	31	28	17	10	1	31	139	4	15832
Zahnstatus nicht gesund	20	32	31	16	13	1	29	142	5	5581
Zahnstein-/Routine-Fälle	20	30	27	17	10	1	33	138	4	18734
Kronen-/Inlay-Fälle	22	33	29	19	12	1	29	145	4	6031
Kariesfälle/Füllungen	20	30	28	19	11	1	32	141	4	7844
Parodontose-Fälle	20	32	29	18	12	1	29	141	6	3984
ZE-Fälle	15	29	28	13	11	1	35	132	7	5425
In Einzelpraxen	19	28	27	16	10	1	34	135	5	14509
In Gruppenpraxen	20	31	27	18	11	1	31	139	5	14056
Bei Z-Ärzten	20	30	27	17	11	1	32	138	5	21179
Bei Z-Ärztinnen	19	27	26	17	10	1	33	133	5	5467
In 1-2-Platz-Praxen	18	27	26	16	10	1	35	133	5	7329
In 3-4-Platz-Praxen	20	30	27	17	11	1	31	137	5	16037
In 4+Platz-Praxen	20	32	29	17	12	1	30	141	5	5112
Infoquelle Z-Arzt	19	29	27	17	10	1	34	137	4	22101
Infoquelle Kasse	22	33	32	18	11	1	29	146	3	5465
Infoquelle Medien	24	33	32	19	13	1	27	149	4	13897
Z-Arzt m. Prophylaxe-Raum	20	31	27	17	11	1	32	139	5	17651
In Praxis m. Labor	19	30	27	17	11	1	33	138	5	12194
In Praxis o. Labor	19	29	27	17	10	1	33	136	5	17150
In Zentrumspraxis	19	30	27	17	11	1	32	137	5	14851
In Stadtrand-/Vorort-Praxis	19	29	26	17	11	1	34	137	5	11376
In Landpraxen	18	29	26	14	10	1	34	132	5	4909
Wohnort -20.000 Einw.	19	29	27	15	10	1	34	135	4	11975
20.000 - 500.000 Einw.	20	31	27	18	11	1	32	140	4	9830
500.000 + Einw.	21	32	26	19	11	1	31	141	5	4952
Patienten Norden	20	30	27	16	11	1	32	137	5	4250
Patienten Mitte	20	31	28	17	11	1	31	139	5	9077
Patienten Süden	19	30	27	17	10	1	32	136	5	13308
Patienten Osten/NBL	16	24	26	16	11	1	35	129	5	2551
Patienten Westen/ABL	20	30	27	17	11	1	32	138	5	26635
Patienten gesamt	19	30	27	17	11	1	32	137	5	29344

Frage 12
Welche der folgenden Beratungsthemen halten Sie für interessant und sehr wichtig?
a = Tips/Pflegeanleitungen, wie ich mehr für meine Mundpflege tun kann
b = Beschreiben, was medizinisch notwendig ist und was man noch aus kosmetischen Gründen machen kann
c = Aufklärung, was jetzt sofort und was später gemacht werden sollte
d = Hinweise auf ergänzende Methoden wie Akupunktur, Homöopathie
e = Hinweise auf neue Technologien wie Laser, Implantologie
f = Was zahnmedizinisch und zahntechnisch für mich am besten ist (und welche anderen Lösungen es gibt)
g = Ergänzendes Beratungsgespräch mit dem Zahntechniker
h = Dauer der einzelnen Behandlungen (Übersicht der Termine, Beschwerden etc.)
i = Meine Kosten für Behandlung, Zahnersatz, was sich für mich lohnt, Haltbarkeit
k = Wünsche noch andere Beratung
m = Keine Wünsche zur Beratung

Alle Angaben in %	a	b	c	d	e	f	g	h	i	k	m	Su.	k.A.	Pers
Z-Ärzte	73	65	69	25	46	75	10	48	87	4	1	503		260
Z-Ärztinnen	67	77	62	26	40	87	15	48	89	5		516		81
Teams Einzelpraxen	72	67	70	15	42	79	11	49	87	4	2	498		462
Teams Gruppenpraxen	74	68	69	23	49	78	14	48	85	3	1	512		480
Teams 1-2-Platz-Praxen	69	65	67	11	37	81	13	42	88	2	1	476		242
Teams 3-4-Platz-Praxen	74	70	71	22	49	78	13	52	86	4	1	520		529
Teams 4+ Platz-Praxen	74	63	68	22	46	75	12	48	83	4	3	498		170
Teams m. Praxislabor	73	70	70	20	50	79	13	48	85	3	1	512		471
Teams o. Praxislabor	72	65	68	18	41	77	13	49	86	4	1	494	1	479
Vermutg Top-Teams	77	70	68	20	46	76	14	50	85	5	2	513		195
Vermutg gute Teams	70	67	70	18	44	78	11	48	87	3	2	498		590
Vermutg nicht gute Teams	77	65	67	21	48	82	16	47	89	5	1	518		154
Vermutg alle Z-Ärzte/tinnen	72	68	67	25	44	78	11	48	88	4	1	506		341
Vermutung alle PraxisMA	73	67	70	16	46	79	14	49	87	3	2	506		600
Ost-Team-Vermutung NBL	52	54	58	8	30	75	14	32	81	4	1	409	1	79
West-Team-Vermutung ABL	74	68	70	20	47	79	13	50	87	3	1	512		868
Team-Vermutung gesamt	72	67	69	19	45	78	13	49	87	3	1	503		950
Patienten gesamt	43	39	46	20	33	56	8	14	55		11	325	2	29344
Frauen	43	41	45	24	32	57	9	15	58		10	334	2	17619
Männer	42	35	47	15	35	57	6	12	53		11	313	2	11341
Jüngere Frauen -49J	52	47	50	29	37	60	8	18	60		7	368	1	11148
Ältere Frauen 50+J	28	31	37	14	25	51	9	10	54		17	276	4	6451
Jüngere Männer -49J	51	41	51	19	42	60	6	14	55	1	7	347	1	6232
Ältere Männer 50+J	31	28	42	11	27	51	6	9	51		16	272	2	5090
Patienten -29J	61	44	50	23	37	56	5	16	57		6	355	1	3764
Patienten 30 - 39 J	54	48	52	29	40	61	8	17	59	1	6	375	1	7585
Patienten 40 - 49 J	44	42	48	24	37	61	9	16	57		8	346	1	6051
Patienten 50 - 59 J	34	35	44	16	32	56	8	12	54		12	303	2	5297
Patienten 60 + J	25	25	35	10	21	47	8	8	50		20	249	4	6290
AOK-, BKK-, IKK-Patienten	41	34	45	17	30	53	7	12	57		12	308	2	11469
Ersatzkassen-Patienten	44	41	46	22	35	59	8	14	58		10	337	2	12260
Privat/Beihilfe-Patienten	45	43	48	24	38	59	8	17	49	1	10	342	1	6038
Zusatzversicherte für ZE	47	45	49	25	41	61	9	17	57		9	360	1	1875
Haupt-/Volksschule	35	28	41	12	25	49	8	10	58		15	281	3	8894
Mittlere Reife	44	40	47	21	35	59	8	14	57		10	335	1	10177
Abitur/Studium	49	47	50	28	40	61	7	17	54	1	7	361	1	9574
Berufstätige	47	43	49	22	38	59	8	15	57		8	346	1	16668
Nichtberufstätige	48	41	48	25	34	57	7	16	59	1	9	345	1	6248
Rente/Pension	25	25	35	10	21	48	8	8	51		20	251	4	5899
Patienten mit ZE i.w.S.	41	39	45	20	33	58	8	14	56		11	325	2	23889
Patienten o. ZE	52	40	50	21	33	56	5	14	53		9	333	1	5003
Mit Bonusheft	42	38	46	19	32	56	8	13	58		11	323	2	20490
Ohne Bonusheft	45	42	47	23	36	59	7	16	51		10	336	1	7805
In Praxis -5 J	48	43	49	24	35	59	9	15	58		9	349	1	11380
In Praxis 5+J	39	36	44	18	32	56	7	13	55		12	312	2	17492

Frage 12
Welche der folgenden Beratungsthemen halten Sie für interessant und sehr wichtig?
a = Tips/Pflegeanleitungen, wie ich mehr für meine Mundpflege tun kann
b = Beschreiben, was medizinisch notwendig ist und was man noch aus kosmetischen Gründen machen kann
c = Aufklärung, was jetzt sofort und was später gemacht werden sollte
d = Hinweise auf ergänzende Methoden wie Akupunktur, Homöopathie
e = Hinweise auf neue Technologien wie Laser, Implantologie
f = Was zahnmedizinisch und zahntechnisch für mich am besten ist (und welche anderen Lösungen es gibt)
g = Ergänzendes Beratungsgespräch mit dem Zahntechniker
h = Dauer der einzelnen Behandlungen (Übersicht der Termine, Beschwerden etc.)
i = Meine Kosten für Behandlung, Zahnersatz, was sich für mich lohnt, Haltbarkeit
k = Wünsche noch andere Beratung
m = Keine Wünsche zur Beratung

	a	b	c	d	e	f	g	h	i	k	m	Su.	k.A.	Pers
Note 1-Beurteiler	42	37	44	19	31	54	7	13	53		14	314	2	14844
Note 2-Beurteiler	44	41	48	22	36	59	8	15	58		7	338	1	12637
Note 3 - 5-Beurteiler	40	43	51	24	38	58	13	17	61		6	351	2	1272
1- & 2-Sterne-Beurteiler	38	40	48	21	33	59	10	15	60		7	331	2	2722
3-Sterne-Beurteiler	43	40	48	22	35	61	8	14	59		7	337	1	7395
4-Sterne-Beurteiler	45	40	46	21	34	58	7	14	56		10	331	2	12753
5-Sterne-Beurteiler	40	32	41	17	27	48	7	12	47		21	292	2	4084
Zähne sehr wichtig	44	39	46	21	34	56	8	14	55		11	328	2	23838
Zähne nicht sehr wichtig	38	38	47	20	32	56	5	14	56		9	315	2	5061
Pflege 3 x tägl. u. öfter	42	41	44	22	32	56	10	15	55	1	12	330	2	4086
Pflege 2 x tägl.	44	39	46	21	34	57	8	14	56		10	329	2	20605
Pflege 1 x / seltener	38	34	46	18	32	54	6	13	55		11	307	2	4205
Zahnstatus sehr gesund	42	36	43	20	32	53	7	14	51		14	312	1	5908
Zahnstatus teilw. gesund	44	40	47	21	34	58	7	14	57		9	331	1	15832
Zahnstatus nicht gesund	42	42	49	22	36	60	10	15	61		8	345	2	5581
Zahnstein-/Routine-Fälle	44	39	46	21	34	56	7	14	56		11	328	2	18734
Kronen-/Inlay-Fälle	45	44	50	23	36	61	9	17	60		8	353	2	6031
Kariesfälle/Füllungen	46	42	50	21	35	59	7	15	58		9	342	1	7844
Parodontose-Fälle	46	40	49	22	35	60	9	16	57		10	344	2	3984
ZE-Fälle	32	32	41	16	28	54	11	12	56		14	296	3	5425
In Einzelpraxen	41	37	44	19	31	56	7	12	56		11	314	2	14509
In Gruppenpraxen	44	40	47	22	35	59	8	15	56		10	336	2	14056
Bei Z-Ärzten	43	39	46	21	34	57	8	14	56		10	328	2	21179
Bei Z-Ärztinnen	41	37	43	20	32	55	7	12	55		11	313	2	5467
In 1-2-Platz-Praxen	41	37	43	19	30	54	7	11	56		11	309	2	7329
In 3-4-Platz-Praxen	42	39	46	20	33	56	8	14	56		11	325	2	16037
In 4+Platz-Praxen	46	41	48	23	37	58	9	16	57	1	9	345	2	5112
Infoquelle Z-Arzt	44	39	47	21	33	56	8	15	56		11	330	2	22101
Infoquelle Kasse	45	39	49	21	36	60	8	15	62		9	344	1	5465
Infoquelle Medien	46	44	49	24	40	62	9	16	60		7	357	1	13897
Z-Arzt m. Prophylaxe-Raum	43	40	47	21	34	57	8	15	58		10	333	2	17651
In Praxis m. Labor	42	39	46	21	34	56	9	15	57		10	329	2	12194
In Praxis o. Labor	43	38	45	20	33	57	7	13	55		11	322	2	17150
In Zentrumspraxis	43	39	46	20	33	56	8	14	55		11	325	2	14851
In Stadtrand-/Vorort-Praxis	42	38	46	20	33	55	8	14	55		11	322	2	11376
In Landpraxen	42	35	44	21	31	55	7	12	55		10	312	2	4909
Wohnort -20.000 Einw.	42	37	45	20	32	55	7	13	57		10	318	2	11975
20.000 - 500.000 Einw.	43	40	47	21	34	58	8	14	56		10	331	1	9830
500.000 + Einw.	44	44	48	23	36	60	8	16	56	1	11	347	2	4952
Patienten Norden	42	40	46	20	34	58	7	14	57		11	329	2	4250
Patienten Mitte	44	40	46	22	35	57	8	15	56		10	333	2	9077
Patienten Süden	44	39	46	21	33	56	7	14	57		11	328	2	13308
Patienten Osten/NBL	33	30	39	12	26	49	7	8	52		14	270	2	2551
Patienten Westen/ABL	43	39	46	21	34	58	8	14	57		10	330	2	26635
Patienten gesamt	43	39	46	20	33	56	8	14	55		11	325	2	29344

Frage 13
Wo können wir fachlich noch mehr für Sie tun?
a = Vorsorge- und Zahnpflegeprogramme mit speziell ausgebildeter Assistentin
b = Schöne Zähne durch natürliche und verschönernde Arbeiten
c = Schnellstmögliche Überweisung zu Spezialisten wie Kieferorthopäden oder -Chirurgen
d = Hinzuziehen von Spezialisten wie Zahntechniker, Heilpraktiker, Kinderzahnarzt, Internisten
e = Deutsche Qualitätszahntechnik bevorzugen
f = Ausländische Zahntechnik nutzen
g = Naturheilverfahren
h = Anderes
i = Fachlich gibt es keine Zusatzwünsche, alles ist bestens

Alle Angaben in %	a	b	c	d	e	f	g	h	i	Su.	k.A.	Pers
Z-Ärzte	51	62	7	12	60	3	35	8	5	243	1	260
Z-Ärztinnen	23	57	7	14	42	5	30	16	11	205		81
Teams Einzelpraxen	38	57	12	14	49	4	25	9	11	219	1	462
Teams Gruppenpraxen	44	54	11	14	49	3	31	7	11	224	1	480
Teams 1-2-Platz-Praxen	37	53	12	12	46	5	21	9	11	206	1	242
Teams 3-4-Platz-Praxen	43	57	11	15	50	4	28	7	11	226	2	529
Teams 4+ Platz-Praxen	40	55	13	15	48	2	34	10	12	229	1	170
Teams m. Praxislabor	42	54	12	13	46	4	30	7	12	220	1	471
Teams o. Praxislabor	40	57	11	16	51	3	25	9	10	222	2	479
Vermutg Top-Teams	36	56	11	11	44	3	25	8	14	208	2	195
Vermutg gute Teams	41	55	12	15	50	3	28	8	11	223	1	590
Vermutg nicht gute Teams	48	55	13	16	49	6	30	8	8	233	1	154
Vermutg alle Z-Ärzte/tinnen	45	59	7	13	56	3	34	10	7	234	1	341
Vermutung alle PraxisMA	40	52	14	15	44	4	24	7	14	214	2	600
Ost-Team-Vermutung NBL	35	62	19	15	47	5	15	11	4	213	1	79
West-Team-Vermutung ABL	42	55	11	14	49	3	29	8	11	222	2	868
Team-Vermutung gesamt	41	55	12	14	48	4	28	8	11	221	2	950
Patienten gesamt	9	20	5	6	17	4	17	1	46	125	5	29344
Frauen	9	22	5	7	16	3	20	1	45	128	5	17619
Männer	9	18	4	5	20	5	14	1	47	123	5	11341
Jüngere Frauen -49J	11	26	5	9	12	4	23	1	42	133	3	11148
Ältere Frauen 50+J	5	16	4	4	22	3	13		51	118	7	6451
Jüngere Männer -49J	11	22	4	6	17	5	17	1	44	127	4	6232
Ältere Männer 50+J	7	12	4	3	24	5	10	1	51	117	5	5090
Patienten -29J	11	30	6	6	12	5	20	1	40	131	3	3764
Patienten 30 - 39 J	12	25	5	9	14	4	22	1	42	134	4	7585
Patienten 40 - 49 J	9	21	5	7	16	4	20	1	45	128	4	6051
Patienten 50 - 59 J	8	17	5	5	21	4	14		48	122	5	5297
Patienten 60 + J	5	12	4	3	24	3	9		53	113	7	6290
AOK-, BKK-, IKK-Patienten	9	21	5	6	19	4	16	1	45	126	5	11469
Ersatzkassen-Patienten	10	21	5	7	17	4	18	1	44	127	4	12260
Privat/Beihilfe-Patienten	9	18	4	6	16	4	19	1	47	124	5	6038
Zusatzversicherte für ZE	10	20	5	7	17	4	20	1	45	129	4	1875
Haupt-/Volksschule	7	18	5	5	23	3	13		49	123	5	8894
Mittlere Reife	9	22	5	7	17	4	17	1	46	128	4	10177
Abitur/Studium	11	21	4	7	12	5	21	1	44	126	5	9574
Berufstätige	10	22	5	7	16	5	19	1	43	128	4	16668
Nichtberufstätige	10	22	6	8	15	4	21	1	43	130	4	6248
Rente/Pension	5	12	4	3	24	3	10		53	114	6	5899
Patienten mit ZE i.w.S.	9	19	5	6	18	4	17	1	46	125	5	23889
Patienten o. ZE	10	25	6	7	13	4	19	1	43	128	4	5003
Mit Bonusheft	9	21	5	6	19	4	17	1	44	126	5	20490
Ohne Bonusheft	8	20	4	6	15	4	18	1	48	124	5	7805
In Praxis -5 J	10	21	5	7	16	5	20	1	43	128	5	11380
In Praxis 5+J	9	19	5	6	19	4	15	1	46	124	5	17492

Frage 13

Wo können wir fachlich noch mehr für Sie tun?

a = Vorsorge- und Zahnpflegeprogramme mit speziell ausgebildeter Assistentin

b = Schöne Zähne durch natürliche und verschönernde Arbeiten

c = Schnellstmögliche Überweisung zu Spezialisten wie Kieferorthopäden oder -Chirurgen

d = Hinzuziehen von Spezialisten wie Zahntechniker, Heilpraktiker, Kinderzahnarzt, Internisten

e = Deutsche Qualitätszahntechnik bevorzugen

f = Ausländische Zahntechnik nutzen

g = Naturheilverfahren

h = Anderes

i = Fachlich gibt es keine Zusatzwünsche, alles ist bestens

	a	b	c	d	e	f	g	h	i	Su.	k.A.	Pers
Note 1-Beurteiler	6	16	3	4	15	3	14	1	56	118	4	14844
Note 2-Beurteiler	12	24	6	8	20	5	20	1	36	132	6	12637
Note 3 - 5-Beurteiler	15	30	10	13	21	8	23	1	25	146	7	1272
1- & 2-Sterne-Beurteiler	14	27	9	11	23	7	20	1	27	139	8	2722
3-Sterne-Beurteiler	11	24	6	8	19	5	19	1	37	130	6	7395
4-Sterne-Beurteiler	8	19	4	5	17	3	17	1	50	124	4	12753
5-Sterne-Beurteiler	5	13	3	3	13	2	12	1	64	116	3	4084
Zähne sehr wichtig	9	21	5	6	18	4	17	1	46	127	4	23838
Zähne nicht sehr wichtig	9	18	4	6	14	5	18	1	44	119	6	5061
Pflege 3 x tägl. u. öfter	8	20	5	6	17	3	17	1	48	125	5	4086
Pflege 2 x tägl.	9	21	5	6	17	4	18	1	45	126	5	20605
Pflege 1 x / seltener	9	20	5	6	19	5	16	1	45	126	5	4205
Zahnstatus sehr gesund	8	19	5	5	16	3	15	1	51	123	4	5908
Zahnstatus teilw. gesund	10	21	5	6	18	4	18	1	44	127	4	15832
Zahnstatus nicht gesund	10	20	6	8	18	5	19	1	41	128	6	5581
Zahnstein-/Routine-Fälle	9	21	5	6	18	4	17	1	45	126	4	18734
Kronen-/Inlay-Fälle	10	22	4	7	18	4	19	1	45	130	4	6031
Kariesfälle/Füllungen	10	23	5	7	17	5	18	1	43	129	4	7844
Parodontose-Fälle	8	20	5	7	18	4	19	1	46	128	5	3984
ZE-Fälle	7	15	5	6	22	4	14	1	48	122	6	5425
In Einzelpraxen	9	20	5	6	17	4	16	1	46	124	5	14509
In Gruppenpraxen	9	20	5	7	18	4	18	1	45	127	5	14056
Bei Z-Ärzten	9	20	5	6	17	4	17	1	47	126	5	21179
Bei Z-Ärztinnen	8	21	4	6	17	4	17	1	46	124	5	5467
In 1-2-Platz-Praxen	9	21	5	6	17	4	16	1	45	124	5	7329
In 3-4-Platz-Praxen	9	20	5	6	17	4	17	1	47	126	5	16037
In 4+Platz-Praxen	9	20	4	7	18	4	18	1	45	126	5	5112
Infoquelle Z-Arzt	8	19	4	6	17	4	17	1	48	124	4	22101
Infoquelle Kasse	10	20	6	7	20	5	18	1	44	131	4	5465
Infoquelle Medien	11	24	6	8	19	5	20	1	39	133	4	13897
Z-Arzt m. Prophylaxe-Raum	8	20	4	6	17	4	18	1	47	125	5	17651
In Praxis m. Labor	9	20	5	6	18	4	18	1	45	126	5	12194
In Praxis o. Labor	9	20	5	6	17	4	17	1	46	125	5	17150
In Zentrumspraxis	9	20	5	6	17	4	17	1	46	125	5	14851
In Stadtrand-/Vorort-Praxis	9	19	5	6	18	4	16	1	46	124	5	11376
In Landpraxen	9	22	5	6	19	3	19	1	43	127	5	4909
Wohnort -20.000 Einw.	9	21	5	6	19	3	17	1	45	126	4	11975
20.000 - 500.000 Einw.	10	20	4	6	18	4	18	1	45	126	5	9830
500.000 + Einw.	10	20	4	6	15	5	17	1	46	124	5	4952
Patienten Norden	9	18	5	6	16	5	16	1	47	123	5	4250
Patienten Mitte	9	20	5	7	16	5	18	1	45	126	5	9077
Patienten Süden	9	21	5	6	18	4	18	1	45	127	5	13308
Patienten Osten/NBL	7	19	5	4	19	2	14	1	50	121	5	2551
Patienten Westen/ABL	9	21	5	6	17	4	17	1	46	126	5	26635
Patienten gesamt	9	20	5	6	17	4	17	1	46	125	5	29344

Frage 14
Wofür würden Sie bei Zahnersatz und Füllungen leistungsbezogene Zuzahlungen akzeptieren?
a = Gesundheitsverträglichste Materialien, keine Allergien (z.B. hochgoldhaltige oder edle Legierungen)
b = Minimaler Pflegeaufwand, keine Zahnbelagbildung
c = Optische Schönheit, natürlicheres Aussehen
d = Haltbareres, besseres Material
e = Weniger störendes Material
f = Reparaturmöglichkeit und Erweiterungsfähigkeit der Versorgung
g = Herstellung meines Zahnersatzes bei einem für mich gut erreichbaren Labor
h = Zur Krankheitsvorbeugung (z.B. Herz-/Magenerkrankungen)
i = Würde für anderes dazu zahlen
k = Akzeptiere keine zusätzlichen Selbstbeteiligungen

Alle Angaben in %	a	b	c	d	e	f	g	h	i	k	Su.	k.A.	Pers
Z-Ärzte	91	25	90	75	28	50	15	25	18		417		260
Z-Ärztinnen	83	36	88	74	23	53	10	25	7	1	400		81
Teams Einzelpraxen	86	28	83	74	24	53	16	23	10	2	399		462
Teams Gruppenpraxen	91	26	87	75	22	55	15	23	10		404		480
Teams 1-2-Platz-Praxen	87	26	80	71	21	51	16	21	8	2	383		242
Teams 3-4-Platz-Praxen	88	28	88	77	25	55	17	22	10	1	411		529
Teams 4+ Platz-Praxen	90	27	84	72	20	54	12	31	11		401	1	170
Teams m. Praxislabor	92	28	86	74	24	56	15	26	9		410		471
Teams o. Praxislabor	86	26	83	74	22	51	16	20	11	1	390	1	479
Vermutg Top-Teams	92	31	86	73	25	55	15	30	13	1	421	1	195
Vermutg gute Teams	85	24	84	74	22	55	17	22	9	1	393		590
Vermutg nicht gute Teams	95	34	86	79	27	50	12	21	9		413		154
Vermutg alle Z-Ärzte/tinnen	89	27	89	75	27	51	14	25	16		413		341
Vermutung alle PraxisMA	88	27	82	75	21	56	17	22	7	1	396		600
Ost-Team-Vermutung NBL	69	23	69	63	14	41	20	9	5	3	316	1	79
West-Team-Vermutung ABL	91	27	86	75	24	55	15	24	10	1	408	1	868
Team-Vermutung gesamt	88	27	84	74	23	54	16	23	10	1	400	1	950
Patienten gesamt	54	20	41	48	15	17	8	16	1	14	234	3	29344
Frauen	56	18	46	48	14	17	8	15	1	13	236	3	17619
Männer	55	24	34	49	15	17	7	16	2	15	234	2	11341
Jüngere Frauen -49J	56	19	49	51	14	16	6	17	1	13	242	2	11148
Ältere Frauen 50+J	53	17	41	40	15	19	12	12	2	13	224	4	6451
Jüngere Männer -49J	57	24	39	54	16	16	5	17	1	15	244	1	6232
Ältere Männer 50+J	55	23	28	43	14	19	9	15	3	14	223	3	5090
Patienten -29J	51	21	51	52	14	14	5	18	1	14	241	2	3764
Patienten 30 - 39 J	57	21	46	55	15	16	6	17	1	13	247	1	7585
Patienten 40 - 49 J	58	21	41	49	15	17	7	16	1	14	239	2	6051
Patienten 50 - 59 J	56	21	38	44	16	19	9	15	2	13	233	3	5297
Patienten 60 + J	49	19	33	39	14	20	12	12	3	14	215	5	6290
AOK-, BKK-, IKK-Patienten	50	18	39	46	15	16	9	14	1	16	224	3	11469
Ersatzkassen-Patienten	56	21	42	49	14	19	8	16	2	12	239	2	12260
Privat/Beihilfe-Patienten	62	25	43	49	17	17	6	19	2	11	251	3	6038
Zusatzversicherte für ZE	65	23	46	50	15	20	7	18	1	10	255	2	1875
Haupt-/Volksschule	49	17	35	41	14	16	11	12	1	17	213	3	8894
Mittlere Reife	57	20	43	49	14	17	7	16	1	12	236	2	10177
Abitur/Studium	62	24	45	54	16	18	5	18	2	11	255	2	9574
Berufstätige	58	22	43	52	15	17	6	16	1	13	243	2	16668
Nichtberufstätige	53	18	44	48	16	16	8	17	1	14	235	2	6248
Rente/Pension	48	19	33	38	14	20	12	13	3	14	214	5	5899
Patienten mit ZE i.w.S.	56	21	41	48	15	18	8	16	2	13	238	3	23889
Patienten o. ZE	48	20	42	46	14	12	7	15	1	17	222	2	5003
Mit Bonusheft	54	19	40	48	14	18	8	15	1	14	231	2	20490
Ohne Bonusheft	58	24	44	49	16	16	6	18	2	13	246	3	7805
In Praxis -5 J	56	21	44	51	16	18	8	17	1	13	245	2	11380
In Praxis 5+J	55	20	39	46	14	17	8	15	1	14	229	3	17492

Frage 14

Wofür würden Sie bei Zahnersatz und Füllungen leistungsbezogene Zuzahlungen akzeptieren?

a = Gesundheitsverträglichste Materialien, keine Allergien (z.B. hochgoldhaltige oder edle Legierungen)
b = Minimaler Pflegeaufwand, keine Zahnbelagbildung
c = Optische Schönheit, natürlicheres Aussehen
d = Haltbareres, besseres Material
e = Weniger störendes Material
f = Reparaturmöglichkeit und Erweiterungsfähigkeit der Versorgung
g = Herstellung meines Zahnersatzes bei einem für mich gut erreichbaren Labor
h = Zur Krankheitsvorbeugung (z.B. Herz-/Magenerkrankungen)
i = Würde für anderes dazu zahlen
k = Akzeptiere keine zusätzlichen Selbstbeteiligungen

	a	b	c	d	e	f	g	h	i	k	Su.	k.A.	Pers
Note 1-Beurteiler	54	20	42	46	15	17	8	16	2	14	234	3	14844
Note 2-Beurteiler	55	21	40	50	15	17	8	16	1	14	237	2	12637
Note 3 - 5-Beurteiler	51	21	40	48	18	19	9	15	1	15	237	3	1272
1- & 2-Sterne-Beurteiler	50	19	38	48	16	18	10	13	1	16	229	3	2722
3-Sterne-Beurteiler	54	21	40	49	15	18	7	15	1	14	234	2	7395
4-Sterne-Beurteiler	58	20	42	50	15	18	7	16	1	12	239	2	12753
5-Sterne-Beurteiler	53	20	42	44	15	16	9	16	2	16	233	3	4084
Zähne sehr wichtig	57	20	42	49	15	17	8	16	2	13	239	2	23838
Zähne nicht sehr wichtig	48	22	35	46	13	17	6	13	1	16	217	3	5061
Pflege 3 x tägl. u. öfter	59	19	45	46	16	19	10	17	2	11	244	3	4086
Pflege 2 x tägl.	57	20	42	48	15	17	7	16	1	13	236	2	20605
Pflege 1 x / seltener	50	23	34	47	14	16	7	14	1	17	223	2	4205
Zahnstatus sehr gesund	57	19	43	47	13	13	7	15	2	14	230	2	5908
Zahnstatus teilw. gesund	56	21	41	49	15	18	7	16	1	13	237	2	15832
Zahnstatus nicht gesund	53	22	42	47	17	22	10	16	1	13	243	3	5581
Zahnstein-/Routine-Fälle	54	21	41	47	14	17	8	16	2	14	234	2	18734
Kronen-/Inlay-Fälle	63	22	45	53	17	18	6	18	2	11	255	2	6031
Kariesfälle/Füllungen	53	20	42	51	15	17	8	16	2	14	238	2	7844
Parodontose-Fälle	58	24	42	47	17	19	9	18	2	12	248	2	3984
ZE-Fälle	50	19	40	43	17	24	12	15	2	14	236	3	5425
In Einzelpraxen	54	20	40	47	14	17	8	15	1	14	230	3	14509
In Gruppenpraxen	57	21	41	49	15	18	8	16	1	13	239	3	14056
Bei Z-Ärzten	57	20	41	48	15	17	8	16	1	13	236	3	21179
Bei Z-Ärztinnen	51	21	40	47	14	17	8	14	1	15	228	3	5467
In 1-2-Platz-Praxen	51	19	40	47	14	17	8	15	1	15	227	3	7329
In 3-4-Platz-Praxen	54	21	41	47	15	17	8	15	2	14	234	3	16037
In 4+Platz-Praxen	58	22	43	48	16	19	8	18	1	12	245	3	5112
Infoquelle Z-Arzt	56	21	42	48	15	18	8	16	2	13	239	2	22101
Infoquelle Kasse	56	20	39	51	15	18	9	17	1	14	240	2	5465
Infoquelle Medien	59	22	44	52	16	19	8	18	1	12	251	2	13897
Z-Arzt m. Prophylaxe-Raum	55	21	42	49	15	18	8	16	1	13	238	3	17651
In Praxis m. Labor	55	20	41	48	15	18	8	16	1	14	236	3	12194
In Praxis o. Labor	55	20	41	47	15	17	8	15	1	14	233	3	17150
In Zentrumspraxis	54	21	41	48	15	17	8	15	1	14	234	3	14851
In Stadtrand-/Vorort-Praxis	54	21	40	48	15	17	8	16	1	14	234	2	11376
In Landpraxen	53	19	39	46	14	16	8	16	1	15	227	3	4909
Wohnort -20.000 Einw.	54	19	40	46	14	16	8	15	1	15	228	2	11975
20.000 - 500.000 Einw.	57	21	41	49	15	18	8	17	1	12	239	2	9830
500.000 + Einw.	59	24	45	52	16	21	7	16	2	11	253	2	4952
Patienten Norden	57	19	41	48	15	18	7	17	2	13	237	2	4250
Patienten Mitte	56	22	43	50	16	18	8	16	2	12	243	3	9077
Patienten Süden	55	21	40	47	14	18	8	16	1	14	234	3	13308
Patienten Osten/NBL	39	18	39	42	12	13	10	10	1	18	202	3	2551
Patienten Westen/ABL	55	21	41	48	15	18	8	16	2	13	237	3	26635
Patienten gesamt	54	20	41	48	15	17	8	16	1	14	234	3	29344

Frage 15

Welche Praxis- und Labor-Schriftstücke wünschen Sie sich auch künftig aus unserer Praxis?

a = Informationsschrift über uns und unsere Praxisorganisation

b = Verhaltensregeln nach der Behandlung

c = Informationsschrift über unsere Laborpartner und deren Leistungen

d = Überblick zu den Prophylaxe-Angeboten (Vorsorge und Pflege)

e = Praxiszeitung für Aktuelles rund um Praxis, Zähne und Technik

f = Infomappe mit Leistungs- und Service-Überblick der Praxis

g = Gewährleistungshinweise bei Zahnbehandlungen und Zahnersatz

h = Informationen im Internet über unsere Praxis und unseren Laborpartner

i = Anderes

k = Brauche keine Praxis- und Labor-Infos

Alle Angaben in %	a	b	c	d	e	f	g	h	i	k	Su.	k.A.	Pers
Z-Ärzte	43	70	8	62	18	55	49	7	6	3	321		260
Z-Ärztinnen	32	79	17	53	23	47	59	2	12	1	325		81
Teams Einzelpraxen	26	65	14	60	20	44	51	3	6	3	292		462
Teams Gruppenpraxen	37	68	12	65	28	56	51	6	4	2	329	1	480
Teams 1-2-Platz-Praxen	22	64	14	54	18	43	50	1	6	2	274		242
Teams 3-4-Platz-Praxen	32	68	15	65	23	50	53	6	4	2	318		529
Teams 4+ Platz-Praxen	43	71	9	69	36	60	42	5	5	2	342	1	170
Teams m. Praxislabor	35	69	11	64	29	53	51	7	3	2	324		471
Teams o. Praxislabor	28	65	16	60	19	47	49	2	7	3	296	1	479
Vermutg Top-Teams	38	66	13	66	23	57	49	6	6	2	326	1	195
Vermutg gute Teams	28	65	14	59	23	46	51	4	5	3	298		590
Vermutg nicht gute Teams	37	76	14	68	28	56	54	5	5	1	344		154
Vermutg alle Z-Ärzte/tinnen	40	71	10	60	20	53	51	6	8	3	322		341
Vermutung alle PraxisMA	27	64	15	64	27	49	51	4	3	2	306	1	600
Ost-Team-Vermutung NBL	9	52	15	46	24	47	50	3	3	3	252	1	79
West-Team-Vermutung ABL	33	69	13	64	24	50	51	5	5	2	316	1	868
Team-Vermutung gesamt	31	68	13	62	24	50	50	5	5	2	310	1	950
Patienten gesamt	12	30	16	33	22	22	35	3		24	197	3	29344
Frauen	12	30	16	35	24	23	36	2		23	201	3	17619
Männer	12	30	15	30	18	21	36	5		26	193	3	11341
Jüngere Frauen -49J	14	31	18	40	28	29	35	3		20	218	2	11148
Ältere Frauen 50+J	8	29	14	24	17	14	35	1		29	171	6	6451
Jüngere Männer -49J	13	30	16	35	20	25	36	7		24	206	2	6232
Ältere Männer 50+J	10	30	14	25	16	15	38	2		28	178	4	5090
Patienten -29J	13	32	13	39	25	27	26	7		24	206	1	3764
Patienten 30 - 39 J	14	30	18	39	26	29	36	5	1	20	218	2	7585
Patienten 40 - 49 J	14	31	19	35	24	26	38	4		22	213	2	6051
Patienten 50 - 59 J	11	31	16	29	21	18	39	2		24	191	3	5297
Patienten 60 + J	7	28	12	20	13	11	35	1		32	159	7	6290
AOK-, BKK-, IKK-Patienten	11	28	15	30	22	21	36	3		25	191	4	11469
Ersatzkassen-Patienten	12	31	17	36	22	24	38	3		23	206	3	12260
Privat/Beihilfe-Patienten	12	33	14	34	20	21	34	5		26	199	2	6038
Zusatzversicherte für ZE	14	33	19	37	24	27	38	4		21	217	2	1875
Haupt-/Volksschule	10	28	15	25	21	16	34	2		27	178	5	8894
Mittlere Reife	13	31	16	34	24	24	36	3		23	204	2	10177
Abitur/Studium	13	32	16	39	20	27	35	6	1	22	211	2	9574
Berufstätige	13	31	17	36	23	25	37	4		22	208	2	16668
Nichtberufstätige	13	32	16	35	24	24	33	4		23	204	3	6248
Rente/Pension	8	28	13	21	14	12	34	1		32	163	7	5899
Patienten mit ZE i.w.S.	12	30	16	33	21	21	38	3		24	198	3	23889
Patienten o. ZE	12	31	14	37	23	25	27	5		25	199	2	5003
Mit Bonusheft	12	30	17	33	22	23	37	3		23	200	3	20490
Ohne Bonusheft	12	32	14	33	20	20	31	5		27	194	2	7805
In Praxis -5 J	13	32	16	36	22	24	36	4		23	206	3	11380
In Praxis 5+J	11	29	15	31	21	21	37	3		25	193	3	17492

Frage 15

Welche Praxis- und Labor-Schriftstücke wünschen Sie sich auch künftig aus unserer Praxis?

a = Informationsschrift über uns und unsere Praxisorganisation
b = Verhaltensregeln nach der Behandlung
c = Informationsschrift über unsere Laborpartner und deren Leistungen
d = Überblick zu den Prophylaxe-Angeboten (Vorsorge und Pflege)
e = Praxiszeitung für Aktuelles rund um Praxis, Zähne und Technik
f = Infomappe mit Leistungs- und Service-Überblick der Praxis
g = Gewährleistungshinweise bei Zahnbehandlungen und Zahnersatz
h = Informationen im Internet über unsere Praxis und unseren Laborpartner
i = Anderes
k = Brauche keine Praxis- und Labor-Infos

	a	b	c	d	e	f	g	h	i	k	Su.	k.A.	Pers
Note 1-Beurteiler	11	29	14	31	21	20	31	3		28	188	3	14844
Note 2-Beurteiler	12	32	18	35	22	25	39	4		21	208	3	12637
Note 3 - 5-Beurteiler	13	33	19	34	22	26	41	4		20	212	4	1272
1- & 2-Sterne-Beurteiler	10	31	19	32	22	24	43	3		20	204	4	2722
3-Sterne-Beurteiler	12	33	17	34	22	24	39	3		21	205	3	7395
4-Sterne-Beurteiler	12	30	16	33	22	22	34	4		24	197	3	12753
5-Sterne-Beurteiler	12	26	12	28	21	17	27	3	1	33	180	4	4084
Zähne sehr wichtig	12	30	16	34	22	22	37	3		24	200	3	23838
Zähne nicht sehr wichtig	11	29	14	28	18	23	34	4		26	187	3	5061
Pflege 3 x tägl. u. öfter	13	32	17	35	23	22	36	3		23	204	4	4086
Pflege 2 x tägl.	12	30	16	33	22	22	36	4		24	199	3	20605
Pflege 1 x / seltener	11	28	15	27	19	22	35	3		28	188	3	4205
Zahnstatus sehr gesund	12	27	15	32	22	21	30	4		29	192	3	5908
Zahnstatus teilw. gesund	12	31	16	35	22	23	37	4		22	202	3	15832
Zahnstatus nicht gesund	12	32	17	32	21	23	40	3		22	202	3	5581
Zahnstein-/Routine-Fälle	12	30	16	34	22	23	35	3		24	199	3	18734
Kronen-/Inlay-Fälle	14	32	17	36	23	25	41	4		22	214	3	6031
Kariesfälle/Füllungen	13	30	16	35	24	25	36	4		23	206	3	7844
Parodontose-Fälle	12	35	16	36	21	22	39	3		22	206	3	3984
ZE-Fälle	11	30	17	25	18	18	41	2		26	188	5	5425
In Einzelpraxen	10	29	15	32	20	21	36	3		25	191	4	14509
In Gruppenpraxen	13	31	16	34	23	23	37	4		23	204	3	14056
Bei Z-Ärzten	12	31	16	33	22	22	35	3		24	198	3	21179
Bei Z-Ärztinnen	11	29	16	32	21	23	36	3		24	195	4	5467
In 1-2-Platz-Praxen	9	27	16	31	20	21	36	3		26	189	4	7329
In 3-4-Platz-Praxen	11	30	15	33	22	22	36	3		24	196	4	16037
In 4+Platz-Praxen	17	34	16	36	24	24	36	4		22	213	3	5112
Infoquelle Z-Arzt	12	31	16	33	21	22	34	4		25	198	3	22101
Infoquelle Kasse	15	34	20	37	28	27	43	4		18	226	2	5465
Infoquelle Medien	15	33	19	38	27	27	41	4		19	223	2	13897
Z-Arzt m. Prophylaxe-Raum	13	31	16	34	22	23	35	4		23	201	3	17651
In Praxis m. Labor	12	31	14	32	22	22	37	4		24	198	3	12194
In Praxis o. Labor	11	29	17	33	21	22	36	3		24	196	4	17150
In Zentrumspraxis	11	30	15	32	21	22	36	4		25	196	4	14851
In Stadtrand-/Vorort-Praxis	12	30	16	32	21	23	35	4		24	197	3	11376
In Landpraxen	12	30	14	30	22	20	35	3		25	191	4	4909
Wohnort -20.000 Einw.	12	30	15	32	23	21	35	3		24	195	3	11975
20.000 - 500.000 Einw.	12	31	17	35	21	22	37	3		23	201	3	9830
500.000 + Einw.	12	31	16	34	20	24	37	5		25	204	3	4952
Patienten Norden	11	30	16	35	21	23	38	3		24	201	3	4250
Patienten Mitte	13	31	17	34	22	24	37	4		23	205	3	9077
Patienten Süden	12	31	15	33	21	21	33	4		25	195	4	13308
Patienten Osten/NBL	7	25	15	25	20	20	36	2		25	175	4	2551
Patienten Westen/ABL	12	31	16	33	22	22	35	4		24	199	3	26635
Patienten gesamt	12	30	16	33	22	22	35	3		24	197	3	29344

Frage 16
Was ist für Sie bei unserem zahntechnischen Labor-Partner wichtig?
a = Flexibilität, Schnelligkeit
b = Qualität und Garantie
c = Gute Erreichbarkeit des Labors
d = Persönlicher Kontakt zum Zahntechniker
e = Deutsches Meister-Labor
f = Anderes
g = Weiß nicht

Alle Angaben in %	a	b	c	d	e	f	g	Su.	k.A.	Pers
Z-Ärzte	66	98	18	18	43	3	1	247		260
Z-Ärztinnen	72	99	9	23	38	1		242		81
Teams Einzelpraxen	74	97	26	17	34	4	1	253		462
Teams Gruppenpraxen	75	99	24	22	33	1		254		480
Teams 1-2-Platz-Praxen	74	98	20	14	32	4	1	243		242
Teams 3-4-Platz-Praxen	76	98	27	20	34	2		257		529
Teams 4+ Platz-Praxen	71	99	24	27	32	2		255		170
Teams m. Praxislabor	74	97	22	23	33	2	1	252		471
Teams o. Praxislabor	75	97	28	16	34	3		253	1	479
Vermutg Top-Teams	72	100	25	26	34	3		260		195
Vermutg gute Teams	76	97	25	17	32	3	1	251		590
Vermutg nicht gute Teams	73	98	22	21	37	2		253		154
Vermutg alle Z-Ärzte/tinnen	67	98	16	19	42	3	1	246		341
Vermutung alle PraxisMA	78	97	30	20	29	3	1	258		600
Ost-Team-Vermutung NBL	76	97	28	9	20	1	1	232	1	79
West-Team-Vermutung ABL	74	98	24	21	34	3		254		868
Team-Vermutung gesamt	74	96	25	20	33	3	1	252		950
Patienten gesamt	50	85	16	12	15		8	186	2	29344
Frauen	52	87	17	13	14		7	190	2	17619
Männer	47	85	14	11	16		9	182	2	11341
Jüngere Frauen -49J	55	87	17	12	13		9	193	1	11148
Ältere Frauen 50+J	44	86	18	15	16		5	184	4	6451
Jüngere Männer -49J	49	82	13	10	15	1	12	182	1	6232
Ältere Männer 50+J	45	85	16	12	17		7	182	3	5090
Patienten -29J	53	80	15	10	12		15	185	1	3764
Patienten 30 - 39 J	54	86	15	11	13	1	9	189	1	7585
Patienten 40 - 49 J	52	88	17	13	15		7	192	1	6051
Patienten 50 - 59 J	47	89	16	13	16		5	186	2	5297
Patienten 60 + J	42	82	18	14	18		6	180	5	6290
AOK-, BKK-, IKK-Patienten	50	83	18	13	15		9	188	3	11469
Ersatzkassen-Patienten	50	87	16	12	15		8	188	2	12260
Privat/Beihilfe-Patienten	49	87	12	12	15	1	8	184	2	6038
Zusatzversicherte für ZE	52	91	16	14	16		6	195	1	1875
Haupt-/Volksschule	50	84	20	14	16		7	191	3	8894
Mittlere Reife	51	88	17	13	16		7	192	2	10177
Abitur/Studium	48	86	11	10	12	1	10	178	2	9574
Berufstätige	53	87	15	11	14		8	188	2	16668
Nichtberufstätige	51	84	17	12	14	1	10	189	2	6248
Rente/Pension	43	83	18	15	18		6	183	4	5899
Patienten mit ZE i.w.S.	50	88	16	13	16		6	189	2	23889
Patienten o. ZE	47	74	16	10	10	1	19	177	3	5003
Mit Bonusheft	50	86	17	13	15		8	189	2	20490
Ohne Bonusheft	48	84	14	12	14		10	182	2	7805
In Praxis -5 J	50	85	16	13	14	1	9	188	2	11380
In Praxis 5+J	50	85	16	12	15		8	186	2	17492

Frage 16
Was ist für Sie bei unserem zahntechnischen Labor-Partner wichtig?

a = Flexibilität, Schnelligkeit
b = Qualität und Garantie
c = Gute Erreichbarkeit des Labors
d = Persönlicher Kontakt zum Zahntechniker
e = Deutsches Meister-Labor
f = Anderes
g = Weiß nicht

	a	b	c	d	e	f	g	Su.	k.A.	Pers
Note 1-Beurteiler	51	86	16	12	15		8	188	2	14844
Note 2-Beurteiler	49	87	15	12	14		8	185	2	12637
Note 3 - 5-Beurteiler	46	84	17	15	15		8	185	3	1272
1- & 2-Sterne-Beurteiler	47	83	16	12	14	1	9	182	3	2722
3-Sterne-Beurteiler	49	86	15	12	14		8	184	2	7395
4-Sterne-Beurteiler	51	86	16	12	15		8	188	2	12753
5-Sterne-Beurteiler	51	84	18	15	15	1	8	192	3	4084
Zähne sehr wichtig	51	86	17	13	16		7	190	2	23838
Zähne nicht sehr wichtig	46	81	12	8	11		12	170	2	5061
Pflege 3 x tägl. u. öfter	49	86	19	16	17	1	6	194	3	4086
Pflege 2 x tägl.	50	86	16	12	15		8	187	2	20605
Pflege 1 x / seltener	47	81	15	9	14		12	178	2	4205
Zahnstatus sehr gesund	48	84	15	12	17		10	186	2	5908
Zahnstatus teilw. gesund	50	86	16	12	15		8	187	2	15832
Zahnstatus nicht gesund	52	87	17	14	13		7	190	2	5581
Zahnstein-/Routine-Fälle	50	85	16	12	15		9	187	2	18734
Kronen-/Inlay-Fälle	52	91	14	12	16		5	190	2	6031
Kariesfälle/Füllungen	51	85	16	11	14		10	187	2	7844
Parodontose-Fälle	50	85	18	15	17		7	192	2	3984
ZE-Fälle	54	89	20	17	17		4	201	3	5425
In Einzelpraxen	49	85	16	12	14		9	185	2	14509
In Gruppenpraxen	50	85	16	13	15		8	187	2	14056
Bei Z-Ärzten	49	86	16	12	15		8	186	2	21179
Bei Z-Ärztinnen	50	85	16	13	14		9	187	2	5467
In 1-2-Platz-Praxen	50	85	16	12	14		9	186	2	7329
In 3-4-Platz-Praxen	49	85	16	12	14		8	184	3	16037
In 4+Platz-Praxen	52	86	17	14	17		7	193	2	5112
Infoquelle Z-Arzt	51	86	16	13	15		8	189	2	22101
Infoquelle Kasse	54	89	19	12	17		7	198	1	5465
Infoquelle Medien	53	89	17	13	16		7	195	1	13897
Z-Arzt m. Prophylaxe-Raum	50	86	16	12	15		8	187	2	17651
In Praxis m. Labor	49	86	16	14	14		8	187	2	12194
In Praxis o. Labor	50	84	16	11	15		9	185	2	17150
In Zentrumspraxis	49	86	16	12	14		8	185	3	14851
In Stadtrand-/Vorort-Praxis	49	84	16	12	15		9	185	2	11376
In Landpraxen	50	84	17	12	14		9	186	3	4909
Wohnort -20.000 Einw.	51	85	17	11	15		9	188	2	11975
20.000 - 500.000 Einw.	50	87	15	12	16		8	188	2	9830
500.000 + Einw.	47	86	12	13	14	1	8	181	2	4952
Patienten Norden	50	86	14	10	15		8	183	2	4250
Patienten Mitte	50	85	16	14	14		8	187	2	9077
Patienten Süden	48	86	16	12	17		8	187	3	13308
Patienten Osten/NBL	54	85	18	11	10		8	186	2	2551
Patienten Westen/ABL	49	86	16	12	15		8	186	2	26635
Patienten gesamt	50	85	16	12	15		8	186	2	29344

Frage 17
Was erwarten Sie außer guter Behandlung noch mehr von Ihrem Zahnarzt/Ihrer Zahnärztin?
a = Verständlichere, offenere Auskünfte und dadurch für mich ideale Entscheidungsmöglichkeit
b = Mehr Einfühlungsvermögen, Hilfeangebote, Trost
c = Geduldigere, zartfühlendere Behandlungen
d = Bessere Teamarbeit
e = Gepflegteres Aussehen
f = Höflicheres Auftreten
g = Anderes

Alle Angaben in %	a	b	c	d	e	f	g	Su.	k.A.	Pers
Z-Ärzte	65	37	48	17	15	14	14	210	6	260
Z-Ärztinnen	68	30	28	16	11	9	26	188	2	81
Teams Einzelpraxen	59	36	37	10	13	14	20	189	5	462
Teams Gruppenpraxen	66	35	39	15	13	15	13	196	7	480
Teams 1-2-Platz-Praxen	62	29	33	9	12	11	22	178	4	242
Teams 3-4-Platz-Praxen	62	40	42	13	13	16	16	202	6	529
Teams 4+ Platz-Praxen	69	30	35	15	12	12	11	184	9	170
Teams m. Praxislabor	65	35	36	11	12	15	14	188	7	471
Teams o. Praxislabor	62	35	40	13	13	13	19	195	6	479
Vermutg Top-Teams	61	29	36	8	14	12	21	181	9	195
Vermutg gute Teams	63	38	37	10	12	14	16	190	6	590
Vermutg nicht gute Teams	67	36	45	27	12	18	13	218	2	154
Vermutg alle Z-Ärzte/tinnen	66	35	44	16	14	13	17	205	5	341
Vermutung alle PraxisMA	62	36	35	10	12	15	16	186	7	600
Ost-Team-Vermutung NBL	56	33	32	5	10	8	27	171	3	79
West-Team-Vermutung ABL	64	35	38	13	13	15	15	193	7	868
Team-Vermutung gesamt	63	35	38	12	13	14	16	191	7	950
Patienten gesamt	38	6	9	2	3	4	8	70	47	29344
Frauen	38	7	9	2	3	4	8	71	48	17619
Männer	41	3	8	2	3	5	7	69	46	11341
Jüngere Frauen -49J	42	8	11	2	3	4	9	79	42	11148
Ältere Frauen 50+J	31	5	7	1	3	4	5	56	57	6451
Jüngere Männer -49J	43	4	8	3	3	5	9	75	41	6232
Ältere Männer 50+J	36	3	7	1	3	4	6	60	52	5090
Patienten -29J	45	8	12	3	4	6	9	87	37	3764
Patienten 30 - 39 J	43	6	10	2	3	4	9	77	42	7585
Patienten 40 - 49 J	41	6	10	2	3	4	8	74	44	6051
Patienten 50 - 59 J	38	5	7	1	3	4	6	64	50	5297
Patienten 60 + J	30	3	7	1	3	4	5	53	58	6290
AOK-, BKK-, IKK-Patienten	38	6	10	2	4	5	7	72	46	11469
Ersatzkassen-Patienten	39	6	8	2	3	4	8	70	47	12260
Privat/Beihilfe-Patienten	37	5	7	2	3	3	8	65	51	6038
Zusatzversicherte für ZE	39	5	8	2	4	5	9	72	47	1875
Haupt-/Volksschule	39	6	10	1	4	6	6	72	46	8894
Mittlere Reife	39	6	9	2	3	4	8	71	46	10177
Abitur/Studium	39	5	7	2	2	3	9	67	48	9574
Berufstätige	41	6	9	2	3	4	8	73	45	16668
Nichtberufstätige	41	8	11	2	3	4	8	77	44	6248
Rente/Pension	30	3	7	1	3	4	6	54	57	5899
Patienten mit ZE i.w.S.	38	5	8	2	3	4	8	68	48	23889
Patienten o. ZE	43	7	11	2	4	5	8	80	41	5003
Mit Bonusheft	39	6	9	2	3	4	8	71	46	20490
Ohne Bonusheft	38	5	8	2	3	4	8	68	48	7805
In Praxis -5 J	39	7	9	2	3	5	8	73	46	11380
In Praxis 5+J	38	5	8	2	3	4	8	68	48	17492

Frage 17
Was erwarten Sie außer guter Behandlung noch mehr von Ihrem Zahnarzt/Ihrer Zahnärztin?
a = Verständlichere, offenere Auskünfte und dadurch für mich ideale Entscheidungsmöglichkeit
b = Mehr Einfühlungsvermögen, Hilfeangebote, Trost
c = Geduldigere, zartfühlendere Behandlungen
d = Bessere Teamarbeit
e = Gepflegteres Aussehen
f = Höflicheres Auftreten
g = Anderes

	a	b	c	d	e	f	g	Su.	k.A.	Pers
Note 1-Beurteiler	30	4	6	1	3	4	10	58	55	14844
Note 2-Beurteiler	46	7	10	2	3	5	6	79	39	12637
Note 3 - 5-Beurteiler	56	13	19	6	5	8	5	112	27	1272
1- & 2-Sterne-Beurteiler	52	9	14	4	4	6	4	93	33	2722
3-Sterne-Beurteiler	46	6	10	2	3	4	5	76	41	7395
4-Sterne-Beurteiler	36	5	8	2	3	4	8	66	49	12753
5-Sterne-Beurteiler	26	5	7	2	3	4	13	60	56	4084
Zähne sehr wichtig	38	6	8	2	3	4	8	69	48	23838
Zähne nicht sehr wichtig	42	6	10	2	3	4	7	74	42	5061
Pflege 3 x tägl. u. öfter	35	6	8	2	4	4	8	67	50	4086
Pflege 2 x tägl.	38	6	9	2	3	4	8	70	47	20605
Pflege 1 x / seltener	41	6	10	2	3	4	7	73	44	4205
Zahnstatus sehr gesund	35	5	8	2	4	5	9	68	48	5908
Zahnstatus teilw. gesund	39	6	9	2	3	4	7	70	46	15832
Zahnstatus nicht gesund	39	7	10	2	3	4	8	73	45	5581
Zahnstein-/Routine-Fälle	39	6	9	2	3	4	8	71	46	18734
Kronen-/Inlay-Fälle	39	6	9	2	3	4	8	71	47	6031
Kariesfälle/Füllungen	41	7	9	2	3	5	8	75	44	7844
Parodontose-Fälle	38	6	9	2	4	5	8	72	47	3904
ZE-Fälle	35	5	8	2	3	5	7	65	51	5425
In Einzelpraxen	38	5	8	2	3	4	8	68	47	14509
In Gruppenpraxen	40	6	9	2	3	4	7	71	47	14056
Bei Z-Ärzten	40	6	9	2	3	4	7	71	46	21179
Bei Z-Ärztinnen	36	6	8	2	3	4	8	67	49	5467
In 1-2-Platz-Praxen	37	5	8	2	3	4	8	67	48	7329
In 3-4-Platz-Praxen	39	6	9	2	3	4	7	70	47	16037
In 4+Platz-Praxen	39	6	9	2	3	4	7	70	47	5112
Infoquelle Z-Arzt	38	5	8	2	3	4	8	68	49	22101
Infoquelle Kasse	44	6	9	2	3	4	9	77	42	5465
Infoquelle Medien	43	6	10	2	3	4	8	76	43	13897
Z-Arzt m. Prophylaxe-Raum	38	6	9	2	3	4	8	70	47	17651
In Praxis m. Labor	41	6	9	2	3	4	7	72	46	12194
In Praxis o. Labor	38	5	8	2	3	4	8	68	48	17150
In Zentrumspraxis	37	6	9	2	3	4	8	69	48	14851
In Stadtrand-/Vorort-Praxis	38	6	9	2	3	4	8	70	47	11376
In Landpraxen	42	5	9	2	3	4	7	72	44	4909
Wohnort -20.000 Einw.	40	6	9	2	3	4	7	71	45	11975
20.000 - 500.000 Einw.	38	5	8	2	3	4	8	68	48	9830
500.000 + Einw.	37	5	8	3	3	4	9	69	49	4952
Patienten Norden	39	6	8	2	3	5	8	71	47	4250
Patienten Mitte	39	6	9	2	4	5	8	73	46	9077
Patienten Süden	38	5	9	2	3	4	7	68	48	13308
Patienten Osten/NBL	34	5	8	1	3	4	8	63	51	2551
Patienten Westen/ABL	38	6	9	2	3	4	8	70	47	26635
Patienten gesamt	38	6	9	2	3	4	8	70	47	29344

Frage 18
Was erwarten Sie noch mehr von unseren Praxis-Mitarbeiter/innen?
a = Verständlichere, offenere Auskünfte und bessere Betreuung beim Praxisaufenthalt
b = Mehr Einfühlungsvermögen, Hilfeangebote, Trost
c = Weniger hektische oder gestreßte Betreuung
d = Bessere Zusammenarbeit mit Chef und mit Kolleginnen
e = Gepflegteres Aussehen
f = Höflicheres Auftreten
g = Anderes

Alle Angaben in %	a	b	c	d	e	f	g	Su.	k.A.	Pers
Z-Ärzte	55	38	48	11	17	25	13	207	7	260
Z-Ärztinnen	40	28	44	7	14	19	31	183	2	81
Teams Einzelpraxen	36	24	38	13	9	14	26	160	10	462
Teams Gruppenpraxen	41	31	56	14	14	19	14	189	9	480
Teams 1-2-Platz-Praxen	35	24	34	10	7	14	26	150	12	242
Teams 3-4-Platz-Praxen	42	30	52	14	13	17	17	185	8	529
Teams 4+ Platz-Praxen	35	23	58	16	14	18	17	181	11	170
Teams m. Praxislabor	36	28	51	16	12	16	17	176	9	471
Teams o. Praxislabor	40	27	44	11	11	16	22	171	10	479
Vermutg Top-Teams	32	21	42	6	9	9	26	145	15	195
Vermutg gute Teams	38	28	44	13	11	16	19	169	10	590
Vermutg nicht gute Teams	51	34	67	25	17	26	14	234	1	154
Vermutg alle Z-Ärzte/tinnen	52	36	47	10	16	23	17	201	6	341
Vermutung alle PraxisMA	32	22	49	15	9	12	21	160	11	600
Ost-Team-Vermutung NBL	39	28	33	5	9	11	23	148	6	79
West-Team-Vermutung ABL	38	27	50	14	12	16	19	176	10	868
Team-Vermutung gesamt	39	27	49	13	11	16	19	174	10	950
Patienten gesamt	14	5	7	3	3	5	8	45	65	29344
Frauen	13	6	6	3	2	5	9	44	65	17619
Männer	15	4	8	3	3	5	8	46	64	11341
Jüngere Frauen -49J	16	7	7	4	2	5	10	51	60	11148
Ältere Frauen 50+J	9	4	5	1	3	4	6	32	74	6451
Jüngere Männer -49J	18	5	8	4	3	5	9	52	59	6232
Ältere Männer 50+J	12	3	7	2	3	5	7	39	69	5090
Patienten -29J	18	7	9	5	3	7	10	59	54	3764
Patienten 30 - 39 J	16	7	7	3	3	5	10	51	60	7585
Patienten 40 - 49 J	15	6	7	3	3	5	9	48	62	6051
Patienten 50 - 59 J	14	4	6	2	3	4	7	40	68	5297
Patienten 60 + J	9	3	5	1	3	4	6	31	76	6290
AOK-, BKK-, IKK-Patienten	15	6	7	3	3	5	8	47	63	11469
Ersatzkassen-Patienten	15	5	6	3	2	4	9	44	65	12260
Privat/Beihilfe-Patienten	13	5	7	3	3	4	9	44	66	6038
Zusatzversicherte für ZE	15	6	7	3	3	4	10	48	64	1875
Haupt-/Volksschule	14	6	7	2	4	6	7	46	64	8894
Mittlere Reife	15	5	6	3	3	4	9	45	64	10177
Abitur/Studium	14	5	7	3	2	4	9	44	65	9574
Berufstätige	15	6	7	3	3	5	9	48	62	16668
Nichtberufstätige	16	7	7	3	3	5	9	50	61	6248
Rente/Pension	9	4	5	1	3	4	6	32	74	5899
Patienten mit ZE i.w.S.	13	5	6	3	3	5	8	43	66	23889
Patienten o. ZE	17	7	8	3	3	6	9	53	59	5003
Mit Bonusheft	14	5	6	3	3	5	9	45	64	20490
Ohne Bonusheft	14	5	7	3	3	5	8	45	65	7805
In Praxis -5 J	15	6	7	3	3	5	8	47	64	11380
In Praxis 5+J	14	5	6	3	3	4	9	44	65	17492

Frage 18
Was erwarten Sie noch mehr von unseren Praxis-Mitarbeiter/innen?
a = Verständlichere, offenere Auskünfte und bessere Betreuung beim Praxisaufenthalt
b = Mehr Einfühlungsvermögen, Hilfeangebote, Trost
c = Weniger hektische oder gestreßte Betreuung
d = Bessere Zusammenarbeit mit Chef und mit Kolleginnen
e = Gepflegteres Aussehen
f = Höflicheres Auftreten
g = Anderes

	a	b	c	d	e	f	g	Su.	k.A.	Pers
Note 1-Beurteiler	10	4	4	2	2	4	11	37	70	14844
Note 2-Beurteiler	18	6	8	3	3	6	7	51	60	12637
Note 3 - 5-Beurteiler	25	10	15	8	4	9	5	76	48	1272
1- & 2-Sterne-Beurteiler	20	7	11	5	4	7	5	59	56	2722
3-Sterne-Beurteiler	17	6	8	3	3	5	7	49	62	7395
4-Sterne-Beurteiler	14	5	6	2	3	4	9	43	65	12753
5-Sterne-Beurteiler	9	5	4	2	3	4	13	40	69	4084
Zähne sehr wichtig	14	5	6	3	3	5	8	44	65	23838
Zähne nicht sehr wichtig	16	6	8	3	2	4	8	47	62	5061
Pflege 3 x tägl. u. öfter	12	5	6	3	3	5	8	42	67	4086
Pflege 2 x tägl.	14	5	7	3	3	5	8	45	65	20605
Pflege 1 x / seltener	16	6	8	3	3	5	8	49	61	4205
Zahnstatus sehr gesund	14	4	7	3	3	6	10	47	64	5908
Zahnstatus teilw. gesund	14	6	7	3	3	4	8	45	64	15832
Zahnstatus nicht gesund	14	7	6	3	2	4	9	45	65	5581
Zahnstein-/Routine-Fälle	14	5	7	3	3	5	9	46	64	18734
Kronen-/Inlay-Fälle	14	6	7	3	3	4	9	46	65	6031
Karicsfälle/Füllungen	15	6	7	3	3	5	9	48	62	7844
Parodontose-Fälle	13	6	7	3	3	5	9	46	65	3984
ZE-Fälle	12	5	6	2	3	5	8	41	68	5425
In Einzelpraxen	13	5	6	3	3	4	9	43	65	14509
In Gruppenpraxen	14	5	8	3	3	5	8	46	64	14056
Bei Z-Ärzten	14	5	7	3	3	5	8	45	65	21179
Bei Z-Ärztinnen	14	6	6	2	3	4	9	44	64	5467
In 1-2-Platz-Praxen	12	6	5	2	3	5	9	42	66	7329
In 3-4-Platz-Praxen	14	5	7	3	3	5	8	45	64	16037
In 4+Platz-Praxen	14	5	8	3	3	5	8	46	64	5112
Infoquelle Z-Arzt	13	5	6	3	3	5	9	44	65	22101
Infoquelle Kasse	17	6	8	3	3	5	10	52	60	5465
Infoquelle Medien	15	6	7	3	3	5	9	48	62	13897
Z-Arzt m. Prophylaxe-Raum	14	5	7	3	3	5	8	45	64	17651
In Praxis m. Labor	14	5	7	3	3	5	8	45	64	12194
In Praxis o. Labor	13	5	6	3	3	5	9	44	65	17150
In Zentrumspraxis	13	6	7	3	3	5	7	44	65	14851
In Stadtrand-/Vorort-Praxis	15	5	6	3	3	5	8	45	64	11376
In Landpraxen	14	6	6	3	3	4	8	44	64	4909
Wohnort -20.000 Einw.	15	6	7	2	3	4	8	45	64	11975
20.000 - 500.000 Einw.	14	5	6	3	3	5	8	44	65	9830
500.000 + Einw.	13	5	6	4	2	4	9	43	66	4952
Patienten Norden	13	5	6	3	3	5	9	44	65	4250
Patienten Mitte	16	5	7	3	3	5	8	47	64	9077
Patienten Süden	13	5	7	3	3	5	8	44	65	13308
Patienten Osten/NBL	15	6	3	2	2	3	9	40	67	2551
Patienten Westen/ABL	14	5	7	3	3	5	8	45	65	26635
Patienten gesamt	14	5	7	3	3	5	8	45	65	29344

Frage 19
Welche Lösungen wünschen Sie sich künftig für Ihre Zahnversorgung?
a = Nur unbedingt medizinisch notwendige, billigste Lösungen
b = Haltbarere Lösungen mit mehr Eigenbeteiligung
c = Haltbarere und dazu kosmetisch schönere Lösungen mit noch mehr Eigenbeteiligung
d = Weiß nicht/kommt darauf an

Alle Angaben in %	a	b	c	d	Su.	k.A.	Pers
Z-Ärzte	2	28	50	19	99	1	260
Z-Ärztinnen	1	33	41	25	100		81
Teams Einzelpraxen	7	35	33	24	99	1	462
Teams Gruppenpraxen	5	31	40	24	100		480
Teams 1-2-Platz-Praxen	12	35	26	27	100		242
Teams 3-4-Platz-Praxen	4	33	38	24	99	1	529
Teams 4+ Platz-Praxen	3	31	47	18	99	1	170
Teams m. Praxislabor	5	34	41	20	100		471
Teams o. Praxislabor	6	31	34	28	99	1	479
Vermutg Top-Teams	7	28	45	19	99	1	195
Vermutg gute Teams	6	34	35	25	100		590
Vermutg nicht gute Teams	5	33	33	29	100		154
Vermutg alle Z-Ärzte/tinnen	1	29	48	21	99	1	341
Vermutung alle PraxisMA	8	34	31	26	99	1	600
Ost-Team-Vermutung NBL	9	41	15	34	99	1	79
West-Team-Vermutung ABL	6	32	38	23	99	1	868
Team-Vermutung gesamt	6	33	36	24	99	1	950
Patienten gesamt	6	18	14	54	92	8	29344
Frauen	6	15	15	56	92	8	17619
Männer	7	23	13	50	93	7	11341
Jüngere Frauen -49J	6	14	16	58	94	6	11148
Ältere Frauen 50+J	6	16	13	54	89	11	6451
Jüngere Männer -49J	6	20	15	53	94	6	6232
Ältere Männer 50+J	8	26	12	46	92	8	5090
Patienten -29J	7	15	13	61	96	4	3764
Patienten 30 - 39 J	6	16	15	58	95	5	7585
Patienten 40 - 49 J	5	17	16	55	93	7	6051
Patienten 50 - 59 J	7	19	14	51	91	9	5297
Patienten 60 + J	7	22	11	50	90	10	6290
AOK-, BKK-, IKK-Patienten	9	17	11	55	92	8	11469
Ersatzkassen-Patienten	6	19	15	53	93	7	12260
Privat/Beihilfe-Patienten	3	19	20	50	92	8	6038
Zusatzversicherte für ZE	3	20	19	52	94	6	1875
Haupt-/Volksschule	9	17	9	57	92	8	8894
Mittlere Reife	6	18	14	55	93	7	10177
Abitur/Studium	4	20	19	50	93	7	9574
Berufstätige	6	18	16	53	93	7	16668
Nichtberufstätige	6	15	13	60	94	6	6248
Rente/Pension	8	22	11	49	90	10	5899
Patienten mit ZE i.w.S.	6	19	15	52	92	8	23889
Patienten o. ZE	8	15	11	61	95	5	5003
Mit Bonusheft	7	18	12	56	93	7	20490
Ohne Bonusheft	4	17	19	53	93	7	7805
In Praxis -5 J	6	17	16	54	93	7	11380
In Praxis 5+J	6	18	13	56	93	7	17492

Frage 19
Welche Lösungen wünschen Sie sich künftig für Ihre Zahnversorgung?
a = Nur unbedingt medizinisch notwendige, billigste Lösungen
b = Haltbarere Lösungen mit mehr Eigenbeteiligung
c = Haltbarere und dazu kosmetisch schönere Lösungen mit noch mehr Eigenbeteiligung
d = Weiß nicht/kommt darauf an

	a	b	c	d	Su.	k.A.	Pers
Note 1-Beurteiler	6	17	15	54	92	8	14844
Note 2-Beurteiler	7	19	13	55	94	6	12637
Note 3 - 5-Beurteiler	10	18	16	48	92	8	1272
1- & 2-Sterne-Beurteiler	10	18	11	54	93	7	2722
3-Sterne-Beurteiler	7	20	13	54	94	6	7395
4-Sterne-Beurteiler	5	19	16	53	93	7	12753
5-Sterne-Beurteiler	6	14	15	55	90	10	4084
Zähne sehr wichtig	6	18	15	53	92	8	23838
Zähne nicht sehr wichtig	9	20	9	57	95	5	5061
Pflege 3 x tägl. u. öfter	5	18	17	51	91	9	4086
Pflege 2 x tägl.	6	18	14	55	93	7	20605
Pflege 1 x / seltener	9	19	11	55	94	6	4205
Zahnstatus sehr gesund	5	17	16	54	92	8	5908
Zahnstatus teilw. gesund	7	19	14	53	93	7	15832
Zahnstatus nicht gesund	6	18	14	55	93	7	5581
Zahnstein-/Routine-Fälle	6	18	14	55	93	7	18734
Kronen-/Inlay-Fälle	6	19	17	50	92	8	6031
Kariesfälle/Füllungen	8	18	13	54	93	7	7844
Parodontose-Fälle	6	17	16	53	92	8	3984
ZE-Fälle	7	19	13	51	90	10	5425
In Einzelpraxen	7	18	13	54	92	8	14509
In Gruppenpraxen	6	18	15	53	92	8	14056
Bei Z-Ärzten	6	18	14	54	92	8	21179
Bei Z-Ärztinnen	8	17	13	54	92	8	5467
In 1-2-Platz-Praxen	7	18	12	56	93	7	7329
In 3-4-Platz-Praxen	6	18	14	54	92	8	16037
In 4+Platz-Praxen	5	18	17	52	92	8	5112
Infoquelle Z-Arzt	6	18	14	55	93	7	22101
Infoquelle Kasse	7	19	12	56	94	6	5465
Infoquelle Medien	6	18	15	55	94	6	13897
Z-Arzt m. Prophylaxe-Raum	6	18	15	53	92	8	17651
In Praxis m. Labor	6	18	14	54	92	8	12194
In Praxis o. Labor	6	18	14	54	92	8	17150
In Zentrumspraxis	6	17	14	55	92	8	14851
In Stadtrand-/Vorort-Praxis	7	19	13	54	93	7	11376
In Landpraxen	7	17	13	55	92	8	4909
Wohnort -20.000 Einw.	7	18	13	55	93	7	11975
20.000 - 500.000 Einw.	6	19	14	54	93	7	9830
500.000 + Einw.	5	18	18	52	93	7	4952
Patienten Norden	6	19	14	53	92	8	4250
Patienten Mitte	6	19	15	53	93	7	9077
Patienten Süden	6	18	14	54	92	8	13308
Patienten Osten/NBL	11	16	9	56	92	8	2551
Patienten Westen/ABL	6	18	14	54	92	8	26635
Patienten gesamt	6	18	14	54	92	8	29344

Frage 20

Ihre Wünsche zur Beratung und zur Abwicklung des Finanziellen bei Ihrem Zahnersatz und bei Behandlungen. Wie sollten wir dabei vorgehen?

a = Vor der Behandlung diskret, aber offen über Kosten der verschiedenen Lösungen sprechen

b = Die beste Lösung für mich nicht aus Kostengründen von vornherein verschweigen

c = Eindeutige Aufschlüsselung, damit klar ist, was die Kasse übernimmt

d = Angebote zur Ratenzahlung vermitteln oder anbieten

e = Anderes

f = Betrifft mich nicht, ich will nur billigste Kassenleistungen

Alle Angaben in %	a	b	c	d	e	f	Su.	k.A.	Pers
Z-Ärzte	84	67	88	43	3		285		260
Z-Ärztinnen	86	56	90	59	4		295		81
Teams Einzelpraxen	84	51	85	58	3		281		462
Teams Gruppenpraxen	86	53	87	63	1		290		480
Teams 1-2-Platz-Praxen	86	43	84	56	2		271		242
Teams 3-4-Platz-Praxen	85	55	85	64	2		291		529
Teams 4+ Platz-Praxen	82	53	91	58	2	1	287		170
Teams m. Praxislabor	85	52	87	63	2		289		471
Teams o. Praxislabor	84	51	83	58	3		279	1	479
Vermutg Top-Teams	84	49	84	57	2	1	277	1	195
Vermutg gute Teams	86	51	86	61	1		285		590
Vermutg nicht gute Teams	81	55	88	66	5		295		154
Vermutg alle Z-Ärzte/tinnen	85	64	89	47	3		288		341
Vermutung alle PraxisMA	84	45	84	69	2	1	285		600
Ost-Team-Vermutung NBL	90	34	77	59		1	261	1	79
West-Team-Vermutung ABL	84	53	86	61	2		286	1	868
Team-Vermutung gesamt	84	51	86	61	2		284	1	950
Patienten gesamt	65	46	69	21	1	1	203	4	29344
Frauen	64	44	72	23	1	1	205	4	17619
Männer	65	49	69	17	1	1	202	3	11341
Jüngere Frauen -49J	68	45	72	29	1	1	216	3	11148
Ältere Frauen 50+J	58	44	70	14		1	187	6	6451
Jüngere Männer -49J	68	51	70	22	1	1	213	2	6232
Ältere Männer 50+J	62	48	67	10	1	1	189	4	5090
Patienten -29J	70	43	74	28	1	2	218	2	3764
Patienten 30 - 39 J	70	48	72	28	1	1	220	2	7585
Patienten 40 - 49 J	65	47	69	23	1	1	206	3	6051
Patienten 50 - 59 J	61	46	69	16	1	1	194	3	5297
Patienten 60 + J	59	45	66	10		2	182	6	6290
AOK-, BKK-, IKK-Patienten	65	42	71	24	1	2	205	4	11469
Ersatzkassen-Patienten	65	48	74	22	1	1	211	3	12260
Privat/Beihilfe-Patienten	65	52	61	12	1		191	4	6038
Zusatzversicherte für ZE	66	56	71	18	1		212	2	1875
Haupt-/Volksschule	62	40	69	22	1	2	196	5	8894
Mittlere Reife	64	47	71	23	1	1	207	3	10177
Abitur/Studium	68	52	71	17	1		209	3	9574
Berufstätige	66	48	70	23	1	1	209	3	16668
Nichtberufstätige	66	45	73	24	1	1	210	3	6248
Rente/Pension	60	44	67	11		2	184	6	5899
Patienten mit ZE i.w.S.	64	47	69	20	1	1	202	4	23889
Patienten o. ZE	68	44	73	25	1	2	213	3	5003
Mit Bonusheft	65	45	73	23	1	1	208	3	20490
Ohne Bonusheft	64	49	63	16	1	1	194	4	7805
In Praxis -5 J	66	46	70	24	1	1	208	3	11380
In Praxis 5+J	64	46	71	18	1	1	201	4	17492

Frage 20
Ihre Wünsche zur Beratung und zur Abwicklung des Finanziellen bei Ihrem Zahnersatz und bei Behandlungen. Wie sollten wir dabei vorgehen?
a = Vor der Behandlung diskret, aber offen über Kosten der verschiedenen Lösungen sprechen
b = Die beste Lösung für mich nicht aus Kostengründen von vornherein verschweigen
c = Eindeutige Aufschlüsselung, damit klar ist, was die Kasse übernimmt
d = Angebote zur Ratenzahlung vermitteln oder anbieten
e = Anderes
f = Betrifft mich nicht, ich will nur billigste Kassenleistungen

	a	b	c	d	e	f	Su.	k.A.	Pers
Note 1-Beurteiler	62	46	68	20	1	1	198	4	14844
Note 2-Beurteiler	67	47	73	21	1	1	210	2	12637
Note 3 - 5-Beurteiler	67	46	70	24	1	1	209	3	1272
1- & 2-Sterne-Beurteiler	67	45	76	21		1	210	3	2722
3-Sterne-Beurteiler	68	47	73	21	1	1	211	2	7395
4-Sterne-Beurteiler	65	48	70	20	1	1	205	3	12753
5-Sterne-Beurteiler	59	41	60	22	2	2	186	7	4084
Zähne sehr wichtig	65	47	70	20	1	1	204	4	23838
Zähne nicht sehr wichtig	66	42	71	22	1	1	203	3	5061
Pflege 3 x tägl. u. öfter	63	48	67	19	1	1	199	4	4086
Pflege 2 x tägl.	65	46	71	21	1	1	205	3	20605
Pflege 1 x / seltener	65	45	70	22	1	2	205	3	4205
Zahnstatus sehr gesund	64	47	69	19	1	1	201	4	5908
Zahnstatus teilw. gesund	66	47	70	21	1	1	206	3	15832
Zahnstatus nicht gesund	64	47	69	24	1	1	206	4	5581
Zahnstein-/Routine-Fälle	66	47	72	21	1	1	208	3	18734
Kronen-/Inlay-Fälle	66	48	68	22	1		205	4	6031
Kariesfälle/Füllungen	68	46	71	25	1	1	212	3	7844
Parodontose-Fälle	63	47	72	22	1	1	206	4	3984
ZE-Fälle	60	46	65	20	1	1	193	5	5425
In Einzelpraxen	64	45	69	20	1	1	200	4	14509
In Gruppenpraxen	66	48	69	21	1	1	206	4	14056
Bei Z-Ärzten	65	47	70	20	1	1	204	4	21179
Bei Z-Ärztinnen	64	44	68	23	1	1	201	4	5467
In 1-2-Platz-Praxen	63	44	68	22	1	2	200	4	7329
In 3-4-Platz-Praxen	65	46	70	20	1	1	203	4	16037
In 4+Platz-Praxen	67	49	70	20	1	1	208	3	5112
Infoquelle Z-Arzt	65	47	70	20	1	1	204	3	22101
Infoquelle Kasse	68	49	76	24	1	1	219	2	5465
Infoquelle Medien	69	50	73	23	1	1	217	2	13897
Z-Arzt m. Prophylaxe-Raum	65	47	69	21	1	1	204	4	17651
In Praxis m. Labor	65	46	69	21	1	1	203	4	12194
In Praxis o. Labor	64	46	70	21	1	1	203	4	17150
In Zentrumspraxis	64	45	70	21	1	1	202	4	14851
In Stadtrand-/Vorort-Praxis	65	47	69	21	1	1	204	3	11376
In Landpraxen	66	45	70	19	1	1	202	4	4909
Wohnort -20.000 Einw.	65	45	70	19	1	1	201	3	11975
20.000 - 500.000 Einw.	65	47	71	20	1	1	205	3	9830
500.000 + Einw.	64	50	70	22	1	1	208	4	4952
Patienten Norden	64	49	70	23	1	1	208	3	4250
Patienten Mitte	65	48	71	23	1	1	209	4	9077
Patienten Süden	65	45	70	18	1	1	200	4	13308
Patienten Osten/NBL	62	37	65	25	1	2	192	5	2551
Patienten Westen/ABL	65	47	70	20	1	1	204	4	26635
Patienten gesamt	65	46	69	21	1	1	203	4	29344

Frage 21
Wo würden Sie bei unserer Praxis etwas verbessern?
a = Hauseingang
b = Gerüche in der Praxis
c = Telefonbedienung
d = Empfang/Flur
e = Wartezonen
f = Einzelne Behandlungszimmer
g = Sanitärbereich/WC
h = Praxis-Mitarbeiter/innen
i = Keine Wünsche/keine Verbesserungen

Alle Angaben in %	a	b	c	d	e	f	g	h	i	Su.	k.A.	Pers
Z-Ärzte	34	38	21	12	14	7	20	12	13	171		260
Z-Ärztinnen	35	39	6	11	25	7	20	6	15	164	2	81
Teams Einzelpraxen	31	34	9	10	23	8	18	6	20	159	2	462
Teams Gruppenpraxen	27	40	10	12	24	13	21	5	15	167	2	480
Teams 1-2-Platz-Praxen	33	35	11	10	25	9	17	7	16	163	2	242
Teams 3-4-Platz-Praxen	29	41	7	12	24	11	22	5	18	169	2	529
Teams 4+ Platz-Praxen	23	30	13	9	19	13	15	6	17	145	3	170
Teams m. Praxislabor	27	38	9	8	22	11	20	6	18	159	2	471
Teams o. Praxislabor	30	39	9	14	24	9	19	5	17	166	3	479
Vermutg Top-Teams	31	32	8	5	22	11	19	1	25	154	1	195
Vermutg gute Teams	27	39	8	11	23	9	19	5	17	158	3	590
Vermutg nicht gute Teams	34	42	15	18	28	16	19	16	8	196	1	154
Vermutg alle Z-Ärzte/tinnen	34	40	17	12	16	7	20	11	13	170	1	341
Vermutung alle PraxisMA	26	36	5	11	28	12	19	3	20	160	3	600
Ost-Team-Vermutung NBL	32	42	8	11	16	4	15	3	13	144	6	79
West-Team-Vermutung ABL	29	36	9	11	24	11	20	6	18	164	2	868
Team-Vermutung gesamt	29	39	9	11	23	10	19	6	17	163	2	950
Patienten gesamt	6	2	1	3	8	3	3	2	73	101	6	29344
Frauen	5	2	1	3	7	2	4	2	75	101	5	17619
Männer	7	2	1	3	9	3	3	2	73	103	5	11341
Jüngere Frauen -49J	6	3	1	4	9	3	5	2	72	105	4	11148
Ältere Frauen 50+J	4	1	1	1	3	1	2	1	81	95	7	6451
Jüngere Männer -49J	8	4	2	5	12	4	4	2	65	106	5	6232
Ältere Männer 50+J	5	1	1	2	5	1	2	1	81	99	6	5090
Patienten -29J	7	5	2	4	12	4	5	2	67	108	4	3764
Patienten 30 - 39 J	7	3	2	4	11	4	4	2	68	105	4	7585
Patienten 40 - 49 J	6	2	1	4	8	3	4	2	74	104	5	6051
Patienten 50 - 59 J	5	1	1	2	6	2	3	1	78	99	6	5297
Patienten 60 + J	3			1	3	1	2	1	84	95	7	6290
AOK-, BKK-, IKK-Patienten	5	2	1	3	7	2	3	1	77	101	5	11469
Ersatzkassen-Patienten	5	2	1	3	7	3	4	2	74	101	5	12260
Privat/Beihilfe-Patienten	7	2	1	4	9	4	4	2	71	104	5	6038
Zusatzversicherte für ZE	6	2	1	4	9	4	5	2	70	103	5	1875
Haupt-/Volksschule	4	2	1	2	5	1	2	1	81	99	6	8894
Mittlere Reife	5	2	1	3	8	3	4	1	76	103	5	10177
Abitur/Studium	7	2	2	4	10	4	4	3	68	104	6	9574
Berufstätige	6	3	1	4	9	3	4	2	72	104	5	16668
Nichtberufstätige	6	3	2	3	8	3	4	2	73	104	4	6248
Rente/Pension	3	1		1	3	1	2	1	83	95	7	5899
Patienten mit ZE i.w.S.	5	2	1	3	7	3	3	2	75	101	6	23889
Patienten o. ZE	7	4	2	4	10	3	3	2	70	105	4	5003
Mit Bonusheft	5	2	1	3	7	2	3	1	77	101	5	20490
Ohne Bonusheft	7	2	1	4	9	4	4	2	71	104	5	7805
In Praxis -5 J	6	2	1	4	8	3	4	2	73	103	5	11380
In Praxis 5+J	5	2	1	3	7	2	3	1	77	101	5	17492

Frage 21
Wo würden Sie bei unserer Praxis etwas verbessern?
a = Hauseingang
b = Gerüche in der Praxis
c = Telefonbedienung
d = Empfang/Flur
e = Wartezonen
f = Einzelne Behandlungszimmer
g = Sanitärbereich/WC
h = Praxis-Mitarbeiter/innen
i = Keine Wünsche/keine Verbesserungen

	a	b	c	d	e	f	g	h	i	Su.	k.A.	Pers
Note 1-Beurteiler	4	1	1	2	5	1	2	1	82	99	5	14844
Note 2-Beurteiler	7	3	2	4	10	4	4	2	68	104	6	12637
Note 3 - 5-Beurteiler	9	5	3	8	14	7	8	6	53	113	8	1272
1- & 2-Sterne-Beurteiler	7	4	2	5	11	5	4	3	65	106	8	2722
3-Sterne-Beurteiler	7	3	2	4	10	4	4	2	68	104	5	7395
4-Sterne-Beurteiler	5	2	1	3	7	2	3	1	77	101	4	12753
5-Sterne-Beurteiler	3	1	1	1	4	1	2	1	84	98	5	4084
Zähne sehr wichtig	5	2	1	3	7	3	3	2	75	101	5	23838
Zähne nicht sehr wichtig	7	3	1	4	10	3	3	2	71	104	5	5061
Pflege 3 x tägl. u. öfter	5	2	1	3	6	2	4	2	75	100	6	4086
Pflege 2 x tägl.	6	2	1	3	8	3	4	2	73	102	5	20605
Pflege 1 x / seltener	6	3	1	3	8	3	3	2	73	102	5	4205
Zahnstatus sehr gesund	6	2	1	3	8	2	3	2	76	103	5	5908
Zahnstatus teilw. gesund	6	2	1	3	8	3	4	2	73	102	5	15832
Zahnstatus nicht gesund	5	2	1	3	7	3	4	2	74	101	6	5581
Zahnstein-/Routine-Fälle	6	2	1	3	8	3	3	1	75	102	5	18734
Kronen-/Inlay-Fälle	5	2	1	3	8	4	4	2	73	102	6	6031
Kariesfalle/Füllungen	6	3	1	3	8	3	3	2	74	103	5	7844
Parodontose-Fälle	5	2	1	3	7	2	4	1	76	101	5	3984
ZE-Fälle	5	1	1	2	5	2	3	1	79	99	6	5425
In Einzelpraxen	6	2	1	3	7	2	3	1	75	100	6	14509
In Gruppenpraxen	6	3	1	4	8	3	4	2	72	103	5	14056
Bei Z-Ärzten	6	2	1	3	7	3	4	2	73	101	6	21179
Bei Z-Ärztinnen	6	3	1	4	8	2	3	1	74	102	5	5467
In 1-2-Platz-Praxen	6	2	1	3	7	2	3	2	75	101	5	7329
In 3-4-Platz-Praxen	6	2	1	3	8	3	3	1	75	102	6	16037
In 4+Platz-Praxen	5	2	1	3	6	4	3	2	76	102	5	5112
Infoquelle Z-Arzt	6	2	1	3	7	3	3	1	76	102	5	22101
Infoquelle Kasse	6	3	1	4	8	3	4	1	73	103	5	5465
Infoquelle Medien	6	3	1	4	9	3	4	2	72	104	5	13897
Z-Arzt m. Prophylaxe-Raum	6	2	1	3	7	3	3	2	74	101	6	17651
In Praxis m. Labor	5	3	1	3	6	3	4	2	74	101	5	12194
In Praxis o. Labor	6	2	1	3	8	2	3	2	75	102	6	17150
In Zentrumspraxis	6	2	1	3	8	3	4	2	73	102	6	14851
In Stadtrand-/Vorort-Praxis	6	2	1	3	7	2	3	1	76	101	5	11376
In Landpraxen	5	3	1	4	8	2	3	1	75	102	6	4909
Wohnort -20.000 Einw.	6	3	1	3	8	2	3	1	75	102	5	11975
20.000 - 500.000 Einw.	6	2	1	3	7	3	4	2	74	102	5	9830
500.000 + Einw.	6	2	2	4	8	4	4	2	71	103	6	4952
Patienten Norden	5	2	1	3	6	2	4	2	75	100	5	4250
Patienten Mitte	6	2	2	4	8	3	4	2	71	102	6	9077
Patienten Süden	6	3	1	3	8	3	3	2	73	102	6	13308
Patienten Osten/NBL	4	2	1	2	5		2		83	99	5	2551
Patienten Westen/ABL	6	2	1	3	8	3	4	2	73	102	6	26635
Patienten gesamt	6	2	1	3	8	3	3	2	73	101	6	29344

Frage 22
Wo sind wir besser als andere Zahnarztpraxen?
a = Freundlichkeit
b = Erreichbarkeit außerhalb der Sprechstunde
c = Komplikationsfreie und schonende Behandlung
d = Haltbare, gründliche zahnärztliche Arbeiten
e = Wenig Nacharbeiten nötig
f = Beim Vorbeugen und Erhalten der natürlichen Zähne (Prophylaxe)
g = Einsatz moderner Apparate bei Untersuchung und Behandlung
h = Kosmetisch/ästhetische Zahnmedizin durch unauffällige oder verschönernde Zahnarbeiten
i = Bei chirurgischen Leistungen, wie Parodontologie, Implantologie
k = Bei den dritten Zähnen und anderen zahntechnischen Laborleistungen
m = Zahnregulierungen
n = Korrekte und verständliche Abrechnungen, Vertrauenswürdigkeit etwaiger Rechnungen
o = Anderes ist besser
p = Weiß nicht/Kann ich nicht beurteilen

Alle Angaben in %	a	b	c	d	e	f	g	h	i	k	m	n	o	p
Z-Ärzte	70	25	58	75	48	64	43	49	40	43	8	42	6	
Z-Ärztinnen	65	22	60	82	43	61	33	47	28	28	4	44	1	1
Teams Einzelpraxen	67	23	40	66	42	61	32	47	33	36	5	44	4	2
Teams Gruppenpraxen	69	26	45	68	38	69	42	48	45	37	13	45	4	1
Teams 1-2-Platz-Praxen	64	21	42	59	38	54	28	43	26	33	2	40	3	2
Teams 3-4-Platz-Praxen	68	27	42	69	40	66	38	47	43	36	9	43	4	1
Teams 4+ Platz-Praxen	72	22	46	76	42	80	47	54	48	41	18	52	4	1
Teams m. Praxislabor	68	30	41	67	39	68	42	49	44	38	13	43	4	1
Teams o. Praxislabor	67	19	44	67	40	61	32	45	34	34	5	45	4	3
Vermutg Top-Teams	83	24	49	76	47	76	38	58	48	47	10	54	4	
Vermutg gute Teams	68	25	41	65	37	63	37	44	38	34	9	42	4	2
Vermutg nicht gute Teams	49	24	41	61	41	60	36	45	33	33	7	40	4	1
Vermutg alle Z-Ärzte/tinnen	69	24	58	75	47	63	41	49	37	40	7	43	5	1
Vermutung alle PraxisMA	67	25	34	62	36	67	35	46	41	35	10	45	4	2
Ost-Team-Vermutung NBL	55	34	29	39	25	44	30	25	24	24	3	30	3	5
West-Team-Vermutung ABL	69	24	44	69	41	67	38	49	40	37	9	45	4	1
Team-Vermutung gesamt	67	24	42	67	40	65	37	47	39	36	9	44	4	2
Patienten gesamt	52	12	36	44	29	35	25	14	7	8	3	20	2	23
Frauen	53	12	37	45	29	38	27	17	8	9	3	20	2	21
Männer	51	12	35	42	29	30	23	10	7	8	2	19	2	27
Jüngere Frauen -49J	57	12	40	48	30	40	27	18	7	5	4	19	3	18
Ältere Frauen 50+J	45	12	33	40	27	34	26	14	9	14	3	23	1	26
Jüngere Männer -49J	55	11	38	43	30	31	22	12	6	4	3	17	3	24
Ältere Männer 50+J	47	12	31	41	27	29	24	8	8	12	2	22	1	30
Patienten -29J	62	12	39	43	29	32	26	17	5	3	4	15	4	19
Patienten 30 - 39 J	58	11	41	48	31	38	25	16	6	4	3	19	3	18
Patienten 40 - 49 J	51	12	36	44	30	39	26	16	9	7	4	20	2	23
Patienten 50 - 59 J	48	12	34	43	29	35	27	13	10	10	3	22	1	25
Patienten 60 + J	45	11	31	38	26	29	23	9	8	16	2	23	1	30
AOK-, BKK-, IKK-Patienten	54	12	35	43	29	33	25	13	6	9	3	20	2	24
Ersatzkassen-Patienten	52	11	37	44	29	35	25	14	7	8	3	19	2	23
Privat/Beihilfe-Patienten	50	13	38	46	30	39	28	16	11	8	3	22	3	21
Zusatzversicherte für ZE	54	11	39	49	33	40	28	17	11	8	3	24	3	20
Haupt-/Volksschule	52	12	34	42	31	33	25	12	7	11	3	21	1	26
Mittlere Reife	52	12	37	44	30	36	26	15	8	8	3	20	2	23
Abitur/Studium	52	11	38	46	27	35	25	15	8	6	2	19	4	21
Berufstätige	54	12	38	45	30	36	26	15	8	6	3	19	2	21
Nichtberufstätige	54	12	37	45	29	36	26	16	7	7	4	19	3	22
Rente/Pension	46	12	31	39	26	29	24	9	8	16	2	23	1	29
Patienten mit ZE i.w.S.	51	12	36	44	30	35	26	15	8	10	3	22	2	23
Patienten o. ZE	55	10	37	39	26	34	23	11	4	2	3	11	3	25
Mit Bonusheft	52	11	36	43	30	34	25	13	7	9	3	20	2	24
Ohne Bonusheft	52	12	38	45	28	36	27	16	10	7	3	19	2	22
In Praxis -5 J	63	12	42	45	27	39	31	17	9	8	3	20	3	12
In Praxis 5+J	46	11	32	44	30	32	22	12	6	9	3	20	1	30

Frage 22
Wo sind wir besser als andere Zahnarztpraxen?

a = Freundlichkeit
b = Erreichbarkeit außerhalb der Sprechstunde
c = Komplikationsfreie und schonende Behandlung
d = Haltbare, gründliche zahnärztliche Arbeiten
e = Wenig Nacharbeiten nötig
f = Beim Vorbeugen und Erhalten der natürlichen Zähne (Prophylaxe)
g = Einsatz moderner Apparate bei Untersuchung und Behandlung
h = Kosmetisch/ästhetische Zahnmedizin durch unauffällige oder verschönernde Zahnarbeiten
i = Bei chirurgischen Leistungen, wie Parodontologie, Implantologie
k = Bei den dritten Zähnen und anderen zahntechnischen Laborleistungen
m = Zahnregulierungen
n = Korrekte und verständliche Abrechnungen, Vertrauenswürdigkeit etwaiger Rechnungen
o = Anderes ist besser
p = Weiß nicht/Kann ich nicht beurteilen

	a	b	c	d	e	f	g	h	i	k	m	n	o	p
Note 1-Beurteiler	61	14	46	53	35	41	31	19	10	11	4	26	2	18
Note 2-Beurteiler	43	9	27	36	24	28	20	9	5	5	2	13	2	28
Note 3 - 5-Beurteiler	33	8	18	25	19	24	15	8	6	6	2	13	2	35
1- & 2-Sterne-Beurteiler	27	7	15	19	16	17	10	4	2	3	1	9	2	43
3-Sterne-Beurteiler	43	9	26	32	23	26	18	8	4	5	1	13	2	29
4-Sterne-Beurteiler	58	12	40	50	32	39	28	16	8	8	3	21	2	19
5-Sterne-Beurteiler	70	20	58	64	43	50	42	28	16	17	8	36	2	12
Zähne sehr wichtig	52	12	37	45	30	37	26	15	8	9	3	21	2	23
Zähne nicht sehr wichtig	49	10	33	38	25	26	21	9	5	6	2	16	3	26
Pflege 3 x tägl. u. öfter	52	13	38	47	30	40	29	18	11	11	4	24	2	21
Pflege 2 x tägl.	54	11	36	44	29	35	25	14	7	8	3	20	2	23
Pflege 1 x / seltener	49	11	33	39	29	28	22	10	5	7	2	17	2	28
Zahnstatus sehr gesund	54	11	39	50	34	41	27	17	8	8	4	22	2	22
Zahnstatus teilw. gesund	52	11	37	44	30	35	26	14	7	7	3	20	2	23
Zahnstatus nicht gesund	51	13	33	38	24	31	24	13	9	11	3	19	2	24
Zahnstein-/Routine-Fälle	53	11	36	46	30	38	25	14	7	7	3	20	2	24
Kronen-/Inlay-Fälle	56	13	39	47	31	35	29	19	8	7	3	24	2	20
Kariesfälle/Füllungen	55	12	39	45	30	35	28	16	6	6	3	19	3	21
Parodontose-Fälle	55	14	39	44	28	46	31	16	14	10	4	22	2	20
ZE-Fälle	52	15	35	42	29	28	27	16	10	21	4	27	1	23
In Einzelpraxen	52	13	36	44	29	34	24	14	7	8	3	20	2	23
In Gruppenpraxen	53	10	36	44	29	36	27	14	8	8	3	20	2	23
Bei Z-Ärzten	53	12	36	44	29	35	25	14	8	8	3	19	2	23
Bei Z-Ärztinnen	53	11	36	43	29	33	22	13	5	9	2	21	2	24
In 1-2-Platz-Praxen	53	13	37	43	29	32	23	13	5	9	2	20	2	23
In 3-4-Platz-Praxen	51	12	36	43	29	35	25	14	8	8	3	20	2	24
In 4+Platz-Praxen	52	9	36	45	29	40	29	16	10	8	4	18	2	22
Infoquelle Z-Arzt	55	13	39	46	30	39	28	16	9	9	3	22	2	21
Infoquelle Kasse	55	11	38	45	32	35	27	13	7	9	3	22	2	23
Infoquelle Medien	54	11	37	44	30	34	25	14	7	7	2	19	2	23
Z-Arzt m. Prophylaxe-Raum	53	11	37	44	29	37	28	15	9	8	3	20	2	22
In Praxis m. Labor	52	12	35	44	29	34	26	14	8	9	4	19	2	23
In Praxis o. Labor	54	11	37	44	29	35	24	14	7	8	2	20	2	23
In Zentrumspraxis	53	11	36	43	28	35	25	14	8	8	3	20	2	23
In Stadtrand-/Vorort-Praxis	53	11	36	43	29	34	25	13	7	8	3	19	2	24
In Landpraxen	50	13	34	42	29	32	23	14	6	7	4	17	2	24
Wohnort -20.000 Einw.	51	13	34	42	28	33	24	13	7	8	3	18	2	25
20.000 - 500.000 Einw.	52	11	36	44	29	34	26	13	7	8	3	21	2	24
500.000 + Einw.	57	9	41	48	32	40	27	17	8	9	3	23	3	19
Patienten Norden	51	11	36	44	31	34	25	12	6	8	2	21	2	24
Patienten Mitte	55	11	38	46	30	38	26	15	8	9	3	21	2	21
Patienten Süden	53	11	36	44	29	34	25	14	8	8	3	19	2	23
Patienten Osten/NBL	44	18	28	34	23	27	22	10	5	9	2	17	1	33
Patienten Westen/ABL	53	11	37	45	30	35	26	14	8	8	3	20	2	22
Patienten gesamt	52	12	36	44	29	35	25	14	7	8	3	20	2	23

Frage 23
Wie ist Ihr Geschlecht?
a = Männlich
b = Weiblich

Alle Angaben in %	a	b	Su.	k.A.	Pers
Patienten gesamt	39	60	99	1	29344
Frauen		100	100		17619
Männer	100		100		11341
Jüngere Frauen -49J		100	100		11148
Ältere Frauen 50+J		100	100		6451
Jüngere Männer -49J	100		100		6232
Ältere Männer 50+J	100		100		5090
Patienten -29J	33	67	100		3764
Patienten 30 - 39 J	35	65	100		7585
Patienten 40 - 49 J	38	62	100		6051
Patienten 50 - 59 J	42	58	100		5297
Patienten 60 + J	45	54	99	1	6290
AOK-, BKK-, IKK-Patienten	40	60	100		11469
Ersatzkassen-Patienten	32	68	100		12260
Privat/Beihilfe-Patienten	52	48	100		6038
Zusatzversicherte für ZE	40	60	100		1875
Haupt-/Volksschule	40	60	100		8894
Mittlere Reife	31	69	100		10177
Abitur/Studium	48	52	100		9574
Berufstätige	45	55	100		16668
Nichtberufstätige	15	85	100		6248
Rente/Pension	47	52	99	1	5899
Patienten mit ZE i.w.S.	39	61	100		23889
Patienten o. ZE	39	61	100		5003
Mit Bonusheft	35	65	100		20490
Ohne Bonusheft	49	51	100		7805
In Praxis -5 J	38	62	100		11380
In Praxis 5+J	40	60	100		17492

Frage 23
Wie ist Ihr Geschlecht?
a = Männlich
b = Weiblich

	a	b	Su.	k.A.	Pers
Note 1-Beurteiler	36	63	99	1	14844
Note 2-Beurteiler	43	56	99	1	12637
Note 3 - 5-Beurteiler	39	59	98	2	1272
1- & 2-Sterne-Beurteiler	35	64	99	1	2722
3-Sterne-Beurteiler	40	59	99	1	7395
4-Sterne-Beurteiler	40	59	99	1	12753
5-Sterne-Beurteiler	36	63	99	1	4084
Zähne sehr wichtig	36	64	100		23838
Zähne nicht sehr wichtig	52	48	100		5061
Pflege 3 x tägl. u. öfter	27	73	100		4086
Pflege 2 x tägl.	37	63	100		20605
Pflege 1 x / seltener	60	40	100		4205
Zahnstatus sehr gesund	40	60	100		5908
Zahnstatus teilw. gesund	40	60	100		15832
Zahnstatus nicht gesund	36	64	100		5581
Zahnstein-/Routine-Fälle	39	61	100		18734
Kronen-/Inlay-Fälle	39	61	100		6031
Kariesfälle/Füllungen	41	59	100		7844
Parodontose-Fälle	37	63	100		3984
ZE-Fälle	42	58	100		5425
In Einzelpraxen	38	61	99	1	14509
In Gruppenpraxen	39	60	99	1	14056
Bei Z-Ärzten	39	60	99	1	21179
Bei Z-Ärztinnen	37	62	99	1	5467
In 1-2-Platz-Praxen	37	62	99	1	7329
In 3-4-Platz-Praxen	39	60	99	1	16037
In 4+Platz-Praxen	40	59	99	1	5112
Infoquelle Z-Arzt	40	60	100		22101
Infoquelle Kasse	42	58	100		5465
Infoquelle Medien	38	62	100		13897
Z-Arzt m. Prophylaxe-Raum	39	60	99	1	17651
In Praxis m. Labor	39	60	99	1	12194
In Praxis o. Labor	39	60	99	1	17150
In Zentrumspraxis	38	61	99	1	14851
In Stadtrand-/Vorort-Praxis	44	55	99	1	11376
In Landpraxen	38	61	99	1	4909
Wohnort -20.000 Einw.	39	61	100		11975
20.000 - 500.000 Einw.	43	57	100		9830
500.000 + Einw.	42	58	100		4952
Patienten Norden	39	59	98	2	4250
Patienten Mitte	40	59	99	1	9077
Patienten Süden	39	60	99	1	13308
Patienten Osten/NBL	35	64	99	1	2551
Patienten Westen/ABL	39	60	99	1	26635
Patienten gesamt	39	60	99	1	29344

Frage 24
Wie alt sind Sie?
a = Bis 18 Jahre
b = 19 bis 29 Jahre
c = 30 bis 39 Jahre
d = 40 bis 49 Jahre
e = 50 bis 59 Jahre
f = 60 Jahre und älter

Alle Angaben in %	a	b	c	d	e	f	Su.	k.A.	Pers
Patienten gesamt	1	12	26	21	18	21	99	1	29344
Frauen	1	13	29	21	17	19	100		17619
Männer	1	10	24	20	20	25	100		11341
Jüngere Frauen -49J	2	20	44	34			100		11148
Ältere Frauen 50+J					47	53	100		6451
Jüngere Männer -49J	2	18	43	37			100		6232
Ältere Männer 50+J					44	56	100		5090
Patienten -29J	10	90					100		3764
Patienten 30 - 39 J			100				100		7585
Patienten 40 - 49 J				100			100		6051
Patienten 50 - 59 J					100		100		5297
Patienten 60 + J						100	100		6290
AOK-, BKK-, IKK-Patienten	1	13	27	19	17	23	100		11469
Ersatzkassen-Patienten	1	12	27	21	18	21	100		12260
Privat/Beihilfe-Patienten	1	8	24	25	22	20	100		6038
Zusatzversicherte für ZE		9	28	24	21	18	100		1875
Haupt-/Volksschule	1	6	18	21	23	31	100		8894
Mittlere Reife	2	13	28	20	18	19	100		10177
Abitur/Studium	2	16	31	22	14	15	100		9574
Berufstätige		12	36	29	20	3	100		16668
Nichtberufstätige	6	22	27	17	20	8	100		6248
Rente/Pension			1	2	11	86	100		5899
Patienten mit ZE i.w.S.		7	26	22	20	25	100		23889
Patienten o. ZE	7	33	33	13	8	6	100		5003
Mit Bonusheft	1	12	26	20	18	23	100		20490
Ohne Bonusheft	2	12	26	23	19	18	100		7805
In Praxis -5 J	2	18	32	19	15	14	100		11380
In Praxis 5+J	1	8	23	22	20	26	100		17492

Frage 24
Wie alt sind Sie?
a = Bis 18 Jahre
b = 19 bis 29 Jahre
c = 30 bis 39 Jahre
d = 40 bis 49 Jahre
e = 50 bis 59 Jahre
f = 60 Jahre und älter

	a	b	c	d	e	f	Su.	k.A.	Pers
Note 1-Beurteiler	1	11	24	20	18	25	99	1	14844
Note 2-Beurteiler	1	13	28	22	18	17	99	1	12637
Note 3 - 5-Beurteiler	2	15	25	22	17	17	98	2	1272
1- & 2-Sterne-Beurteiler	2	13	24	19	18	23	99	1	2722
3-Sterne-Beurteiler	1	12	28	21	17	20	99	1	7395
4-Sterne-Beurteiler	1	12	27	21	18	20	99	1	12753
5-Sterne-Beurteiler	2	11	23	20	18	25	99	1	4084
Zähne sehr wichtig	1	11	26	20	19	23	100		23838
Zähne nicht sehr wichtig	1	15	33	23	15	13	100		5061
Pflege 3 x tägl. u. öfter	1	8	20	18	20	33	100		4086
Pflege 2 x tägl.	1	12	28	21	18	20	100		20605
Pflege 1 x / seltener	1	13	27	21	18	20	100		4205
Zahnstatus sehr gesund	3	16	26	20	16	19	100		5908
Zahnstatus teilw. gesund	1	11	28	21	18	21	100		15832
Zahnstatus nicht gesund		9	25	23	21	22	100		5581
Zahnstein-/Routine-Fälle	1	11	28	21	18	21	100		18734
Kronen-/Inlay-Fälle		12	32	22	18	16	100		6031
Kariesfälle/Füllungen	1	18	32	20	15	14	100		7844
Parodontose-Fälle		5	20	24	23	28	100		3984
ZE-Fälle		2	11	20	25	42	100		5125
In Einzelpraxen	2	12	25	20	18	22	99	1	14509
In Gruppenpraxen	1	11	26	22	18	21	99	1	14056
Bei Z-Ärzten	1	12	26	21	18	21	99	1	21179
Bei Z-Ärztinnen	2	11	27	21	17	21	99	1	5467
In 1-2-Platz-Praxen	2	13	27	18	17	22	99	1	7329
In 3-4-Platz-Praxen	1	11	25	21	19	22	99	1	16037
In 4+Platz-Praxen	1	11	27	23	18	19	99	1	5112
Infoquelle Z-Arzt	1	11	27	21	18	22	100		22101
Infoquelle Kasse	1	12	30	22	17	18	100		5465
Infoquelle Medien	1	12	29	23	18	17	100		13897
Z-Arzt m. Prophylaxe-Raum	1	11	27	22	18	20	99	1	17651
In Praxis m. Labor	1	11	25	21	19	22	99	1	12194
In Praxis o. Labor	1	12	26	21	18	21	99	1	17150
In Zentrumspraxis	1	12	26	20	18	22	99	1	14851
In Stadtrand-/Vorort-Praxis	1	11	25	21	19	22	99	1	11376
In Landpraxen	2	13	30	22	16	16	99	1	4909
Wohnort -20.000 Einw.	2	12	28	23	17	18	100		11975
20.000 - 500.000 Einw.	1	11	25	20	19	24	100		9830
500.000 + Einw.	1	10	26	19	20	24	100		4952
Patienten Norden	1	10	24	20	20	24	99	1	4250
Patienten Mitte	1	11	26	21	18	22	99	1	9077
Patienten Süden	1	12	28	21	17	20	99	1	13308
Patienten Osten/NBL	3	12	25	19	17	23	99	1	2551
Patienten Westen/ABL	1	11	27	21	18	21	99	1	26635
Patienten gesamt	1	12	26	21	18	21	99	1	29344

Frage 25
Sind Sie berufstätig oder in Ausbildung?
a = Berufstätig (ganztags/halbtags/Aushilfe)
b = Hausfrau/Erziehungsurlaub
c = In Rente/in Pension
d = Zur Zeit ohne Arbeit
e = In Ausbildung (Schüler/Student/Azubi)

Alle Angaben in %	a	b	c	d	e	Su.	k.A.	Pers
Patienten gesamt	57	13	20	3	5	98	2	29344
Frauen	52	21	18	3	5	99	1	17619
Männer	67		24	3	5	99	1	11341
Jüngere Frauen -49J	65	22	1	3	9	100		11148
Ältere Frauen 50+J	28	20	47	4		99	1	6451
Jüngere Männer -49J	87		1	3	9	100		6232
Ältere Männer 50+J	42		53	4		99	1	5090
Patienten -29J	54	8		2	36	100		3764
Patienten 30 - 39 J	76	19		3	2	100		7585
Patienten 40 - 49 J	82	13	1	4		100		6051
Patienten 50 - 59 J	64	16	12	7		99	1	5297
Patienten 60 + J	9	7	81	1		98	2	6290
AOK-, BKK-, IKK-Patienten	53	14	23	4	5	99	1	11469
Ersatzkassen-Patienten	58	13	20	3	5	99	1	12260
Privat/Beihilfe-Patienten	65	11	18	1	4	99	1	6038
Zusatzversicherte für ZE	66	13	17	1	3	100		1875
Haupt-/Volksschule	48	15	30	5	1	99	1	8894
Mittlere Reife	59	16	18	3	3	99	1	10177
Abitur/Studium	65	8	13	2	11	99	1	9574
Berufstätige	100					100		16668
Nichtberufstätige		61		15	24	100		6248
Rente/Pension			100			100		5899
Patienten mit ZE i.w.S.	57	13	23	3	3	99	1	23889
Patienten o. ZE	61	12	6	3	18	100		5003
Mit Bonusheft	55	14	21	4	5	99	1	20490
Ohne Bonusheft	62	12	16	2	7	99	1	7805
In Praxis -5 J	61	13	14	3	8	99	1	11380
In Praxis 5+J	56	13	24	3	3	99	1	17492

Frage 25
Sind Sie berufstätig oder in Ausbildung?
a = Berufstätig (ganztags/halbtags/Aushilfe)
b = Hausfrau/Erziehungsurlaub
c = In Rente/in Pension
d = Zur Zeit ohne Arbeit
e = In Ausbildung (Schüler/Student/Azubi)

	a	b	c	d	e	Su.	k.A.	Pers
Note 1-Beurteiler	53	13	23	4	5	98	2	14844
Note 2-Beurteiler	60	13	16	3	6	98	2	12637
Note 3 - 5-Beurteiler	59	12	16	3	8	98	2	1272
1- & 2-Sterne-Beurteiler	52	15	22	3	6	98	2	2722
3-Sterne-Beurteiler	57	13	19	3	6	98	2	7395
4-Sterne-Beurteiler	60	12	19	3	5	99	1	12753
5-Sterne-Beurteiler	52	14	23	4	5	98	2	4084
Zähne sehr wichtig	56	13	22	3	5	99	1	23838
Zähne nicht sehr wichtig	64	12	13	3	7	99	1	5061
Pflege 3 x tägl. u. öfter	45	16	30	3	5	99	1	4086
Pflege 2 x tägl.	59	13	19	3	5	99	1	20605
Pflege 1 x / seltener	62	10	19	3	5	99	1	4205
Zahnstatus sehr gesund	57	12	18	3	9	99	1	5908
Zahnstatus teilw. gesund	59	13	19	3	5	99	1	15832
Zahnstatus nicht gesund	57	13	21	4	4	99	1	5581
Zahnstein-/Routine-Fälle	58	13	20	3	5	99	1	18734
Kronen-/Inlay-Fälle	64	14	15	3	4	100		6031
Kariesfälle/Füllungen	62	13	14	3	7	99	1	7844
Parodontose-Fälle	56	13	24	4	2	99	1	3984
ZE-Fälle	45	10	39	4	1	99	1	5425
In Einzelpraxen	56	12	21	3	6	98	2	14509
In Gruppenpraxen	58	13	19	3	5	98	2	14056
Bei Z-Ärzten	56	14	20	3	5	98	2	21179
Bei Z-Ärztinnen	56	11	21	5	5	98	2	5467
In 1-2-Platz-Praxen	54	12	22	4	6	98	2	7329
In 3-4-Platz-Praxen	57	13	20	3	5	98	2	16037
In 4+Platz-Praxen	59	14	18	2	5	98	2	5112
Infoquelle Z-Arzt	57	13	21	3	5	99	1	22101
Infoquelle Kasse	60	13	18	3	5	99	1	5465
Infoquelle Medien	61	14	16	3	5	99	1	13897
Z-Arzt m. Prophylaxe-Raum	58	13	19	3	5	98	2	17651
In Praxis m. Labor	56	13	21	3	5	98	2	12194
In Praxis o. Labor	57	13	20	3	5	98	2	17150
In Zentrumspraxis	58	12	20	3	5	98	2	14851
In Stadtrand-/Vorort-Praxis	57	12	21	3	5	98	2	11376
In Landpraxen	58	17	16	2	5	98	2	4909
Wohnort -20.000 Einw.	59	15	17	3	5	99	1	11975
20.000 - 500.000 Einw.	57	11	23	3	5	99	1	9830
500.000 + Einw.	60	8	22	3	6	99	1	4952
Patienten Norden	55	12	23	3	5	98	2	4250
Patienten Mitte	55	14	20	3	6	98	2	9077
Patienten Süden	59	14	18	2	5	98	2	13308
Patienten Osten/NBL	52	3	26	11	6	98	2	2551
Patienten Westen/ABL	57	14	20	2	5	98	2	26635
Patienten gesamt	57	13	20	3	5	98	2	29344

Frage 26
Wie sind Sie krankenversichert oder mitversichert?
a = Gesetzliche Krankenkasse (Betriebs-, Innungs-Krankenkasse, AOK o.ä.)
b = Ersatzkasse, z.B. Barmer, DAK, TKK
c = Privatversichert mit Selbstbeteiligung bei Zahnbehandlung
d = Privatversichert ohne Selbstbeteiligung bei Zahnbehandlung
e = Beihilfeberechtigt
f = Mit Zusatzversicherung für Zahnersatz
g = Bin anerkannter Härtefall
h = Weiß nicht

Alle Angaben in %	a	b	c	d	e	f	g	h	Su.	k.A.	Pers
Patienten gesamt	39	42	10	6	12	6	1		116	2	29344
Frauen	39	48	7	5	10	6	1		116	1	17619
Männer	41	34	13	9	14	7	1		119	1	11341
Jüngere Frauen -49J	38	48	7	5	9	7	1		115		11148
Ältere Frauen 50+J	40	47	8	4	12	5	1		117	1	6451
Jüngere Männer -49J	43	33	13	9	11	6			115	1	6232
Ältere Männer 50+J	39	36	14	8	18	7	1		123	1	5090
Patienten -29J	45	42	6	6	7	5	1		112	1	3764
Patienten 30 - 39 J	40	43	9	6	8	7	1		114		7585
Patienten 40 - 49 J	36	43	11	8	13	7			118	1	6051
Patienten 50 - 59 J	37	41	12	7	16	8	1		122	1	5297
Patienten 60 + J	42	41	10	5	13	5	1		117	1	6290
AOK-, BKK-, IKK-Patienten	100	1			3	4	1		109		11469
Ersatzkassen-Patienten	1	99	1		4	5	1		111		12260
Privat/Beihilfe-Patienten	6	9	47	31	56	15			164		6038
Zusatzversicherte für ZE	24	31	17	17	39	101			229		1875
Haupt-/Volksschule	63	30	4	2	5	4	1		109	1	8894
Mittlere Reife	35	51	8	5	10	7			116	1	10177
Abitur/Studium	23	43	17	12	20	9	1		125	1	9574
Berufstätige	36	43	11	8	13	7			118	1	16668
Nichtberufstätige	43	43	7	5	9	5	2		114	1	6248
Rente/Pension	44	41	9	4	13	5	1		117	1	5899
Patienten mit ZE i.w.S.	38	41	11	7	13	7	1		118	1	23889
Patienten o. ZE	46	42	5	5	7	4			109	1	5003
Mit Bonusheft	46	50	2	1	4	5	1		109	1	20490
Ohne Bonusheft	22	19	31	21	32	12			137	1	7805
In Praxis -5 J	37	43	11	7	12	7	1		118	1	11380
In Praxis 5+J	41	42	9	6	12	6	1		117	1	17492

Frage 26
Wie sind Sie krankenversichert oder mitversichert?
a = Gesetzliche Krankenkasse (Betriebs-, Innungs-Krankenkasse, AOK o.ä.)
b = Ersatzkasse, z.B. Barmer, DAK, TKK
c = Privatversichert mit Selbstbeteiligung bei Zahnbehandlung
d = Privatversichert ohne Selbstbeteiligung bei Zahnbehandlung
e = Beihilfeberechtigt
f = Mit Zusatzversicherung für Zahnersatz
g = Bin anerkannter Härtefall
h = Weiß nicht

	a	b	c	d	e	f	g	h	Su.	k.A.	Pers
Note 1-Beurteiler	39	42	10	6	11	7	1		116	2	14844
Note 2-Beurteiler	39	42	9	6	12	7	1		116	1	12637
Note 3 - 5-Beurteiler	40	40	10	6	10	4	1		111	2	1272
1- & 2-Sterne-Beurteiler	44	42	7	4	9	4	1		111	2	2722
3-Sterne-Beurteiler	39	43	8	6	11	6	1		114	2	7395
4-Sterne-Beurteiler	37	42	11	7	13	7	1		118	1	12753
5-Sterne-Beurteiler	43	38	10	6	10	6	1		114	2	4084
Zähne sehr wichtig	39	42	10	6	12	7	1		117	1	23838
Zähne nicht sehr wichtig	40	39	10	7	13	6	1		116	1	5061
Pflege 3 x tägl. u. öfter	35	45	11	7	14	7	1		120	1	4086
Pflege 2 x tägl.	39	43	10	6	11	6	1		116	1	20605
Pflege 1 x / seltener	47	36	8	6	11	6	1		115	1	4205
Zahnstatus sehr gesund	39	42	10	8	11	6			116	1	5908
Zahnstatus teilw. gesund	39	42	10	6	12	7	1		117	1	15832
Zahnstatus nicht gesund	39	44	10	5	13	7	1		119	1	5581
Zahnstein-/Routine-Fälle	40	43	9	6	11	6	1		116	1	18734
Kronen-/Inlay-Fälle	35	41	14	8	15	8	1		122	1	6031
Kariesfälle/Füllungen	43	42	8	5	10	6	1		115	1	7844
Parodontose-Fälle	37	43	11	7	13	7	1		119	1	3984
ZE-Fälle	44	40	10	5	12	6	1		118	1	5425
In Einzelpraxen	40	41	9	6	11	6	1		114	2	14509
In Gruppenpraxen	38	41	10	7	13	7	1		117	1	14056
Bei Z-Ärzten	38	41	10	7	12	7	1		116	2	21179
Bei Z-Ärztinnen	43	42	7	5	9	5	1		112	2	5467
In 1-2-Platz-Praxen	42	43	7	5	10	5	1		113	2	7329
In 3-4-Platz-Praxen	39	41	10	6	12	7	1		116	2	16037
In 4+Platz-Praxen	37	39	12	8	14	8	1		119	1	5112
Infoquelle Z-Arzt	39	42	10	7	12	7	1		118	1	22101
Infoquelle Kasse	43	50	4	2	7	6	1		113		5465
Infoquelle Medien	39	43	9	6	13	7	1		118	1	13897
Z-Arzt m. Prophylaxe-Raum	38	41	10	7	12	7	1		116	2	17651
In Praxis m. Labor	38	41	10	7	12	7	1		116	2	12194
In Praxis o. Labor	40	42	9	6	11	6	1		115	2	17150
In Zentrumspraxis	38	41	10	7	12	7	1		116	2	14851
In Stadtrand-/Vorort-Praxis	41	41	9	6	12	6	1		116	1	11376
In Landpraxen	45	37	8	6	10	6	1		113	2	4909
Wohnort -20.000 Einw.	44	40	8	6	11	6			115	1	11975
20.000 - 500.000 Einw.	36	45	10	7	14	7	1		120		9830
500.000 + Einw.	30	46	14	8	13	7	1		119		4952
Patienten Norden	35	46	10	6	14	6	1		118	2	4250
Patienten Mitte	35	45	10	7	12	6	1		116	1	9077
Patienten Süden	40	38	11	7	13	8	1		118	2	13308
Patienten Osten/NBL	49	44	3	2	3	1	1		103	2	2551
Patienten Westen/ABL	38	41	10	7	13	7	1		117	2	26635
Patienten gesamt	39	42	10	6	12	6	1		116	2	29344

Frage 27
Wieviel Einwohner hat Ihr Wohnort?

a = Unter 20.000 Einwohner

b = 20.000 bis unter 100.000

c = 100.000 bis unter 500.000

d = 500.000 u. mehr Einwohner

e = Weiß nicht

Alle Angaben in %	a	b	c	d	e	Su.	k.A.	Pers
Patienten gesamt	40	21	13	17	5	96	4	29344
Frauen	41	21	11	16	7	96	4	17619
Männer	41	22	15	18	2	98	2	11341
Jüngere Frauen -49J	45	20	10	15	7	97	3	11148
Ältere Frauen 50+J	35	22	13	19	6	95	5	6451
Jüngere Männer -49J	43	21	15	17	3	99	1	6232
Ältere Männer 50+J	39	24	15	19	1	98	2	5090
Patienten -29J	44	20	11	14	9	98	2	3764
Patienten 30 - 39 J	44	20	13	16	5	98	2	7585
Patienten 40 - 49 J	44	21	12	16	4	97	3	6051
Patienten 50 - 59 J	39	23	13	19	3	97	3	5297
Patienten 60 + J	34	23	15	19	5	96	4	6290
AOK-, BKK-, IKK-Patienten	46	20	11	13	7	97	3	11469
Ersatzkassen-Patienten	39	22	13	19	4	97	3	12260
Privat/Beihilfe-Patienten	35	22	16	22	2	97	3	6038
Zusatzversicherte für ZE	37	23	15	19	3	97	3	1875
Haupt-/Volksschule	49	20	10	9	8	96	4	8894
Mittlere Reife	42	22	12	16	5	97	3	10177
Abitur/Studium	32	22	16	26	2	98	2	9574
Berufstätige	42	21	13	18	4	98	2	16668
Nichtberufstätige	44	20	11	14	7	96	4	6248
Rente/Pension	36	24	14	18	5	97	3	5899
Patienten mit ZE i.w.S.	40	21	13	18	5	97	3	23889
Patienten o. ZE	46	20	12	13	7	98	2	5003
Mit Bonusheft	42	22	12	16	5	97	3	20490
Ohne Bonusheft	39	20	14	20	4	97	3	7805
In Praxis -5 J	38	20	14	19	6	97	3	11380
In Praxis 5+J	43	22	12	16	4	97	3	17492

Frage 27
Wieviel Einwohner hat Ihr Wohnort?

a = Unter 20.000 Einwohner
b = 20.000 bis unter 100.000
c = 100.000 bis unter 500.000
d = 500.000 u. mehr Einwohner
e = Weiß nicht

	a	b	c	d	e	Su.	k.A.	Pers
Note 1-Beurteiler	40	21	13	17	5	96	4	14844
Note 2-Beurteiler	43	21	13	16	4	97	3	12637
Note 3 - 5-Beurteiler	39	19	11	20	7	96	4	1272
1- & 2-Sterne-Beurteiler	46	20	10	15	5	96	4	2722
3-Sterne-Beurteiler	43	21	12	17	4	97	3	7395
4-Sterne-Beurteiler	40	22	14	17	4	97	3	12753
5-Sterne-Beurteiler	40	19	12	16	8	95	5	4084
Zähne sehr wichtig	41	21	13	17	5	97	3	23838
Zähne nicht sehr wichtig	42	20	13	17	5	97	3	5061
Pflege 3 x tägl. u. öfter	36	23	14	19	5	97	3	4086
Pflege 2 x tägl.	41	21	13	17	5	97	3	20605
Pflege 1 x / seltener	49	19	11	14	5	98	2	4205
Zahnstatus sehr gesund	42	22	13	17	4	98	2	5908
Zahnstatus teilw. gesund	42	21	13	17	4	97	3	15832
Zahnstatus nicht gesund	40	20	12	19	6	97	3	5581
Zahnstein-/Routine-Fälle	41	21	13	17	5	97	3	18734
Kronen-/Inlay-Fälle	39	21	13	20	4	97	3	6031
Kariesfälle/Füllungen	42	21	12	16	6	97	3	7844
Parodontose-Fälle	38	21	14	18	5	96	4	3984
ZE-Fälle	39	22	12	18	5	96	4	5425
In Einzelpraxen	41	22	13	15	5	96	4	14509
In Gruppenpraxen	40	20	12	19	5	96	4	14056
Bei Z-Ärzten	43	21	13	14	5	96	4	21179
Bei Z-Ärztinnen	37	19	10	24	6	96	4	5467
In 1-2-Platz-Praxen	39	22	14	16	5	96	4	7329
In 3-4-Platz-Praxen	41	21	11	18	5	96	4	16037
In 4+Platz-Praxen	44	20	15	13	4	96	4	5112
Infoquelle Z-Arzt	40	22	13	17	5	97	3	22101
Infoquelle Kasse	44	21	12	16	5	98	2	5465
Infoquelle Medien	43	22	12	17	4	98	2	13897
Z-Arzt m. Prophylaxe-Raum	39	23	12	17	5	96	4	17651
In Praxis m. Labor	42	19	12	18	5	96	4	12194
In Praxis o. Labor	40	22	13	16	5	96	4	17150
In Zentrumspraxis	38	21	12	20	5	96	4	14851
In Stadtrand-/Vorort-Praxis	36	23	15	17	5	96	4	11376
In Landpraxen	83	8	1	1	3	96	4	4909
Wohnort -20.000 Einw.	100					100		11975
20.000 - 500.000 Einw.		63	37			100		9830
500.000 + Einw.				100		100		4952
Patienten Norden	35	19	18	18	5	95	5	4250
Patienten Mitte	27	19	13	30	7	96	4	9077
Patienten Süden	50	21	11	11	4	97	3	13308
Patienten Osten/NBL	50	30	10	1	5	96	4	2551
Patienten Westen/ABL	39	20	13	19	5	96	4	26635
Patienten gesamt	40	21	13	17	5	96	4	29344

Frage 28
Seit wieviel Jahren kommen Sie etwa in unsere Praxis?
a = Unter 1 Jahr
b = 1 bis 2 Jahre
c = 3 bis 5 Jahre
d = Länger als 5 Jahre

Alle Angaben in %	a	b	c	d	Su.	k.A.	Pers
Patienten gesamt	10	11	18	59	98	2	29344
Frauen	10	11	19	59	99	1	17619
Männer	10	10	17	63	100		11341
Jüngere Frauen -49J	12	13	21	54	100		11148
Ältere Frauen 50+J	7	8	14	70	99	1	6451
Jüngere Männer -49J	12	13	21	54	100		6232
Ältere Männer 50+J	8	7	13	71	99	1	5090
Patienten -29J	18	18	24	40	100		3764
Patienten 30 - 39 J	11	13	23	53	100		7585
Patienten 40 - 49 J	8	10	18	64	100		6051
Patienten 50 - 59 J	9	9	15	66	99	1	5297
Patienten 60 + J	6	7	13	73	99	1	6290
AOK-, BKK-, IKK-Patienten	10	10	17	62	99	1	11469
Ersatzkassen-Patienten	10	10	19	60	99	1	12260
Privat/Beihilfe-Patienten	12	12	19	57	100		6038
Zusatzversicherte für ZE	11	12	18	58	99	1	1875
Haupt-/Volksschule	8	8	16	67	99	1	8894
Mittlere Reife	10	11	18	61	100		10177
Abitur/Studium	12	13	21	53	99	1	9574
Berufstätige	10	11	20	59	100		16668
Nichtberufstätige	12	13	19	55	99	1	6248
Rente/Pension	7	7	14	71	99	1	5899
Patienten mit ZE i.w.S.	9	10	18	62	99	1	23889
Patienten o. ZE	15	13	20	52	100		5003
Mit Bonusheft	8	10	18	63	99	1	20490
Ohne Bonusheft	15	13	18	54	100		7805
In Praxis -5 J	26	27	47		100		11380
In Praxis 5+J				100	100		17492

Frage 28
Seit wieviel Jahren kommen Sie etwa in unsere Praxis?
a = Unter 1 Jahr
b = 1 bis 2 Jahre
c = 3 bis 5 Jahre
d = Länger als 5 Jahre

	a	b	c	d	Su.	k.A.	Pers
Note 1-Beurteiler	10	11	18	59	98	2	14844
Note 2-Beurteiler	10	11	18	60	99	1	12637
Note 3 - 5-Beurteiler	11	10	19	58	98	2	1272
1- & 2-Sterne-Beurteiler	8	9	17	65	99	1	2722
3-Sterne-Beurteiler	10	10	18	61	99	1	7395
4-Sterne-Beurteiler	10	11	18	60	99	1	12753
5-Sterne-Beurteiler	11	10	19	58	98	2	4084
Zähne sehr wichtig	9	11	18	62	100		23838
Zähne nicht sehr wichtig	13	11	20	56	100		5061
Pflege 3 x tägl. u. öfter	11	11	18	59	99	1	4086
Pflege 2 x tägl.	10	11	19	59	99	1	20605
Pflege 1 x / seltener	9	9	18	64	100		4205
Zahnstatus sehr gesund	6	9	19	65	99	1	5908
Zahnstatus teilw. gesund	10	11	18	60	99	1	15832
Zahnstatus nicht gesund	15	12	18	54	99	1	5581
Zahnstein-/Routine-Fälle	7	10	19	64	100		18734
Kronen-/Inlay-Fälle	13	14	18	54	99	1	6031
Kariesfälle/Füllungen	16	13	18	53	100		7844
Parodontose-Fälle	16	13	16	54	99	1	3984
ZE-Fälle	13	12	16	58	99	1	5425
In Einzelpraxen	10	11	19	58	98	2	14509
In Gruppenpraxen	11	10	18	60	99	1	14056
Bei Z-Ärzten	10	10	18	60	98	2	21179
Bei Z-Ärztinnen	11	12	19	56	98	2	5467
In 1-2-Platz-Praxen	11	13	22	52	98	2	7329
In 3-4-Platz-Praxen	10	10	17	61	98	2	16037
In 4+Platz-Praxen	10	10	16	63	99	1	5112
Infoquelle Z-Arzt	10	11	18	60	99	1	22101
Infoquelle Kasse	10	10	17	63	100		5465
Infoquelle Medien	10	11	18	61	100		13897
Z-Arzt m. Prophylaxe-Raum	10	10	18	60	98	2	17651
In Praxis m. Labor	10	10	17	61	98	2	12194
In Praxis o. Labor	10	11	19	58	98	2	17150
In Zentrumspraxis	10	10	18	60	98	2	14851
In Stadtrand-/Vorort-Praxis	9	11	18	61	99	1	11376
In Landpraxen	10	10	17	61	98	2	4909
Wohnort -20.000 Einw.	9	10	18	62	99	1	11975
20.000 - 500.000 Einw.	10	11	18	61	100		9830
500.000 + Einw.	12	12	19	57	100		4952
Patienten Norden	10	11	17	60	98	2	4250
Patienten Mitte	11	11	20	57	99	1	9077
Patienten Süden	10	11	17	60	98	2	13308
Patienten Osten/NBL	6	8	19	65	98	2	2551
Patienten Westen/ABL	10	11	18	59	98	2	26635
Patienten gesamt	10	11	18	59	98	2	29344

Frage 29
Wie wichtig ist Ihnen Ihre Mundgesundheit?

a = Sehr wichtig

b = Wichtig

c = Weniger wichtig

d = Unwichtig

Alle Angaben in %	a	b	c	d	Su.	k.A.	Pers
Patienten gesamt	81	17			98	2	29344
Frauen	86	14			100		17619
Männer	77	22	1		100		11341
Jüngere Frauen -49J	84	16			100		11148
Ältere Frauen 50+J	90	9			99	1	6451
Jüngere Männer -49J	72	27	1		100		6232
Ältere Männer 50+J	83	16			99	1	5090
Patienten -29J	78	21	1		100		3764
Patienten 30 - 39 J	78	21	1		100		7585
Patienten 40 - 49 J	81	19			100		6051
Patienten 50 - 59 J	86	14			100		5297
Patienten 60 + J	89	10			99	1	6290
AOK-, BKK-, IKK-Patienten	82	17			99	1	11469
Ersatzkassen-Patienten	84	16			100		12260
Privat/Beihilfe-Patienten	82	18			100		6038
Zusatzversicherte für ZE	84	16			100		1875
Haupt-/Volksschule	83	16			99	1	8894
Mittlere Reife	84	16			100		10177
Abitur/Studium	79	20	1		100		9574
Berufstätige	81	19			100		16668
Nichtberufstätige	83	17			100		6248
Rente/Pension	88	11			99	1	5899
Patienten mit ZE i.w.S.	84	16			100		23889
Patienten o. ZE	78	21	1		100		5003
Mit Bonusheft	84	16			100		20490
Ohne Bonusheft	79	20	1		100		7805
In Praxis -5 J	80	19	1		100		11380
In Praxis 5+J	84	16			100		17492

Frage 29
Wie wichtig ist ihnen ihre Mundgesundheit?

a = Sehr wichtig
b = Wichtig
c = Weniger wichtig
d = Unwichtig

	a	b	c	d	Su.	k.A.	Pers
Note 1-Beurteiler	86	13			99	1	14844
Note 2-Beurteiler	78	21			99	1	12637
Note 3 - 5-Beurteiler	75	22	1		98	2	1272
1- & 2-Sterne-Beurteiler	76	22	1		99	1	2722
3-Sterne-Beurteiler	78	21			99	1	7395
4-Sterne-Beurteiler	83	16			99	1	12753
5-Sterne-Beurteiler	89	9			98	2	4084
Zähne sehr wichtig	100				100		23838
Zähne nicht sehr wichtig		98	2		100		5061
Pflege 3 x tägl. u. öfter	94	6			100		4086
Pflege 2 x tägl.	84	16			100		20605
Pflege 1 x / seltener	65	33	1		99	1	4205
Zahnstatus sehr gesund	91	8			99	1	5908
Zahnstatus teilw. gesund	82	18			100		15832
Zahnstatus nicht gesund	75	24	1		100		5581
Zahnstein-/Routine-Fälle	84	16			100		18734
Kronen-/Inlay-Fälle	83	17			100		6031
Kariesfälle/Füllungen	78	21	1		100		7844
Parodontose-Fälle	86	14			100		3984
ZE-Fälle	81	17	1		99	1	5425
In Einzelpraxen	81	17			98	2	14509
In Gruppenpraxen	82	17			99	1	14056
Bei Z-Ärzten	82	17			99	1	21179
Bei Z-Ärztinnen	81	17			98	2	5467
In 1-2-Platz-Praxen	81	17			98	2	7329
In 3-4-Platz-Praxen	81	17			98	2	16037
In 4+Platz-Praxen	82	17			99	1	5112
Infoquelle Z-Arzt	84	16			100		22101
Infoquelle Kasse	83	17			100		5465
Infoquelle Medien	83	17			100		13897
Z-Arzt m. Prophylaxe-Raum	81	17			98	2	17651
In Praxis m. Labor	82	16			98	2	12194
In Praxis o. Labor	82	17			99	1	17150
In Zentrumspraxis	82	17			99	1	14851
In Stadtrand-/Vorort-Praxis	78	21			99	1	11376
In Landpraxen	79	19			98	2	4909
Wohnort -20.000 Einw.	82	18			100		11975
20.000 - 500.000 Einw.	83	17			100		9830
500.000 + Einw.	83	17			100		4952
Patienten Norden	81	17			98	2	4250
Patienten Mitte	82	17			99	1	9077
Patienten Süden	82	17			99	1	13308
Patienten Osten/NBL	83	15			98	2	2551
Patienten Westen/ABL	82	17			99	1	26635
Patienten gesamt	81	17			98	2	29344

Frage 30
In welcher Behandlungsphase sind oder waren Sie gerade in unserer Praxis?
a = Routinekontrolle, Zahnsteinentfernen usw.
b = Füllungen
c = Krone/Inlay
d = Zahnfleischbehandlung
e = Dritte Zähne, Brücken
f = Andere Behandlungen

Alle Angaben in %	a	b	c	d	e	f	Su.	k.A.	Pers
Patienten gesamt	64	27	21	14	18	12	156	1	29344
Frauen	65	26	21	14	18	13	157		17619
Männer	65	28	21	13	20	11	158		11341
Jüngere Frauen -49J	65	32	22	12	10	14	155		11148
Ältere Frauen 50+J	63	17	18	18	31	12	159		6451
Jüngere Männer -49J	65	33	24	11	11	11	155		6232
Ältere Männer 50+J	63	22	18	16	32	11	162		5090
Patienten -29J	64	41	19	6	3	17	150		3764
Patienten 30 - 39 J	67	33	25	10	8	12	155		7585
Patienten 40 - 49 J	65	25	22	16	18	12	158		6051
Patienten 50 - 59 J	62	22	21	18	26	12	161		5297
Patienten 60 + J	63	18	15	17	36	11	160	1	6290
AOK-, BKK-, IKK-Patienten	67	29	18	13	20	12	159		11469
Ersatzkassen-Patienten	65	27	20	14	18	12	156		12260
Privat/Beihilfe-Patienten	60	23	27	15	19	14	158		6038
Zusatzversicherte für ZE	63	24	27	16	17	13	160		1875
Haupt-/Volksschule	65	26	16	15	25	12	159	1	8894
Mittlere Reife	65	28	21	14	17	13	158		10177
Abitur/Studium	63	28	25	13	14	12	155		9574
Berufstätige	66	29	23	13	14	12	157		16668
Nichtberufstätige	64	30	20	12	13	15	154		6248
Rente/Pension	63	19	15	17	36	11	161	1	5899
Patienten mit ZE i.w.S.	64	24	24	14	22	12	160		23889
Patienten o. ZE	74	39	4	11	2	14	144		5003
Mit Bonusheft	66	27	20	13	19	12	157		20490
Ohne Bonusheft	61	27	23	15	18	14	158		7805
In Praxis -5 J	59	33	24	16	19	15	166		11380
In Praxis 5+J	70	23	18	12	18	11	152		17492

Frage 30
In welcher Behandlungsphase sind oder waren Sie gerade in unserer Praxis?
a = Routinekontrolle, Zahnsteinentfernen usw.
b = Füllungen
c = Krone/Inlay
d = Zahnfleischbehandlung
e = Dritte Zähne, Brücken
f = Andere Behandlungen

	a	b	c	d	e	f	Su.	k.A.	Pers
Note 1-Beurteiler	65	26	20	14	20	13	158	1	14844
Note 2-Beurteiler	63	28	21	13	16	12	153	1	12637
Note 3 - 5-Beurteiler	61	28	22	13	21	13	158	2	1272
1- & 2-Sterne-Beurteiler	68	27	16	11	16	11	149	1	2722
3-Sterne-Beurteiler	63	28	20	13	17	11	152	1	7395
4-Sterne-Beurteiler	65	26	21	13	18	13	156	1	12753
5-Sterne-Beurteiler	63	27	21	15	23	15	164	2	4084
Zähne sehr wichtig	66	26	21	14	19	12	158		23838
Zähne nicht sehr wichtig	59	33	21	11	19	13	156		5061
Pflege 3 x tägl. u. öfter	62	21	21	18	24	14	160		4086
Pflege 2 x tägl.	64	27	21	14	18	13	157		20605
Pflege 1 x / seltener	64	31	20	10	18	11	154		4205
Zahnstatus sehr gesund	78	21	17	6	9	10	141		5908
Zahnstatus teilw. gesund	65	29	22	14	17	12	159		15832
Zahnstatus nicht gesund	47	30	23	22	31	16	169		5581
Zahnstein-/Routine-Fälle	99	26	15	13	12	8	173		18734
Kronen-/Inlay-Fälle	45	35	99	17	19	8	223		6031
Kariesfälle/Füllungen	62	99	27	15	13	10	226		7844
Parodontose-Fälle	62	30	25	100	24	10	251		3984
ZE-Fälle	40	18	21	18	99	9	205		5425
In Einzelpraxen	66	27	19	13	18	12	155	1	14509
In Gruppenpraxen	62	27	21	15	18	13	156	1	14056
Bei Z-Ärzten	64	26	20	14	18	13	155	1	21179
Bei Z-Ärztinnen	64	31	21	14	20	10	160	2	5467
In 1-2-Platz-Praxen	65	29	18	13	19	12	156	2	7329
In 3-4-Platz-Praxen	64	27	20	13	18	13	155	1	16037
In 4+Platz-Praxen	64	25	23	15	18	12	157	1	5112
Infoquelle Z-Arzt	65	27	21	15	19	13	160		22101
Infoquelle Kasse	67	30	20	12	18	13	160		5465
Infoquelle Medien	66	29	21	13	17	13	159		13897
Z-Arzt m. Prophylaxe-Raum	64	26	22	14	18	13	157	1	17651
In Praxis m. Labor	62	25	23	14	20	13	157	2	12194
In Praxis o. Labor	64	28	19	13	18	12	154	1	17150
In Zentrumspraxis	63	27	21	14	18	13	156	1	14851
In Stadtrand-/Vorort-Praxis	65	28	20	13	19	11	156	1	11376
In Landpraxen	65	30	19	12	16	12	154	1	4909
Wohnort -20.000 Einw.	65	28	19	13	18	12	155		11975
20.000 - 500.000 Einw.	66	26	21	14	19	12	158		9830
500.000 + Einw.	62	25	24	15	20	13	159		4952
Patienten Norden	61	25	22	12	19	12	151	2	4250
Patienten Mitte	62	27	21	15	20	13	158	1	9077
Patienten Süden	66	26	20	13	17	12	154	1	13308
Patienten Osten/NBL	64	33	16	15	23	11	162	2	2551
Patienten Westen/ABL	65	26	21	13	18	12	155	1	26635
Patienten gesamt	64	27	21	14	18	12	156	1	29344

Frage 31
Haben Sie Zahnersatz, wie z.B. Inlays, Kronen, Implantate, Brücken oder Zahnprothesen?
a = Ja
b = Nein

Alle Angaben in %	a	b	Su.	k.A.	Pers
Patienten gesamt	81	17	98	2	29344
Frauen	82	17	99	1	17619
Männer	82	17	99	1	11341
Jüngere Frauen -49J	76	24	100		11148
Ältere Frauen 50+J	94	5	99	1	6451
Jüngere Männer -49J	75	25	100		6232
Ältere Männer 50+J	91	8	99	1	5090
Patienten -29J	47	52	99	1	3764
Patienten 30 - 39 J	78	22	100		7585
Patienten 40 - 49 J	88	11	99	1	6051
Patienten 50 - 59 J	91	8	99	1	5297
Patienten 60 + J	95	4	99	1	6290
AOK-, BKK-, IKK-Patienten	79	20	99	1	11469
Ersatzkassen-Patienten	83	17	100		12260
Privat/Beihilfe-Patienten	89	11	100		6038
Zusatzversicherte für ZE	89	11	100		1875
Haupt-/Volksschule	85	14	99	1	8894
Mittlere Reife	82	18	100		10177
Abitur/Studium	81	19	100		9574
Berufstätige	82	18	100		16668
Nichtberufstätige	73	26	99	1	6248
Rente/Pension	94	5	99	1	5899
Patienten mit ZE i.w.S.	100		100		23889
Patienten o. ZE		100	100		5003
Mit Bonusheft	83	17	100		20490
Ohne Bonusheft	82	18	100		7805
In Praxis -5 J	78	21	99	1	11380
In Praxis 5+J	85	15	100		17492

Frage 31
Haben Sie Zahnersatz, wie z.B. Inlays, Kronen, Implantate, Brücken oder Zahnprothesen?
a = Ja
b = Nein

	a	b	Su.	k.A.	Pers
Note 1-Beurteiler	83	16	99	1	14844
Note 2-Beurteiler	81	18	99	1	12637
Note 3 - 5-Beurteiler	80	18	98	2	1272
1- & 2-Sterne-Beurteiler	77	21	98	2	2722
3-Sterne-Beurteiler	81	18	99	1	7395
4-Sterne-Beurteiler	82	17	99	1	12753
5-Sterne-Beurteiler	83	15	98	2	4084
Zähne sehr wichtig	84	16	100		23838
Zähne nicht sehr wichtig	78	21	99	1	5061
Pflege 3 x tägl. u. öfter	87	12	99	1	4086
Pflege 2 x tägl.	82	18	100		20605
Pflege 1 x / seltener	79	21	100		4205
Zahnstatus sehr gesund	71	28	99	1	5908
Zahnstatus teilw. gesund	84	16	100		15832
Zahnstatus nicht gesund	91	9	100		5581
Zahnstein-/Routine-Fälle	79	20	99	1	18734
Kronen-/Inlay-Fälle	96	4	100		6031
Kariesfälle/Füllungen	74	25	99	1	7844
Parodontose-Fälle	85	14	99	1	3984
ZE-Fälle	98	2	100		5425
In Einzelpraxen	80	18	98	2	14509
In Gruppenpraxen	83	16	99	1	14056
Bei Z-Ärzten	81	17	98	2	21179
Bei Z-Ärztinnen	80	18	98	2	5467
In 1-2-Platz-Praxen	78	20	98	2	7329
In 3-4-Platz-Praxen	81	17	98	2	16037
In 4+Platz-Praxen	84	15	99	1	5112
Infoquelle Z-Arzt	84	16	100		22101
Infoquelle Kasse	82	18	100		5465
Infoquelle Medien	82	18	100		13897
Z-Arzt m. Prophylaxe-Raum	83	16	99	1	17651
In Praxis m. Labor	84	14	98	2	12194
In Praxis o. Labor	80	19	99	1	17150
In Zentrumspraxis	82	17	99	1	14851
In Stadtrand-/Vorort-Praxis	81	18	99	1	11376
In Landpraxen	77	21	98	2	4909
Wohnort -20.000 Einw.	80	19	99	1	11975
20.000 - 500.000 Einw.	84	16	100		9830
500.000 + Einw.	87	13	100		4952
Patienten Norden	84	14	98	2	4250
Patienten Mitte	83	16	99	1	9077
Patienten Süden	80	18	98	2	13308
Patienten Osten/NBL	76	23	99	1	2551
Patienten Westen/ABL	81	17	98	2	26635
Patienten gesamt	81	17	98	2	29344

Frage 32
Wie häufig haben Sie bereits an diesem Ort Ihren Zahnarzt gewechselt?
a = Nie
b = Ein- bis zweimal
c = Mehr als zweimal

Alle Angaben in %	a	b	c	Su.	k.A.	Pers
Patienten gesamt	39	46	13	98	2	29344
Frauen	39	47	13	99	1	17619
Männer	40	47	13	100		11341
Jüngere Frauen -49J	39	47	14	100		11148
Ältere Frauen 50+J	38	48	13	99	1	6451
Jüngere Männer -49J	40	47	13	100		6232
Ältere Männer 50+J	40	46	13	99	1	5090
Patienten -29J	41	48	11	100		3764
Patienten 30 - 39 J	39	47	14	100		7585
Patienten 40 - 49 J	39	47	14	100		6051
Patienten 50 - 59 J	37	48	14	99	1	5297
Patienten 60 + J	41	45	13	99	1	6290
AOK-, BKK-, IKK-Patienten	40	47	12	99	1	11469
Ersatzkassen-Patienten	38	47	14	99	1	12260
Privat/Beihilfe-Patienten	38	48	14	100		6038
Zusatzversicherte für ZE	36	48	16	100		1875
Haupt-/Volksschule	41	46	12	99	1	8894
Mittlere Reife	38	49	13	100		10177
Abitur/Studium	39	47	14	100		9574
Berufstätige	38	48	14	100		16668
Nichtberufstätige	41	46	12	99	1	6248
Rente/Pension	41	45	13	99	1	5899
Patienten mit ZE i.w.S.	39	47	14	100		23889
Patienten o. ZE	42	48	10	100		5003
Mit Bonusheft	39	48	13	100		20490
Ohne Bonusheft	39	46	14	99	1	7805
In Praxis -5 J	28	53	18	99	1	11380
In Praxis 5+J	46	43	10	99	1	17492

Frage 32
Wie häufig haben Sie bereits an diesem Ort Ihren Zahnarzt gewechselt?
a = Nie
b = Ein- bis zweimal
c = Mehr als zweimal

	a	b	c	Su.	k.A.	Pers
Note 1-Beurteiler	39	45	14	98	2	14844
Note 2-Beurteiler	38	49	12	99	1	12637
Note 3 - 5-Beurteiler	40	45	13	98	2	1272
1- & 2-Sterne-Beurteiler	42	46	10	98	2	2722
3-Sterne-Beurteiler	39	48	12	99	1	7395
4-Sterne-Beurteiler	38	48	13	99	1	12753
5-Sterne-Beurteiler	40	43	15	98	2	4084
Zähne sehr wichtig	39	47	13	99	1	23838
Zähne nicht sehr wichtig	38	49	13	100		5061
Pflege 3 x tägl. u. öfter	38	47	14	99	1	4086
Pflege 2 x tägl.	39	48	13	100		20605
Pflege 1 x / seltener	40	47	13	100		4205
Zahnstatus sehr gesund	46	44	10	100		5908
Zahnstatus teilw. gesund	38	49	13	100		15832
Zahnstatus nicht gesund	35	46	18	99	1	5581
Zahnstein-/Routine-Fälle	40	46	13	99	1	18734
Kronen-/Inlay-Fälle	37	47	15	99	1	6031
Kariesfälle/Füllungen	37	49	14	100		7844
Parodontose-Fälle	35	48	16	99	1	3984
ZE-Fälle	37	47	15	99	1	5425
In Einzelpraxen	39	46	13	98	2	14509
In Gruppenpraxen	39	46	13	98	2	14056
Bei Z-Ärzten	39	46	13	98	2	21179
Bei Z-Ärztinnen	37	48	13	98	2	5467
In 1-2-Platz-Praxen	37	48	13	98	2	7329
In 3-4-Platz-Praxen	39	46	13	98	2	16037
In 4+Platz-Praxen	41	46	12	99	1	5112
Infoquelle Z-Arzt	39	47	13	99	1	22101
Infoquelle Kasse	40	48	12	100		5465
Infoquelle Medien	38	48	14	100		13897
Z-Arzt m. Prophylaxe-Raum	37	47	14	98	2	17651
In Praxis m. Labor	41	45	12	98	2	12194
In Praxis o. Labor	37	48	14	99	1	17150
In Zentrumspraxis	36	47	15	98	2	14851
In Stadtrand-/Vorort-Praxis	37	48	14	99	1	11376
In Landpraxen	51	41	6	98	2	4909
Wohnort -20.000 Einw.	47	44	8	99	1	11975
20.000 - 500.000 Einw.	35	50	14	99	1	9830
500.000 + Einw.	27	49	24	100		4952
Patienten Norden	37	47	14	98	2	4250
Patienten Mitte	36	47	16	99	1	9077
Patienten Süden	41	45	12	98	2	13308
Patienten Osten/NBL	42	48	8	98	2	2551
Patienten Westen/ABL	38	46	14	98	2	26635
Patienten gesamt	39	46	13	98	2	29344

Frage 33
Woher bekommen Sie wichtige Informationen zu Zähnen und Zahngesundheit?

a = Verwandte/Familie
b = Beiträge in der Zeitungspresse
c = Beiträge in Radio/Fernsehen
d = Werbung in den Medien
e = Zahnarzt selbst
f = Zahnarzt-Helfer/in
g = Zahntechnisches Labor
h = Patientenberatungsstelle
i = Krankenkasse
k = Freunde/Kollegen
m = Andere

Alle Angaben in %	a	b	c	d	e	f	g	h	i	k	m	Su.	k.A.	Pers
Patienten gesamt	14	34	27	11	72	23	1		19	13	4	218	3	29344
Frauen	13	37	27	12	73	23	1		18	14	3	221	2	17619
Männer	16	33	27	10	76	23	1		20	11	4	221	2	11341
Jüngere Frauen -49J	15	39	29	14	72	27	1		20	17	4	238	1	11148
Ältere Frauen 50+J	10	30	24	9	74	18	1		14	8	2	190	3	6451
Jüngere Männer -49J	19	35	29	11	74	26	1		21	15	5	236	1	6232
Ältere Männer 50+J	12	30	25	9	77	18	1		20	8	3	203	2	5090
Patienten -29J	22	31	25	15	69	28	1		19	19	6	235	2	3764
Patienten 30 - 39 J	17	41	30	13	72	26	1		21	17	4	242	1	7585
Patienten 40 - 49 J	13	39	30	12	74	26	1		20	13	4	232	1	6051
Patienten 50 - 59 J	12	35	27	10	74	21	1		18	10	3	211	2	5297
Patienten 60 + J	10	25	23	8	76	16	1		16	6	2	183	3	6290
AOK-, BKK-, IKK-Patienten	14	32	27	13	72	23	1		21	11	3	217	2	11469
Ersatzkassen-Patienten	14	37	28	11	73	22	1		23	14	4	227	2	12260
Privat/Beihilfe-Patienten	14	36	27	8	79	26	1		9	14	4	218	2	6038
Zusatzversicherte für ZE	14	39	29	10	76	25	1		18	15	4	231	1	1875
Haupt-/Volksschule	12	28	24	14	72	22	1		19	8	3	203	2	8894
Mittlere Reife	14	38	29	13	72	24	1		21	13	3	228	2	10177
Abitur/Studium	17	39	28	8	77	24	1		16	17	5	232	2	9574
Berufstätige	15	37	28	12	73	25	1		20	15	4	230	2	16668
Nichtberufstätige	16	36	28	13	73	25	1		19	13	4	228	2	6248
Rente/Pension	10	26	24	9	77	15	1		17	6	2	187	3	5899
Patienten mit ZE i.w.S.	13	35	27	11	75	23	1		19	12	3	219	2	23889
Patienten o. ZE	19	35	28	15	69	25	1		20	15	5	232	2	5003
Mit Bonusheft	14	35	28	12	74	22	1		22	12	3	223	2	20490
Ohne Bonusheft	15	34	27	10	75	25	1		11	14	4	216	2	7805
In Praxis -5 J	16	34	26	11	74	24	2		18	16	4	225	2	11380
In Praxis 5+J	13	35	28	12	72	23	1		20	11	3	218	2	17492

Frage 33
Woher bekommen Sie wichtige Informationen zu Zähnen und Zahngesundheit?
a = Verwandte/Familie
b = Beiträge in der Zeitungspresse
c = Beiträge in Radio/Fernsehen
d = Werbung in den Medien
e = Zahnarzt selbst
f = Zahnarzt-Helfer/in
g = Zahntechnisches Labor
h = Patientenberatungsstelle
i = Krankenkasse
k = Freunde/Kollegen
m = Andere

	a	b	c	d	e	f	g	h	i	k	m	Su.	k.A.	Pers
Note 1-Beurteiler	13	32	25	11	80	25	1		17	11	3	218	3	14844
Note 2-Beurteiler	15	38	29	12	68	21	1		20	14	4	222	3	12637
Note 3 - 5-Beurteiler	18	37	29	13	56	18	1		21	16	5	214	3	1272
1- & 2-Sterne-Beurteiler	15	38	31	15	54	13	1		18	14	5	204	4	2722
3-Sterne-Beurteiler	15	38	29	12	68	20	1		20	14	4	221	3	7395
4-Sterne-Beurteiler	14	34	27	11	76	25	1		19	13	3	223	2	12753
5-Sterne-Beurteiler	13	27	22	11	82	29	2		18	10	3	217	3	4084
Zähne sehr wichtig	14	35	27	12	76	23	1		19	12	3	222	2	23838
Zähne nicht sehr wichtig	17	33	26	11	68	23	1		18	15	4	216	2	5061
Pflege 3 x tägl. u. öfter	13	35	27	10	77	24	2		17	12	3	220	2	4086
Pflege 2 x tägl.	14	35	27	11	75	24	1		19	13	4	223	2	20605
Pflege 1 x / seltener	16	32	27	13	69	20			20	13	3	213	2	4205
Zahnstatus sehr gesund	15	34	26	12	77	25	2		19	12	4	226	1	5908
Zahnstatus teilw. gesund	14	36	28	11	74	24	1		20	13	3	224	2	15832
Zahnstatus nicht gesund	13	35	28	11	73	21	1		16	13	4	216	2	5581
Zahnstein-/Routine-Fälle	14	36	28	12	75	25	1		20	12	3	226	2	18734
Kronen-/Inlay-Fälle	16	36	28	11	75	24	2		18	16	4	230	2	6031
Kariesfälle/Füllungen	17	37	30	13	71	24	1		21	15	4	233	2	7844
Parodontose-Fälle	14	33	27	11	80	28	1		17	12	3	226	2	3984
ZE-Fälle	13	30	26	10	76	20	2		18	11	3	209	2	5425
In Einzelpraxen	14	34	27	12	73	23	1		18	12	4	218	3	14509
In Gruppenpraxen	14	35	27	11	73	22	1		19	13	4	219	3	14056
Bei Z-Ärzten	14	34	27	11	72	24	1		19	13	4	219	3	21179
Bei Z-Ärztinnen	14	35	27	12	75	20	1		18	13	3	218	3	5467
In 1-2-Platz-Praxen	15	34	27	12	72	19	2		18	13	4	216	3	7329
In 3-4-Platz-Praxen	14	34	27	11	72	23	1		19	12	4	217	3	16037
In 4+Platz-Praxen	14	35	27	11	75	29	1		18	13	3	226	2	5112
Infoquelle Z-Arzt	13	30	24	9	97	31	1		17	12	2	236		22101
Infoquelle Kasse	13	43	30	15	67	20	1		99	11	2	301		5465
Infoquelle Medien	15	72	57	24	64	19	1		22	15	3	292		13897
Z-Arzt m. Prophylaxe-Raum	14	34	26	11	74	26	1		18	13	4	221	3	17651
In Praxis m. Labor	14	34	27	11	74	23	1		19	12	4	219	3	12194
In Praxis o. Labor	14	34	27	12	71	23	1		19	13	4	218	3	17150
In Zentrumspraxis	14	34	27	11	73	23	1		18	13	4	218	3	14851
In Stadtrand-/Vorort-Praxis	15	34	27	11	73	23	1		19	12	3	218	3	11376
In Landpraxen	14	34	28	14	69	22	1		20	11	3	216	3	4909
Wohnort -20.000 Einw.	14	34	28	13	72	24	1		20	11	3	220	2	11975
20.000 - 500.000 Einw.	14	36	28	11	74	23	1		19	13	4	223	2	9830
500.000 + Einw.	16	37	26	9	75	23	1		18	17	4	226	2	4952
Patienten Norden	15	35	27	11	74	21	1		22	15	4	225	3	4250
Patienten Mitte	15	35	27	10	74	23	1		19	14	4	222	3	9077
Patienten Süden	13	34	27	12	72	24	1		18	12	3	216	3	13308
Patienten Osten/NBL	13	36	29	14	78	16	1		14	7	3	211	3	2551
Patienten Westen/ABL	14	34	27	11	72	24	1		19	13	4	219	3	26635
Patienten gesamt	14	34	27	11	72	23	1		19	13	4	218	3	29344

Frage 34
Haben Sie ein Bonusheft zur Eintragung der regelmäßigen Zahnkontrollen für höheren Zuschuß bei Zahnarbeiten?
a = Ja, mit regelmäßiger Eintragung
b = Ja, mit nicht ganz regelmäßiger Eintragung
c = Habe kein Bonusheft

Alle Angaben in %	a	b	c	Su.	k.A.	Pers
Patienten gesamt	57	12	27	96	4	29344
Frauen	62	12	23	97	3	17619
Männer	52	12	34	98	2	11341
Jüngere Frauen -49J	59	15	24	98	2	11148
Ältere Frauen 50+J	68	9	20	97	3	6451
Jüngere Männer -49J	48	15	35	98	2	6232
Ältere Männer 50+J	58	8	31	97	3	5090
Patienten -29J	50	18	30	98	2	3764
Patienten 30 - 39 J	58	15	25	98	2	7585
Patienten 40 - 49 J	56	12	30	98	2	6051
Patienten 50 - 59 J	58	10	29	97	3	5297
Patienten 60 + J	66	8	22	96	4	6290
AOK-, BKK-, IKK-Patienten	69	14	15	98	2	11469
Ersatzkassen-Patienten	71	15	12	98	2	12260
Privat/Beihilfe-Patienten	16	5	76	97	3	6038
Zusatzversicherte für ZE	42	8	48	98	2	1875
Haupt-/Volksschule	68	12	17	97	3	8894
Mittlere Reife	63	12	23	98	2	10177
Abitur/Studium	46	12	40	98	2	9574
Berufstätige	56	13	29	98	2	16668
Nichtberufstätige	58	14	26	98	2	6248
Rente/Pension	68	7	22	97	3	5899
Patienten mit ZE i.w.S.	59	12	26	97	3	23889
Patienten o. ZE	54	15	29	98	2	5003
Mit Bonusheft	83	17		100		20490
Ohne Bonusheft			100	100		7805
In Praxis -5 J	50	16	32	98	2	11380
In Praxis 5+J	63	10	24	97	3	17492

Frage 34
Haben Sie ein Bonusheft zur Eintragung der regelmäßigen Zahnkontrollen für höheren Zuschuß bei Zahnarbeiten?
a = Ja, mit regelmäßiger Eintragung
b = Ja, mit nicht ganz regelmäßiger Eintragung
c = Habe kein Bonusheft

	a	b	c	Su.	k.A.	Pers
Note 1-Beurteiler	59	11	26	96	4	14844
Note 2-Beurteiler	57	13	27	97	3	12637
Note 3 - 5-Beurteiler	53	14	28	95	5	1272
1- & 2-Sterne-Beurteiler	62	12	22	96	4	2722
3-Sterne-Beurteiler	58	14	25	97	3	7395
4-Sterne-Beurteiler	57	12	28	97	3	12753
5-Sterne-Beurteiler	58	11	27	96	4	4084
Zähne sehr wichtig	60	11	26	97	3	23838
Zähne nicht sehr wichtig	40	18	32	98	2	5061
Pflege 3 x tägl. u. öfter	60	9	28	97	3	4086
Pflege 2 x tägl.	59	12	27	98	2	20605
Pflege 1 x / seltener	56	15	27	98	2	4205
Zahnstatus sehr gesund	61	9	28	98	2	5908
Zahnstatus teilw. gesund	59	13	26	98	2	15832
Zahnstatus nicht gesund	54	15	29	98	2	5581
Zahnstein-/Routine-Fälle	62	11	25	98	2	18734
Kronen-/Inlay-Fälle	55	13	30	98	2	6031
Kariesfälle/Füllungen	55	16	27	98	2	7844
Parodontose-Fälle	56	12	29	97	3	3984
ZE-Fälle	58	13	26	97	3	5425
In Einzelpraxen	59	12	25	96	4	14509
In Gruppenpraxen	56	13	28	97	3	14056
Bei Z-Arzten	56	12	28	96	4	21179
Bei Z-Ärztinnen	64	13	20	97	3	5467
In 1-2-Platz-Praxen	64	12	21	97	3	7329
In 3-4-Platz-Praxen	57	12	27	96	4	16037
In 4+Platz-Praxen	52	13	32	97	3	5112
Infoquelle Z-Arzt	58	12	28	98	2	22101
Infoquelle Kasse	71	12	15	98	2	5465
Infoquelle Medien	60	12	26	98	2	13897
Z-Arzt m. Prophylaxe-Raum	56	12	28	96	4	17651
In Praxis m. Labor	56	12	28	96	4	12194
In Praxis o. Labor	59	12	26	97	3	17150
In Zentrumspraxis	56	12	28	96	4	14851
In Stadtrand-/Vorort-Praxis	60	13	24	97	3	11376
In Landpraxen	56	13	27	96	4	4909
Wohnort -20.000 Einw.	59	12	26	97	3	11975
20.000 - 500.000 Einw.	59	12	27	98	2	9830
500.000 + Einw.	55	12	31	98	2	4952
Patienten Norden	59	13	25	97	3	4250
Patienten Mitte	54	13	30	97	3	9077
Patienten Süden	56	12	29	97	3	13308
Patienten Osten/NBL	80	9	7	96	4	2551
Patienten Westen/ABL	57	12	28	97	3	26635
Patienten gesamt	57	12	27	96	4	29344

Frage 35
Wie oft putzen Sie Ihre Zähne?
a = Dreimal und öfter am Tag
b = Zweimal am Tag
c = Einmal am Tag
d = Nicht jeden Tag

Alle Angaben in %	a	b	c	d	Su.	k.A.	Pers
Patienten gesamt	14	69	14	1	98	2	29344
Frauen	17	74	9		100		17619
Männer	10	67	20	2	99	1	11341
Jüngere Frauen -49J	13	77	10		100		11148
Ältere Frauen 50+J	23	68	8		99	1	6451
Jüngere Männer -49J	7	70	21	2	100		6232
Ältere Männer 50+J	13	65	20	1	99	1	5090
Patienten -29J	9	75	15	1	100		3764
Patienten 30 - 39 J	11	74	14	1	100		7585
Patienten 40 - 49 J	12	73	14	1	100		6051
Patienten 50 - 59 J	15	69	14	1	99	1	5297
Patienten 60 + J	21	65	12	1	99	1	6290
AOK-, BKK-, IKK-Patienten	12	70	16	1	99	1	11469
Ersatzkassen-Patienten	15	73	12		100		12260
Privat/Beihilfe-Patienten	16	69	13	1	99	1	6038
Zusatzversicherte für ZE	16	71	12	1	100		1875
Haupt-/Volksschule	12	68	18	1	99	1	8894
Mittlere Reife	15	73	12		100		10177
Abitur/Studium	15	74	11		100		9574
Berufstätige	11	73	15	1	100		16668
Nichtberufstätige	15	71	12	1	99	1	6248
Rente/Pension	21	64	13	1	99	1	5899
Patienten mit ZE i.w.S.	15	70	13	1	99	1	23889
Patienten o. ZE	10	72	17	1	100		5003
Mit Bonusheft	14	71	14	1	100		20490
Ohne Bonusheft	15	70	14	1	100		7805
In Praxis -5 J	14	72	13	1	100		11380
In Praxis 5+J	14	70	14	1	99	1	17492

Frage 35
Wie oft putzen Sie Ihre Zähne?
a = Dreimal und öfter am Tag
b = Zweimal am Tag
c = Einmal am Tag
d = Nicht jeden Tag

	a	b	c	d	Su.	k.A.	Pers
Note 1-Beurteiler	16	70	12	1	99	1	14844
Note 2-Beurteiler	12	70	16	1	99	1	12637
Note 3 - 5-Beurteiler	13	68	16	1	98	2	1272
1- & 2-Sterne-Beurteiler	12	68	17	1	98	2	2722
3-Sterne-Beurteiler	12	71	15	1	99	1	7395
4-Sterne-Beurteiler	14	71	13	1	99	1	12753
5-Sterne-Beurteiler	17	68	12	1	98	2	4084
Zähne sehr wichtig	16	72	11		99	1	23838
Zähne nicht sehr wichtig	5	66	26	3	100		5061
Pflege 3 x tägl. u. öfter	100				100		4086
Pflege 2 x tägl.		100			100		20605
Pflege 1 x / seltener			95	5	100		4205
Zahnstatus sehr gesund	14	73	13		100		5908
Zahnstatus teilw. gesund	13	72	14	1	100		15832
Zahnstatus nicht gesund	15	70	14	1	100		5581
Zahnstein-/Routine-Fälle	14	71	14	1	100		18734
Kronen-/Inlay-Fälle	14	72	13	1	100		6031
Kariesfälle/Füllungen	11	72	16	1	100		7844
Parodontose-Fälle	18	71	10	1	100		3984
ZE-Fälle	18	67	13	1	99	1	5425
In Einzelpraxen	13	71	13	1	98	2	14509
In Gruppenpraxen	14	70	14	1	99	1	14056
Bei Z-Ärzten	14	69	14	1	98	2	21179
Bei Z-Ärztinnen	13	72	13	1	99	1	5467
In 1-2-Platz-Praxen	13	72	13	1	99	1	7329
In 3-4-Platz-Praxen	14	69	14	1	98	2	16037
In 4+Platz-Praxen	15	70	13	1	99	1	5112
Infoquelle Z-Arzt	15	71	13	1	100		22101
Infoquelle Kasse	13	72	14	1	100		5465
Infoquelle Medien	13	72	14	1	100		13897
Z-Arzt m. Prophylaxe-Raum	14	70	13	1	98	2	17651
In Praxis m. Labor	15	68	14	1	98	2	12194
In Praxis o. Labor	13	71	14	1	99	1	17150
In Zentrumspraxis	14	71	13	1	99	1	14851
In Stadtrand-/Vorort-Praxis	10	54	35		99	1	11376
In Landpraxen	13	67	17	1	98	2	4909
Wohnort -20.000 Einw.	12	71	16	1	100		11975
20.000 - 500.000 Einw.	15	72	12	1	100		9830
500.000 + Einw.	16	73	11		100		4952
Patienten Norden	16	71	11		98	2	4250
Patienten Mitte	15	70	13	1	99	1	9077
Patienten Süden	13	69	15	1	98	2	13308
Patienten Osten/NBL	8	77	13		98	2	2551
Patienten Westen/ABL	14	69	14	1	98	2	26635
Patienten gesamt	14	69	14	1	98	2	29344

Frage 36
Wie oft gehen Sie jährlich zum Zahnarzt?
a = Seltener als einmal jährlich
b = Einmal jährlich
c = Zweimal pro Jahr
d = Öfter als zweimal pro Jahr

Alle Angaben in %	a	b	c	d	Su.	k.A.	Pers
Patienten gesamt	4	24	46	24	98	2	29344
Frauen	3	23	47	26	99	1	17619
Männer	5	27	46	21	99	1	11341
Jüngere Frauen -49J	2	23	51	24	100		11148
Ältere Frauen 50+J	3	22	45	29	99	1	6451
Jüngere Männer -49J	5	28	48	19	100		6232
Ältere Männer 50+J	4	25	47	23	99	1	5090
Patienten -29J	4	25	48	23	100		3764
Patienten 30 - 39 J	4	26	49	21	100		7585
Patienten 40 - 49 J	3	23	49	25	100		6051
Patienten 50 - 59 J	4	24	45	27	100		5297
Patienten 60 + J	3	23	47	26	99	1	6290
AOK-, BKK-, IKK-Patienten	3	25	48	23	99	1	11469
Ersatzkassen-Patienten	3	24	49	24	100		12260
Privat/Beihilfe-Patienten	6	23	43	27	99	1	6038
Zusatzversicherte für ZE	3	23	48	26	100		1875
Haupt-/Volksschule	4	25	48	22	99	1	8894
Mittlere Reife	3	23	49	25	100		10177
Abitur/Studium	4	25	46	25	100		9574
Berufstätige	4	25	48	23	100		16668
Nichtberufstätige	3	24	49	24	100		6248
Rente/Pension	4	23	47	25	99	1	5899
Patienten mit ZE i.w.S.	3	24	47	25	99	1	23889
Patienten o. ZE	5	27	50	18	100		5003
Mit Bonusheft	2	25	50	23	100		20490
Ohne Bonusheft	9	22	43	26	100		7805
In Praxis -5 J	5	23	45	26	99	1	11380
In Praxis 5+J	2	25	50	22	99	1	17492

Frage 36
Wie oft gehen Sie jährlich zum Zahnarzt?
a = Seltener als einmal jährlich
b = Einmal jährlich
c = Zweimal pro Jahr
d = Öfter als zweimal pro Jahr

	a	b	c	d	Su.	k.A.	Pers
Note 1-Beurteiler	3	22	48	26	99	1	14844
Note 2-Beurteiler	4	26	47	22	99	1	12637
Note 3 - 5-Beurteiler	4	26	45	24	99	1	1272
1- & 2-Sterne-Beurteiler	3	28	48	20	99	1	2722
3-Sterne-Beurteiler	4	27	47	21	99	1	7395
4-Sterne-Beurteiler	3	23	49	24	99	1	12753
5-Sterne-Beurteiler	4	19	44	31	98	2	4084
Zähne sehr wichtig	2	22	49	26	99	1	23838
Zähne nicht sehr wichtig	9	33	41	17	100		5061
Pflege 3 x tägl. u. öfter	2	18	44	35	99	1	4086
Pflege 2 x tägl.	3	24	49	24	100		20605
Pflege 1 x / seltener	7	32	46	15	100		4205
Zahnstatus sehr gesund	2	25	56	17	100		5908
Zahnstatus teilw. gesund	3	25	49	23	100		15832
Zahnstatus nicht gesund	6	20	38	36	100		5581
Zahnstein-/Routine-Fälle	2	24	52	22	100		18734
Kronen-/Inlay-Fälle	4	25	44	26	99	1	6031
Kariesfälle/Füllungen	5	26	45	23	99	1	7844
Parodontose-Fälle	4	17	41	38	100		3984
ZE-Fälle	6	23	39	31	99	1	5425
In Einzelpraxen	3	24	48	23	98	2	14509
In Gruppenpraxen	4	24	47	24	99	1	14056
Bei Z-Ärzten	4	24	48	23	99	1	21179
Bei Z-Ärztinnen	3	23	46	26	98	2	5467
In 1-2-Platz-Praxen	3	24	49	22	98	2	7329
In 3-4-Platz-Praxen	4	24	46	24	98	2	16037
In 4+Platz-Praxen	4	23	47	25	99	1	5112
Infoquelle Z-Arzt	3	22	49	26	100		22101
Infoquelle Kasse	3	27	50	20	100		5465
Infoquelle Medien	4	26	48	22	100		13897
Z-Arzt m. Prophylaxe-Raum	3	23	48	25	99	1	17651
In Praxis m. Labor	4	24	45	25	98	2	12194
In Praxis o. Labor	3	24	49	23	99	1	17150
In Zentrumspraxis	4	23	47	25	99	1	14851
In Stadtrand-/Vorort-Praxis	4	26	47	22	99	1	11376
In Landpraxen	4	25	49	20	98	2	4909
Wohnort -20.000 Einw.	3	25	49	22	99	1	11975
20.000 - 500.000 Einw.	3	24	49	24	100		9830
500.000 + Einw.	4	24	44	28	100		4952
Patienten Norden	3	25	48	22	98	2	4250
Patienten Mitte	4	23	47	25	99	1	9077
Patienten Süden	3	26	49	21	99	1	13308
Patienten Osten/NBL	1	17	45	35	98	2	2551
Patienten Westen/ABL	4	25	46	23	98	2	26635
Patienten gesamt	4	24	46	24	98	2	29344

Frage 37
Wie gesund stufen Sie Ihre Zähne, Ihr Zahnfleisch und Ihren Kiefer alles in allem ein?

a = Sehr gesund
b = Nur teilweise gesund
c = Nicht so gesund
d = Weiß nicht

Alle Angaben in %	a	b	c	d	Su.	k.A.	Pers
Patienten gesamt	20	54	19	5	98	2	29344
Frauen	20	54	20	5	99	1	17619
Männer	21	55	18	5	99	1	11341
Jüngere Frauen -49J	22	54	19	4	99	1	11148
Ältere Frauen 50+J	17	51	22	8	98	2	6451
Jüngere Männer -49J	22	57	16	4	99	1	6232
Ältere Männer 50+J	19	55	19	6	99	1	5090
Patienten -29J	30	52	14	4	100		3764
Patienten 30 - 39 J	20	58	18	3	99	1	7585
Patienten 40 - 49 J	19	55	21	4	99	1	6051
Patienten 50 - 59 J	18	55	22	4	99	1	5297
Patienten 60 + J	18	52	19	9	98	2	6290
AOK-, BKK-, IKK-Patienten	20	53	19	7	99	1	11469
Ersatzkassen-Patienten	20	55	20	4	99	1	12260
Privat/Beihilfe-Patienten	22	54	19	4	99	1	6038
Zusatzversicherte für ZE	19	56	22	3	100		1875
Haupt-/Volksschule	18	54	19	8	99	1	8894
Mittlere Reife	21	55	19	4	99	1	10177
Abitur/Studium	21	55	20	3	99	1	9574
Berufstätige	21	55	19	4	99	1	16668
Nichtberufstätige	22	53	19	5	99	1	6248
Rente/Pension	18	51	20	9	98	2	5899
Patienten mit ZE i.w.S.	18	55	21	5	99	1	23889
Patienten o. ZE	33	51	10	5	99	1	5003
Mit Bonusheft	20	55	19	5	99	1	20490
Ohne Bonusheft	21	52	21	5	99	1	7805
In Praxis -5 J	18	54	22	5	99	1	11380
In Praxis 5+J	22	55	17	5	99	1	17492

Frage 37
Wie gesund stufen Sie Ihre Zähne, Ihr Zahnfleisch und Ihren Kiefer alles in allem ein?

a = Sehr gesund
b = Nur teilweise gesund
c = Nicht so gesund
d = Weiß nicht

	a	b	c	d	Su.	k.A.	Pers
Note 1-Beurteiler	23	52	18	5	98	2	14844
Note 2-Beurteiler	17	58	20	4	99	1	12637
Note 3 - 5-Beurteiler	17	53	23	5	98	2	1272
1- & 2-Sterne-Beurteiler	17	54	21	6	98	2	2722
3-Sterne-Beurteiler	17	56	21	4	98	2	7395
4-Sterne-Beurteiler	21	55	18	5	99	1	12753
5-Sterne-Beurteiler	27	48	17	6	98	2	4084
Zähne sehr wichtig	23	53	18	5	99	1	23838
Zähne nicht sehr wichtig	10	57	27	5	99	1	5001
Pflege 3 x tägl. u. öfter	21	52	21	5	99	1	4086
Pflege 2 x tägl.	21	54	19	5	99	1	20605
Pflege 1 x / seltener	19	54	20	6	99	1	4205
Zahnstatus sehr gesund	100				100		5908
Zahnstatus teilw. gesund		100			100		15832
Zahnstatus nicht gesund			100		100		5581
Zahnstein-/Routine-Fälle	25	55	14	5	99	1	18734
Kronen-/Inlay-Fälle	17	57	21	4	99	1	6031
Kariesfälle/Füllungen	16	57	21	5	99	1	7844
Parodontose-Fälle	9	56	30	4	99	1	3984
ZE-Fälle	9	49	32	8	98	2	5425
In Einzelpraxen	21	54	18	5	98	2	14509
In Gruppenpraxen	20	53	20	5	98	2	14066
Bei Z-Ärzten	21	53	19	5	98	2	21179
Bei Z-Ärztinnen	18	56	19	5	98	2	5467
In 1-2-Platz-Praxen	20	54	18	6	98	2	7329
In 3-4-Platz-Praxen	20	54	19	5	98	2	16037
In 4+Platz-Praxen	20	54	20	4	98	2	5112
Infoquelle Z-Arzt	21	54	19	5	99	1	22101
Infoquelle Kasse	21	57	17	4	99	1	5465
Infoquelle Medien	20	56	19	4	99	1	13897
Z-Arzt m. Prophylaxe-Raum	20	54	19	5	98	2	17651
In Praxis m. Labor	20	54	19	5	98	2	12194
In Praxis o. Labor	20	54	19	5	98	2	17150
In Zentrumspraxis	20	54	19	5	98	2	14851
In Stadtrand-/Vorort-Praxis	21	53	19	5	98	2	11376
In Landpraxen	20	55	18	5	98	2	4909
Wohnort -20.000 Einw.	20	55	19	5	99	1	11975
20.000 - 500.000 Einw.	21	56	18	4	99	1	9830
500.000 + Einw.	20	55	21	3	99	1	4952
Patienten Norden	21	54	18	5	98	2	4250
Patienten Mitte	19	55	20	4	98	2	9077
Patienten Süden	21	54	18	5	98	2	13308
Patienten Osten/NBL	16	53	21	8	98	2	2551
Patienten Westen/ABL	21	53	19	5	98	2	26635
Patienten gesamt	20	54	19	5	98	2	29344

Frage 38
Ihre Ausbildung
a = Volksschule/Hauptschule
b = Mittlere Reife, Realschule, Handels-, Wirtschaftsschule
c = Abitur, Fachabitur
d = Studium

Alle Angaben in %	a	b	c	d	Su.	k.A.	Pers
Patienten gesamt	30	35	11	22	98	2	29344
Frauen	30	40	12	17	99	1	17619
Männer	30	28	11	30	99	1	11341
Jüngere Frauen -49J	22	42	15	20	99	1	11148
Ältere Frauen 50+J	44	37	6	11	98	2	6451
Jüngere Männer -49J	24	29	14	32	99	1	6232
Ältere Männer 50+J	40	25	6	27	98	2	5090
Patienten -29J	15	39	24	21	99	1	3764
Patienten 30 - 39 J	22	38	15	24	99	1	7585
Patienten 40 - 49 J	30	35	9	25	99	1	6051
Patienten 50 - 59 J	40	34	5	20	99	1	5297
Patienten 60 + J	45	30	6	16	97	3	6290
AOK-, BKK-, IKK-Patienten	48	31	8	11	98	2	11469
Ersatzkassen-Patienten	22	42	13	22	99	1	12260
Privat/Beihilfe-Patienten	14	30	13	42	99	1	6038
Zusatzversicherte für ZE	19	36	13	31	99	1	1875
Haupt-/Volksschule	100				100		8894
Mittlere Reife		100			100		10177
Abitur/Studium			34	66	100		9574
Berufstätige	25	37	11	26	99	1	16668
Nichtberufstätige	30	36	16	17	99	1	6248
Rente/Pension	45	31	6	15	97	3	5899
Patienten mit ZE i.w.S.	32	35	10	22	99	1	23889
Patienten o. ZE	25	38	17	19	99	1	5003
Mit Bonusheft	35	37	10	17	99	1	20490
Ohne Bonusheft	20	30	14	35	99	1	7805
In Praxis -5 J	25	35	13	26	99	1	11380
In Praxis 5+J	34	36	10	19	99	1	17492

Frage 38
Ihre Ausbildung
a = Volksschule/Hauptschule
b = Mittlere Reife, Realschule, Handels-, Wirtschaftsschule
c = Abitur, Fachabitur
d = Studium

	a	b	c	d	Su.	k.A.	Pers
Note 1-Beurteiler	31	35	10	22	98	2	14844
Note 2-Beurteiler	29	35	12	22	98	2	12637
Note 3 - 5-Beurteiler	29	36	12	20	97	3	1272
1- & 2-Sterne-Beurteiler	34	35	11	17	97	3	2722
3-Sterne-Beurteiler	28	36	12	22	98	2	7395
4-Sterne-Beurteiler	28	36	11	23	98	2	12753
5-Sterne-Beurteiler	39	32	8	18	97	3	4084
Zähne sehr wichtig	31	36	11	21	99	1	23838
Zähne nicht sehr wichtig	28	33	13	25	99	1	5061
Pflege 3 x tägl. u. öfter	26	37	12	24	99	1	4086
Pflege 2 x tägl.	29	36	12	22	99	1	20605
Pflege 1 x / seltener	41	31	10	17	99	1	4205
Zahnstatus sehr gesund	28	36	13	22	99	1	5908
Zahnstatus teilw. gesund	30	35	11	23	99	1	15832
Zahnstatus nicht gesund	30	35	11	23	99	1	5581
Zahnstein-/Routine-Fälle	31	36	11	21	99	1	18734
Kronen-/Inlay-Fälle	24	36	12	27	99	1	6031
Kariesfälle/Füllungen	29	35	13	22	99	1	7844
Parodontose-Fälle	33	35	9	22	99	1	3984
ZE-Fälle	41	32	7	18	98	2	5425
In Einzelpraxen	32	34	11	20	97	3	14509
In Gruppenpraxen	29	36	11	22	98	2	14056
Bei Z-Ärzten	30	36	11	21	98	2	21179
Bei Z-Ärztinnen	31	35	10	22	98	2	5467
In 1-2-Platz-Praxen	31	35	11	21	98	2	7329
In 3-4-Platz-Praxen	30	36	11	21	98	2	16037
In 4+Platz-Praxen	30	34	12	22	98	2	5112
Infoquelle Z-Arzt	30	35	11	23	99	1	22101
Infoquelle Kasse	31	40	11	17	99	1	5465
Infoquelle Medien	27	38	12	22	99	1	13897
Z-Arzt m. Prophylaxe-Raum	29	36	11	22	98	2	17651
In Praxis m. Labor	31	35	11	21	98	2	12194
In Praxis o. Labor	30	35	11	22	98	2	17150
In Zentrumspraxis	29	35	11	23	98	2	14851
In Stadtrand-/Vorort-Praxis	32	34	11	21	98	2	11376
In Landpraxen	39	37	9	12	97	3	4909
Wohnort -20.000 Einw.	37	36	10	16	99	1	11975
20.000 - 500.000 Einw.	27	35	12	25	99	1	9830
500.000 + Einw.	17	32	15	35	99	1	4952
Patienten Norden	25	39	11	22	97	3	4250
Patienten Mitte	26	34	14	24	98	2	9077
Patienten Süden	35	34	10	19	98	2	13308
Patienten Osten/NBL	31	34	8	23	96	4	2551
Patienten Westen/ABL	30	36	11	21	98	2	26635
Patienten gesamt	30	35	11	22	98	2	29344

Frage 39
Geschlecht des Antwortenden?
a = Männlich
b = Weiblich

Alle Angaben in %	a	b	Su.	k.A.	Pers
Z-Ärzte	100		100		260
Z-Ärztinnen		100	100		81
Teams Einzelpraxen	26	74	100		462
Teams Gruppenpraxen	31	69	100		480
Teams 1-2-Platz-Praxen	21	79	100		242
Teams 3-4-Platz-Praxen	30	70	100		529
Teams 4+ Platz-Praxen	33	67	100		170
Teams m. Praxislabor	28	72	100		471
Teams o. Praxislabor	29	70	99	1	479
Vermutg Top-Teams	33	67	100		195
Vermutg gute Teams	27	73	100		590
Vermutg nicht gute Teams	29	71	100		154
Vermutg alle Z-Ärzte/tinnen	76	24	100		341
Vermutung alle PraxisMA	2	98	100		600
Ost-Team-Vermutung NBL	18	81	99	1	79
West-Team-Vermutung ABL	29	70	99	1	868
Team-Vermutung gesamt	28	71	99	1	950

Frage 40
Wie alt sind Sie?
a = Bis 18 Jahre
b = 19 bis 29 Jahre
c = 30 bis 39 Jahre
d = 40 bis 49 Jahre
e = 50 bis 59 Jahre
f = 60 Jahre und älter

Alle Angaben in %	a	b	c	d	e	f	Su.	k.A.	Pers
Z-Ärzte		1	34	44	18	3	100		260
Z-Ärztinnen		10	48	27	14	1	100		81
Teams Einzelpraxen	1	32	31	26	10		100		462
Teams Gruppenpraxen	2	30	38	23	6	1	100		480
Teams 1-2-Platz-Praxen	1	36	32	24	7		100		242
Teams 3-4-Platz-Praxen	2	30	34	25	8	1	100		529
Teams 4+ Platz Praxen	1	26	39	23	9	1	99	1	170
Teams m. Praxislabor	2	32	34	23	8	1	100		471
Teams o. Praxislabor	1	29	34	25	8	1	98	2	479
Vermutg Top-Teams	2	32	31	25	9	1	100		195
Vermutg gute Teams	2	31	32	26	7	1	99	1	590
Vermutg nicht gute Teams	1	29	42	19	9		100		154
Vermutg alle Z-Ärzte/tinnen		3	37	41	17	2	100		341
Vermutung alle PraxisMA	3	47	32	15	3		100		600
Ost-Team-Vermutung NBL		28	34	29	8		99	1	79
West-Team-Vermutung ABL	2	31	33	24	8	1	99	1	868
Team-Vermutung gesamt	2	31	33	24	8	1	99	1	950

Frage 41
Ihre Stellung in der Praxis?
a = Praxismitarbeiter/in
b = Zahnarzt/Zahnärztin, aber nicht Praxisinhaber/in
c = Praxisinhaber/in
d = Andere Stellung

Alle Angaben in %	a	b	c	d	Su.	k.A.	Pers
Z-Ärzte		7	93		100		260
Z-Ärztinnen		22	78		100		81
Teams Einzelpraxen	67	1	31	1	100		462
Teams Gruppenpraxen	58	7	34	1	100		480
Teams 1-2-Platz-Praxen	68		31	1	100		242
Teams 3-4-Platz-Praxen	61	5	33	1	100		529
Teams 4+ Platz-Praxen	56	7	34	2	99	1	170
Teams m. Praxislabor	67	4	28	1	100		471
Teams o. Praxislabor	57	4	36	1	98	2	479
Vermutg Top-Teams	57	6	36	1	100		195
Vermutg gute Teams	65	3	31	1	100		590
Vermutg nicht gute Teams	63	5	32		100		154
Vermutg alle Z-Ärzte/tinnen		11	89		100		341
Vermutung alle PraxisMA	99			1	100		600
Ost-Team-Vermutung NBL	62	3	33	1	99	1	79
West-Team-Vermutung ABL	62	4	32	1	99	1	868
Team-Vermutung gesamt	62	4	32	1	99	1	950

Frage 42
Praxisart?
a = Einzelpraxis
b = Zwei Behandler
c = Drei und mehr Behandler

Alle Angaben in %	a	b	c	Su.	k.A.	Pers
Z-Ärzte	44	40	16	100		260
Z-Ärztinnen	40	44	16	100		81
Teams Einzelpraxen	100			100		462
Teams Gruppenpraxen		71	29	100		480
Teams 1-2-Platz-Praxen	90	10		100		242
Teams 3-4-Platz-Praxen	42	49	9	100		529
Teams 4+ Platz-Praxen	11	36	53	100		170
Teams m. Praxislabor	43	36	21	100		471
Teams o. Praxislabor	55	35	9	99	1	479
Vermutg Top-Teams	56	29	15	100		195
Vermutg gute Teams	49	38	13	100		590
Vermutg nicht gute Teams	43	36	21	100		154
Vermutg alle Z-Ärzte/tinnen	43	41	16	100		341
Vermutung alle PraxisMA	53	33	14	100		600
Ost-Team-Vermutung NBL	75	20	4	99	1	79
West-Team-Vermutung ABL	46	37	16	99	1	868
Team-Vermutung gesamt	48	36	15	99	1	950

Frage 43
Praxisgröße?
a = Ein bis zwei Behandlungsplätze
b = Drei bis vier Behandlungsplätze
c = Mehr als vier Behandlungsplätze

Alle Angaben in %	a	b	c	Su.	k.A.	Pers
Z-Ärzte	20	59	21	100		260
Z-Ärztinnen	30	51	19	100		81
Teams Einzelpraxen	47	49	4	100		462
Teams Gruppenpraxen	5	64	31	100		480
Teams 1-2-Platz-Praxen	100			100		242
Teams 3-4-Platz-Praxen		100		100		529
Teams 4+ Platz-Praxen			100	100		170
Teams m. Praxislabor	18	59	23	100		471
Teams o. Praxislabor	33	52	13	98	2	479
Vermutg Top-Teams	25	51	24	100		195
Vermutg gute Teams	26	59	15	100		590
Vermutg nicht gute Teams	24	55	21	100		154
Vermutg alle Z-Ärzte/tinnen	22	58	20	100		341
Vermutung alle PraxisMA	28	55	17	100		600
Ost-Team-Vermutung NBL	57	42		99	1	79
West-Team-Vermutung ABL	23	56	20	99	1	868
Team-Vermutung gesamt	25	56	18	99	1	950

Frage 44
Wieviel Einwohner hat der Ort, in dem Ihre Praxis liegt?
a = Unter 20.000 Einwohner
b = 20.000 bis unter 100.000
c = 100.000 bis unter 500.000
d = 500.000 u. mehr Einwohner
e = Weiß nicht

Alle Angaben in %	a	b	c	d	e	Su.	k.A.	Pers
Z-Ärzte	38	28	16	18		100		260
Z-Ärztinnen	37	21	12	28		98	2	81
Teams Einzelpraxen	36	24	16	16	6	98	2	462
Teams Gruppenpraxen	31	30	13	16	7	97	3	480
Teams 1-2-Platz-Praxen	33	25	17	15	7	97	3	242
Teams 3-4-Platz-Praxen	33	29	12	17	7	98	2	529
Teams 4+ Platz-Praxen	39	25	17	12	5	98	2	170
Teams m. Praxislabor	34	25	15	16	7	97	3	471
Teams o. Praxislabor	35	29	13	15	5	97	3	479
Vermutg Top-Teams	34	23	9	25	6	97	3	195
Vermutg gute Teams	36	28	16	13	6	99	1	590
Vermutg nicht gute Teams	28	30	13	18	6	95	5	154
Vermutg alle Z-Ärzte/tinnen	38	26	15	20		99	1	341
Vermutung alle PraxisMA	33	27	14	13	10	97	3	600
Ost-Team-Vermutung NBL	54	30	14		1	99	1	79
West-Team-Vermutung ABL	32	27	14	17	7	97	3	868
Team-Vermutung gesamt	34	27	14	16	6	97	3	950

Frage 45
Wo ist der Standort Ihrer Praxis?
a = Stadtzentrum
b = Stadtrand
c = Vorort
d = Landpraxis
e = In einem Ärztehaus

Alle Angaben in %	a	b	c	d	e	Su.	k.A.	Pers
Z-Ärzte	55	27	12	17	8	119		260
Z-Ärztinnen	48	32	10	19	5	114	2	81
Teams Einzelpraxen	51	28	9	18	8	114		462
Teams Gruppenpraxen	52	28	11	15	8	114	1	480
Teams 1-2-Platz-Praxen	46	33	9	15	6	109	1	242
Teams 3-4-Platz-Praxen	53	27	11	16	9	116	1	529
Teams 4+ Platz-Praxen	57	24	8	18	8	115		170
Teams m. Praxislabor	47	29	10	19	9	114	1	471
Teams o. Praxislabor	55	27	10	14	7	113	2	479
Vermutg Top-Teams	57	25	9	14	5	110	1	195
Vermutg gute Teams	51	28	10	17	9	115	1	590
Vermutg nicht gute Teams	43	34	12	16	10	115		154
Vermutg alle Z-Ärzte/tinnen	54	28	11	17	8	118	1	341
Vermutung alle PraxisMA	50	28	9	16	9	112		600
Ost-Team-Vermutung NBL	55	39		5	10	109	1	79
West-Team-Vermutung ABL	51	27	11	17	8	114	1	868
Team-Vermutung gesamt	51	28	10	16	8	113	1	950

Frage 46
Welche der sehr speziellen Einrichtungen hat Ihre Praxis?
a = Internet-Anschluß/ Homepage
b = Prophylaxe-Raum
c = Cerec
d = Patientenberatungsraum
e = Intraorale Kamera
f = Patientenimaging
g = Panorama-Röntgen
h = Digitales Röntgen
i = Praxislabor
k = Patientenaufklärungsprogramme
m = Andere Einrichtungen

Alle Angaben in %	a	b	c	d	e	f	g	h	i	k	m	Su.	k.A.	Pers
Z-Ärzte	32	64	15	22	45	8	84	12	48	48	20	398	2	260
Z-Ärztinnen	22	60	12	23	41	5	75	14	32	49	15	348	6	81
Teams Einzelpraxen	30	55	11	18	36	3	75	11	44	40	15	338	4	462
Teams Gruppenpraxen	25	65	18	22	48	5	86	15	56	54	15	409	2	480
Teams 1-2-Platz-Praxen	24	33	10	12	31	2	67	6	36	34	13	268	7	242
Teams 3-4-Platz-Praxen	27	67	17	18	38	5	82	16	52	48	15	385	2	529
Teams 4+ Platz-Praxen	33	76	15	39	69	7	90	14	65	64	17	489	1	170
Teams m. Praxislabor	32	63	18	21	45	6	85	15	101	51	17	454		471
Teams o. Praxislabor	22	56	11	18	39	3	74	11		43	13	290	7	479
Vermutg Top-Teams	31	67	13	17	41	5	77	12	53	53	17	386	3	195
Vermutg gute Teams	25	57	15	21	42	5	81	13	46	46	15	366	3	600
Vermutg nicht gute Teams	33	60	16	18	42	3	79	16	60	47	15	389	3	154
Vermutg alle Z-Ärzte/tinnen	30	63	15	22	44	7	82	12	44	48	19	386	3	341
Vermutung alle PraxisMA	26	58	15	19	41	3	79	14	54	47	13	369	3	600
Ost-Team-Vermutung NRI	14	56	14	20	37	1	81	15	33	47	15	333	4	79
West-Team-Vermutung ABL	28	60	15	19	42	5	79	13	51	47	15	374	4	868
Team-Vermutung gesamt	27	59	15	20	42	4	79	13	50	47	15	371	4	950

Frage 47
Welche der folgenden Spezialitäten bietet Ihre Praxis?

a = Naturheilverfahren
b = Implantologie
c = Kosmetische Zahnheilkunde
d = Parodontologie
e = Kieferchirurgie
f = Prothetik
g = Konservierende Zahnheilkunde
h = Kinderzahnheilkunde
i = Kieferorthopädie
k = Prophylaxeprogramme
m = Andere Einrichtungen

Alle Angaben in %	a	b	c	d	e	f	g	h	i	k	m	Su.	k.A.	Pers
Z-Ärzte	20	60	78	95	48	98	95	75	19	90	13	691	1	260
Z-Ärztinnen	20	28	75	90	36	93	97	86	15	81	14	635		81
Teams Einzelpraxen	13	42	68	89	38	97	97	68	13	83	8	616	1	462
Teams Gruppenpraxen	21	61	75	94	45	100	96	74	28	93	11	698		480
Teams 1-2-Platz-Praxen	12	32	67	85	30	97	99	68	8	78	7	583		242
Teams 3-4-Platz-Praxen	17	55	72	94	45	97	97	74	22	91	9	673	1	529
Teams 4+ Platz-Praxen	24	72	78	94	46	98	93	66	35	94	14	714		170
Teams m. Praxislabor	19	59	74	95	42	97	95	69	26	91	10	677		471
Teams o. Praxislabor	14	44	69	87	41	98	96	72	15	84	9	629	2	479
Vermutg Top-Teams	18	56	77	95	45	100	95	69	18	92	11	676		195
Vermutg gute Teams	16	49	69	90	40	98	98	71	22	87	10	650		590
Vermutg nicht gute Teams	17	56	75	93	43	97	93	73	21	88	6	662	1	154
Vermutg alle Z-Ärzte/tinnen	20	52	77	94	45	98	95	78	18	88	13	678	1	341
Vermutung alle PraxisMA	15	52	69	91	39	98	97	67	23	89	7	647		600
Ost-Team-Vermutung NBL	11	29	51	85	38	96	98	84	15	73	9	589	1	79
West-Team-Vermutung ABL	17	54	73	92	41	97	96	69	21	89	9	658	1	868
Team-Vermutung gesamt	17	51	71	91	41	98	96	70	21	88	9	653	1	950

Frage 48
Wieviel Praxis-Mitarbeiter/innen sind insgesamt in Ihrer Praxis beschäftigt? (Teilzeitkräfte auf 40 Stunden-Woche umrechnen)

a = 1 Praxismitarbeiter/in
b = 2 Praxismitarbeiter/innen
c = 3-4 Praxismitarbeiter/innen
d = 5 und mehr Praxismitarbeiter/innen

Alle Angaben in %	a	b	c	d	Su.	k.A.	Pers
Z-Ärzte		4	33	62	99	1	260
Z-Ärztinnen	1	6	42	51	100		81
Teams Einzelpraxen		12	61	26	99	1	462
Teams Gruppenpraxen			14	85	99	1	480
Teams 1-2-Platz-Praxen	1	20	71	7	99	1	242
Teams 3-4-Platz-Praxen		2	33	64	99	1	529
Teams 4+ Platz-Praxen			1	99	100		170
Teams m. Praxislabor		5	27	68	100		471
Teams o. Praxislabor	1	7	45	44	97	3	479
Vermutg Top-Teams		8	43	49	100		195
Vermutg gute Teams		7	35	57	99	1	590
Vermutg nicht gute Teams	1	2	37	59	99	1	154
Vermutg alle Z-Ärzte/tinnen		5	35	59	99	1	341
Vermutung alle PraxisMA		7	38	54	99	1	600
Ost-Team-Vermutung NBL		20	52	27	99	1	79
West-Team-Vermutung ABL		5	35	59	99	1	868
Team-Vermutung gesamt		6	37	56	99	1	950

Frage 49
Wie beurteilen Sie Ihr Team in der Praxis?
a = Hervorragend
b = Gut
c = Verbesserungsbedürftig

Alle Angaben in %	a	b	c	Su.	k.A.	Pers
Z-Ärzte	25	59	16	100		260
Z-Ärztinnen	21	59	20	100		81
Teams Einzelpraxen	24	61	15	100		462
Teams Gruppenpraxen	18	63	18	99	1	480
Teams 1-2-Platz-Praxen	20	65	15	100		242
Teams 3-4-Platz-Praxen	19	65	16	100		529
Teams 4+ Platz-Praxen	27	53	19	99	1	170
Teams m. Praxislabor	22	58	20	100		471
Teams o. Praxislabor	19	66	13	98	2	479
Vermutg Top-Teams	100			100		195
Vermutg gute Teams		100		100		590
Vermutg nicht gute Teams			100	100		154
Vermutg alle Z-Ärzte/tinnen	24	59	17	100		341
Vermutung alle PraxisMA	19	64	16	99	1	600
Ost-Team-Vermutung NBL	13	83	3	99	1	79
West-Team-Vermutung ABL	21	60	18	99	1	868
Team-Vermutung gesamt	21	62	16	99	1	950

Frage 50
Wie lange ist die Garantiezeit Ihres externen, gewerblichen zahntechnischen Labors?
a = Regelgarantie bis 6 Monate
b = Erweitert bis 1 Jahr
c = An zahnärztliche Verpflichtung angepaßt bis 2 Jahre
d = Über 2 Jahre gegen Zusatzhonorar

Alle Angaben in %	a	b	c	d	Su.	k.A.	Pers
Z-Ärzte	22	9	55	8	94	6	260
Z-Ärztinnen	36	10	45	5	96	4	81
Teams Einzelpraxen	28	13	44	5	90	10	462
Teams Gruppenpraxen	22	11	50	4	87	13	480
Teams 1-2-Platz-Praxen	25	11	49	5	90	10	242
Teams 3-4-Platz-Praxen	27	12	44	5	88	12	529
Teams 4+ Platz-Praxen	18	12	52	4	86	14	170
Teams m. Praxislabor	23	10	49	3	85	15	471
Teams o. Praxislabor	27	13	45	6	91	9	479
Vermutg Top-Teams	28	11	45	6	90	10	195
Vermutg gute Teams	25	13	47	4	89	11	590
Vermutg nicht gute Teams	24	10	46	4	84	16	154
Vermutg alle Z-Ärzte/tinnen	26	9	51	8	94	6	341
Vermutung alle PraxisMA	25	13	44	3	85	15	600
Ost-Team-Vermutung NBL	32	4	56	3	95	5	79
West-Team-Vermutung ABL	24	12	46	5	87	13	868
Team-Vermutung gesamt	25	12	46	5	88	12	950

Frage 51.1
Wie beurteilen Sie den Service Ihres externen Labors hinsichtlich Gesamtzufriedenheit mit Ihrem Labor

a = sehr gut

b = akzeptabel

c = verbesserungsbedürftig

Alle Angaben in %	a	b	c	Su.	k.A.	Pers
Z-Ärzte	65	30	1	96	4	260
Z-Ärztinnen	66	26	2	94	6	81
Teams Einzelpraxen	66	27	2	95	5	462
Teams Gruppenpraxen	63	29	1	93	7	480
Teams 1-2-Platz-Praxen	64	30	1	95	5	242
Teams 3-4-Platz-Praxen	66	27	2	95	5	529
Teams 4+ Platz-Praxen	62	28	1	91	9	170
Teams m. Praxislabor	63	27	1	91	9	471
Teams o. Praxislabor	65	28	2	95	5	479
Vermutg Top-Teams	77	18	1	96	4	195
Vermutg gute Teams	63	29	2	94	6	590
Vermutg nicht gute Teams	60	33	1	94	6	154
Vermutg alle Z-Ärzte/tinnen	66	29	1	96	4	341
Vermutung alle PraxisMA	64	27	2	93	7	600
Ost-Team-Vermutung NBL	70	25		95	5	79
West-Team-Vermutung ABL	63	28	2	93	7	868
Team-Vermutung gesamt	65	27	1	93	7	950

Frage 51.1
Wie beurteilen Sie den Service Ihres externen Labors hinsichtlich Gesamtzufriedenheit mit Ihrem Labor

Frage 51.2
Wie beurteilen Sie den Service Ihres externen Labors hinsichtlich Terminhaltung
a = sehr gut
b = akzeptabel
c = verbesserungsbedürftig

Alle Angaben in %	a	b	c	Su.	k.A.	Pers
Z-Ärzte	75	17	3	95	5	260
Z-Ärztinnen	71	20	4	95	5	81
Teams Einzelpraxen	75	16	4	95	5	462
Teams Gruppenpraxen	72	20	2	94	6	480
Teams 1-2-Platz-Praxen	76	16	4	96	4	242
Teams 3-4-Platz-Praxen	75	18	2	95	5	529
Teams 4+ Platz-Praxen	69	21	2	92	8	170
Teams m. Praxislabor	71	18	3	92	8	471
Teams o. Praxislabor	76	17	3	96	4	479
Vermutg Top-Teams	85	11	1	97	3	195
Vermutg gute Teams	70	20	4	94	6	590
Vermutg nicht gute Teams	76	16	2	94	6	154
Vermutg alle Z-Ärzte/tinnen	75	17	3	95	5	341
Vermutung alle PraxisMA	73	18	3	94	6	600
Ost-Team-Vermutung NBL	74	18	4	96	4	79
West-Team-Vermutung ABL	73	18	3	94	6	868
Team-Vermutung gesamt	74	17	3	94	6	950

Frage 51.2
Wie beurteilen Sie den Service Ihres externen Labors hinsichtlich Terminhaltung
a = sehr gut
b = akzeptabel
c = verbesserungsbedürftig

Frage 51.3
Wie beurteilen Sie den Service Ihres externen Labors hinsichtlich Büro/Telefon
a = sehr gut
b = akzeptabel
c = verbesserungsbedürftig

Alle Angaben in %	a	b	c	Su.	k.A.	Pers
Z-Ärzte	63	27	5	95	5	260
Z-Ärztinnen	56	33	6	95	5	81
Teams Einzelpraxen	64	27	3	94	6	462
Teams Gruppenpraxen	57	30	4	91	9	480
Teams 1-2-Platz-Praxen	63	29	3	95	5	242
Teams 3-4-Platz-Praxen	62	28	3	93	7	529
Teams 4+ Platz-Praxen	54	28	6	88	12	170
Teams m. Praxislabor	56	30	3	89	11	471
Teams o. Praxislabor	63	27	4	94	6	479
Vermutg Top-Teams	68	22	4	94	6	195
Vermutg gute Teams	59	29	4	92	8	590
Vermutg nicht gute Teams	57	33	2	92	8	154
Vermutg alle Z-Ärzte/tinnen	61	29	5	95	5	341
Vermutung alle PraxisMA	60	28	3	91	9	600
Ost-Team-Vermutung NBL	74	18		92	8	79
West-Team-Vermutung ABL	59	29	4	92	8	868
Team-Vermutung gesamt	60	28	4	92	8	950

Frage 51.4
Wie beurteilen Sie den Service Ihres externen Labors hinsichtlich Technische Ausführung
a = sehr gut
b = akzeptabel
c = verbesserungsbedürftig

Alle Angaben in %	a	b	c	Su.	k.A.	Pers
Z-Ärzte	66	27	2	95	5	260
Z-Ärztinnen	78	14	2	94	6	81
Teams Einzelpraxen	70	22	2	94	6	462
Teams Gruppenpraxen	63	28	1	92	8	480
Teams 1-2-Platz-Praxen	71	23	1	95	5	242
Teams 3-4-Platz-Praxen	64	27	2	93	7	529
Teams 4+ Platz-Praxen	67	22	1	90	10	170
Teams m. Praxislabor	62	27	1	90	10	471
Teams o. Praxislabor	69	24	2	95	5	479
Vermutg Top-Teams	78	15	1	94	6	195
Vermutg gute Teams	64	27	2	93	7	590
Vermutg nicht gute Teams	54	33	4	91	9	154
Vermutg alle Z-Ärzte/tinnen	70	23	2	95	5	341
Vermutung alle PraxisMA	63	27	2	92	8	600
Ost-Team-Vermutung NBL	68	27	1	96	4	79
West-Team-Vermutung ABL	65	25	2	92	8	868
Team-Vermutung gesamt	65	25	2	92	8	950

Frage 51.5
Wie beurteilen Sie den Service Ihres externen Labors hinsichtlich Preis-Leistungsverhältnis
a = sehr gut
b = akzeptabel
c = verbesserungsbedürftig

Alle Angaben in %	a	b	c	Su.	k.A.	Pers
Z-Ärzte	28	59	8	95	5	260
Z-Ärztinnen	30	54	11	95	5	81
Teams Einzelpraxen	31	57	6	94	6	462
Teams Gruppenpraxen	29	57	6	92	8	480
Teams 1-2-Platz-Praxen	26	61	8	95	5	242
Teams 3-4-Platz-Praxen	32	55	6	93	7	529
Teams 4+ Platz-Praxen	29	58	2	89	11	170
Teams m. Praxislabor	29	57	4	90	10	471
Teams o. Praxislabor	31	56	8	95	5	479
Vermutg Top-Teams	40	52	4	96	4	195
Vermutg gute Teams	28	59	6	93	7	590
Vermutg nicht gute Teams	25	61	6	92	8	154
Vermutg alle Z-Ärzte/tinnen	28	58	9	95	5	341
Vermutung alle PraxisMA	31	57	4	92	8	600
Ost-Team-Vermutung NBL	24	68	3	95	5	79
West-Team-Vermutung ABL	30	56	6	92	8	868
Team-Vermutung gesamt	30	56	6	92	8	950

Frage 51.6
Wie beurteilen Sie den Service Ihres externen Labors hinsichtlich Kulanzregelung
a = sehr gut
b = akzeptabel
c = verbesserungsbedürftig

Alle Angaben in %	a	b	c	Su.	k.A.	Pers
Z-Ärzte	69	22	4	95	5	260
Z-Ärztinnen	67	20	7	94	6	81
Teams Einzelpraxen	63	27	3	93	7	462
Teams Gruppenpraxen	63	27	2	92	8	480
Teams 1-2-Platz-Praxen	61	29	5	95	5	242
Teams 3-4-Platz-Praxen	62	29	2	93	7	529
Teams 4+ Platz-Praxen	69	18	2	89	11	170
Teams m. Praxislabor	59	28	2	89	11	471
Teams o. Praxislabor	66	26	3	95	5	479
Vermutg Top-Teams	66	23	5	94	6	195
Vermutg gute Teams	62	28	2	92	8	590
Vermutg nicht gute Teams	63	30	1	94	6	154
Vermutg alle Z-Ärzte/tinnen	67	22	5	94	6	341
Vermutung alle PraxisMA	60	30	2	92	8	600
Ost-Team-Vermutung NBL	65	29		94	6	79
West-Team-Vermutung ABL	62	27	3	92	8	868
Team-Vermutung gesamt	62	27	3	92	8	950

Frage 51.7
Wie beurteilen Sie den Service Ihres externen Labors hinsichtlich Persönliches Verständnis/gleiche Wellenlänge
a = sehr gut
b = akzeptabel
c = verbesserungsbedürftig

Alle Angaben in %	a	b	c	Su.	k.A.	Pers
Z-Ärzte	74	20	1	95	5	260
Z-Ärztinnen	69	22	4	95	5	81
Teams Einzelpraxen	67	24	2	93	7	462
Teams Gruppenpraxen	64	26	2	92	8	480
Teams 1-2-Platz-Praxen	68	25	2	95	5	242
Teams 3-4-Platz-Praxen	64	27	2	93	7	529
Teams 4+ Platz-Praxen	66	21	2	89	11	170
Teams m. Praxislabor	59	28	3	90	10	471
Teams o. Praxislabor	70	23	1	94	6	479
Vermutg Top-Teams	77	16	2	95	5	195
Vermutg gute Teams	62	28	2	92	8	590
Vermutg nicht gute Teams	61	29	2	92	8	154
Vermutg alle Z-Ärzte/tinnen	73	21	1	95	5	341
Vermutung alle PraxisMA	61	28	3	92	8	600
Ost-Team-Vermutung NBL	61	29		90	10	79
West-Team-Vermutung ABL	65	25	2	92	8	868
Team-Vermutung gesamt	65	25	2	92	8	950

Frage 51.8
Wie beurteilen Sie den Service Ihres externen Labors hinsichtlich Häufigkeit der Betreuung durch das Labor
a = sehr gut
b = akzeptabel
c = verbesserungsbedürftig

Alle Angaben in %	a	b	c	Su.	k.A.	Pers
Z-Ärzte	50	39	5	94	6	260
Z-Ärztinnen	59	26	9	94	6	81
Teams Einzelpraxen	50	37	5	92	8	462
Teams Gruppenpraxen	49	35	7	91	9	480
Teams 1-2-Platz-Praxen	50	37	7	94	6	242
Teams 3-4-Platz-Praxen	49	37	6	92	8	529
Teams 4+ Platz-Praxen	52	32	4	88	12	170
Teams m. Praxislabor	43	37	7	87	13	471
Teams o. Praxislabor	56	34	5	95	5	479
Vermutg Top-Teams	58	30	6	94	6	195
Vermutg gute Teams	48	37	6	91	9	590
Vermutg nicht gute Teams	45	39	6	90	10	154
Vermutg alle Z-Ärzte/tinnen	52	36	6	94	6	341
Vermutung alle PraxisMA	48	36	6	90	10	600
Ost-Team-Vermutung NBL	61	30	3	94	6	79
West-Team-Vermutung ABL	49	36	6	91	9	868
Team-Vermutung gesamt	49	36	6	91	9	950

Frage 51.9
Wie beurteilen Sie den Service Ihres externen Labors hinsichtlich Sauberkeit/Hygiene der angelieferten Arbeiten und Verpackungen
a = sehr gut
b = akzeptabel
c = verbesserungsbedürftig

Alle Angaben in %	a	b	c	Su.	k.A.	Pers
Z-Ärzte	62	30	3	95	5	260
Z-Ärztinnen	75	19	1	95	5	81
Teams Einzelpraxen	68	24	2	94	6	462
Teams Gruppenpraxen	69	21	3	93	7	480
Teams 1-2-Platz-Praxen	72	21	2	95	5	242
Teams 3-4-Platz-Praxen	69	23	3	95	5	529
Teams 4+ Platz-Praxen	64	22	2	88	12	170
Teams m. Praxislabor	65	23	2	90	10	471
Teams o. Praxislabor	71	22	3	96	4	479
Vermutg Top-Teams	75	17	4	96	4	195
Vermutg gute Teams	68	23	2	93	7	590
Vermutg nicht gute Teams	62	27	4	93	7	154
Vermutg alle Z-Ärzte/tinnen	65	27	3	95	5	341
Vermutung alle PraxisMA	70	20	3	93	7	600
Ost-Team-Vermutung NBL	70	23	3	96	4	79
West-Team-Vermutung ABL	68	22	3	93	7	868
Team-Vermutung gesamt	68	22	3	93	7	950

Frage 51.10
Wie beurteilen Sie den Service Ihres externen Labors hinsichtlich Botenservice
a = sehr gut
b = akzeptabel
c = verbesserungsbedürftig

Alle Angaben in %	a	b	c	Su.	k.A.	Pers
Z-Ärzte	71	20	4	95	5	260
Z-Ärztinnen	67	21	6	94	6	81
Teams Einzelpraxen	70	20	4	94	6	462
Teams Gruppenpraxen	70	19	3	92	8	480
Teams 1-2-Platz-Praxen	70	19	5	94	6	242
Teams 3-4-Platz-Praxen	71	20	3	94	6	529
Teams 4+ Platz-Praxen	67	17	4	88	12	170
Teams m. Praxislabor	66	20	3	89	11	471
Teams o. Praxislabor	73	18	4	95	5	479
Vermutg Top-Teams	79	12	3	94	6	195
Vermutg gute Teams	66	23	4	93	7	590
Vermutg nicht gute Teams	70	17	5	92	8	154
Vermutg alle Z-Ärzte/tinnen	69	21	4	94	6	341
Vermutung alle PraxisMA	69	19	4	92	8	600
Ost-Team-Vermutung NBL	78	18		96	4	79
West-Team-Vermutung ABL	69	19	4	92	8	868
Team-Vermutung gesamt	69	19	4	92	8	950

Abbildungs- und Tabellenverzeichnis

Stichwortverzeichnis

Benchmarking Reservierungskupon für die Zahnarztpraxis

Patientenumfrage mit Benchmarking

Ihre persönliche Anmeldung zur Erst- oder Auffrischungs-Teilnahme

Das Neue an diesem Projekt

▸ Qualitätsmessungen mit über 500 Schlüsselkriterien aus Sicht der Patienten (Datenschutz gewährleistet)

▸ Individueller vertraulicher Vergleich mit Zahnarztpraxen der Region (Benchmarking)

▸ Spiegelung der Selbsteinschätzungen (Praxis-Team) mit tatsächlicher Patientenzufriedenheit: Das bringt Motivierung und Lerneffekte

▸ Sofort anwendbare praktische Tipps aus dem persönlichen Praxis-Gutachten

▸ Qualitäts-"Zertifizierungen" durch Beurteilungen der Patienten

Dies ist eine Initiative von Degussa Dental

Sie erhalten vom Institut:

▸ 150 Fragebogen (von den Patienten auszufüllen) mit bedruckten Kuverts

▸ 3 Spezialfragebogen für Team & Chef der Praxis zur Selbsteinschatzung (mit Kuverts)

▸ Wertvolle Tipps zur Verteilung der Bögen für eine optimale Rücklaufquote

▸ Ein individuelles vertrauliches Qualitäts-Gutachten mit Empfehlungen und dem anonymen Vergleich mit Zahnarztpraxen aus der Region

---

☐ **Ja,** wir nehmen an dieser Qualitätsoffensive zur Standortsicherung unserer Praxis teil. Preis: Euro 537.-- + Mwst

Kosten für Briefmarken zur Fragebogen-Rücksendung werden von der Praxis direkt übernommen.

Rücksendung an

Prof. Riegl & Partner GmbH
Institut für Management im
Gesundheitsdienst
Provinostraße 11
D-86153 Augsburg

Fax 0049 (0)8 21/56 71 44-15

www.prof-riegl.de

Name / Vorname / Titel

Straße

PLZ / Ort

Telefon   Telefax

✗   ✗

Unterschrift für verbindliche Anmeldung zur Teilnahme   Datum

Weiterführende Hilfen und Institutskontakt

Werke aus der **PR.&P.** - Reihe Gesundheitsmanagement:

Riegl, G. F.: Zahnarztpraxis als "Center of Excellence" ISBN 3-926 047-15-1, Euro 99 (CHF 194)

Riegl, G. F.: Krankenhaus Marketing & Qualitätsmanagement, ISBN 3-926 047-12-7, Euro 125 (CHF 240)

Riegl, G. F.: Ideale Kinderklinik, Kinderklinikimage- und Benchmarking-Studie, ISBN 3-926 047-13-5, Euro 99 (CHF 194)

Riegl, G. F.: Ideale zukunftssichere Geburtsklinik, Marketingfakten für das Management von Geburtskliniken, ISBN 3-926 047-11-9, Euro 99 (CHF 194)

Riegl, G. F.: Das Image der deutschen Apotheke, Rahmendaten und Leitfaden für das künftige Apothekenmarketing, Die große Bestandsaufnahme und Marktuntersuchung zur Zukunftssicherheit der idealen Apotheke, ISBN 3-926 047-09-7, Euro 99 (CHF 194)

Riegl, G. F.: Ideales reproduktionsmedizinisches Zentrum, Image- und Benchmarking-Studie, ISBN 3-926 047-14-3, Euro 99 (CHF 194)

Riegl, G. F.: Marketing für die Arztpraxis, Neuauflage 2003 Großes Handbuch der Praxis-Führung und -kommunikation, ISBN 3-926 047-00-3, Euro 99 (CHF 194)

Elpenor, Jacobus: "Krebsbüchlein" (Marketing anno 1823), ISBN 3-926 047-02-X, Euro 7,9 (CHF 15)

Expressbestellungen direkt beim Verlag: (im Inland ohne Versandkosten)

Prof. Riegl & Partner, Provinostraße 11, 86153 Augsburg Germany

oder normale Bestellungen in jeder Buchhandlung.

Informationen und Institutskontakt:

Prof. Riegl & Partner GmbH Institut für Management im Gesundheitsdienst

Provinostraße 11 86153 Augsburg Germany

Tel.: 0049 (0)8 21/56 71 44 - 0 Fax: 0049 (0)8 21/56 71 44 - 15

Web: www.prof-riegl.de